U0342529

解放军总医院临床路径汇编

胸外科临床路径

Clinical Pathways of Thoracic Surgery

主 编 刘 阳

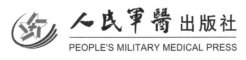

人民军醫出版社
PEOPLE'S MILITARY MEDICAL PRESS
北 京

图书在版编目(CIP)数据

胸外科临床路径/刘　阳主编.—北京:人民军医出版社,2018.1
(解放军总医院临床路径汇编)
ISBN 978-7-5091-9294-8

Ⅰ.①胸…　Ⅱ.①刘…　Ⅲ.①胸腔外科学—诊疗　Ⅳ.①R655

中国版本图书馆 CIP 数据核字(2017)第 228439 号

策划编辑:张　田　　文字编辑:董　林　　责任审读:郁　静
出版发行:人民军医出版社　　　　　　经销:新华书店
通信地址:北京市 100036 信箱 188 分箱　　邮编:100036
质量反馈电话:(010)51927290;(010)51927283
邮购电话:(010)51927252
策划编辑电话:(010)51927300—8225
网址:www.pmmp.com.cn

印、装:京南印刷厂
开本:787mm×1092mm　1/16
印张:35.25　　字数:896 千字
版、印次:2018 年 1 月第 1 版第 1 次印刷
定价:280.00 元

内容提要

　　本书为《解放军总医院临床路径汇编》第十六分册，主要为胸外科常见病、多发病的诊疗路径，共包含 66 条，由解放军总医院胸外科医护团队参考国家卫计委医政司《临床路径管理丛书》及中国卫生经济学会、中国价格协会联合下发的《按病种收（付）费规范》单病种临床路径，结合药学、心理学、营养学、康复学、疼痛学等多学科诊治建议，借助统计学方法综合编制。

　　本分册路径中，包含了胸外科胸壁疾病、胸膜疾病、肺部疾病、食管疾病、膈肌疾病、纵隔疾病、胸部创伤 7 大类疾病的诊疗方案。其中包括了胸腔镜下微创诊疗技术路径，如早期肺癌、食管癌、纵隔肿瘤的微创治疗路径，代表了胸部疾病新的技术进展。此外，还包含了解放军总医院率先开展的达芬奇机器人诊疗技术，如机器人纵隔肿瘤切除、肺癌根治等临床路径等。每条路径均按最佳诊疗计划设计，不仅融入了胸部疾病诊治扎实的理论基础，还涵盖了丰富的临床经验，具有科学性、推广性和指导性，是胸外专业医护人员临床诊治的有力参考工具。

《解放军总医院临床路径汇编》
编委会名单

主 任 委 员　任国荃　卢世璧　陈香美

副主任委员　韩　进　何昆仑　陈景元　郑秋甫　顾倬云

专家委员会　（以姓氏笔画为序）

于　力	于生元	于启林	马　良	王　冬	王　昆	王　岩
王茂强	邓昭阳	卢实春	令狐恩强	母义明	曲宝林	刘　阳
刘　荣	刘月辉	刘代红	刘运喜	刘克新	刘丽华	刘洪臣
关　兵	关　玲	许百男	李　昕	李承新	李浩宇	李朝辉
杨云生	杨仕明	杨全胜	杨明会	肖苍松	吴佳佳	余新光
邹丽萍	初向阳	张　旭	张　良	张　勇	张文一	张江林
张思兵	张莉彩	陈　凛	陈良安	陈香美	陈韵岱	国家喜
郑　琳	孟元光	赵　炜	胡　毅	钟光林	姚　远	贺　涛
袁　方	贾子善	贾宝庆	夏　蕾	顾　瑛	高长青	郭　伟
郭　斌	唐佩福	黄　烽	曹秀堂	梁　萍	韩　岩	焦顺昌
解立新	窦永起	蔡广研	戴广海			

编著者名单

主　编　刘　阳

副主编　李　捷　薛志强

编　者（以姓氏笔画为序）

于　华　马永富　王　波　王　彬　王珏琦　田晓东

任志鹏　李宬润　张　涛　张连斌　初向阳　陈　雷

赵　明　柳　曦　侯晓彬　郭俊唐　梁朝阳　温佳新

序

医院要发展,关键在创新。创新是医院发展的生命。

创新的同时也要善于总结。我们欣喜地看到,解放军总医院一直走在创新的前列,从创建研究型医院的管理实践,到持续开展的标准化建设,再到临床路径管理的系统梳理,创新的因子无处不在,总结的果实惠及民生。这正是一所医院不断发展壮大的强大动力与推力。

临床路径是应用循证医学证据,针对某种疾病,按照时间顺序,对入院检查、诊断、治疗、护理、饮食指导、宣教、出院计划等形成的疾病服务计划。它出现在 20 世纪 80 年代中期的美国,经过几十年的完善发展,已经成为一种行之有效的医疗管理手段。国内外实践证明,实施临床路径,对医院规范诊疗服务行为、提高工作效率、控制医疗费用、改进医疗质量、确保医疗安全、增加患者满意度都发挥着重要的作用。同时,大力推行临床路径管理是公立医院改革的重要任务之一,直接关系到部队官兵和人民群众好看病、看好病的问题,关系到能否让部队官兵和人民群众切身感受到医改带来健康实惠的问题,具有显著的政治效益、军事效益、社会效益和经济效益。

医疗质量是医院建设的永恒主题。质量决定医院的生存和发展,直接关系到患者的身心健康和生命安全。长期以来,解放军总医院在医疗质量管理方面进行着积极的探索,早在 2002 年就开始着手临床路径相关研究,逐渐摸索建立了一整套具有自身特色的临床路径管理体系。医院学科分类齐全,医学人才荟萃,技术手段多样,诊治疾病涉及 DRGs 达 700 多组,为研究制定临床路径提供了良好的基础,积累了宝贵的经验。《解放军总医院临床路径汇编》收录了解放军总医院多年来研究制定的 28 个专业 1225 条临床路径。路径融入了解放军总医院医疗质量管理标准化的丰富内容和要求,具有很强的医院管理特色。

该书的主要编审人员集成了院内众多知名医疗、护理以及管理专家的智慧结晶和实践经验,对全国、全军各级各类医院制定和应用临床路径,对各级医护人员改善临床思维,对医院管理人员了解诊疗重点都具有重要的参考和借鉴意义。

习主席指出,没有全民健康就没有全面小康。医院的质量建设无终极,我们的奋斗目标就无止境。质量没有一成不变的答案,只有永远的问题和追求目标。《解放军总医院临床路径汇编》为全军医院开了一个好头,希望大家继续群策群力、献计献策,不断补充、完善和丰富临床路径管理,更好地造福于广大军民,为实现伟大的中国梦提供强有力的健康支撑。

中央军委后勤保障部副部长

前　言

推进医院质量建设,坚持以病人为中心,促进医患和谐,为群众提供安全、有效、方便、廉价的医疗卫生服务,是医药卫生体制改革的出发点和立足点。临床路径作为一种既可以改进医疗质量,又能有效控制医疗成本的管理工具,得到了国家管理部门和医疗机构越来越广泛的重视和应用。

2015 年,国家卫计委下发的《进一步改善医疗服务行动计划》中提出,到 2017 年底,所有三级医院的 50% 出院患者和 80% 二级医院的 70% 出院患者要按照临床路径管理。截至今年 9 月,国家卫计委先后发布了共 1212 条临床路径,涵盖了 30 多个临床专业。近日,国家卫计委又发布了《医疗机构临床路径管理指导原则》,对医疗机构实施临床路径管理进行了进一步规范。

解放军总医院早在 2002 年就开始着手临床路径的研究与应用,十余年的时间里,制定开发了大量的路径表单,这些表单凝结着我们广大专家的智慧和心血,它们既是总医院的宝贵财富,也是我国医疗卫生行业的共同财富。为此,我们从中精心挑选了能够涵盖大型综合性医院主要病种、诊疗方案相对成熟的临床路径汇编成书,与业内同行分享。

《解放军总医院临床路径汇编》包括心血管内科、呼吸内科、消化内科、普通外科、骨科、神经外科、胸外科、妇产科等 28 个专业分册,涉及 963 个病种,共计 1225 条临床路径,每条临床路径都包括标准住院流程和临床路径表单。在路径表单中,不仅包含疾病诊治的检查检验、用药医嘱等诊疗内容,我们还结合医院各项规章制度和医疗质量管理标准化要求,增加了各个诊疗环节需要医护人员落实的行为规范,如入出院评估、病历书写、会诊申请、查房时限等;另外,护理工作的内容也更加细化全面,更具有专科专病特点。可以说这些路径是集医疗技术和管理经验于一体,具有鲜明的总医院特色,希望对广大医务人员和医院管理者都能起到一定的参考借鉴作用。

该丛书从编写到出版,历时 6 年多时间,我院有 80 余位知名专家和来自全院医疗、护理、药学、医技、医保、管理等各个专业领域的 300 余人参与,他们查阅了海量的资料,投入了大量的时间和精力。同时,该书也得到了许多业内同行的大力指导和人民军医出版社的鼎力支持,在此一并表示诚挚的谢意。

由于医疗技术发展迅速,很多疾病的诊治手段和方法日新月异,一些疾病的诊疗方案在业内会存在不同观点;另外,本书难免有许多不足,敬请读者、专家、同行惠予指正。

2017 年 9 月于北京

目　录

第1章　胸壁疾病 ……………………………………………………………… (1)

　第一节　胸壁肿瘤切除术临床路径 ………………………………………… (1)

　第二节　胸壁肿瘤切除术＋缺损重建术临床路径 ………………………… (10)

　第三节　胸壁结核清除术临床路径 ………………………………………… (19)

第2章　胸膜疾病 ……………………………………………………………… (28)

　第一节　自发性气胸行胸腔镜下肺大疱切除术＋胸膜摩擦固定术临床路径 …… (28)

　第二节　慢性脓胸行胸膜纤维板剥脱术临床路径 ………………………… (36)

　第三节　局限性胸膜纤维瘤行胸壁肿瘤切除术临床路径 ………………… (44)

　第四节　弥漫性恶性间皮瘤行胸膜切除术临床路径 ……………………… (53)

　第五节　弥漫性恶性间皮瘤行胸腔镜下胸膜切除术临床路径 …………… (61)

　第六节　弥漫性恶性间皮瘤行胸膜肺切除术临床路径 …………………… (70)

　第七节　恶性胸腔积液行壁层胸膜切除＋胸膜剥脱术临床路径 ………… (78)

　第八节　弥漫性恶性间皮瘤行胸腔镜下胸膜肺切除术临床路径 ………… (87)

　第九节　恶性胸腔积液行胸腔镜下壁层胸膜切除术＋胸膜剥脱术临床路径 …… (95)

　第十节　恶性胸腔积液行胸膜肺切除术临床路径 ………………………… (104)

　第十一节　恶性胸腔积液行胸腔镜下胸膜肺切除术临床路径 …………… (113)

第3章　肺部疾病 ……………………………………………………………… (122)

　第一节　肺错构瘤行肺局部切除术临床路径 ……………………………… (122)

　第二节　肺错构瘤行胸腔镜下肺局部切除术临床路径 …………………… (130)

　第三节　肺错构瘤行肺叶切除术临床路径 ………………………………… (139)

　第四节　肺错构瘤行胸腔镜下肺叶切除术临床路径 ……………………… (147)

　第五节　肺炎性假瘤肺局部切除术临床路径 ……………………………… (155)

　第六节　肺炎性假瘤行胸腔镜下肺局部切除术临床路径 ………………… (163)

　第七节　肺炎性假瘤肺叶切除术临床路径 ………………………………… (171)

　第八节　肺炎性假瘤行胸腔镜下肺叶切除术临床路径 …………………… (179)

　第九节　肺隔离症行肺局部切除术临床路径 ……………………………… (188)

　第十节　肺隔离症行胸腔镜下肺局部切除术临床路径 …………………… (196)

　第十一节　肺隔离症行肺叶切除术临床路径 ……………………………… (204)

　第十二节　肺隔离症行胸腔镜下肺叶切除术临床路径 …………………… (212)

　第十三节　肺气肿行肺减容术临床路径 …………………………………… (220)

第十四节　肺气肿行胸腔镜下肺减容术临床路径 ……………………………………………… (228)

第十五节　肺恶性肿瘤行肺局部切除术临床路径 ……………………………………………… (236)

第十六节　肺恶性肿瘤行胸腔镜下肺局部切除术临床路径 …………………………………… (245)

第十七节　肺恶性肿瘤行肺段切除术临床路径 ………………………………………………… (253)

第十八节　肺恶性肿瘤行胸腔镜下肺段切除术临床路径 ……………………………………… (262)

第十九节　肺恶性肿瘤行机器人肺段切除术临床路径 ………………………………………… (270)

第二十节　肺恶性肿瘤行肺叶切除术临床路径 ………………………………………………… (279)

第二十一节　肺恶性肿瘤行胸腔镜下肺叶切除术临床路径 …………………………………… (287)

第二十二节　肺恶性肿瘤行机器人肺叶切除术临床路径 ……………………………………… (296)

第二十三节　肺恶性肿瘤行全肺切除术临床路径 ……………………………………………… (304)

第二十四节　肺恶性肿瘤行胸腔镜下全肺切除术临床路径 …………………………………… (312)

第二十五节　肺恶性肿瘤行机器人全肺切除术临床路径 ……………………………………… (321)

第4章　食管疾病 …………………………………………………………………………………… (330)

第一节　自发性食管破裂行食管穿孔修补术临床路径 ………………………………………… (330)

第二节　自发性食管破裂行食管大部切除、外置＋胃(空肠)造口术临床路径 ……………… (338)

第三节　食管良性肿瘤行经胸食管肿物剥除术临床路径 ……………………………………… (346)

第四节　食管良性肿瘤行经胸腔镜下食管肿物剥除术临床路径 ……………………………… (354)

第五节　贲门失迟缓症行食管下段贲门肌层切开＋胃底折叠术临床路径 …………………… (363)

第六节　贲门失迟缓症行胸腔镜下食管下段贲门肌层切开＋胃底折叠术临床路径 ……………………………………………………………………………………………… (371)

第七节　食管恶性肿瘤行食管癌切除＋食管胃胸内吻合术临床路径 ………………………… (380)

第八节　食管恶性肿瘤行食管癌切除＋食管胃颈部(胸内)吻合术临床路径 ………………… (388)

第九节　食管恶性肿瘤行胸腹腔镜联合食管癌切除＋食管胃颈部(胸内)吻合术临床路径 ……………………………………………………………………………………………………… (397)

第十节　贲门恶性肿瘤行胸腹腔镜联合贲门癌切除＋食管胃胸内吻合术临床路径 ……………………………………………………………………………………………… (405)

第十一节　贲门恶性肿瘤行贲门癌切除＋食管胃胸内吻合术临床路径 ……………………… (414)

第5章　膈肌疾病 …………………………………………………………………………………… (423)

第一节　膈疝行膈疝经胸修补术临床路径 ……………………………………………………… (423)

第二节　膈肌膨出行膈肌折叠缝合术临床路径 ………………………………………………… (431)

第6章　纵隔疾病 …………………………………………………………………………………… (440)

第一节　胸腺瘤行纵劈胸骨胸腺瘤切除及胸腺扩大切除术临床路径 ………………………… (440)

第二节　胸腺瘤行胸腔镜下胸腺瘤切除术＋胸腺扩大切除术临床路径 ……………………… (448)

第三节　胸腺瘤行机器人胸腺瘤切除术＋胸腺扩大切除术临床路径 ………………………… (456)

第四节　纵隔生殖细胞肿瘤行纵隔肿瘤切除术临床路径 ……………………………………… (464)

第五节　食管囊肿行胸腔镜下食管囊肿切除术临床路径 ……………………………………… (472)

第六节　心包囊肿行胸腔镜下心包囊肿切除术临床路径 ……………………………………… (480)

第七节　纵隔良性肿瘤行纵隔肿瘤切除术临床路径 …………………………………………… (488)

第八节　纵隔良性肿瘤行胸腔镜下纵隔肿瘤切除术临床路径 ………………………………… (496)

第九节　胸骨后甲状腺肿行胸骨后甲状腺切除术临床路径……………………………（504）

第7章　胸部创伤……………………………………………………………………（513）

第一节　肋骨骨折行开放性肋骨骨折清创术临床路径………………………………（513）

第二节　肋骨骨折行胸壁固定术临床路径……………………………………………（521）

第三节　创伤性血气胸行开胸探查止血术临床路径…………………………………（528）

第四节　创伤性血气胸行胸腔镜下探查止血术临床路径……………………………（536）

第五节　创伤性膈疝行膈肌修补术临床路径…………………………………………（543）

第1章 胸壁疾病

第一节 胸壁肿瘤切除术临床路径

一、胸壁肿瘤切除术临床路径标准住院流程

(一)适用对象

第一诊断为胸壁肿瘤（ICD-10：D21.301/D23.502/D36.126/C49.302/C76.102/D48.117)拟行胸壁肿瘤切除术(ICD-9-CM-3：34.4)。

(二)诊断依据

根据《临床技术操作规范——胸外科学分册》(中华医学会)、《临床诊疗指南——胸外科分册》(中华医学会编著,人民卫生出版社)。

1. **病史** 早期可没有症状,60%以上患者有不同程度的局部疼痛,特别是胸壁恶性肿瘤或转移瘤。恶性肿瘤坏死可出现局部破溃、感染或出血。晚期肿瘤可出现体重下降、贫血等。

2. **体征** 发生在前胸壁或侧胸壁的肿瘤多可触及肿块,在后胸壁的肿瘤早期常不易发现。局部有不同程度压痛。良性肿瘤生长速度缓慢,恶性肿瘤则生长迅速。胸壁晚期恶性肿瘤可出现胸腔积液的体征。

3. **辅助检查** 胸部 X 线表现为胸壁软组织肿块影,骨良性肿瘤一般为圆形、椭圆形,瘤区可有点状钙化,受累骨可有皮质变薄、局部膨大,但无骨质破坏。恶性肿瘤主要表现为侵蚀性骨破坏,可见溶骨或成骨性改变,边缘较毛糙,骨膜可出现层状增生或病理性骨折。必要时可穿刺活检病理检查。

(三)治疗方案的选择及依据

根据《临床诊疗指南——胸外科分册》(中华医学会编著,人民卫生出版社)。

1. 符合胸壁肿瘤诊断。

2. 全身状况允许手术。

3. 征得患者及家属的同意。

(四)标准住院日为 13～14 天

(五)进入路径标准

1. 第一诊断必须符合胸壁肿瘤（ICD-10：D21.301/D23.502/D36.126/C49.302/C76.102/D48.117)。

2. 年龄,18—60 岁。

3. 胸壁原发良、恶性肿瘤。

4. 某些胸壁恶性肿瘤,如 Ewing 肉瘤、恶性淋巴瘤等对放、化疗较敏感,术前应辅助放疗或化疗。

5. 胸壁转移瘤出现坏死、溃疡,或为缓解疼痛症状、改善生活质量。

6. 胸壁转移瘤范围小,原发肿瘤得到控制。

7. 当患者同时具有其他疾病诊断,但在住院期间不需要特殊处理也不影响第一诊断的临床路径流程实施时,可以进入路径。

(六)术前准备(术前评估)3 天

1. 检查评估

(1)必须检查的项目

1)血(尿、粪)常规、血生化、血气分析、凝血功能、血型、血清四项筛查、肿瘤标志物(CEA、SCC、CYFRA211 等)。

2)胸片、心电图、超声心动图,胸部 CT 平扫、增强扫描,头颅 CT 或 MRI,全身骨扫描,腹部超声,肺功能等。

(2)根据患者病情可选择

1)经皮肿物穿刺活检。

2)24 小时动态心电图、PET-CT。

3)有相关疾病者必要时请相关科室会诊。

(3)营养评估:由护士根据《解放军总医院新入院患者营养风险筛查表(NRS-2002)》为新入院患者进行营养评估,评分>3 分的告知医师,必要时申请营养科会诊。

(4)心理评估:由心理科医生根据病情需要实施评估。

(5)疼痛评估:由医师对于病情危重患者,或术前 24 小时、麻醉前的患者根据《VAS 评分》实施疼痛评估,评估结果及应用的特殊镇痛药物应当告知患者或其病情委托人,疼痛评估的结果应当记录在住院病历表格中。评分>7 分的常规镇痛处理效果欠佳的顽固性疼痛患者应当及时请疼痛科医生会诊。

(6)康复评估:由护士根据《入院患者康复筛查和评估表》在新入院患者入院后 24 小时内进行康复筛查和评估。任何一项结果为"是",均应告知医师,申请康复科医师会诊。

(7)深静脉血栓栓塞症风险评估:根据《下肢深静脉血栓形成及肺栓塞风险评估表》在新入院患者入院后 24 小时内进行风险筛查和评估。风险结果为"极高危"的,则申请血管外科或介入导管室医师会诊。

2. 术前准备

(1)术前评估:术前 24 小时内完成术前病情评估,完成必要的检查,做出术前小结、术前讨论。

(2)术前谈话:术者应在术前 1 天与患者及其家属谈话,告知手术方案、相关风险、用血计划、术后转归、手术费用,以及患者及亲属权益,并履行书面知情同意手续。告知高值耗材的使用及费用。

(3)通知手术室:准备手术间、手术药品、手术物品及特殊耗材。

(4)手术部位标识:术者、第一助手或经治医师在术前 1 天应对手术部位做体表标识,急诊手术由接诊医师或会诊外科医师标记,标记过程应有责任护士、患者及亲属共同参与,并记入手术安排表。

(5)术前一日麻醉医师访视:制订麻醉计划、完成评估、确定麻醉方式,并记入《麻醉术前访视记录》,告知患者及家属麻醉适应证、麻醉目的、风险、可能出现的情况及其处理原则、替代方案等,签署《麻醉知情同意书》并归入病历。

3. **主要护理工作**　入院宣教,交代注意事项(如防褥疮、防跌倒等),指导患者戒烟,并进行术前宣教,心理护理。

(七)药品选择及使用时机

按照《抗菌药物临床应用指导原则(2015 年版)》[国卫办医发(2015)43 号]执行。

1. 预防性抗菌药物应用:第一、二代头孢菌素。

2. 预防性用药给药时间为皮肤、黏膜切开前 0.5～1 小时或麻醉开始时,如手术时间超过 3 小时或超过所用药物半衰期的 2 倍以上,或出血量超过 1500ml,术中应追加一次。

3. 预防用药时间为 24 小时。

(八)手术日为入院第 4 天

1. 手术安全核对。患者入手术间后由手术医师、麻醉医师、巡回护士和患者本人共同核对患者身份、手术部位与标识、手术方式。手术医师、麻醉医师、巡回护士三方按《手术安全核对表》逐项核对,共同签字。

(1)手术方式:胸壁肿瘤切除术。

(2)麻醉方式:全麻双腔气管插管。

(3)术中用药:麻醉常规用药,术中预防使用抗生素、术中镇痛等。

(4)输血及血液制品:根据术中情况选择。

(5)术中病理:根据术中情况酌情行快速冰冻病理检查。

2. 经治医师或手术医师应即刻完成术后首次病程记录,观察术后患者病情变化。

(九)术后住院恢复 8～10 天,必须复查的项目

1. 术后住院恢复

(1)术后给予持续心电、呼吸、血压、血氧饱和度监测至病情平稳。

(2)术后用药:预防使用抗菌药物,止咳药、止痛药等。

(3)术后换药:术后第一天及出院当日予以清洁换药;其他时间根据手术切口渗出情况予以清洁换药。

(4)术后护理:观察患者咳嗽、咳痰状况、肺复张情况、引流管引流情况、伤口敷料有无渗出,并在异常时立即通知医生处理,指导并辅助患者术后咳嗽、咳痰及功能锻炼,给予防跌倒护理等。

2. 必须复查的项目　血常规、血生化、胸片。

(十)出院标准

1. 生命体征平稳,体温正常。

2. 正常进食普食。

3. 切口愈合良好。

4. 常规化验无明显异常;胸片示术侧肺膨胀良好,无明显感染征象。

5. 无与本病相关的其他并发症。

(十一)有无变异及原因分析

1. 医疗原因导致的变异　如改变诊疗方案、转科治疗、操作失误、误诊等。

2. 患者原因导致的变异 如不同意治疗方案、个人原因要求出(转)院、院外服用手术禁忌药、月经期、对诊疗计划不满要求出路径、相关检查检验院外(门诊)已做等。

3. 并发症原因导致的变异 如胸腔出血、肺部感染、呼吸衰竭、肺漏气延长、肺动脉栓塞、支气管胸膜瘘、切口感染等造成住院日延长和费用增加。

4. 病情原因导致的变异 部分患者常常存在很多内科并发症,如脑血管或心血管病、糖尿病、血栓等,手术可能导致这些疾病加重而需要治疗,从而延长治疗时间和增加住院费用。

5. 辅诊科室原因导致的变异 如检查、检验、手术、病理等检查(不及时、结果错报、操作部位/方式错误、标本不合格)、报告(不及时、结果错报、标本不合格)等原因延长住院天数、增加费用等。

6. 管理原因导致的变异 如系统暂不支持、系统瘫痪、需要修订流程、需要修订制度等。

7. 节假日 术前患者如住院后赶上节假日,使手术推迟,延长住院时间,增加费用。

二、胸壁肿瘤切除术临床路径表单

适用对象	第一诊断为胸壁肿瘤(ICD-10:D21.301/D23.502/D36.126/C49.302/C76.102/D48.117)行胸壁肿瘤切除术(ICD-9-CM-3:34.4)	
患者基本信息	姓名:_____ 性别:____ 年龄:____ 门诊号:_____ 住院号:_____ 过敏史:_____ 住院日期:____年__月__日 出院日期:____年__月__日	标准住院日:13~14 天

	时间	住院第 1 天	住院第 2 天	住院第 3 天(术前日)
主要诊疗工作	制度落实	□ 经治医生或值班医生在患者入院 2 小时内到床旁接诊 □ 主管医生在患者入院后 24 小时内完成检诊 □ 初步的诊断和治疗方案 □ 开具相关检查、化验单	□ 三级医师查房 □ 完成必要的相关科室会诊	□ 手术医师查房 □ 术前准备 □ 麻醉医师查房
	病情评估	□ 经治医师询问病史与体格检查 □ 咳痰能力评估 □ 下肢静脉血栓风险评估 □ 上级医师进行治疗效果、预后评估 □ 心理评估 □ 营养评估 □ 康复评估	□ 临床分期与术前评估 □ 出血评估 □ 疼痛评估	□ 术前评估 □ 下肢静脉血栓风险评估
	病历书写	□ 入院 8 小时内完成首次病程记录 □ 入院 24 小时内完成入院记录 □ 完成主管医师查房记录	□ 住院医师完成上级医师查房记录、相关会诊记录	□ 完成术前手术医师查房记录、术前讨论、术前小结

（续　表）

主要诊疗工作	知情同意	□ 患者或家属入院记录签字 □ 签署授权委托书、自费用品协议书（必要时）、军人目录外耗材审批单（必要时）	□ 向患者家属交代病情	□ 告知患者及家属病情和围术期注意事项并签署手术知情同意书 □ 麻醉医师与患者和（或）家属交代麻醉注意事项并签署麻醉知情同意书
	手术治疗	□ 患者既往内科疾病的用药	□ 患者既往内科疾病的用药	□ 患者既往内科疾病的用药 □ 术前准备 □ 交叉配血 □ 术区备皮
	其他	□ 及时通知上级医师检诊	□ 及时通知上级医师检诊	□ 经治医师检查整理病历资料
重点医嘱	长期医嘱　护理医嘱	□ 按胸外科护理常规 □ 三级护理	□ 按胸外科护理常规 □ 三级护理	□ 按胸外科护理常规 □ 三级护理
	长期医嘱　处置医嘱	□ 测血压（必要时） □ 快速血糖测定（必要时）	□ 测血压 □ 快速血糖测定（必要时）	□ 测血压 □ 快速血糖测定（必要时）
	长期医嘱　膳食医嘱	□ 普食		□ 术晨禁食水
	长期医嘱　药物医嘱	□ 止咳药、止血药、自带药（必要时）	□ 止咳药、止血药、自带药（必要时）	□ 止咳药、止血药、自带药（必要时）
	临时医嘱　检查检验	□ 血常规 □ 尿常规 □ 粪常规 □ 血型 □ 凝血四项 □ 普通生化 □ 血气分析 □ 血清术前八项 □ 胸部正侧位片 □ 心电图检查（多导） □ 胸部 CT □ 肝胆胰脾、肾上腺超声 □ 颈部淋巴结及锁骨上淋巴结超声 □ 头颅 MRI □ 全身骨扫描 □ 肺功能		
	临时医嘱　药物医嘱			□ 预防使用抗生素 □ 镇静药 □ 肠道准备药

重点医嘱	临时医嘱	手术医嘱			□ 常规明日在全麻下行胸壁肿瘤切除术
		处置医嘱	□ 静脉抽血 □ 动脉抽血		□ 抗生素皮试 □ 备皮 □ 交叉配血 □ 术中导尿
主要护理工作	健康宣教		□ 入院宣教(住院环境、规章制度) □ 进行护理安全指导 □ 进行等级护理、活动范围指导 □ 进行饮食指导 □ 进行关于疾病知识的宣教 □ 检查、检验项目的目的和意义	□ 进行饮食指导 □ 进行关于疾病知识的宣教 □ 检查、检验项目的目的和意义	□ 术前宣教 □ 指导术后康复训练 □ 指导术后注意事项
	护理处置		□ 患者身份核对 □ 佩戴腕带 □ 建立入院病历,通知医生 □ 入院介绍:介绍责任护士、病区环境、设施、规章制度、基础护理服务项目 □ 询问病史,填写护理记录单首页 □ 观察病情 □ 测量基本生命体征 □ 抽血、留取标本 □ 心理与生活护理 □ 根据评估结果采取相应护理措施 □ 通知检查项目及注意事项	□ 观察病情 □ 测量基本生命体征 □ 心理与生活护理 □ 根据评估结果采取相应护理措施 □ 通知检查项目及注意事项	□ 观察病情 □ 测量基本生命体征 □ 术前患者准备(手术前沐浴、更衣、备皮) □ 检查术前物品准备 □ 心理与生活护理 □ 根据评估结果采取相应护理措施 □ 完成护理记录
	护理评估		□ 一般评估:生命体征、神志、皮肤、药物过敏史等 □ 专科评估:咳嗽、咳痰情况、一般活动情况 □ 风险评估:评估有无跌倒、坠床、褥疮风险 □ 心理评估 □ 营养评估 □ 疼痛评估 □ 康复评估	□ 心理评估 □ 营养评估 □ 疼痛评估 □ 康复评估	□ 心理评估 □ 营养评估 □ 疼痛评估 □ 康复评估

（续　表）

主要护理工作	专科护理	□ 协助指导患者咳嗽、咳痰、术后床上活动等 □ 指导功能锻炼 □ 指导患者戒烟	□ 协助指导患者咳嗽、咳痰、术后床上活动等 □ 指导功能锻炼 □ 指导患者戒烟	□ 协助指导患者咳嗽、咳痰、术后床上活动等 □ 指导功能锻炼 □ 指导患者戒烟
	饮食指导	□ 根据医嘱通知配餐员准备膳食 □ 协助进餐	□ 根据医嘱通知配餐员准备膳食 □ 协助进餐	□ 嘱患者清淡饮食 □ 协助进餐
	活动体位	□ 根据护理等级指导活动	□ 根据护理等级指导活动	□ 根据护理等级指导活动
	洗浴要求	□ 协助患者洗澡,更换病号服	□ 协助患者洗澡,更换病号服	□ 协助患者清洁备皮部位,更换病号服
病情变异记录		□ 无　　□ 有,原因: □ 患者　□ 疾病　□ 医疗 □ 护理　□ 保障　□ 管理	□ 无　　□ 有,原因: □ 患者　□ 疾病　□ 医疗 □ 护理　□ 保障　□ 管理	□ 无　　□ 有,原因: □ 患者　□ 疾病　□ 医疗 □ 护理　□ 保障　□ 管理
护士签名		白班　小夜班　大夜班	白班　小夜班　大夜班	白班　小夜班　大夜班
医师签名				

时间		住院第 4－6 天(手术日)	住院第 5－12 天(术后恢复)	住院第 13－14 天(出院日)
主要诊疗工作	制度落实	□ 手术 □ 上级医师查房 □ 麻醉医师查房 □ 观察有无术后并发症,并做相应处理	□ 术后三天连续查房 □ 术后手术医师查房 □ 三级医师查房 □ 观察有无术后并发症,并做相应处理	□ 上级医师查房,进行手术及伤口评估,确定有无手术并发症和伤口愈合不良情况,明确是否出院
	病情评估	□ 出血评估 □ 疼痛评估 □ 下肢静脉血栓风险评估	□ 咳痰能力评估 □ 出血评估 □ 疼痛评估 □ 下肢静脉血栓风险评估 □ 上级医师进行治疗效果、预后评估	□ 上级医师进行出院评估
	病历书写	□ 住院医师术后即刻完成术后病程 □ 术者或第一助手术后 24 小时内完成手术记录(术者签字)	□ 上级医师查房记录	□ 出院当天病程记录(由上级医师指示出院) □ 出院后 24 小时内完成出院记录 □ 出院后 24 小时内完成病案首页
	知情同意	□ 向患者和(或)家属交代手术情况及术后注意事项	□ 告知患者及其家属术后恢复情况	□ 告知患者及家属出院后注意事项(指导出院后功能锻炼,复诊时间、地点,发生紧急情况时的处理方法等)

（续　表）

主要诊疗工作	手术治疗	□ 实施手术（手术安全核查记录、手术清点记录） □ 术后止痛、止血、止咳、止吐等对症治疗	□ 术后止痛、止血、止咳、止吐等对症治疗 □ 手术切口换药	□ 手术切口换药
	其他	□ 监测患者生命体征 □ 观察手术切口及周围情况 □ 观察胸腔闭式引流管引流情况	□ 观察患者咳嗽、咳痰情况 □ 观察手术切口及周围情况 □ 观察胸腔闭式引流管引流情况，情况允许时拔除 □ 定期复查血常规、血生化 □ 及时通知上级医师检诊	□ 通知出院 □ 开具出院介绍信 □ 开具诊断证明书 □ 出院带药 □ 预约门诊复诊时间
重点医嘱	长期医嘱 护理医嘱	□ 按胸外科术后护理常规 □ 一级护理	□ 二级护理	
	长期医嘱 处置医嘱	□ 持续吸氧 □ 留置导尿 □ 持续心电、血压、呼吸、血氧饱和度监测 □ 胸腔闭式引流管接无菌袋		
	长期医嘱 膳食医嘱	□ 禁食水	□ 半流食 □ 普食	
	长期医嘱 药物医嘱	□ 抗生素 □ 止痛、止吐、抑酸、化痰		
	临时医嘱 检查检验	□ 血常规 □ 凝血四项、DIC 监测 □ 普通生化	□ 血常规 □ 凝血四项、DIC 监测 □ 普通生化	
	临时医嘱 药物医嘱	□ 大静脉营养液	□ 止痛、止咳、缓泻药	
	临时医嘱 手术医嘱			
	临时医嘱 处置医嘱	□ 静脉抽血	□ 静脉抽血 □ 大换药	□ 大换药 □ 出院
主要护理工作	健康宣教	□ 术后心理疏导 □ 指导术后康复训练 □ 指导术后注意事项	□ 术后心理疏导 □ 指导术后康复训练 □ 指导术后注意事项	□ 出院宣教（康复训练方法，用药指导，换药时间及注意事项，复查时间等）

（续　表）

主要护理工作	护理处置	☐ 检查术前物品准备 ☐ 与手术室护士交接 ☐ 术后观察病情 ☐ 测量基本生命体征 ☐ 遵医嘱用药 ☐ 抽血、留取标本 ☐ 心理与生活护理 ☐ 根据评估结果采取相应护理措施 ☐ 通知检查项目及注意事项	☐ 术后观察病情 ☐ 测量基本生命体征 ☐ 心理与生活护理 ☐ 指导并监督患者治疗与康复训练 ☐ 遵医嘱用药 ☐ 根据评估结果采取相应护理措施 ☐ 完成护理记录	☐ 观察患者情况 ☐ 核对患者医嘱费用 ☐ 协助患者办理出院手续 ☐ 指导并监督患者康复训练 ☐ 整理床单位
	护理评估	☐ 评估伤口疼痛情况 ☐ 风险评估：评估有无跌倒、坠床、褥疮、导管滑脱、液体外渗的风险 ☐ 心理评估 ☐ 营养评估	☐ 评估患者咳嗽、咳痰情况 ☐ 评估伤口疼痛情况 ☐ 风险评估：评估有无跌倒、坠床、褥疮、导管滑脱、液体外渗的风险 ☐ 心理评估 ☐ 营养评估	☐ 心理评估 ☐ 营养评估
	专科护理	☐ 观察伤口敷料有无渗出 ☐ 指导患者咳嗽、咳痰、功能锻炼，协助患者床上活动 ☐ 术后心理与生活护理	☐ 观察伤口敷料有无渗出 ☐ 指导患者咳嗽、咳痰、功能锻炼 ☐ 术后心理与生活护理	☐ 告知患者出院后注意事项并附书面出院指导一份 ☐ 指导功能锻炼
	饮食指导	☐ 禁食水	☐ 根据医嘱通知配餐员准备膳食 ☐ 协助进餐	
	活动体位	☐ 根据护理等级指导活动	☐ 根据护理等级指导活动	
	洗浴要求	☐ 协助患者晨晚间护理	☐ 协助患者晨晚间护理	
病情变异记录		☐ 无　　☐ 有,原因： ☐ 患者　☐ 疾病　☐ 医疗 ☐ 护理　☐ 保障　☐ 管理	☐ 无　　☐ 有,原因： ☐ 患者　☐ 疾病　☐ 医疗 ☐ 护理　☐ 保障　☐ 管理	☐ 无　　☐ 有,原因： ☐ 患者　☐ 疾病　☐ 医疗 ☐ 护理　☐ 保障　☐ 管理

护士签名	白班	小夜班	大夜班	白班	小夜班	大夜班	白班	小夜班	大夜班
医师签名									

（柳　曦　张　涛　陈　雷）

第二节 胸壁肿瘤切除术＋缺损重建术临床路径

一、胸壁肿瘤切除术＋缺损重建术临床路径标准住院流程

(一)适用对象

第一诊断为胸壁肿瘤（ICD-10：D21.301/D23.502/D36.126/C49.302/C76.102/D48.117)拟行胸壁肿瘤切除术（ICD-9-CM-3：34.4）＋胸壁缺损重建术（ICD-9-CM-3：34.7901)。

(二)诊断依据

根据《临床技术操作规范——胸外科学分册》(中华医学会)、《临床诊疗指南——胸外科分册》(中华医学会编著,人民卫生出版社)。

1. 病史 早期可没有症状,60％以上患者有不同程度的局部疼痛,特别是胸壁恶性肿瘤或转移瘤。恶性肿瘤坏死可出现局部破溃、感染或出血。晚期肿瘤可出现体重下降、贫血等。

2. 体征 发生在前胸壁或侧胸壁的肿瘤多可触及肿块,在后胸壁的肿瘤早期常不易发现。局部有不同程度压痛。良性肿瘤生长速度缓慢,恶性肿瘤则生长迅速。胸壁晚期恶性肿瘤可出现胸腔积液的体征。

3. 辅助检查 胸部 X 线表现为胸壁软组织肿块影,骨良性肿瘤一般为圆形、椭圆形,瘤区可有点状钙化,受累骨可有皮质变薄、局部膨大,但无骨质破坏。恶性肿瘤主要表现为侵蚀性骨破坏,可见溶骨或成骨性改变,边缘较毛糙,骨膜可出现层状增生或病理性骨折。必要时可穿刺活检病理检查。

(三)治疗方案的选择及依据

根据《临床诊疗指南——胸外科分册》(中华医学会编著,人民卫生出版社)。

1. 符合胸壁肿瘤诊断。

2. 全身状况允许手术。

3. 征得患者及家属的同意。

(四)标准住院日为 15～16 天

(五)进入路径标准

1. 第一诊断必须符合胸壁肿瘤(ICD-10：D21.301/D23.502/D36.126/C49.302/C76.102/D48.117)。

2. 符合行胸壁肿瘤切除术（ICD-9-CM-3：34.4）＋胸壁缺损重建术（ICD-9-CM-3：34.7901)的手术指征。

3. 年龄,18—60 岁。

4. 胸壁原发良、恶性肿瘤。

5. 某些胸壁恶性肿瘤,如 Ewing 肉瘤、恶性淋巴瘤等对放、化疗较敏感,术前应辅助放疗或化疗。

6. 胸壁转移瘤出现坏死、溃疡,或为缓解疼痛症状、改善生活质量。

7. 胸壁转移瘤范围小,原发肿瘤得到控制。

8. 当患者同时具有其他疾病诊断,但在住院期间不需要特殊处理也不影响第一诊断的临

床路径流程实施时,可以进入路径。

(六)术前准备(术前评估)3 天

1. 检查评估

(1)必须检查的项目

1)血(尿、粪)常规、血生化、血气分析、凝血功能、血型、血清四项筛查、肿瘤标志物(CEA、SCC、CYFRA211 等)。

2)胸片、心电图、超声心动图,胸部 CT 平扫+增强扫描,头颅 CT 或 MRI,全身骨扫描,腹部超声,肺功能等。

(2)根据患者病情可选择

1)经皮肿物穿刺活检。

2)24 小时动态心电图、PET-CT。

3)有相关疾病者必要时请相关科室会诊。

(3)营养评估:由护士根据《解放军总医院新入院患者营养风险筛查表(NRS-2002)》为新入院患者进行营养评估,评分>3 分的告知医师,必要时申请营养科会诊。

(4)心理评估:由心理科医生根据病情需要实施评估。

(5)疼痛评估:由医师对于病情危重患者,或术前 24 小时、麻醉前的患者根据《VAS 评分》实施疼痛评估,评估结果及应用的特殊镇痛药物应当告知患者或其病情委托人,疼痛评估的结果应当记录在住院病历表格中。评分>7 分的常规镇痛处理效果欠佳的顽固性疼痛患者应当及时请疼痛科医生会诊。

(6)康复评估:由护士根据《入院患者康复筛查和评估表》在新入院患者入院后 24 小时内进行康复筛查和评估。任何一项结果为"是",均应告知医师,申请康复医师会诊。

(7)深静脉血栓栓塞症风险评估:根据《下肢深静脉血栓形成及肺栓塞风险评估表》在新入院患者入院后 24 小时内进行风险筛查和评估。风险结果为"极高危"的,则申请血管外科或介入导管室医师会诊。

2. 术前准备

(1)术前评估:术前 24 小时内完成术前病情评估,完成必要的检查,做出术前小结、术前讨论。

(2)术前谈话:术者应在术前 1 天与患者及其家属谈话,告知手术方案、相关风险、用血计划、术后转归、手术费用,以及患者及亲属权益,并履行书面知情同意手续。告知高值耗材的使用及费用。

(3)通知手术室:准备手术间、手术药品、手术物品及特殊耗材。

(4)手术部位标识:术者、第一助手或经治医师在术前 1 天应对手术部位做体表标识,急诊手术由接诊医师或会诊外科医师标记,标记过程应有责任护士、患者及亲属共同参与,并记入手术安排表。

(5)术前一日麻醉医师访视:制订麻醉计划、完成评估、确定麻醉方式,并记入《麻醉术前访视记录》,告知患者及家属麻醉适应证、麻醉目的、风险、可能出现的情况及其处理原则、替代方案等,签署《麻醉知情同意书》并归入病历。

3. **主要护理工作**　入院宣教,交代注意事项(如防褥疮、防跌倒等),指导患者戒烟,并进行术前宣教,心理护理。

（七）药品选择及使用时机

按照《抗菌药物临床应用指导原则（2015年版）》[国卫办医发(2015)43号]执行。

1. 预防性抗菌药物应用：第一、二代头孢菌素。

2. 预防性用药给药时间为皮肤、黏膜切开前0.5～1小时或麻醉开始时，如手术时间超过3小时或超过所用药物半衰期的2倍以上，或出血量超过1500ml，术中应追加一次。

3. 预防用药时间为24小时。

（八）手术日为入院第4天

1. 手术安全核对：患者入手术间后由手术医师、麻醉医师、巡回护士和患者本人共同核对患者身份、手术部位与标识、手术方式。手术医师、麻醉医师、巡回护士三方按《手术安全核对表》逐项核对，共同签字。

（1）手术方式：胸壁肿瘤切除术，缺损重建术。

（2）麻醉方式：全麻双腔气管插管。

（3）术中用药：麻醉常规用药，术中预防使用抗生素、术中镇痛等。

（4）输血及血液制品：根据术中情况选择。

（5）术中病理：根据术中情况酌情行快速冰冻病理检查。

2. 经治医师或手术医师应即刻完成术后首次病程记录，观察术后患者病情变化。

（九）术后住院恢复6～10天，必须复查的项目

1. 术后住院恢复

（1）术后给予持续心电、呼吸、血压、血氧饱和度监测至病情平稳。

（2）术后用药：预防使用抗菌药物、止咳药、止痛药等。

（3）术后换药：术后第一天及出院当日予以清洁换药；其他时间根据手术切口渗出情况予以清洁换药。

（4）术后护理：观察患者咳嗽、咳痰状况、肺复张情况、引流管引流情况、伤口敷料有无渗出，并在异常时立即通知医生处理，指导并辅助患者术后咳嗽、咳痰及功能锻炼，给予防跌倒护理等。

2. 必须复查的项目　血常规、血生化、胸片。

（十）出院标准

1. 生命体征平稳，体温正常。

2. 正常进食普食。

3. 切口愈合良好。

4. 常规化验无明显异常；胸片示术侧肺膨胀良好，无明显感染征象。

5. 无与本病相关的其他并发症。

（十一）有无变异及原因分析

1. 医疗原因导致的变异　如改变诊疗方案、转科治疗、操作失误、误诊等。

2. 患者原因导致的变异　如不同意治疗方案、个人原因要求出（转）院、院外服用手术禁忌药、月经期、对诊疗计划不满要求出路径、相关检查检验院外（门诊）已做等。

3. 并发症原因导致的变异　如胸腔出血、肺部感染、呼吸衰竭、肺漏气延长、肺动脉栓塞、支气管-胸膜瘘、切口感染等造成住院日延长和费用增加。

4. 病情原因导致的变异　部分患者常常存在很多内科并发症，如脑血管或心血管病、糖

尿病、血栓等,手术可能导致这些疾病加重而需要治疗,从而延长治疗时间和增加住院费用。

5. 辅诊科室原因导致的变异　如检查、检验、手术、病理等检查(不及时、结果错报、操作部位/方式错误、标本不合格)、报告(不及时、结果错报、标本不合格)等原因延长住院天数、增加费用等。

6. 管理原因导致的变异　如系统暂不支持、系统瘫痪、需要修订流程、需要修订制度等。

7. 节假日　术前患者如住院后赶上节假日,使手术推迟,延长住院时间,增加费用。

二、胸壁肿瘤切除术＋胸壁缺损重建术临床路径表单

适用对象	第一诊断为胸壁肿瘤(ICD-10:D21.301/D23.502/D36.126/C49.302/C76.102/D48.117) 行胸壁肿瘤切除术(ICD-9-CM-3:34.4)＋胸壁缺损重建术(ICD-9-CM-3:34.7901)	
患者基本信息	姓名:_____　性别:____　年龄:____ 门诊号:_____　住院号:_____　过敏史:_____ 住院日期:____年__月__日　出院日期:____年__月__日	标准住院日:15～16 天

时间		住院第 1 天	住院第 2 天	住院第 3 天(术前日)
主要诊疗工作	制度落实	□ 经治医生或值班医生在患者入院 2 小时内到床旁接诊 □ 主管医生在患者入院后 24 小时内完成检诊 □ 初步的诊断和治疗方案 □ 开具相关检查、化验单	□ 三级医师查房 □ 完成必要的相关科室会诊	□ 手术医师查房 □ 术前准备 □ 麻醉医师查房
	病情评估	□ 经治医师询问病史与体格检查 □ 咳痰能力评估 □ 下肢静脉血栓风险评估 □ 上级医师进行治疗效果、预后评估 □ 心理评估 □ 营养评估 □ 康复评估	□ 临床分期与术前评估 □ 出血评估 □ 疼痛评估	□ 术前评估 □ 下肢静脉血栓风险评估
	病历书写	□ 入院 8 小时内完成首次病程记录 □ 入院 24 小时内完成入院记录 □ 完成主管医师查房记录	□ 住院医师完成上级医师查房记录、相关会诊记录	□ 完成术前手术医师查房记录、术前讨论、术前小结
	知情同意	□ 患者或家属入院记录签字 □ 签署授权委托书、自费用品协议书(必要时)、军人目录外耗材审批单(必要时)	□ 向患者家属交代病情	□ 告知患者及家属病情和围术期注意事项并签署手术知情同意书 □ 麻醉医师与患者和(或)家属交代麻醉注意事项并签署麻醉知情同意书

（续　表）

<table>
<tr><td rowspan="2">主要诊疗工作</td><td>手术治疗</td><td>□ 患者既往内科疾病的用药</td><td>□ 患者既往内科疾病的用药</td><td>□ 患者既往内科疾病的用药
□ 术前准备
□ 交叉配血
□ 术区备皮</td></tr>
<tr><td>其他</td><td>□ 及时通知上级医师检诊</td><td>□ 及时通知上级医师检诊</td><td>□ 经治医师检查整理病历资料</td></tr>
<tr><td rowspan="14">重点医嘱</td><td rowspan="4">长期医嘱</td><td>护理医嘱</td><td>□ 按胸外科护理常规
□ 三级护理</td><td>□ 按胸外科护理常规
□ 三级护理</td><td>□ 按胸外科护理常规
□ 三级护理</td></tr>
<tr><td>处置医嘱</td><td>□ 测血压（必要时）
□ 快速血糖测定（必要时）</td><td>□ 测血压
□ 快速血糖测定（必要时）</td><td>□ 测血压
□ 快速血糖测定（必要时）</td></tr>
<tr><td>膳食医嘱</td><td>□ 普食</td><td></td><td>□ 术晨禁食水</td></tr>
<tr><td>药物医嘱</td><td>□ 止咳药、止血药、自带药（必要时）</td><td>□ 止咳药、止血药、自带药（必要时）</td><td>□ 止咳药、止血药、自带药（必要时）</td></tr>
<tr><td rowspan="10">临时医嘱</td><td>检查检验</td><td>□ 血常规
□ 尿常规
□ 粪常规
□ 血型
□ 凝血四项
□ 普通生化
□ 血气分析
□ 血清术前八项
□ 胸部正侧位片
□ 心电图检查（多导）
□ 胸部 CT
□ 肝胆胰脾＋肾上腺超声
□ 颈部淋巴结及锁骨上淋巴结超声
□ 头颅 MRI
□ 全身骨扫描
□ 肺功能</td><td></td><td></td></tr>
<tr><td>药物医嘱</td><td></td><td></td><td>□ 预防使用抗生素
□ 镇静药
□ 肠道准备药</td></tr>
<tr><td>手术医嘱</td><td></td><td></td><td>□ 常规明日在全麻下行胸壁肿瘤切除＋胸壁缺损重建术</td></tr>
<tr><td>处置医嘱</td><td>□ 静脉抽血
□ 动脉抽血</td><td></td><td>□ 抗生素皮试
□ 备皮
□ 交叉配血
□ 术中导尿</td></tr>
</table>

（续　表）

主要护理工作	健康宣教	□ 入院宣教（住院环境、规章制度） □ 进行护理安全指导 □ 进行等级护理、活动范围指导 □ 进行饮食指导 □ 进行关于疾病知识的宣教 □ 检查、检验项目的目的和意义	□ 进行饮食指导 □ 进行关于疾病知识的宣教 □ 检查、检验项目的目的和意义	□ 术前宣教 □ 指导术后康复训练 □ 指导术后注意事项
	护理处置	□ 患者身份核对 □ 佩戴腕带 □ 建立入院病历，通知医生 □ 入院介绍：介绍责任护士，病区环境、设施、规章制度、基础护理服务项目 □ 询问病史，填写护理记录单首页 □ 观察病情 □ 测量基本生命体征 □ 抽血、留取标本 □ 心理与生活护理 □ 根据评估结果采取相应护理措施 □ 通知检查项目及注意事项	□ 观察病情 □ 测量基本生命体征 □ 心理与生活护理 □ 根据评估结果采取相应护理措施 □ 通知检查项目及注意事项	□ 观察病情 □ 测量基本生命体征 □ 术前患者准备（手术前沐浴、更衣、备皮） □ 检查术前物品准备 □ 心理与生活护理 □ 根据评估结果采取相应护理措施 □ 完成护理记录
	护理评估	□ 一般评估：生命体征、神志、皮肤、药物过敏史等 □ 专科评估：咳嗽、咳痰情况、一般活动情况 □ 风险评估：评估有无跌倒、坠床、褥疮风险 □ 心理评估 □ 营养评估 □ 疼痛评估 □ 康复评估	□ 心理评估 □ 营养评估 □ 疼痛评估 □ 康复评估	□ 心理评估 □ 营养评估 □ 疼痛评估 □ 康复评估
	专科护理	□ 协助指导患者咳嗽、咳痰、术后床上活动等 □ 指导功能锻炼 □ 指导患者戒烟	□ 协助指导患者咳嗽、咳痰、术后床上活动等 □ 指导功能锻炼 □ 指导患者戒烟	□ 协助指导患者咳嗽、咳痰、术后床上活动等 □ 指导功能锻炼 □ 指导患者戒烟

（续　表）

主要护理工作	饮食指导	□ 根据医嘱通知配餐员准备膳食 □ 协助进餐	□ 根据医嘱通知配餐员准备膳食 □ 协助进餐	□ 嘱患者清淡饮食 □ 协助进餐
	活动体位	□ 根据护理等级指导活动	□ 根据护理等级指导活动	□ 根据护理等级指导活动
	洗浴要求	□ 协助患者洗澡,更换病号服	□ 协助患者洗澡,更换病号服	□ 协助患者清洁备皮部位,更换病号服
病情变异记录		□ 无　　□ 有,原因: □ 患者　□ 疾病　□ 医疗 □ 护理　□ 保障　□ 管理	□ 无　　□ 有,原因: □ 患者　□ 疾病　□ 医疗 □ 护理　□ 保障　□ 管理	□ 无　　□ 有,原因: □ 患者　□ 疾病　□ 医疗 □ 护理　□ 保障　□ 管理

护士签名	白班	小夜班	大夜班	白班	小夜班	大夜班	白班	小夜班	大夜班
医师签名									

	时间	住院第 4 天(手术日)	住院第 5－14 天(术后恢复)	住院第 15－16 天(出院日)
主要诊疗工作	制度落实	□ 手术 □ 上级医师查房 □ 麻醉医师查房 □ 观察有无术后并发症,并做相应处理	□ 术后三天连续查房 □ 术后手术医师查房 □ 三级医师查房 □ 观察有无术后并发症,并做相应处理	□ 上级医师查房,进行手术及伤口评估,确定有无手术并发症和伤口愈合不良情况,明确是否出院
	病情评估	□ 出血评估 □ 疼痛评估 □ 下肢静脉血栓风险评估	□ 咳痰能力评估 □ 出血评估 □ 疼痛评估 □ 下肢静脉血栓风险评估 □ 上级医师进行治疗效果、预后评估	□ 上级医师进行出院评估
	病历书写	□ 住院医师术后即刻完成术后病程 □ 术者或第一助手术后 24 小时内完成手术记录(术者签字)	□ 上级医师查房记录	□ 出院当天病程记录(由上级医师指示出院) □ 出院后 24 小时内完成出院记录 □ 出院后 24 小时内完成病案首页
	知情同意	□ 向患者和(或)家属交代手术情况及术后注意事项	□ 告知患者及其家属术后恢复情况	□ 告知患者及家属出院后注意事项(指导出院后功能锻炼,复诊时间、地点,发生紧急情况时的处理方法等)

（续　表）

主要诊疗工作	手术治疗	□ 实施手术（手术安全核查记录、手术清点记录） □ 术后止痛、止血、止咳、止吐等对症治疗	□ 术后止痛、止血、止咳、止吐等对症治疗 □ 手术切口换药	□ 手术切口换药	
	其他	□ 监测患者生命体征 □ 观察手术切口及周围情况 □ 观察胸腔闭式引流管引流情况	□ 观察患者咳嗽、咳痰情况 □ 观察手术切口及周围情况 □ 观察胸腔闭式引流管引流情况，情况允许时拔除 □ 定期复查血常规、血生化 □ 及时通知上级医师检诊	□ 通知出院 □ 开具出院介绍信 □ 开具诊断证明书 □ 出院带药 □ 预约门诊复诊时间	
重点医嘱	长期医嘱	护理医嘱	□ 按胸外科术后护理常规 □ 一级护理	□ 二级护理	
		处置医嘱	□ 持续吸氧 □ 留置导尿 □ 持续心电、血压、呼吸、血氧饱和度监测 □ 胸腔闭式引流管接无菌袋		
		膳食医嘱	□ 禁食水	□ 半流食 □ 普食	
		药物医嘱	□ 抗生素 □ 止痛、止吐、抑酸、化痰		
	临时医嘱	检查检验	□ 血常规 □ 凝血四项＋DIC 监测 □ 普通生化	□ 血常规 □ 凝血四项＋DIC 监测 □ 普通生化	
		药物医嘱	□ 大静脉营养液	□ 止痛、止咳、缓泻药	
		手术医嘱			
		处置医嘱	□ 静脉抽血	□ 静脉抽血 □ 大换药	□ 大换药 □ 出院
主要护理工作	健康宣教		□ 术后心理疏导 □ 指导术后康复训练 □ 指导术后注意事项	□ 术后心理疏导 □ 指导术后康复训练 □ 指导术后注意事项	□ 出院宣教（康复训练方法，用药指导，换药时间及注意事项，复查时间等）

（续　表）

主要护理工作	护理处置	□ 检查术前物品准备 □ 与手术室护士交接 □ 术后观察病情 □ 测量基本生命体征 □ 遵医嘱用药 □ 抽血、留取标本 □ 心理与生活护理 □ 根据评估结果采取相应护理措施 □ 通知检查项目及注意事项	□ 术后观察病情 □ 测量基本生命体征 □ 心理与生活护理 □ 指导并监督患者治疗与康复训练 □ 遵医嘱用药 □ 根据评估结果采取相应护理措施 □ 完成护理记录	□ 观察患者情况 □ 核对患者医嘱费用 □ 协助患者办理出院手续 □ 指导并监督患者康复训练 □ 整理床单位
	护理评估	□ 评估伤口疼痛情况 □ 风险评估：评估有无跌倒、坠床、褥疮、导管滑脱、液体外渗的风险 □ 心理评估 □ 营养评估	□ 评估患者咳嗽、咳痰情况 □ 评估伤口疼痛情况 □ 风险评估：评估有无跌倒、坠床、褥疮、导管滑脱、液体外渗的风险 □ 心理评估 □ 营养评估	□ 心理评估 □ 营养评估
	专科护理	□ 观察伤口敷料有无渗出 □ 指导患者咳嗽、咳痰、功能锻炼，协助患者床上活动 □ 术后心理与生活护理	□ 观察伤口敷料有无渗出 □ 指导患者咳嗽、咳痰、功能锻炼 □ 术后心理与生活护理	□ 告知患者出院后注意事项并附书面出院指导一份 □ 指导功能锻炼
	饮食指导	□ 禁食水	□ 根据医嘱通知配餐员准备膳食 □ 协助进餐	
	活动体位	□ 根据护理等级指导活动	□ 根据护理等级指导活动	
	洗浴要求	□ 协助患者晨晚间护理	□ 协助患者晨晚间护理	
病情变异记录		□ 无　　□ 有，原因： □ 患者　□ 疾病　□ 医疗 □ 护理　□ 保障　□ 管理	□ 无　　□ 有，原因： □ 患者　□ 疾病　□ 医疗 □ 护理　□ 保障　□ 管理	□ 无　　□ 有，原因： □ 患者　□ 疾病　□ 医疗 □ 护理　□ 保障　□ 管理
护士签名		白班　小夜班　大夜班	白班　小夜班　大夜班	白班　小夜班　大夜班
医师签名				

（柳　曦　张　涛　陈　雷）

第三节　胸壁结核清除术临床路径

一、胸壁结核清除术临床路径标准住院流程

（一）适用对象

第一诊断为胸壁结核（ICD-10：A18.832）拟行胸壁结核清除术（ICD-9-CM-3：34.4 02/34.4 05）。

（二）诊断依据

根据《临床技术操作规范——胸外科学分册》（中华医学会）、《临床诊疗指南——胸外科分册》（中华医学会编著，人民卫生出版社）。

1. 高危因素　年龄 20—40 岁，有结核病史或有结核密切接触史。

2. 病史

（1）症状：多无明显全身症状，若原发结核病变处于活动期，可有结核感染反应。胸壁局部有缓慢增大的肿块，多无红肿。如继发感染，局部皮肤变薄伴红肿，可有不同程度的疼痛，自行破溃时可形成经久不愈的慢性窦道。

（2）体征：病灶处呈半球形隆起，基底固定，肿块多有波动。有混合感染者触痛明显。

3. 辅助检查　脓肿试验穿刺可抽出无臭稀薄黄白色脓汁或干酪样物。胸部 X 线可显示出脓肿的阴影，但一般看不到肋骨的破坏征象，病灶处肋骨的切片有时可发现骨皮质破坏改变。亦可见胸膜钙化、肋膈角变钝或肺内陈旧结核灶。

（三）治疗方案的选择及依据

根据《临床诊疗指南——胸外科分册》（中华医学会编著，人民卫生出版社）。

1. 符合胸壁结核诊断。

2. 全身状况允许手术。

3. 征得患者及家属的同意。

（四）标准住院日为 13～14 天

（五）进入路径标准

1. 第一诊断必须符合胸壁结核（ICD-10：A18.832）。

2. 年龄，18—60 岁。

3. 无局部急性混合感染者。

4. 胸壁结核性脓肿或结核性慢性窦道诊断明确。

5. 患者病情稳定，肺及其他器官无活动性结核性病变。

6. 当患者同时具有其他疾病诊断，但在住院期间不需要特殊处理也不影响第一诊断的临床路径流程实施时，可以进入路径。

（六）术前准备（术前评估）3 天

1. 检查评估

（1）必须检查的项目

1）血（尿、粪）常规、血生化、血气分析、凝血功能、血型、血清四项筛查、PPD 试验、结核相关检查。

2)胸片、心电图、超声心动图,胸部 CT 平扫＋增强扫描,头颅 CT 或 MRI,全身骨扫描,腹部超声,肺功能等。

（2）根据患者病情可选择

1)经皮肿物穿刺活检。

2)24 小时动态心电图、PET-CT。

3)有相关疾病者必要时请相关科室会诊。

（3）营养评估:由护士根据《解放军总医院新入院患者营养风险筛查表（NRS-2002）》为新入院患者进行营养评估,评分＞3 分的告知医师,必要时申请营养科会诊。

（4）心理评估:由心理科医生根据病情需要实施评估。

（5）疼痛评估:由医师对于病情危重患者,或术前 24 小时、麻醉前的患者根据《VAS 评分》实施疼痛评估,评估结果及应用的特殊镇痛药物应当告知患者或其病情委托人,疼痛评估的结果应当记录在住院病历表格中。评分＞7 分的常规镇痛处理效果欠佳的顽固性疼痛患者应当及时请疼痛科医生会诊。

（6）康复评估:由护士根据《入院患者康复筛查和评估表》在新入院患者入院后 24 小时内进行康复筛查和评估。任何一项结果为"是",均应告知医师,申请康复医师会诊。

（7）深静脉血栓栓塞症风险评估:根据《下肢深静脉血栓形成及肺栓塞风险评估表》在新入院患者入院后 24 小时内进行风险筛查和评估。风险结果为"极高危"的,则申请血管外科或介入导管室医师会诊。

2. 术前准备

（1）术前评估:术前 24 小时内完成术前病情评估,完成必要的检查,做出术前小结、术前讨论。

（2）术前谈话:术者应在术前 1 天与患者及其家属谈话,告知手术方案、相关风险、用血计划、术后转归、手术费用,以及患者及亲属权益,并履行书面知情同意手续。告知高值耗材的使用及费用。

（3）通知手术室:准备手术间、手术药品、手术物品及特殊耗材。

（4）手术部位标识:术者、第一助手或经治医师在术前 1 天应对手术部位做体表标识,急诊手术由接诊医师或会诊外科医师标记,标记过程应有责任护士、患者及亲属共同参与,并记入手术安排表。

（5）术前一日麻醉医师访视:制订麻醉计划、完成评估、确定麻醉方式,并记入《麻醉术前访视记录》,告知患者及家属麻醉适应证、麻醉目的、风险、可能出现的情况及其处理原则、替代方案等,签署《麻醉知情同意书》并归入病历。

3. 主要护理工作　入院宣教,交代注意事项（如防褥疮、防跌倒等）,指导患者戒烟,并进行术前宣教,心理护理。

（七）药品选择及使用时机

按照《抗菌药物临床应用指导原则（2015 年版）》[国卫办医发（2015）43 号]执行。

1. 预防性抗菌药物应用:第一、二代头孢菌素。

2. 预防性用药给药时间为皮肤、黏膜切开前 0.5～1 小时或麻醉开始时,如手术时间超过 3 小时或超过所用药物半衰期的 2 倍以上,或出血量超过 1500ml,术中应追加一次。

3. 预防用药时间为 24 小时。

(八)手术日为入院第 4 天

1. 手术安全核对。患者入手术间后由手术医师、麻醉医师、巡回护士和患者本人共同核对患者身份、手术部位与标识、手术方式。手术医师、麻醉医师、巡回护士三方按《手术安全核对表》逐项核对,共同签字。

(1)手术方式:胸壁结核清除术。

(2)麻醉方式:全麻双腔气管插管。

(3)术中用药:麻醉常规用药,术中预防使用抗生素、术中镇痛等。

(4)输血及血液制品:根据术中情况选择。

(5)术中病理:根据术中情况酌情行快速冰冻病理检查。

2. 经治医师或手术医师应即刻完成术后首次病程记录,观察术后患者病情变化。

(九)术后住院恢复 8～10 天,必须复查的项目

1. 术后住院恢复

(1)术后给予持续心电、呼吸、血压、血氧饱和度监测至病情平稳。

(2)术后用药:预防使用抗菌药物,止咳药、止痛药等。

(3)术后换药:术后第一天及出院当日予以清洁换药;其他时间根据手术切口渗出情况予以清洁换药。

(4)术后护理:观察患者咳嗽、咳痰状况、肺复张情况、引流管引流情况、伤口敷料有无渗出,并在异常时立即通知医生处理,指导并辅助患者术后咳嗽、咳痰及功能锻炼,给予防跌倒护理等。

2. 必须复查的项目　血常规、血生化、胸片。

(十)出院标准

1. 生命体征平稳,体温正常。

2. 正常进食普食。

3. 切口愈合良好。

4. 常规化验无明显异常;胸片示术侧肺膨胀良好,无明显感染征象。

5. 无与本病相关的其他并发症。

(十一)有无变异及原因分析

1. 医疗原因导致的变异　如改变诊疗方案、转科治疗、操作失误、误诊等。

2. 患者原因导致的变异　如不同意治疗方案、个人原因要求出(转)院、院外服用手术禁忌药、月经期、对诊疗计划不满要求出路径、相关检查检验院外(门诊)已做等。

3. 并发症原因导致的变异　如胸腔出血、肺部感染、呼吸衰竭、肺漏气延长、肺动脉栓塞、支气管胸膜瘘、切口感染等造成住院日延长和费用增加。

4. 病情原因导致的变异　部分患者常常存在很多内科并发症,如脑血管或心血管病、糖尿病、血栓等,手术可能导致这些疾病加重而需要治疗,从而延长治疗时间和增加住院费用。

5. 辅诊科室原因导致的变异　如检查、检验、手术、病理等检查(不及时、结果错报、操作部位/方式错误、标本不合格)、报告(不及时、结果错报、标本不合格)等原因延长住院天数、增加费用等。

6. 管理原因导致的变异　如系统暂不支持、系统瘫痪、需要修订流程、需要修订制度等。

7. 节假日　术前患者如住院后赶上节假日,使手术推迟,延长住院时间,增加费用。

二、胸壁结核清除术临床路径表单

适用对象	第一诊断为胸壁结核(ICD-10:A18.832)行胸壁结核清除术(ICD-9-CM-3:34.4 02/34.4 05)		
患者基本信息	姓名:_____ 性别:___ 年龄:___ 门诊号:_____ 住院号:_____ 过敏史:_____ 住院日期:___年__月__日 出院日期:___年__月__日		标准住院日:13~14 天
时间	住院第 1 天	住院第 2 天	住院第 3 天（术前日）
制度落实	□ 经治医生或值班医生在患者入院 2 小时内到床旁接诊 □ 主管医生在患者入院后 24 小时内完成检诊 □ 初步的诊断和治疗方案 □ 开具相关检查、化验单	□ 三级医师查房 □ 完成必要的相关科室会诊	□ 手术医师查房 □ 术前准备 □ 麻醉医师查房
病情评估	□ 经治医师询问病史与体格检查 □ 结核评估 □ 咳痰能力评估 □ 下肢静脉血栓风险评估 □ 上级医师进行治疗效果、预后评估 □ 心理评估 □ 营养评估 □ 康复评估	□ 临床分期与术前评估 □ 出血评估 □ 疼痛评估	□ 术前评估 □ 下肢静脉血栓风险评估
病历书写	□ 入院 8 小时内完成首次病程记录 □ 入院 24 小时内完成入院记录 □ 完成主管医师查房记录	□ 住院医师完成上级医师查房记录、相关会诊记录	□ 完成术前手术医师查房记录、术前讨论、术前小结
知情同意	□ 患者或家属入院记录签字 □ 签署授权委托书、自费用品协议书（必要时）、军人目录外耗材审批单（必要时）	□ 向患者家属交代病情	□ 告知患者及家属病情和围术期注意事项并签署手术知情同意书 □ 麻醉医师与患者和(或)家属交代麻醉注意事项并签署麻醉知情同意书
手术治疗	□ 患者既往内科疾病的用药	□ 患者既往内科疾病的用药	□ 患者既往内科疾病的用药 □ 术前准备 □ 交叉配血 □ 术区备皮
其他	□ 及时通知上级医师检诊	□ 及时通知上级医师检诊	□ 经治医师检查整理病历资料

（续 表）

重点医嘱	**长期医嘱**	护理医嘱	□ 按胸外科护理常规 □ 三级护理	□ 按胸外科护理常规 □ 三级护理	□ 按胸外科护理常规 □ 三级护理
		处置医嘱	□ 测血压（必要时） □ 快速血糖测定（必要时）	□ 测血压 □ 快速血糖测定（必要时）	□ 测血压 □ 快速血糖测定（必要时）
		膳食医嘱	□ 普食		□ 术晨禁食水
		药物医嘱	□ 止咳药、止血药、自带药 （必要时）	□ 止咳药、止血药、自带药 （必要时）	□ 止咳药、止血药、自带药 （必要时）
	临时医嘱	检查检验	□ 血常规 □ 尿常规 □ 粪常规 □ 血型 □ 凝血四项 □ 普通生化 □ 血气分析 □ 血清术前八项 □ 胸部正侧位片 □ 心电图检查（多导） □ 胸部 CT □ 肝胆胰脾＋肾上腺超声 □ 肺功能		
		药物医嘱			□ 预防使用抗生素 □ 镇静药 □ 肠道准备药
		手术医嘱			□ 常规明日在全麻下行胸壁结核清除术
		处置医嘱	□ 静脉抽血 □ 动脉抽血		□ 抗生素皮试 □ 备皮 □ 交叉配血 □ 术中导尿
主要护理工作		健康宣教	□ 入院宣教（住院环境、规章制度） □ 进行护理安全指导 □ 进行等级护理、活动范围指导 □ 进行饮食指导 □ 进行关于疾病知识的宣教 □ 检查、检验项目的目的和意义	□ 进行饮食指导 □ 进行关于疾病知识的宣教 □ 检查、检验项目的目的和意义	□ 术前宣教 □ 指导术后康复训练 □ 指导术后注意事项

(续　表)

主要护理工作	护理处置	□ 患者身份核对 □ 佩戴腕带 □ 建立入院病历,通知医生 □ 入院介绍:介绍责任护士,病区环境、设施、规章制度、基础护理服务项目 □ 询问病史,填写护理记录单首页 □ 观察病情 □ 测量基本生命体征 □ 抽血、留取标本 □ 心理与生活护理 □ 根据评估结果采取相应护理措施 □ 通知检查项目及注意事项	□ 观察病情 □ 测量基本生命体征 □ 心理与生活护理 □ 根据评估结果采取相应护理措施 □ 通知检查项目及注意事项	□ 观察病情 □ 测量基本生命体征 □ 术前患者准备(手术前沐浴、更衣、备皮) □ 检查术前物品准备 □ 心理与生活护理 □ 根据评估结果采取相应护理措施 □ 完成护理记录
	护理评估	□ 一般评估:生命体征、神志、皮肤、药物过敏史等 □ 专科评估:咳嗽、咳痰情况、一般活动情况 □ 风险评估:评估有无跌倒、坠床、褥疮风险 □ 心理评估 □ 营养评估 □ 疼痛评估 □ 康复评估	□ 心理评估 □ 营养评估 □ 疼痛评估 □ 康复评估	□ 心理评估 □ 营养评估 □ 疼痛评估 □ 康复评估
	专科护理	□ 协助指导患者咳嗽、咳痰、术后床上活动等 □ 指导功能锻炼 □ 指导患者戒烟	□ 协助指导患者咳嗽、咳痰、术后床上活动等 □ 指导功能锻炼 □ 指导患者戒烟	□ 协助指导患者咳嗽、咳痰、术后床上活动等 □ 指导功能锻炼 □ 指导患者戒烟
	饮食指导	□ 根据医嘱通知配餐员准备膳食 □ 协助进餐	□ 根据医嘱通知配餐员准备膳食 □ 协助进餐	□ 嘱患者清淡饮食 □ 协助进餐
	活动体位	□ 根据护理等级指导活动	□ 根据护理等级指导活动	□ 根据护理等级指导活动
	洗浴要求	□ 协助患者洗澡,更换病号服	□ 协助患者洗澡,更换病号服	□ 协助患者清洁备皮部位,更换病号服
病情变异记录		□ 无　　□ 有,原因: □ 患者　□ 疾病　□ 医疗 □ 护理　□ 保障　□ 管理	□ 无　　□ 有,原因: □ 患者　□ 疾病　□ 医疗 □ 护理　□ 保障　□ 管理	□ 无　　□ 有,原因: □ 患者　□ 疾病　□ 医疗 □ 护理　□ 保障　□ 管理
护士签名		白班　小夜班　大夜班	白班　小夜班　大夜班	白班　小夜班　大夜班
医师签名				

时间		住院第 4 天(手术日)	住院第 5—12 天(术后恢复)	住院第 13—14 天(出院日)
主要诊疗工作	制度落实	□ 手术 □ 上级医师查房 □ 麻醉医师查房 □ 观察有无术后并发症,并做相应处理	□ 术后三天连续查房 □ 术后手术医师查房 □ 三级医师查房 □ 观察有无术后并发症,并做相应处理	□ 上级医师查房,进行手术及伤口评估,确定有无手术并发症和伤口愈合不良情况,明确是否出院
	病情评估	□ 出血评估 □ 疼痛评估 □ 下肢静脉血栓风险评估	□ 咳痰能力评估 □ 出血评估 □ 疼痛评估 □ 下肢静脉血栓风险评估 □ 上级医师进行治疗效果、预后评估	□ 上级医师进行出院评估
	病历书写	□ 住院医师术后即刻完成术后病程 □ 术者或第一助手术后 24 小时内完成手术记录(术者签字)	□ 上级医师查房记录	□ 出院当天病程记录(由上级医师指示出院) □ 出院后 24 小时内完成出院记录 □ 出院后 24 小时内完成病案首页
	知情同意	□ 向患者和(或)家属交代手术情况及术后注意事项	□ 告知患者及其家属术后恢复情况	□ 告知患者及家属出院后注意事项(指导出院后功能锻炼,复诊时间、地点,发生紧急情况时的处理方法等)
	手术治疗	□ 实施手术(手术安全核查记录、手术清点记录) □ 术后止痛、止血、止咳、止吐等对症治疗	□ 术后止痛、止血、止咳、止吐等对症治疗 □ 手术切口换药	□ 手术切口换药
	其他	□ 监测患者生命体征 □ 观察手术切口及周围情况 □ 观察胸腔闭式引流管引流情况	□ 观察患者咳嗽、咳痰情况 □ 观察手术切口及周围情况 □ 观察胸腔闭式引流管引流情况,情况允许时拔除 □ 定期复查血常规、血生化 □ 及时通知上级医师检诊	□ 通知出院 □ 开具出院介绍信 □ 开具诊断证明书 □ 出院带药 □ 预约门诊复诊时间
重点医嘱	长期医嘱 护理医嘱	□ 按胸外科术后护理常规 □ 一级护理	□ 二级护理	
	长期医嘱 处置医嘱	□ 持续吸氧 □ 留置导尿 □ 持续心电、血压、呼吸、血氧饱和度监测 □ 胸腔闭式引流管接无菌袋		

重点医嘱	**长期医嘱**	膳食医嘱	□ 禁食水	□ 半流食 □ 普食	
		药物医嘱	□ 抗生素 □ 止痛、止吐、抑酸、化痰		
	临时医嘱	检查检验	□ 血常规 □ 凝血四项＋DIC 监测 □ 普通生化	□ 血常规 □ 凝血四项＋DIC 监测 □ 普通生化	
		药物医嘱	□ 大静脉营养液	□ 止痛、止咳、缓泻药	
		手术医嘱			
		处置医嘱	□ 静脉抽血	□ 静脉抽血 □ 大换药	□ 大换药 □ 出院
主要护理工作		健康宣教	□ 术后心理疏导 □ 指导术后康复训练 □ 指导术后注意事项	□ 术后心理疏导 □ 指导术后康复训练 □ 指导术后注意事项	□ 出院宣教（康复训练方法，用药指导，换药时间及注意事项，复查时间等）
		护理处置	□ 检查术前物品准备 □ 与手术室护士交接 □ 术后观察病情 □ 测量基本生命体征 □ 遵医嘱用药 □ 抽血、留取标本 □ 心理与生活护理 □ 根据评估结果采取相应护理措施 □ 通知检查项目及注意事项	□ 术后观察病情 □ 测量基本生命体征 □ 心理与生活护理 □ 指导并监督患者治疗与康复训练 □ 遵医嘱用药 □ 根据评估结果采取相应护理措施 □ 完成护理记录	□ 观察患者情况 □ 核对患者医嘱费用 □ 协助患者办理出院手续 □ 指导并监督患者康复训练 □ 整理床单位
		护理评估	□ 评估伤口疼痛情况 □ 风险评估：评估有无跌倒、坠床、褥疮、导管滑脱、液体外渗的风险 □ 心理评估 □ 营养评估	□ 评估患者咳嗽、咳痰情况 □ 评估伤口疼痛情况 □ 风险评估：评估有无跌倒、坠床、褥疮、导管滑脱、液体外渗的风险 □ 心理评估 □ 营养评估	□ 心理评估 □ 营养评估
		专科护理	□ 观察伤口敷料有无渗出 □ 指导患者咳嗽、咳痰、功能锻炼，协助患者床上活动 □ 术后心理与生活护理	□ 观察伤口敷料有无渗出 □ 指导患者咳嗽、咳痰、功能锻炼 □ 术后心理与生活护理	□ 告知患者出院后注意事项并附书面出院指导一份 □ 指导功能锻炼
		饮食指导	□ 禁食水	□ 根据医嘱通知配餐员准备膳食 □ 协助进餐	
		活动体位	□ 根据护理等级指导活动	□ 根据护理等级指导活动	
		洗浴要求	□ 协助患者晨晚间护理	□ 协助患者晨晚间护理	

病情变异记录	□ 无　　□ 有,原因: □ 患者　□ 疾病　□ 医疗 □ 护理　□ 保障　□ 管理			□ 无　　□ 有,原因: □ 患者　□ 疾病　□ 医疗 □ 护理　□ 保障　□ 管理			□ 无　　□ 有,原因: □ 患者　□ 疾病　□ 医疗 □ 护理　□ 保障　□ 管理		
护士签名	白班	小夜班	大夜班	白班	小夜班	大夜班	白班	小夜班	大夜班
医师签名									

（柳　曦　张　涛　陈　雷）

第2章　胸膜疾病

第一节　自发性气胸行胸腔镜下肺大疱切除术＋
胸膜摩擦固定术临床路径

一、自发性气胸行胸腔镜下肺大疱切除术＋
胸膜摩擦固定术临床路径标准住院流程

(一)适用对象

第一诊断为自发性气胸(ICD-10:J93.101)拟行胸腔镜下肺大疱结扎术＋胸膜摩擦固定术(ICD-9-CM-3:32.2104/34.9902)。

(二)诊断依据

根据《临床技术操作规范——胸外科学分册》(中华医学会)、《临床诊疗指南——胸外科分册》(中华医学会)。

1. 病史及临床症状:突发患侧胸痛、气短、呼吸困难,偶有干咳。严重程度可从轻微不适到严重呼吸困难,甚至休克。

2. 临床体征:少量气胸时体征不明显;气胸在30％以上者,可以出现患侧胸部稍饱满。听诊发现患侧呼吸音明显低于健侧。

3. 辅助检查:胸片和(或)胸部CT平扫证实为气胸。

(三)治疗方案的选择及依据

根据《临床技术操作规范——胸外科学分册》(中华医学会编著,人民卫生出版社)行胸膜纤维板剥脱。

1. 符合自发性气胸诊断且有如下情况者。复发性气胸;胸片或CT检查证实有肺大疱者;气胸合并胸腔出血者;有效胸腔闭式引流72小时仍有大量气体溢出者;患者从事特殊职业,如飞行员、潜水员、高空作业。

2. 全身状况允许手术。

3. 征得患者及家属的同意。

(四)标准住院日为9～10天

(五)进入路径标准

1. 第一诊断必须符合自发性气胸(ICD-10:J93.101)。

2. 符合行胸腔镜下肺大疱结扎术、胸膜摩擦固定术(ICD-9-CM-3:32.2104/34.9902)的手术指征。例如,复发性气胸、胸片或CT检查证实有肺大疱者;气胸合并胸腔出血者;有效胸腔闭式引流 72 小时仍有大量气体溢出者;患者从事特殊职业,如飞行员、潜水员、高空作业等。

3. 年龄,18－70 岁。

4. 患侧胸腔无手术史(胸腔致密粘连),或无多肺叶多发性广基底肺大疱。

5. 心、肺、肝、肾等器官功能可以耐受全麻开胸手术。

6. 当患者同时具有其他疾病诊断,但在住院期间不需要特殊处理也不影响第一诊断的临床路径流程实施时,可以进入路径。

(六)术前准备(术前评估)1～2 天

1. 检查评估

(1)必须检查的项目

1)血(尿、粪)常规、血生化、凝血功能、血型、血清四项筛查。

2)胸片、心电图、肺 CT 平扫等。

(2)根据患者病情可选择

1)血气分析、肺功能、超声心动图、24 小时动态心电图。

2)有相关疾病者必要时请相关科室会诊或院内联合会诊。

(3)营养评估:由护士根据《解放军总医院新入院患者营养风险筛查表(NRS-2002)》为新入院患者进行营养评估,评分＞3 分的告知医师,必要时申请营养科会诊。

(4)心理评估:医生根据新入院患者情况申请心理科会诊评估。

(5)疼痛评估:由医师对于病情危重患者,或术前 24 小时、麻醉前的患者根据《VAS 评分》实施疼痛评估,评估结果及应用的特殊镇痛药物应当告知患者或其病情委托人,疼痛评估的结果应当记录在住院病历表格中。评分＞7 分的常规镇痛处理效果欠佳的顽固性疼痛患者应当及时请疼痛科医生会诊。

(6)康复评估:由护士根据《入院患者康复筛查和评估表》在新入院患者入院后 24 小时内进行康复筛查和评估。任何一项结果为"是",均应告知医师,申请康复医师会诊。

(7)深静脉血栓栓塞症风险评估:根据《下肢深静脉血栓形成及肺栓塞风险评估表》在新入院患者入院后 24 小时内进行风险筛查和评估。风险结果为"极高危"的,则申请血管外科或介入导管室医师会诊。

2. 术前准备

(1)术前评估:术前 24 小时内完成术前病情评估,完成必要的检查,做出术前小结、术前讨论。

(2)术前谈话:术者应在术前 1 天与患者及其家属谈话,告知手术方案、相关风险、用血计划、术后转归、手术费用,以及患者及亲属权益,并履行书面知情同意手续。告知高值耗材的使用及费用。

(3)通知手术室:准备手术间、手术药品、手术物品及特殊耗材。

(4)手术部位标识:术者、第一助手或经治医师在术前 1 天应对手术部位做体表标识,急诊手术由接诊医师或会诊外科医师标记,标记过程应有责任护士、患者及亲属共同参与,并记入手术安排表。

(5)术前一日麻醉医师访视:制订麻醉计划、完成评估、确定麻醉方式,并记入《麻醉术前访视记录》,告知患者及家属麻醉适应证、麻醉目的、风险、可能出现的情况及其处理原则、替代方案等,签署《麻醉知情同意书》并归入病历。

3. 主要护理工作　入院宣教,交代注意事项(如防褥疮、防跌倒等),指导患者戒烟,并进行术前宣教,心理护理。

(七)药品选择及使用时机

按照《抗菌药物临床应用指导原则(2015 年版)》[国卫办医发(2015)43 号]执行。

1. 预防性抗菌药物应用:第一、二代头孢菌素。

2. 预防性用药给药时间为皮肤、黏膜切开前 0.5～1 小时或麻醉开始时,如手术时间超过 3 小时或超过所用药物半衰期的 2 倍以上,或出血量超过 1500ml,术中应追加一次。

3. 预防用药时间为 24 小时。

(八)手术日为入院第 2 天

1. 手术安全核对。患者入手术间后由手术医师、麻醉医师、巡回护士和患者本人共同核对患者身份、手术部位与标识、手术方式。手术医师、麻醉医师、巡回护士三方按《手术安全核对表》逐项核对,共同签字。

(1)手术方式:胸腔镜下肺大疱切除术＋胸膜摩擦固定术。

(2)麻醉方式:全麻双腔气管插管。

(3)手术置入物:吻合钉。

(4)术中用药:麻醉常规用药、术中预防使用抗生素、术中镇痛等。

(5)输血及血液制品:根据术中情况选择。

2. 经治医师或手术医师应即刻完成术后首次病程记录,观察术后患者病情变化。

(九)术后住院恢复 3～7 天,必须复查的项目

1. 术后住院恢复

(1)术后给予持续心电、呼吸、血压、血氧饱和度监测至病情平稳。

(2)术后用药:预防使用抗菌药物、止咳药、止痛药等。

(3)术后换药:术后第一天及出院当日予以清洁换药;其他时间根据手术切口渗出情况予以清洁换药。

(4)术后护理:观察患者咳嗽、咳痰状况、肺复张情况、引流管引流情况、伤口敷料有无渗出,并在异常时立即通知医生处理,指导并辅助患者术后咳嗽、咳痰及功能锻炼,给予防跌倒护理等。

2. 必须复查的项目　血常规、血生化、胸片。

(十)出院标准

1. 生命体征平稳,体温正常。

2. 正常进食普食。

3. 切口愈合良好。

4. 常规化验无明显异常;胸片示术侧肺膨胀良好,无明显感染征象。

5. 无与本病相关的其他并发症。

(十一)有无变异及原因分析

1. 医疗原因导致的变异　如改变诊疗方案、转科治疗、操作失误、误诊等。

2. 患者原因导致的变异　如不同意治疗方案、个人原因要求出(转)院、院外服用手术禁忌药、月经期、对诊疗计划不满要求出路径、相关检查检验院外(门诊)已做等。

3. 并发症原因导致的变异　如胸腔出血、肺部感染、呼吸衰竭、肺漏气延长、肺动脉栓塞、支气管胸膜瘘、切口感染等造成住院日延长和费用增加。

　　4. 病情原因导致的变异　部分患者常常存在很多内科并发症,如脑血管或心血管病、糖尿病、血栓等,手术可能导致这些疾病加重而需要治疗,从而延长治疗时间和增加住院费用。

　　5. 辅诊科室原因导致的变异　如检查、检验、手术、病理等检查(不及时、结果错报、操作部位/方式错误、标本不合格)、报告(不及时、结果错报、标本不合格)等原因延长住院天数、增加费用等。

　　6. 管理原因导致的变异　如系统暂不支持、系统瘫痪、需要修订流程、需要修订制度等。

　　7. 节假日　术前患者如住院后赶上节假日,使手术推迟,延长住院时间,增加费用。

二、自发性气胸行胸腔镜下肺大疱切除术＋胸膜摩擦固定术临床路径表单

适用对象	第一诊断为自发性气胸(ICD-10:J93.101)拟行胸腔镜下肺大疱切除术＋胸膜摩擦固定术(ICD-9-CM-3:32.2104/34.9902)		
患者基本信息	姓名:_____　性别:____　年龄:____ 门诊号:_____　住院号:_____　过敏史:_____ 住院日期:____年__月__日　出院日期:____年__月__日		标准住院日:9～10 天

	时间	住院第 1 天(术前日)	住院第 2 天(手术日)
主要诊疗工作	制度落实	□ 经治医生或值班医生在患者入院 2 小时内到床旁接诊 □ 主管医生或二线值班医生在患者入院后 24 小时内完成检诊 □ 初步的诊断和治疗方案 □ 开具相关检查、化验单 □ 三级医师查房 □ 完成必要的相关科室会诊 □ 手术医师查房 □ 术前准备 □ 麻醉医师查房	□ 手术 □ 上级医师查房 □ 麻醉医师查房 □ 观察有无并发症并做相应处理
	病情评估	□ 咳痰能力评估 □ 下肢静脉血栓风险评估 □ 术前评估 □ 上级医师进行治疗效果、预后评估 □ 心理评估 □ 营养评估 □ 康复评估	□ 出血评估 □ 疼痛评估 □ 下肢静脉血栓风险评估
	病历书写	□ 入院 8 小时内完成首次病程记录 □ 入院 24 小时内完成入院记录 □ 完成主管医师查房记录 □ 完成术前手术医师查房记录、术前讨论、术前小结	□ 住院医师术后即刻完成术后病程 □ 术者或第一助手术后 24 小时内完成手术记录(术者签字)

主要诊疗工作	知情同意	□ 患者或家属入院记录签字 □ 签署授权委托书、自费用品协议书（必要时）、军人目录外耗材审批单（必要时） □ 术前谈话,告知患者及家属病情和围术期注意事项并签署手术知情同意书 □ 麻醉医师与患者和（或）家属交代麻醉注意事项并签署麻醉知情同意书	□ 向患者和（或）家属交代手术情况及术后注意事项	
	手术治疗	□ 患者既往内科疾病的用药 □ 术前准备 □ 交叉配血 □ 术区备皮	□ 实施手术(手术安全核查记录、手术清点记录) □ 术后止痛、止血、止咳、止吐等对症治疗	
	其他	□ 及时通知上级医师检诊 □ 经治医师检查整理病历资料	□ 监测患者生命体征 □ 观察手术切口及周围情况 □ 观察胸腔闭式引流管引流情况	
重点医嘱	长期医嘱	护理医嘱	□ 按胸外科护理常规 □ 二级护理	□ 按胸外科术后护理常规 □ 一级护理
		处置医嘱	□ 测血压(必要时) □ 快速血糖测定(必要时)	□ 持续吸氧 □ 留置导尿 □ 留置胃管,持续胃肠减压 □ 持续心电、血压、呼吸、血氧饱和度监测 □ 胸腔闭式引流管接无菌袋
		膳食医嘱	□ 普食 □ 术晨禁食水	□ 禁食水
		药物医嘱		□ 抗生素 □ 营养、止痛、止吐、抑酸、化痰
	临时医嘱	检查检验	□ 血常规 □ 尿常规 □ 粪常规 □ 血型 □ 凝血四项 □ 普通生化 □ 血清术前八项 □ 胸部正侧位片 □ 心电图检查(多导) □ 胸部 CT	□ 血常规 □ 凝血四项、DIC 监测 □ 普通生化
		药物医嘱	□ 预防使用抗生素 □ 镇静药 □ 肠道准备药	

重点医嘱	临时医嘱	手术医嘱	□ 常规明日在全麻下行胸腔镜下肺大疱切除术＋胸膜摩擦固定术	
		处置医嘱	□ 抗生素皮试 □ 备皮 □ 交叉配血 □ 术中导尿 □ 静脉抽血	□ 静脉抽血
主要护理工作		健康宣教	□ 入院宣教(住院环境、规章制度) □ 进行护理安全指导 □ 进行等级护理、活动范围指导 □ 进行饮食指导 □ 进行关于疾病知识的宣教 □ 检查项目的目的和意义 □ 术前宣教 □ 指导术后康复训练 □ 指导术后注意事项	□ 术后心理疏导 □ 指导术后康复训练 □ 指导术后注意事项
		护理处置	□ 患者身份核对 □ 佩戴腕带 □ 建立入院病历,通知医生 □ 入院介绍:介绍责任护士,病区环境、设施、规章制度、基础护理服务项目 □ 询问病史,填写护理记录单首页 □ 观察病情 □ 测量基本生命体征 □ 抽血、留取标本 □ 心理与生活护理 □ 根据评估结果采取相应措施 □ 通知检查项目及注意事项 □ 术前患者准备(手术前沐浴、更衣、备皮) □ 检查术前物品准备 □ 心理与生活护理 □ 根据评估结果采取相应护理措施 □ 完成护理记录	□ 检查术前物品准备 □ 与手术室护士交接 □ 术后观察病情 □ 测量基本生命体征 □ 遵医嘱用药 □ 抽血、留取标本 □ 心理与生活护理 □ 根据评估结果采取相应护理措施 □ 通知检查项目及注意事项
		护理评估	□ 一般评估:生命体征、神志、皮肤、药物过敏史等 □ 专科评估:咳嗽、咳痰情况、一般活动情况 □ 风险评估:评估有无跌倒、坠床、褥疮风险 □ 心理评估 □ 营养评估 □ 疼痛评估 □ 康复评估	□ 评估伤口疼痛情况 □ 风险评估:评估有无跌倒、坠床、褥疮、导管滑脱、液体外渗的风险 □ 心理评估 □ 营养评估

（续　表）

主要护理工作	专科护理	□ 协助指导患者咳嗽、咳痰、术后床上活动等 □ 指导功能锻炼 □ 指导患者戒烟	□ 观察伤口敷料有无渗出 □ 指导患者咳嗽、咳痰、功能锻炼，协助患者床上活动 □ 术后心理与生活护理
	饮食指导	□ 嘱患者禁食水	□ 禁食水
	活动体位	□ 根据护理等级指导活动	□ 根据护理等级指导活动
	洗浴要求	□ 协助患者清洁备皮部位，更换病号服	□ 协助患者晨晚间护理
病情变异记录		□ 无　　□ 有，原因： □ 患者　□ 疾病　□ 医疗 □ 护理　□ 保障　□ 管理	□ 无　　□ 有，原因： □ 患者　□ 疾病　□ 医疗 □ 护理　□ 保障　□ 管理

护士签名	白班	小夜班	大夜班	白班	小夜班	大夜班

医师签名		

时间		住院第 3－8 天（术后恢复）	住院第 9－10 天（出院日）
主要诊疗工作	制度落实	□ 术后三天连续查房 □ 术后手术医师查房 □ 三级医师查房 □ 观察有无并发症并做相应处理	□ 上级医师查房，进行手术及伤口评估，确定有无手术并发症和伤口愈合不良情况，明确是否出院
	病情评估	□ 咳痰能力评估 □ 出血评估 □ 疼痛评估 □ 下肢静脉血栓风险评估 □ 上级医师进行治疗效果、预后评估	□ 上级医师进行出院评估
	病历书写	□ 上级医师查房记录	□ 出院当天病程记录 □ 出院后 24 小时内完成出院记录 □ 出院后 24 小时内完成病案首页
	知情同意	□ 告知患者及其家属术后恢复情况	□ 告知患者及家属出院后注意事项（指导出院后功能锻炼，复诊时间、地点，发生紧急情况时的处理方法等）
	手术治疗	□ 术后止痛、止血、止咳、止吐等对症治疗 □ 手术切口换药	□ 手术切口换药
	其他	□ 观察患者咳嗽、咳痰情况 □ 观察手术切口及周围情况 □ 观察胸腔闭式引流管引流情况，情况允许时拔除 □ 定期复查血常规、血生化 □ 及时通知上级医师检诊	□ 通知出院 □ 开具出院介绍信 □ 开具诊断证明书 □ 出院带药 □ 预约门诊复诊时间

（续　表）

重点医嘱	长期医嘱	护理医嘱	□ 二级护理	
		处置医嘱	□ 饮水	
		膳食医嘱	□ 清流食 □ 流食 □ 半流食	
		药物医嘱		
	临时医嘱	检查检验	□ 血常规 □ 凝血四项、DIC 监测 □ 普通生化 □ 胸部正侧位片	
		药物医嘱	□ 止痛、止咳、缓泻药	
		手术医嘱		
		处置医嘱	□ 静脉抽血 □ 大换药	□ 大换药 □ 出院
主要护理工作		健康宣教	□ 术后心理疏导 □ 指导术后康复训练 □ 指导术后注意事项	□ 出院宣教(康复训练方法,用药指导,换药时间及注意事项,复查时间等)
		护理处置	□ 术后观察病情 □ 测量基本生命体征 □ 心理与生活护理 □ 指导并监督患者治疗与康复训练 □ 遵医嘱用药 □ 根据评估结果采取相应护理措施 □ 完成护理记录	□ 观察患者情况 □ 核对患者医嘱费用 □ 协助患者办理出院手续 □ 指导并监督患者康复训练 □ 整理床单位
		护理评估	□ 评估患者咳嗽、咳痰情况 □ 评估伤口疼痛情况 □ 风险评估:评估有无跌倒、坠床、褥疮、导管滑脱、液体外渗的风险 □ 心理评估 □ 营养评估	□ 心理评估 □ 营养评估
		专科护理	□ 观察伤口敷料有无渗出 □ 指导患者咳嗽、咳痰、功能锻炼 □ 术后心理与生活护理	□ 告知患者出院后注意事项并附书面出院指导一份 □ 指导功能锻炼
		饮食指导	□ 根据医嘱通知配餐员准备膳食 □ 协助进餐	□ 指导出院后饮食:少食多餐,细嚼慢咽
		活动体位	□ 根据护理等级指导活动	
		洗浴要求	□ 协助患者晨晚间护理	

（续　表）

病情变异记录	□ 无　　□ 有,原因:			□ 无　　□ 有,原因:		
	□ 患者　□ 疾病　□ 医疗			□ 患者　□ 疾病　□ 医疗		
	□ 护理　□ 保障　□ 管理			□ 护理　□ 保障　□ 管理		
护士签名	白班	小夜班	大夜班	白班	小夜班	大夜班
医师签名						

（梁朝阳　郭俊唐　李成润）

第二节　慢性脓胸行胸膜纤维板剥脱术临床路径

一、慢性脓胸行胸膜纤维板剥脱术临床路径标准住院流程

(一)适用对象

第一诊断为慢性脓胸(ICD-10:J86.901)拟行胸膜纤维板剥脱术(ICD-9-CM-3:34.5103)。

(二)诊断依据

根据《临床技术操作规范——胸外科学分册》(中华医学会)、《临床诊疗指南——胸外科分册》(中华医学会)。

1. 症状:由于长期感染和消耗,患者有低热、食欲缺乏、营养不良、乏力、贫血、低蛋白血症等表现。

2. 体征:胸廓下陷,肋间肌变窄,呼吸动度降低或消失,纵隔向患侧移位,脊柱侧弯,杵状指(趾),叩诊呈实音,听诊呼吸音减弱或消失。

3. 影像诊断:胸部 X 线检查可见胸膜增厚,肋间隙变窄,多呈密度增高的毛玻璃状模糊阴影,纵隔向患侧移位,膈肌升高。胸部断层和 CT 扫描,可进一步确定脓腔的位置、大小及患侧肺内有无病变。

4. 病理诊断:胸腔穿刺及细胞培养对诊断治疗有指导意义。

(三)治疗方案的选择及依据

根据《临床技术操作规范——胸外科学分册》(中华医学会编著,人民卫生出版社)行胸膜纤维板剥脱。

1. 符合慢性脓胸诊断。

2. 全身状况允许手术。

3. 征得患者及家属的同意。

(四)标准住院日为 17～18 天

(五)进入路径标准

1. 第一诊断必须符合慢性脓胸(ICD-10:J86.901),符合行胸膜纤维板剥脱术(ICD-9-CM-3:34.5103)指征的患者。

2. 年龄,18—60 岁。

3. 肺内无活动性病灶,肺内无空洞,无广泛的肺纤维性变,剥除脏层纤维板后,估计肺组织能扩张者;无结核性支气管炎、支气管狭窄、支气管扩张和支气管胸膜瘘者。

4. 心、肺、肝、肾等器官功能可以耐受全麻开胸手术。

5. 当患者同时具有其他疾病诊断,但在住院期间不需要特殊处理也不影响第一诊断的临床路径流程实施时,可以进入路径。

(六)术前准备(术前评估)3 天

1. **检验检查评估**

(1)必须检查的项目

1)血(尿、粪)常规、血生化、凝血功能、血型、血清四项筛查。

2)胸片、心电图、肺 CT 平扫＋增强扫描、腹部超声、肺功能等。

(2)根据患者病情可选择

1)血气分析、超声心动图、CT/超声引导下经皮穿刺活检、24 小时动态心电图。

2)有相关疾病者必要时请相关科室会诊或院内联合会诊。

(3)营养评估:由护士根据《解放军总医院新入院患者营养风险筛查表(NRS-2002)》为新入院患者进行营养评估,评分＞3 分的告知医师,必要时申请营养科会诊。

(4)心理评估:医生根据新入院患者情况申请心理科会诊评估。

(5)疼痛评估:由医师对于病情危重患者,或术前 24 小时、麻醉前的患者根据《VAS 评分》实施疼痛评估,评估结果及应用的特殊镇痛药物应当告知患者或其病情委托人,疼痛评估的结果应当记录在住院病历表格中。评分＞7 分的常规镇痛处理效果欠佳的顽固性疼痛患者应当及时请疼痛科医生会诊。

(6)康复评估:由护士根据《入院患者康复筛查和评估表》在新入院患者入院后 24 小时内进行康复筛查和评估。任何一项结果为“是”,均应告知医师,申请康复医师会诊。

(7)深静脉血栓栓塞症风险评估:根据《下肢深静脉血栓形成及肺栓塞风险评估表》在新入院患者入院后 24 小时内进行风险筛查和评估。风险结果为“极高危”的,则申请血管外科或介入导管室医师会诊。

2. **术前准备**

(1)术前评估:术前 24 小时内完成术前病情评估,完成必要的检查,做出术前小结、术前讨论。

(2)术前谈话:术者应在术前 1 天与患者及其家属谈话,告知手术方案、相关风险、用血计划、术后转归、手术费用,以及患者及亲属权益,并履行书面知情同意手续。告知高值耗材的使用及费用。

(3)通知手术室:准备手术间、手术药品、手术物品及特殊耗材。

(4)手术部位标识:术者、第一助手或经治医师在术前 1 天应对手术部位做体表标识,急诊手术由接诊医师或会诊外科医师标记,标记过程应有责任护士、患者及其家属共同参与,并记入手术安排表。

(5)术前一日麻醉医师访视:制订麻醉计划、完成评估、确定麻醉方式,并记入《麻醉术前访视记录》,告知患者及家属麻醉适应证、麻醉目的、风险、可能出现的情况及其处理原则、替代方案等,签署《麻醉知情同意书》并归入病历。

3. **主要护理工作**　入院宣教,交代注意事项(如防褥疮、防跌倒等),指导患者戒烟,并进行术前宣教,心理护理。

(七)药品选择及使用时机

按照《抗菌药物临床应用指导原则(2015年版)》[国卫办医发(2015)43号]执行。

明确诊断后即可根据患者感染程度、病原菌种类及药敏结果选用恰当的抗菌药物。

(八)手术日为入院第4天

1. 手术安全核对。患者入手术间后由手术医师、麻醉医师、巡回护士和患者本人共同核对患者身份、手术部位与标识、手术方式。手术医师、麻醉医师、巡回护士三方按《手术安全核对表》逐项核对,共同签字。

(1)手术方式:胸膜纤维板剥脱术。

(2)麻醉方式:全麻双腔气管插管。

(3)术中用药:麻醉常规用药,术中预防使用抗生素、术中镇痛等。

(4)输血及血液制品:根据术中情况选择。

2. 经治医师或手术医师应即刻完成术后首次病程记录,观察术后患者病情变化。

(九)术后住院恢复14~16天,必须复查的项目

1. 术后住院恢复

(1)术后给予持续心电、呼吸、血压、血氧饱和度监测至病情平稳。

(2)术后用药:预防使用抗菌药物,止咳药、止痛药等。

(3)术后换药:术后第一天及出院当日予以清洁换药;其他时间根据手术切口渗出情况予以清洁换药。

(4)术后护理:观察患者咳嗽、咳痰状况、肺复张情况、引流管引流情况、伤口敷料有无渗出,并在异常时立即通知医生处理,指导并辅助患者术后咳嗽、咳痰及功能锻炼,给予防跌倒护理等。

2. 必须复查的项目 血常规、血生化、胸片。

(十)出院标准

1. 生命体征平稳,体温正常。

2. 正常进食普食。

3. 切口愈合良好。

4. 常规化验无明显异常;胸片示术侧肺膨胀良好,无明显感染征象。

5. 无与本病相关的其他并发症。

(十一)有无变异及原因分析

1. 医疗原因导致的变异 如改变诊疗方案、转科治疗、操作失误、误诊等。

2. 患者原因导致的变异 如不同意治疗方案、个人原因要求出(转)院、院外服用手术禁忌药、月经期、对诊疗计划不满要求出路径、相关检查检验院外(门诊)已做等。

3. 并发症原因导致的变异 如胸腔出血、肺部感染、呼吸衰竭、肺漏气延长、肺动脉栓塞、支气管胸膜瘘、切口感染等造成住院日延长和费用增加。

4. 病情原因导致的变异 部分患者常常存在很多内科并发症,如脑血管或心血管病、糖尿病、血栓等,手术可能导致这些疾病加重而需要治疗,从而延长治疗时间和增加住院费用。

5. 辅诊科室原因导致的变异 如检查、检验、手术、病理等检查(不及时、结果错报、操作部位/方式错误、标本不合格)、报告(不及时、结果错报、标本不合格)等原因延长住院天数、增

加费用等。

6. 管理原因导致的变异　如系统暂不支持、系统瘫痪、需要修订流程、需要修订制度等。

7. 节假日　术前患者如住院后赶上节假日，使手术推迟，延长住院时间，增加费用。

二、慢性脓胸行胸膜纤维板剥脱术临床路径表单

适用对象	第一诊断为慢性脓胸(ICD-10:J86.901)拟行胸膜纤维板剥脱术(ICD-9-CM-3:34.5103)		
患者基本信息	姓名：_____　性别：____　年龄：____ 门诊号：_____　住院号：_____　过敏史：_____ 住院日期：____年__月__日　出院日期：____年__月__日		标准住院日:17～18 天
时间	住院第 1 天	住院第 2 天	住院第 3 天(术前日)
主要诊疗工作 制度落实	□ 经治医生或值班医生在患者入院 2 小时内到床旁接诊 □ 主管医生或二线值班医生在患者入院后 24 小时内完成检诊 □ 初步的诊断和治疗方案 □ 开具相关检查、化验单	□ 三级医师查房 □ 完成必要的相关科室会诊	□ 手术医师查房 □ 术前准备 □ 麻醉医师查房
病情评估	□ 经治医师询问病史与体格检查 □ 咳痰能力评估 □ 下肢静脉血栓风险评估 □ 上级医师进行治疗效果、预后评估 □ 心理评估 □ 营养评估 □ 康复评估	□ 临床分期与术前评估 □ 出血评估 □ 疼痛评估	□ 术前评估 □ 下肢静脉血栓风险评估
病历书写	□ 入院 8 小时内完成首次病程记录 □ 入院 24 小时内完成入院记录 □ 完成主管医师查房记录	□ 住院医师完成上级医师查房记录、相关会诊记录	□ 完成术前手术医师查房记录、术前讨论、术前小结
知情同意	□ 患者或家属入院记录签字 □ 签署授权委托书 □ 自费用品协议书(必要时) □ 军人目录外耗材审批单(必要时)	□ 向患者家属交代病情	□ 术前谈话,告知患者及家属病情和围术期注意事项并签署手术知情同意书 □ 麻醉医师与患者和(或)家属交代麻醉注意事项并签署麻醉知情同意书

（续　表）

主要诊疗工作	手术治疗	□ 患者既往内科疾病的用药	□ 患者既往内科疾病的用药	□ 患者既往内科疾病的用药 □ 术前准备 □ 交叉配血 □ 术区备皮
	其他	□ 及时通知上级医师检诊	□ 及时通知上级医师检诊	经治医师检查整理病历资料
重点医嘱	长期医嘱	护理医嘱	□ 按胸外科护理常规 □ 三级护理	□ 按胸外科护理常规 □ 三级护理	□ 按胸外科护理常规 □ 三级护理
		处置医嘱	□ 测血压（必要时） □ 快速血糖测定（必要时）	□ 测血压 □ 快速血糖测定（必要时）	□ 测血压 □ 快速血糖测定（必要时）
		膳食医嘱	□ 普食		□ 术晨禁食水
		药物医嘱	□ 止咳药、止血药、自带药（必要时）	□ 止咳药、止血药、自带药（必要时）	□ 止咳药、止血药、自带药（必要时）
	临时医嘱	检查检验	□ 血常规 □ 尿常规 □ 粪常规 □ 血型 □ 凝血四项 □ 普通生化 □ 血清术前八项 □ 胸部正侧位片 □ 心电图检查（多导） □ 胸部 CT □ 肝胆胰脾＋肾上腺超声 □ 肺功能		
		药物医嘱			□ 预防使用抗生素 □ 镇静药 □ 肠道准备药
		手术医嘱			□ 常规明日在全麻下行胸膜纤维板剥脱术
		处置医嘱	□ 静脉抽血 □ 动脉抽血		□ 抗生素皮试 □ 备皮 □ 交叉配血 □ 术中导尿

（续　表）

主要护理工作	健康宣教	□ 入院宣教（住院环境、规章制度） □ 进行护理安全指导 □ 进行等级护理、活动范围指导 □ 进行饮食指导 □ 进行关于疾病知识的宣教 □ 检查、检验项目的目的和意义	□ 进行饮食指导 □ 进行关于疾病知识的宣教 □ 检查、检验项目的目的和意义	□ 术前宣教 □ 指导术后康复训练 □ 指导术后注意事项
	护理处置	□ 患者身份核对 □ 佩戴腕带 □ 建立入院病历，通知医生 □ 入院介绍：介绍责任护士，病区环境、设施、规章制度、基础护理服务项目 □ 询问病史，填写护理记录单首页 □ 观察病情 □ 测量基本生命体征 □ 抽血、留取标本 □ 心理与生活护理 □ 根据评估结果采取相应护理措施 □ 通知检查项目及注意事项	□ 观察病情 □ 测量基本生命体征 □ 心理与生活护理 □ 根据评估结果采取相应护理措施 □ 通知检查项目及注意事项	□ 观察病情 □ 测量基本生命体征 □ 术前患者准备（手术前沐浴、更衣、备皮） □ 检查术前物品准备 □ 心理与生活护理 □ 根据评估结果采取相应护理措施 □ 完成护理记录
	护理评估	□ 一般评估：生命体征、神志、皮肤、药物过敏史等 □ 专科评估：咳嗽、咳痰情况、一般活动情况 □ 风险评估：评估有无跌倒、坠床、褥疮风险 □ 心理评估 □ 营养评估 □ 疼痛评估 □ 康复评估	□ 心理评估 □ 营养评估 □ 疼痛评估 □ 康复评估	□ 心理评估 □ 营养评估 □ 疼痛评估 □ 康复评估
	专科护理	□ 协助指导患者咳嗽、咳痰、术后床上活动等 □ 指导功能锻炼 □ 指导患者戒烟	□ 协助指导患者咳嗽、咳痰、术后床上活动等 □ 指导功能锻炼 □ 指导患者戒烟	□ 协助指导患者咳嗽、咳痰、术后床上活动等 □ 指导功能锻炼 □ 指导患者戒烟

（续　表）

主要护理工作	饮食指导	□ 根据医嘱通知配餐员准备膳食 □ 协助进餐	□ 根据医嘱通知配餐员准备膳食 □ 协助进餐	□ 嘱患者清淡饮食 □ 协助进餐
	活动体位	□ 根据护理等级指导活动	□ 根据护理等级指导活动	□ 根据护理等级指导活动
	洗浴要求	□ 协助患者洗澡,更换病号服	□ 协助患者洗澡,更换病号服	□ 协助患者清洁备皮部位,更换病号服
病情变异记录		□ 无　　□ 有,原因: □ 患者　□ 疾病　□ 医疗 □ 护理　□ 保障　□ 管理	□ 无　　□ 有,原因: □ 患者　□ 疾病　□ 医疗 □ 护理　□ 保障　□ 管理	□ 无　　□ 有,原因: □ 患者　□ 疾病　□ 医疗 □ 护理　□ 保障　□ 管理

护士签名	白班	小夜班	大夜班	白班	小夜班	大夜班	白班	小夜班	大夜班
医师签名									

时间		住院第 4 天（手术日）	住院第 5—16 天（术后恢复）	住院第 17—18 天（出院日）
主要诊疗工作	制度落实	□ 手术 □ 上级医师查房 □ 麻醉医师查房 □ 观察有无术后并发症,并做相应处理	□ 术后三天连续查房 □ 术后手术医师查房 □ 三级医师查房 □ 观察有无术后并发症,并做相应处理	□ 上级医师查房,进行手术及伤口评估,确定有无手术并发症和伤口愈合不良情况,明确是否出院
	病情评估	□ 出血评估 □ 疼痛评估 □ 下肢静脉血栓风险评估	□ 咳痰能力评估 □ 出血评估 □ 疼痛评估 □ 下肢静脉血栓风险评估 □ 上级医师进行治疗效果、预后评估	□ 上级医师进行出院评估
	病历书写	□ 住院医师术后即刻完成术后病程 □ 术者或第一助手术后 24 小时内完成手术记录（术者签字）	□ 上级医师查房记录	□ 出院当天病程记录（由上级医师指示出院） □ 出院后 24 小时内完成出院记录 □ 出院后 24 小时内完成病案首页
	知情同意	□ 向患者和（或）家属交代手术情况及术后注意事项	□ 告知患者及其家属术后恢复情况	□ 告知患者及家属出院后注意事项（指导出院后功能锻炼,复诊时间、地点,发生紧急情况时的处理方法等）
	手术治疗	□ 实施手术（手术安全核查记录、手术清点记录） □ 术后止痛、止血、止咳、止吐等对症治疗	□ 术后止痛、止血、止咳、止吐等对症治疗 □ 手术切口换药	□ 手术切口换药

（续　表）

主要诊疗工作	其他	□ 监测患者生命体征 □ 观察手术切口及周围情况 □ 观察胸腔闭式引流管引流情况	□ 观察患者咳嗽、咳痰情况 □ 观察手术切口及周围情况 □ 观察胸腔闭式引流管引流情况,情况允许时拔除 □ 定期复查血常规、血生化 □ 及时通知上级医师检诊	□ 通知出院 □ 开具出院介绍信 □ 开具诊断证明书 □ 出院带药 □ 预约门诊复诊时间	
重点医嘱	长期医嘱	护理医嘱	□ 按胸外科术后护理常规 □ 一级护理	□ 二级护理	
		处置医嘱	□ 持续吸氧 □ 留置导尿 □ 持续心电、血压、呼吸、血氧饱和度监测 □ 胸腔闭式引流管接无菌袋		
		膳食医嘱	□ 禁食水	□ 半流食 □ 普食	
		药物医嘱	□ 抗生素 □ 止痛、止吐、抑酸、化痰		
	临时医嘱	检查检验	□ 血常规 □ 凝血四项＋DIC监测 □ 普通生化	□ 血常规 □ 凝血四项＋DIC监测 □ 普通生化 □ 胸部正侧位片	
		药物医嘱	□ 大静脉营养液	□ 止痛、止咳、缓泻药	
		手术医嘱			
		处置医嘱	□ 静脉抽血	□ 静脉抽血 □ 大换药	□ 大换药 □ 出院
主要护理工作	健康宣教		□ 术后心理疏导 □ 指导术后康复训练 □ 指导术后注意事项	□ 术后心理疏导 □ 指导术后康复训练 □ 指导术后注意事项	□ 出院宣教(康复训练方法,用药指导,换药时间及注意事项,复查时间等)
	护理处置		□ 检查术前物品准备 □ 与手术室护士交接 □ 术后观察病情 □ 测量基本生命体征 □ 遵医嘱用药 □ 抽血、留取标本 □ 心理与生活护理 □ 根据评估结果采取相应护理措施 □ 通知检查项目及注意事项	□ 术后观察病情 □ 测量基本生命体征 □ 心理与生活护理 □ 指导并监督患者治疗与康复训练 □ 遵医嘱用药 □ 根据评估结果采取相应护理措施 □ 完成护理记录	□ 观察患者情况 □ 核对患者医嘱费用 □ 协助患者办理出院手续 □ 指导并监督患者康复训练 □ 整理床单位

（续　表）

主要护理工作	护理评估	☐ 评估伤口疼痛情况 ☐ 风险评估:评估有无跌倒、坠床、褥疮、导管滑脱、液体外渗的风险 ☐ 心理评估 ☐ 营养评估	☐ 评估患者咳嗽、咳痰情况 ☐ 评估伤口疼痛情况 ☐ 风险评估:评估有无跌倒、坠床、褥疮、导管滑脱、液体外渗的风险 ☐ 心理评估 ☐ 营养评估	☐ 心理评估 ☐ 营养评估
	专科护理	☐ 观察伤口敷料有无渗出 ☐ 指导患者咳嗽、咳痰、功能锻炼,协助患者床上活动 ☐ 术后心理与生活护理	☐ 观察伤口敷料有无渗出 ☐ 指导患者咳嗽、咳痰、功能锻炼 ☐ 术后心理与生活护理	☐ 告知患者出院后注意事项并附书面出院指导一份 ☐ 指导功能锻炼
	饮食指导	☐ 禁食水	☐ 根据医嘱通知配餐员准备膳食 ☐ 协助进餐	
	活动体位	☐ 根据护理等级指导活动	☐ 根据护理等级指导活动	
	洗浴要求	☐ 协助患者晨晚间护理	☐ 协助患者晨晚间护理	
病情变异记录		☐ 无　　☐ 有,原因: ☐ 患者　☐ 疾病　☐ 医疗 ☐ 护理　☐ 保障　☐ 管理	☐ 无　　☐ 有,原因: ☐ 患者　☐ 疾病　☐ 医疗 ☐ 护理　☐ 保障　☐ 管理	☐ 无　　☐ 有,原因: ☐ 患者　☐ 疾病　☐ 医疗 ☐ 护理　☐ 保障　☐ 管理
护士签名		白班　小夜班　大夜班	白班　小夜班　大夜班	白班　小夜班　大夜班
医师签名				

（梁朝阳　郭俊唐　李宬润）

第三节　局限性胸膜纤维瘤行胸壁肿瘤切除术临床路径

一、局限性胸膜纤维瘤行胸壁肿瘤切除术临床路径标准住院流程

(一)适用对象

第一诊断为局限性胸膜纤维瘤(含胸膜良性肿瘤、良性孤立性纤维肿瘤)(ICD-10:D15.701,M88150/0)拟行胸壁肿瘤切除术(ICD-9-CM-3:34.4)。

(二)诊断依据

根据《临床技术操作规范——胸外科学分册》(中华医学会)、《临床诊疗指南——胸外科分册》(中华医学会)。

1. 病史:男女发病几乎相等,50－80岁多见。良性局限型胸膜纤维瘤半数以上病人无症状,恶性纤维瘤多有症状。

2. 临床症状可以出现：慢性咳嗽、胸痛、呼吸困难、发热、体重减轻、血性胸腔积液、杵状指。肿瘤生长缓慢，巨大肿瘤可产生支气管压迫和肺不张症状，出现咳嗽、胸闷和气短。发生胸腔积液时则有相应的症状和体征。可伴有肥大性肺性骨关节病、低血糖症。

3. 辅助检查：胸部 X 线及 CT 检查表现为边界清楚的圆形阴影，可有胸腔积液；CT 引导下穿刺活检可证实为纤维瘤。

（三）治疗方案的选择及依据

根据《临床技术操作规范——胸外科学分册》（中华医学会编著，人民卫生出版社）行胸膜纤维板剥脱。

1. 第一诊断符合局限性胸膜纤维瘤，含胸膜良性肿瘤、良性孤立性纤维肿瘤的诊断。

2. 符合胸壁肿瘤切除术指征的患者。

3. 全身状况允许手术。

4. 征得患者及家属的同意。

（四）标准住院日为 15～16 天

（五）进入路径标准

1. 第一诊断必须符合局限性胸膜纤维瘤（ICD-10：D15.701，M88150/0）。

2. 年龄，18—60 岁。

3. 肿瘤孤立且有完整包膜，与肺或纵隔等器官无明显粘连；肿瘤累及肺组织或位于肺组织内，但可通过肺楔形切除或肺叶切除实现完整切除；肿瘤累及胸壁肌肉及肋骨，但可通过大块切除实现完整切除。

4. 心、肺、肝、肾等器官功能可以耐受全麻开胸手术。

5. 当患者同时具有其他疾病诊断，但在住院期间不需要特殊处理也不影响第一诊断的临床路径流程实施时，可以进入路径。

（六）术前准备（术前评估）3 天

1. 检验检查评估

（1）必须检查的项目

1）血（尿、粪）常规、血生化、凝血功能、血型、血清四项筛查。

2）胸片、心电图，胸部 CT 平扫＋增强扫描，头颅 CT 或 MRI，全身骨扫描，腹部超声，肺功能等。

（2）根据患者病情可选择

1）血气分析、超声心动图、CT 和（或）超声引导下经皮穿刺活检、24 小时动态心电图。

2）有相关疾病者必要时请相关科室会诊或院内联合会诊。

（3）营养评估：由护士根据《解放军总医院新入院患者营养风险筛查表（NRS-2002）》为新入院患者进行营养评估，评分＞3 分的告知医师，必要时申请营养科会诊。

（4）心理评估：医生根据新入院患者情况申请心理科会诊评估。

（5）疼痛评估：由医师对于病情危重患者，或术前 24 小时、麻醉前的患者根据《VAS 评分》实施疼痛评估，评估结果及应用的特殊镇痛药物应当告知患者或其病情委托人，疼痛评估的结果应当记录在住院病历表格中。评分＞7 分的常规镇痛处理效果欠佳的顽固性疼痛患者应当及时请疼痛科医生会诊。

（6）康复评估：由护士根据《入院患者康复筛查和评估表》在新入院患者入院后 24 小时内进行康复筛查和评估。任何一项结果为"是"，均应告知医师，申请康复医师会诊。

(7)深静脉血栓栓塞症风险评估:根据《下肢深静脉血栓形成及肺栓塞风险评估表》在新入院患者入院后 24 小时内进行风险筛查和评估。风险结果为"极高危"的,则申请血管外科或介入导管室医师会诊。

2. 术前准备

(1)术前评估:术前 24 小时内完成术前病情评估,完成必要的检查,做出术前小结、术前讨论。

(2)术前谈话:术者应在术前 1 天与患者及其家属谈话,告知手术方案、相关风险、用血计划、术后转归、手术费用,以及患者及亲属权益,并履行书面知情同意手续。告知高值耗材的使用及费用。

(3)通知手术室:准备手术间、手术药品、手术物品及特殊耗材。

(4)手术部位标识:术者、第一助手或经治医师在术前 1 天应对手术部位做体表标识,急诊手术由接诊医师或会诊外科医师标记,标记过程应有责任护士、患者及家属共同参与,并记入手术安排表。

(5)术前一日麻醉医师访视:制订麻醉计划、完成评估、确定麻醉方式,并记入《麻醉术前访视记录》,告知患者及家属麻醉适应证、麻醉目的、风险、可能出现的情况及其处理原则、替代方案等,签署《麻醉知情同意书》并归入病历。

3. 主要护理工作　入院宣教,交代注意事项(如防褥疮、防跌倒等),指导患者戒烟,并进行术前宣教,心理护理。

(七)药品选择及使用时机

按照《抗菌药物临床应用指导原则(2015 年版)》[国卫办医发(2015)43 号]执行。

1. 预防性抗菌药物应用:第一、二代头孢菌素。

2. 预防性用药给药时间为皮肤、黏膜切开前 0.5～1 小时或麻醉开始时,如手术时间超过 3 小时或超过所用药物半衰期的 2 倍以上,或出血量超过 1500ml,术中应追加一次。

3. 预防用药时间为 24 小时,污染手术必要时延长至 48 小时。

(八)手术日为入院第 4 天

1. 手术安全核对。患者入手术间后由手术医师、麻醉医师、巡回护士和患者本人共同核对患者身份、手术部位与标识、手术方式。手术医师、麻醉医师、巡回护士三方按《手术安全核对表》逐项核对,共同签字。

(1)手术方式:胸壁肿瘤切除术。

(2)麻醉方式:全麻双腔气管插管。

(3)术中用药:麻醉常规用药,术中预防使用抗生素、术中镇痛等。

(4)输血及血液制品:根据术中情况选择。

(5)术中病理:根据术中情况酌情行快速冷冻病理检查。

2. 经治医师或手术医师应即刻完成术后首次病程记录,观察术后患者病情变化。

(九)术后住院恢复第 5～12 天,必须复查的项目

1. 术后住院恢复

(1)术后给予持续心电、呼吸、血压、血氧饱和度监测至病情平稳。

(2)术后用药:预防使用抗菌药物,止咳药、止痛药等。

(3)术后换药:术后第一天及出院当日予以清洁换药;其他时间根据手术切口渗出情况予以清洁换药。

(4)术后护理:观察患者咳、咳痰状况、肺复张情况、引流管引流情况、伤口敷料有无渗出,并在异常时立即通知医生处理,指导并辅助患者术后咳嗽、咳痰及功能锻炼,给予防跌倒护理等。

2. 必须复查的项目　血常规、血生化、胸片。

(十)出院标准

1. 生命体征平稳,体温正常。

2. 正常进食普食。

3. 切口愈合良好。

4. 常规化验无明显异常;胸片示术侧肺膨胀良好,无明显感染征象。

5. 无与本病相关的其他并发症。

(十一)有无变异及原因分析

1. 医疗原因导致的变异　如改变诊疗方案、转科治疗、操作失误、误诊等。

2. 患者原因导致的变异　如不同意治疗方案、个人原因要求出(转)院、院外服用手术禁忌药、月经期、对诊疗计划不满要求出路径、相关检查检验院外(门诊)已做等。

3. 并发症原因导致的变异　如胸腔出血、肺部感染、呼吸衰竭、肺漏气延长、肺动脉栓塞、支气管胸膜瘘、切口感染等造成住院日延长和费用增加。

4. 病情原因导致的变异　部分患者常常存在很多内科并发症,如脑血管或心血管病、糖尿病、血栓等,手术可能导致这些疾病加重而需要治疗,从而延长治疗时间和增加住院费用。

5. 辅诊科室原因导致的变异　如检查、检验、手术、病理等检查(不及时、结果错报、操作部位/方式错误、标本不合格)、报告(不及时、结果错报、标本不合格)等原因延长住院天数、增加费用等。

6. 管理原因导致的变异　如系统暂不支持、系统瘫痪、需要修订流程、需要修订制度等。

7. 节假日　术前患者如住院后赶上节假日,使手术推迟,延长住院时间,增加费用。

二、局限性胸膜纤维瘤行胸壁肿瘤切除术临床路径表单

适用对象	第一诊断为局限性胸膜纤维瘤(含胸膜良性肿瘤、良性孤立性纤维肿瘤)(ICD-10:D15.701,M88150/0)拟行胸壁肿瘤切除术(ICD-9-CM-3:34.4)		
患者基本信息	姓名:_____　性别:____　年龄:____ 门诊号:_____　住院号:_____　过敏史:_____ 住院日期:___年__月__日　出院日期:___年__月__日		标准住院日:15～16 天
时间		住院第 1 天	住院第 2 天	住院第 3 天(术前日)
主要诊疗工作	制度落实	□ 经治医生或值班医生在患者入院 2 小时内到床旁接诊 □ 主管医生或二线值班医生在患者入院后 24 小时内完成检诊 □ 初步的诊断和治疗方案 □ 开具相关检查、化验单	□ 三级医师查房 □ 完成必要的相关科室会诊	□ 手术医师查房 □ 术前准备 □ 麻醉医师查房

主要诊疗工作	病情评估	☐ 经治医师询问病史与体格检查 ☐ 心理评估 ☐ 营养评估 ☐ 疼痛评估 ☐ 康复评估 ☐ 深静脉血栓栓塞症评估	☐ 临床分期与术前评估	☐ 术前评估 ☐ 下肢静脉血栓风险评估
	病历书写	☐ 入院 8 小时内完成首次病程记录 ☐ 入院 24 小时内完成入院记录 ☐ 完成主管医师查房记录	☐ 住院医师完成上级医师查房记录、相关会诊记录	☐ 完成术前手术医师查房记录、术前讨论、术前小结
	知情同意	☐ 患者或家属入院记录签字 ☐ 签署授权委托书、自费用品协议书（必要时）、军人目录外耗材审批单（必要时）	☐ 向患者家属交代病情	☐ 术前谈话，告知患者及家属病情和围术期注意事项并签署手术知情同意书 ☐ 麻醉医师与患者和（或）家属交代麻醉注意事项并签署麻醉知情同意书
	手术治疗	☐ 患者既往内科疾病的用药	☐ 患者既往内科疾病的用药	☐ 患者既往内科疾病的用药 ☐ 术前准备 ☐ 交叉配血 ☐ 术区备皮
	其他	☐ 及时通知上级医师检诊	☐ 及时通知上级医师检诊	经治医师检查整理病历资料
重点医嘱	长期医嘱 · 护理医嘱	☐ 按胸外科护理常规 ☐ 三级护理	☐ 按胸外科护理常规 ☐ 三级护理	☐ 按胸外科护理常规 ☐ 三级护理
	长期医嘱 · 处置医嘱	☐ 测血压（必要时） ☐ 快速血糖测定（必要时）	☐ 测血压（必要时） ☐ 快速血糖测定（必要时）	☐ 测血压（必要时） ☐ 快速血糖测定（必要时）
	长期医嘱 · 膳食医嘱	☐ 普食		☐ 术晨禁食水
	长期医嘱 · 药物医嘱	☐ 止咳药、止血药、自带药（必要时）	☐ 止咳药、止血药、自带药（必要时）	☐ 止咳药、止血药、自带药（必要时）
	临时医嘱 · 检查检验	☐ 血常规 ☐ 尿常规 ☐ 粪常规 ☐ 血型 ☐ 凝血四项 ☐ 普通生化 ☐ 血清术前八项		

重点医嘱	临时医嘱	检查检验	□ 胸部正侧位片 □ 心电图检查（多导） □ 胸部 CT □ 肝胆胰脾＋肾上腺超声 □ 颈部淋巴结及锁骨上淋巴结超声 □ 头颅 MRI □ 全身骨扫描 □ 肺功能		
		药物医嘱			□ 预防使用抗生素 □ 镇静药 □ 肠道准备药
		手术医嘱			□ 常规明日在全麻下行胸壁肿瘤切除术
		处置医嘱	□ 静脉抽血 □ 动脉抽血		□ 抗生素皮试 □ 备皮 □ 交叉配血 □ 术中导尿
主要护理工作		健康宣教	□ 入院宣教（住院环境、规章制度） □ 进行护理安全指导 □ 进行等级护理、活动范围指导 □ 进行饮食指导 □ 进行关于疾病知识的宣教 □ 检查、检验项目的目的和意义	□ 进行饮食指导 □ 进行关于疾病知识的宣教 □ 检查、检验项目的目的和意义	□ 术前宣教 □ 指导术后康复训练 □ 指导术后注意事项
		护理处置	□ 患者身份核对 □ 佩戴腕带 □ 建立入院病历，通知医生 □ 入院介绍：介绍责任护士，病区环境、设施、规章制度、基础护理服务项目 □ 询问病史，填写护理记录单首页 □ 观察病情 □ 测量基本生命体征 □ 抽血、留取标本 □ 心理与生活护理 □ 根据评估结果采取相应护理措施 □ 通知检查项目及注意事项	□ 观察病情 □ 测量基本生命体征 □ 心理与生活护理 □ 根据评估结果采取相应护理措施 □ 通知检查项目及注意事项	□ 观察病情 □ 测量基本生命体征 □ 术前患者准备（手术前沐浴、更衣、备皮） □ 检查术前物品准备 □ 心理与生活护理 □ 根据评估结果采取相应护理措施 □ 完成护理记录

（续　表）

主要护理工作	护理评估	□ 一般评估:生命体征、神志、皮肤、药物过敏史等 □ 专科评估:咳嗽、咳痰情况、一般活动情况 □ 风险评估:评估有无跌倒、坠床、褥疮风险 □ 心理评估 □ 营养评估 □ 疼痛评估 □ 康复评估	□ 心理评估 □ 营养评估 □ 疼痛评估 □ 康复评估	□ 心理评估 □ 营养评估 □ 疼痛评估 □ 康复评估
	专科护理	□ 协助指导患者咳嗽、咳痰、术后床上活动等 □ 指导功能锻炼 □ 指导患者戒烟	□ 协助指导患者咳嗽、咳痰、术后床上活动等 □ 指导功能锻炼 □ 指导患者戒烟	□ 协助指导患者咳嗽、咳痰、术后床上活动等 □ 指导功能锻炼 □ 指导患者戒烟
	饮食指导	□ 根据医嘱通知配餐员准备膳食 □ 协助进餐	□ 根据医嘱通知配餐员准备膳食 □ 协助进餐	□ 嘱患者清淡饮食 □ 协助进餐
	活动体位	□ 根据护理等级指导活动	□ 根据护理等级指导活动	□ 根据护理等级指导活动
	洗浴要求	□ 协助患者洗澡,更换病号服	□ 协助患者洗澡,更换病号服	□ 协助患者清洁备皮部位,更换病号服
病情变异记录		□ 无　　□ 有,原因: □ 患者　□ 疾病　□ 医疗 □ 护理　□ 保障　□ 管理	□ 无　　□ 有,原因: □ 患者　□ 疾病　□ 医疗 □ 护理　□ 保障　□ 管理	□ 无　　□ 有,原因: □ 患者　□ 疾病　□ 医疗 □ 护理　□ 保障　□ 管理
护士签名		白班　小夜班　大夜班	白班　小夜班　大夜班	白班　小夜班　大夜班
医师签名				

时间		住院第 4 天(手术日)	住院第 5—14 天(术后恢复)	住院第 15—16 天(出院日)
主要诊疗工作	制度落实	□ 手术 □ 上级医师查房 □ 麻醉医师查房 □ 观察有无术后并发症,并做相应处理	□ 术后三天连续查房 □ 术后手术医师查房 □ 三级医师查房 □ 观察有无术后并发症,并做相应处理	□ 上级医师查房,进行手术及伤口评估,确定有无手术并发症和伤口愈合不良情况,明确是否出院
	病情评估	□ 出血评估 □ 疼痛评估 □ 下肢静脉血栓风险评估	□ 咳痰能力评估 □ 出血评估 □ 疼痛评估 □ 下肢静脉血栓风险评估 □ 上级医师进行治疗效果、预后评估	□ 上级医师进行出院评估

主要诊疗工作	病历书写	□ 住院医师术后即刻完成术后病程 □ 术者或第一助手术后24小时内完成手术记录（术者签字）	□ 上级医师查房记录	□ 出院当天病程记录（由上级医师指示出院） □ 出院后24小时内完成出院记录 □ 出院后24小时内完成病案首页
	知情同意	□ 向患者和(或)家属交代手术情况及术后注意事项	□ 告知患者及其家属术后恢复情况	□ 告知患者及家属出院后注意事项(指导出院后功能锻炼,复诊时间、地点,发生紧急情况时的处理方法等)
	手术治疗	□ 实施手术(手术安全核查记录、手术清点记录) □ 术后止痛、止血、止咳、止吐等对症治疗	□ 术后止痛、止血、止咳、止吐等对症治疗 □ 手术切口换药	□ 手术切口换药
	其他	□ 监测患者生命体征 □ 观察手术切口及周围情况 □ 观察胸腔闭式引流情况	□ 观察患者咳嗽、咳痰情况 □ 观察手术切口及周围情况 □ 观察胸腔闭式引流管引流情况,情况允许时拔除 □ 定期复查血常规、血生化 □ 及时通知上级医师检诊	□ 通知出院 □ 开具出院介绍信 □ 开具诊断证明书 □ 出院带药 □ 预约门诊复诊时间
重点医嘱	长期医嘱 护理医嘱	□ 按胸外科术后护理常规 □ 一级护理	二级护理	
	长期医嘱 处置医嘱	□ 持续吸氧 □ 留置导尿 □ 持续心电、血压、呼吸、血氧饱和度监测 □ 胸腔闭式引流管接无菌袋		
	长期医嘱 膳食医嘱	□ 禁食水	□ 半流食 □ 普食	
	长期医嘱 药物医嘱	□ 抗生素 □ 止痛、止吐、抑酸、化痰		
	临时医嘱 检查检验	□ 血常规 □ 凝血四项＋DIC监测 □ 普通生化	□ 血常规 □ 凝血四项＋DIC监测 □ 普通生化 □ 胸部正侧位片	
	临时医嘱 药物医嘱	□ 大静脉营养液	□ 止痛、止咳、缓泻药	
	临时医嘱 手术医嘱			
	临时医嘱 处置医嘱	□ 静脉抽血	□ 静脉抽血 □ 大换药	□ 大换药 □ 出院

(续　表)

主要护理工作	健康宣教	□ 术后心理疏导 □ 指导术后康复训练 □ 指导术后注意事项	□ 术后心理疏导 □ 指导术后康复训练 □ 指导术后注意事项	□ 出院宣教(康复训练方法, 用药指导,换药时间及注 意事项,复查时间等)
	护理处置	□ 检查术前物品准备 □ 与手术室护士交接 □ 术后观察病情 □ 测量基本生命体征 □ 遵医嘱用药 □ 抽血、留取标本 □ 心理与生活护理 □ 根据评估结果采取相应 　护理措施 □ 通知检查项目及注意事 　项	□ 术后观察病情 □ 测量基本生命体征 □ 心理与生活护理 □ 指导并监督患者治疗与 　康复训练 □ 遵医嘱用药 □ 根据评估结果采取相应 　护理措施 □ 完成护理记录	□ 观察患者情况 □ 核对患者医嘱费用 □ 协助患者办理出院手续 □ 指导并监督患者康复训练 □ 整理床单位
	护理评估	□ 评估伤口疼痛情况 □ 风险评估:评估有无跌 　倒、坠床、褥疮、导管滑 　脱、液体外渗的风险 □ 心理评估 □ 营养评估	□ 评估患者咳嗽、咳痰情况 □ 评估伤口疼痛情况 □ 风险评估:评估有无跌 　倒、坠床、褥疮、导管滑 　脱、液体外渗的风险 □ 心理评估 □ 营养评估	□ 心理评估 □ 营养评估
	专科护理	□ 观察伤口敷料有无渗出 □ 指导患者咳嗽、咳痰、功 　能锻炼,协助患者床上活 　动 □ 术后心理与生活护理	□ 观察伤口敷料有无渗出 □ 指导患者咳嗽、咳痰、功 　能锻炼 □ 术后心理与生活护理	□ 告知患者出院后注意事项 　并附书面出院指导一份 □ 指导功能锻炼
	饮食指导	□ 禁食水	□ 根据医嘱通知配餐员准 　备膳食 □ 协助进餐	
	活动体位	□ 根据护理等级指导活动	□ 根据护理等级指导活动	
	洗浴要求	□ 协助患者晨晚间护理	□ 协助患者晨晚间护理	
病情变异记录		□ 无　　□ 有,原因: □ 患者　□ 疾病　□ 医疗 □ 护理　□ 保障　□ 管理	□ 无　　□ 有,原因: □ 患者　□ 疾病　□ 医疗 □ 护理　□ 保障　□ 管理	□ 无　　□ 有,原因: □ 患者　□ 疾病　□ 医疗 □ 护理　□ 保障　□ 管理
护士签名		白班　小夜班　大夜班	白班　小夜班　大夜班	白班　小夜班　大夜班
医师签名				

(梁朝阳　郭俊唐　李宬润)

第四节　弥漫性恶性间皮瘤行胸膜切除术临床路径

一、弥漫性恶性间皮瘤行胸膜切除术临床路径标准住院流程

(一)适用对象

第一诊断为弥漫性恶性间皮瘤（ICD-10：M90500/3）拟行胸膜切除术（ICD-9-CM-3：34.59）。

(二)诊断依据

根据《临床诊疗指南——胸外科分册》（中华医学会编著，人民卫生出版社）和《手术学全集——胸外科手术学》（中国人民解放军总后勤部卫生部主编，人民军医出版社）。

1. 病史及临床症状　临床多发于 50—70 岁；最常见的表现为胸痛（多为剧痛）、气短、咳嗽、发热和体重下降。大多数患者有多少不等的胸腔积液，局部胸壁肋间隙变窄、甚至出现胸壁肿块；10%的患者颈部可触及转移的淋巴结。

2. 辅助检查　胸部 X 线及 CT 检查显示胸膜不规则增厚，多发实性结节或较大肿块，常伴有胸腔积液。

(三)治疗方案的选择及依据

根据《临床诊疗指南——胸外科分册》（中华医学会编著，人民卫生出版社）和《手术学全集——胸外科手术学》（中国人民解放军总后勤部卫生部主编，人民军医出版社）。

1. 符合弥漫性恶性间皮瘤诊断。

2. 全身状况允许手术。

3. 征得患者及家属的同意。

(四)标准住院日为 15～16 天

(五)进入路径标准

1. 第一诊断必须符合弥漫性恶性间皮瘤（ICD-10：M90500/3）。

2. 年龄，18—60 岁。

3. Ⅰ期的弥漫性恶性间皮瘤，患者身体情况良好；伴有明显症状或大量胸腔积液的弥漫性恶性间皮瘤为求缓解症状。

4. 心、肺、肝、肾等器官功能可以耐受全麻开胸手术。

5. 当患者同时具有其他疾病诊断，但在住院期间不需要特殊处理也不影响第一诊断的临床路径流程实施时，可以进入路径。

(六)术前准备(术前评估)3 天

1. 检验检查评估

(1)必须检查的项目

1)血(尿、粪)常规、血生化、凝血功能、血型、血清四项筛查、肿瘤标志物。

2)胸片、心电图，胸部 CT 平扫＋增强扫描，头颅 CT 或 MRI，全身骨扫描，腹部超声，肺功能等。

(2)根据患者病情可选

1)血气分析、超声心动图、纤维支气管镜、活检、经皮肺穿刺活检。

2)24 小时动态心电图、PET-CT。

3)有相关疾病者必要时请相关科室会诊。

(3)营养评估:由护士根据《解放军总医院新入院患者营养风险筛查表(NRS-2002)》为新入院患者进行营养评估,评分>3 分的告知医师,必要时申请营养科会诊。

(4)心理评估:由心理科医生根据病情需要实施评估。

(5)疼痛评估:由医师对于病情危重患者,或术前 24 小时、麻醉前的患者根据《VAS评分》实施疼痛评估,评估结果及应用的特殊镇痛药物应当告知患者或其病情委托人,疼痛评估的结果应当记录在住院病历表格中。评分>7 分的常规镇痛处理效果欠佳的顽固性疼痛患者应当及时请疼痛科医生会诊。

(6)康复评估:由护士根据《入院患者康复筛查和评估表》在新入院患者入院后 24 小时内进行康复筛查和评估。任何一项结果为"是",均应告知医师,申请康复医师会诊。

(7)深静脉血栓栓塞症风险评估:根据《下肢深静脉血栓形成及肺栓塞风险评估表》在新入院患者入院后 24 小时内进行风险筛查和评估。风险结果为"极高危"的,则申请血管外科或介入导管室医师会诊。

2. 术前准备

(1)术前评估:术前 24 小时内完成术前病情评估,完成必要的检查,做出术前小结、术前讨论。

(2)术前谈话:术者应在术前 1 天与患者及其家属谈话,告知手术方案、相关风险、用血计划、术后转归、手术费用,以及患者及亲属权益,并履行书面知情同意手续。告知高值耗材的使用及费用。

(3)通知手术室:准备手术间、手术药品、手术物品及特殊耗材。

(4)手术部位标识:术者、第一助手或经治医师在术前 1 天应对手术部位做体表标识,急诊手术由接诊医师或会诊外科医师标记,标记过程应有责任护士、患者及亲属共同参与,并记入手术安排表。

(5)术前一日麻醉医师访视:制订麻醉计划、完成评估、确定麻醉方式,并记入《麻醉术前访视记录》,告知患者及家属麻醉适应证、麻醉目的、风险、可能出现的情况及其处理原则、替代方案等,签署《麻醉知情同意书》并归入病历。

3. 主要护理工作 入院宣教,交代注意事项(如防褥疮、防跌倒等),指导患者戒烟,并进行术前宣教,心理护理。

(七)药品选择及使用时机

按照《抗菌药物临床应用指导原则(2015 年版)》[国卫办医发(2015)43 号]执行。

1. 预防性抗菌药物应用:第一、二代头孢菌素。

2. 预防性用药给药时间为皮肤、黏膜切开前 0.5~1 小时或麻醉开始时,如手术时间超过 3 小时或超过所用药物半衰期的 2 倍以上,或出血量超过 1500ml,术中应追加一次。

3. 预防用药时间为 24 小时,污染手术必要时延长至 48 小时。

(八)手术日为入院第 4 天

1. 手术安全核对。患者入手术间后由手术医师、麻醉医师、巡回护士和患者本人共同核对患者身份、手术部位与标识、手术方式。手术医师、麻醉医师、巡回护士三方按《手术安全核对表》逐项核对,共同签字。

(1)手术方式:壁层胸膜切除及胸膜剥脱术。

(2)麻醉方式:全麻双腔气管插管。

(3)术中用药:麻醉常规用药,术中预防使用抗生素、术中镇痛等。

(4)输血及血液制品:根据术中情况选择。

(5)术中病理:根据术中情况酌情行快速冰冻病理检查。

2. 经治医师或手术医师应即刻完成术后首次病程记录,观察术后患者病情变化。

(九)术后住院恢复 10～12 天,必须复查的项目

1. 术后住院恢复

(1)术后给予持续心电、呼吸、血压、血氧饱和度监测至病情平稳。

(2)术后用药:预防使用抗菌药物,止咳药、止痛药等。

(3)术后换药:术后第一天及出院当日予以清洁换药;其他时间根据手术切口渗出情况予以清洁换药。

(4)术后护理:观察患者咳嗽、咳痰状况、肺复张情况、引流管引流情况、伤口敷料有无渗出,并在异常时立即通知医生处理,指导并辅助患者术后咳嗽咳痰及功能锻炼,给予防跌倒护理等。

2. 必须复查的项目 血常规、血生化、胸片。

(十)出院标准

1. 生命体征平稳,体温正常。

2. 正常进食普食。

3. 切口愈合良好。

4. 常规化验无明显异常;胸片示术侧肺膨胀良好,无明显感染征象。

5. 无与本病相关的其他并发症。

(十一)有无变异及原因分析

1. 医疗原因导致的变异 如改变诊疗方案、转科治疗、操作失误、误诊等。

2. 患者原因导致的变异 如不同意治疗方案、个人原因要求出(转)院、院外服用手术禁忌药、月经期、对诊疗计划不满要求出路径、相关检查检验院外(门诊)已做等。

3. 并发症原因导致的变异 如胸腔出血、肺部感染、呼吸衰竭、肺漏气延长、肺动脉栓塞、支气管胸膜瘘、切口感染等造成住院日延长和费用增加。

4. 病情原因导致的变异 部分患者常常存在很多内科并发症,如脑血管或心血管病、糖尿病、血栓等,手术可能导致这些疾病加重而需要治疗,从而延长治疗时间和增加住院费用。

5. 辅诊科室原因导致的变异 如检查、检验、手术、病理等检查(不及时、结果错报、操作部位/方式错误、标本不合格)、报告(不及时、结果错报、标本不合格)等原因延长住院天数、增加费用等。

6. 管理原因导致的变异 如系统暂不支持、系统瘫痪、需要修订流程、需要修订制度等。

7. 节假日 术前患者如住院后赶上节假日,使手术推迟,延长住院时间,增加费用。

二、弥漫性恶性间皮瘤行胸膜切除术临床路径表单

适用对象	第一诊断为弥漫性恶性间皮瘤(ICD-10:M90500/3)行胸膜切除术(ICD-9-CM-3:34.59)	
患者基本信息	姓名:_____ 性别:___ 年龄:___ 门诊号:_____ 住院号:_____ 过敏史:_____ 住院日期:___年__月__日 出院日期:___年__月__日	标准住院日:15～16天

	时间	住院第1天	住院第2天	住院第3天(术前日)
主要诊疗工作	制度落实	□ 经治医生或值班医生在患者入院2小时内到床旁接诊 □ 主管医生或二线值班医生在患者入院后24小时内完成检诊 □ 初步的诊断和治疗方案 □ 开具相关检查、化验单	□ 三级医师查房 □ 完成必要的相关科室会诊	□ 手术医师查房 □ 术前准备 □ 麻醉医师查房
	病情评估	□ 经治医师询问病史与体格检查 □ 下肢静脉血栓风险评估 □ 上级医师进行治疗效果、预后评估 □ 心理评估 □ 营养评估 □ 康复评估	□ 临床分期与术前评估 □ 出血评估 □ 疼痛评估	□ 术前评估 □ 下肢静脉血栓风险评估
	病历书写	□ 入院8小时内完成首次病程记录 □ 入院24小时内完成入院记录 □ 完成主管医师查房记录	□ 住院医师完成上级医师查房记录、相关会诊记录	□ 完成术前手术医师查房记录、术前讨论、术前小结
	知情同意	□ 患者或家属入院记录签字 □ 签署授权委托书、自费用品协议书(必要时)、军人目录外耗材审批单(必要时)	□ 向患者家属交代病情	□ 术前谈话,告知患者及家属病情和围术期注意事项并签署手术知情同意书 □ 麻醉医师与患者和(或)家属交代麻醉注意事项并签署麻醉知情同意书
	手术治疗	□ 患者既往内科疾病的用药	□ 患者既往内科疾病的用药	□ 患者既往内科疾病的用药 □ 术前准备 □ 交叉配血 □ 术区备皮
	其他	□ 及时通知上级医师检诊	□ 及时通知上级医师检诊	□ 经治医师检查整理病历资料

重点医嘱	**长期医嘱**	护理医嘱	□ 按胸外科护理常规 □ 三级护理	□ 按胸外科护理常规 □ 三级护理	□ 按胸外科护理常规 □ 三级护理
		处置医嘱	□ 测血压（必要时） □ 快速血糖测定（必要时）	□ 测血压 □ 快速血糖测定（必要时）	□ 测血压 □ 快速血糖测定（必要时）
		膳食医嘱	□ 普食		□ 术晨禁食水
		药物医嘱	□ 镇咳药、止血药、自带药 （必要时）	镇咳药、止血药、自带药 （必要时）	□ 镇咳药、止血药、自带药 （必要时）
	临时医嘱	检查检验	□ 血常规 □ 尿常规 □ 粪常规 □ 血型 □ 凝血四项 □ 普通生化 □ 血清术前八项 □ 胸部 X 线正侧位片 □ 心电图检查（多导） □ 胸部 CT □ 肝胆胰脾、肾上腺超声 □ 颈部淋巴结及锁骨上淋巴结超声 □ 头颅 MRI □ 全身骨扫描 □ 肺功能		
		药物医嘱			□ 预防使用抗生素 □ 镇静药 □ 肠道准备药
		手术医嘱			□ 常规明日在全麻下行胸膜切除术
		处置医嘱	□ 静脉抽血 □ 动脉抽血		□ 抗生素皮试 □ 备皮 □ 交叉配血 □ 术中导尿
主要护理工作		健康宣教	□ 入院宣教（住院环境、规章制度） □ 进行护理安全指导 □ 进行等级护理、活动范围指导 □ 进行饮食指导 □ 进行关于疾病知识的宣教 □ 检查、检验项目的目的和意义	□ 进行饮食指导 □ 进行关于疾病知识的宣教 □ 检查、检验项目的目的和意义	□ 术前宣教 □ 指导术后康复训练 □ 指导术后注意事项

（续　表）

主要护理工作	护理处置	□ 患者身份核对 □ 佩戴腕带 □ 建立入院病历，通知医生 □ 入院介绍：介绍责任护士，病区环境、设施、规章制度、基础护理服务项目 □ 询问病史，填写护理记录单首页 □ 观察病情 □ 测量基本生命体征 □ 抽血、留取标本 □ 心理与生活护理 □ 根据评估结果采取相应护理措施 □ 通知检查项目及注意事项	□ 观察病情 □ 测量基本生命体征 □ 心理与生活护理 □ 根据评估结果采取相应护理措施 □ 通知检查项目及注意事项	□ 观察病情 □ 测量基本生命体征 □ 术前患者准备（手术前沐浴、更衣、备皮） □ 检查术前物品准备 □ 心理与生活护理 □ 根据评估结果采取相应护理措施 □ 完成护理记录
	护理评估	□ 一般评估：生命体征、神志、皮肤、药物过敏史等 □ 专科评估：咳嗽、咳痰情况、一般活动情况 □ 风险评估：评估有无跌倒、坠床、褥疮风险 □ 心理评估 □ 营养评估 □ 疼痛评估 □ 康复评估	□ 心理评估 □ 营养评估 □ 疼痛评估 □ 康复评估	□ 心理评估 □ 营养评估 □ 疼痛评估 □ 康复评估
	专科护理	□ 协助指导患者咳嗽、咳痰、术后床上活动等 □ 指导功能锻炼 □ 指导患者戒烟	□ 协助指导患者咳嗽、咳痰、术后床上活动等 □ 指导功能锻炼 □ 指导患者戒烟	□ 协助指导患者咳嗽、咳痰、术后床上活动等 □ 指导功能锻炼 □ 指导患者戒烟
	饮食指导	□ 根据医嘱通知配餐员准备膳食 □ 协助进餐	□ 根据医嘱通知配餐员准备膳食 □ 协助进餐	□ 嘱患者清淡饮食 □ 协助进餐
	活动体位	□ 根据护理等级指导活动	□ 根据护理等级指导活动	□ 根据护理等级指导活动
	洗浴要求	□ 协助患者洗澡，更换病号服	□ 协助患者洗澡，更换病号服	□ 协助患者清洁备皮部位，更换病号服
病情变异记录		□ 无　　□ 有，原因： □ 患者　□ 疾病　□ 医疗 □ 护理　□ 保障　□ 管理	□ 无　　□ 有，原因： □ 患者　□ 疾病　□ 医疗 □ 护理　□ 保障　□ 管理	□ 无　　□ 有，原因： □ 患者　□ 疾病　□ 医疗 □ 护理　□ 保障　□ 管理
护士签名		白班　｜小夜班　｜大夜班	白班　｜小夜班　｜大夜班	白班　｜小夜班　｜大夜班
医师签名				

时间		住院第 4 天（手术日）	住院第 5—14 天（术后恢复）	住院第 15—16 日（出院日）
主要诊疗工作	制度落实	□ 手术 □ 上级医师查房 □ 麻醉医师查房 □ 观察有无术后并发症，并做相应处理	□ 术后三天连续查房 □ 术后手术医师查房 □ 三级医师查房 □ 观察有无术后并发症，并做相应处理	□ 上级医师查房，进行手术及伤口评估，确定有无手术并发症和伤口愈合不良情况，明确是否出院
	病情评估	□ 出血评估 □ 疼痛评估 □ 下肢静脉血栓风险评估	□ 咳痰能力评估 □ 出血评估 □ 疼痛评估 □ 下肢静脉血栓风险评估 □ 上级医师进行治疗效果、预后评估	□ 上级医师进行出院评估
	病历书写	□ 住院医师术后即刻完成术后病程 □ 术者或第一助手术后 24 小时内完成手术记录（术者签字）	□ 上级医师查房记录	□ 出院当天病程记录（由上级医师指示出院） □ 出院后 24 小时内完成出院记录 □ 出院后 24 小时内完成病案首页
	知情同意	□ 向患者和（或）家属交代手术情况及术后注意事项	□ 告知患者及其家属术后恢复情况	□ 告知患者及家属出院后注意事项（指导出院后功能锻炼，复诊时间、地点，发生紧急情况时的处理方法等）
	手术治疗	□ 实施手术（手术安全核查记录、手术清点记录） □ 术后止痛、止血、镇咳、镇吐等对症治疗	□ 术后止痛、止血、镇咳、镇吐等对症治疗 □ 手术切口换药	□ 手术切口换药
	其他	□ 监测患者生命体征 □ 观察手术切口及周围情况 □ 观察胸腔闭式引流管引流情况	□ 观察患者咳嗽、咳痰情况 □ 观察手术切口及周围情况 □ 观察胸腔闭式引流管引流情况，情况允许时拔除 □ 定期复查血常规、血生化 □ 及时通知上级医师检诊	□ 通知出院 □ 开具出院介绍信 □ 开具诊断证明书 □ 出院带药 □ 预约门诊复诊时间
重点医嘱	长期医嘱　护理医嘱	□ 按胸外科术后护理常规 □ 一级护理	□ 二级护理	
	长期医嘱　处置医嘱	□ 持续吸氧 □ 留置导尿 □ 持续心电、血压、呼吸、血氧饱和度监测 □ 胸腔闭式引流管接无菌袋		

（续　表）

重点医嘱	长期医嘱	膳食医嘱	□ 禁食水	□ 半流食 □ 普食	
		药物医嘱	□ 抗生素 □ 镇痛、镇吐、抑酸、化痰		
	临时医嘱	检查检验	□ 血常规 □ 凝血四项、DIC 监测 □ 普通生化	□ 血常规 □ 凝血四项、DIC 监测 □ 普通生化 □ 胸部 X 线正侧位片	
		药物医嘱	□ 大静脉营养液	□ 镇痛、镇咳、缓泻药	
		手术医嘱			
		处置医嘱	□ 静脉抽血	□ 静脉抽血 □ 大换药	□ 大换药 □ 出院
主要护理工作		健康宣教	□ 术后心理疏导 □ 指导术后康复训练 □ 指导术后注意事项	□ 术后心理疏导 □ 指导术后康复训练 □ 指导术后注意事项	□ 出院宣教（康复训练方法，用药指导，换药时间及注意事项，复查时间等）
		护理处置	□ 检查术前物品准备 □ 与手术室护士交接 □ 术后观察病情 □ 测量基本生命体征 □ 遵医嘱用药 □ 抽血、留取标本 □ 心理与生活护理 □ 根据评估结果采取相应护理措施 □ 通知检查项目及注意事项	□ 术后观察病情 □ 测量基本生命体征 □ 心理与生活护理 □ 指导并监督患者治疗与康复训练 □ 遵医嘱用药 □ 根据评估结果采取相应护理措施 □ 完成护理记录	□ 观察患者情况 □ 核对患者医嘱费用 □ 协助患者办理出院手续 □ 指导并监督患者康复训练 □ 整理床单位
		护理评估	□ 评估伤口疼痛情况 □ 风险评估：评估有无跌倒、坠床、褥疮、导管滑脱、液体外渗的风险 □ 心理评估 □ 营养评估	□ 评估患者咳嗽、咳痰情况 □ 评估伤口疼痛情况 □ 风险评估：评估有无跌倒、坠床、褥疮、导管滑脱、液体外渗的风险 □ 心理评估 □ 营养评估	□ 心理评估 □ 营养评估
		专科护理	□ 观察伤口敷料有无渗出 □ 指导患者咳嗽、咳痰、功能锻炼，协助患者床上活动 □ 术后心理与生活护理	□ 观察伤口敷料有无渗出 □ 指导患者咳嗽、咳痰、功能锻炼 □ 术后心理与生活护理	□ 告知患者出院后注意事项并附书面出院指导一份 □ 指导功能锻炼

主要护理工作	饮食指导	□ 禁食、禁水	□ 根据医嘱通知配餐员准备膳食 □ 协助进餐	
	活动体位	□ 根据护理等级指导活动	□ 根据护理等级指导活动	
	洗浴要求	□ 协助患者晨晚间护理	□ 协助患者晨晚间护理	
病情变异记录		□ 无 □ 有,原因: □ 患者 □ 疾病 □ 医疗 □ 护理 □ 保障 □ 管理	□ 无 □ 有,原因: □ 患者 □ 疾病 □ 医疗 □ 护理 □ 保障 □ 管理	□ 无 □ 有,原因: □ 患者 □ 疾病 □ 医疗 □ 护理 □ 保障 □ 管理
护士签名		白班 小夜班 大夜班	白班 小夜班 大夜班	白班 小夜班 大夜班
医师签名				

（田晓东）

第五节　弥漫性恶性间皮瘤行胸腔镜下胸膜切除术临床路径

一、弥漫性恶性间皮瘤行胸腔镜下胸膜切除术临床路径标准住院流程

(一)适用对象

第一诊断为弥漫性恶性间皮瘤(ICD-10:M90500/3)拟行胸腔镜下胸膜切除术(ICD-9-CM-3:34.59)。

(二)诊断依据

根据《临床诊疗指南——胸外科分册》(中华医学会编著,人民卫生出版社)和《手术学全集——胸外科手术学》(中国人民解放军总后勤部卫生部主编,人民军医出版社)。

1. 病史及临床症状　临床多发于 50－70 岁;最常见的表现为胸痛(多为剧痛)、气短、咳嗽、发热和体重下降。大多数患者有多少不等的胸腔积液,局部胸壁肋间隙变窄,甚至出现胸壁肿块;10% 的患者颈部可触及转移的淋巴结。

2. 辅助检查　胸部 X 线及 CT 检查显示胸膜不规则增厚,多发实性结节或较大肿块,常伴有胸腔积液。

(三)治疗方案的选择及依据

根据《临床诊疗指南——胸外科分册》(中华医学会编著,人民卫生出版社)和《手术学全集——胸外科手术学》(中国人民解放军总后勤部卫生部主编,人民军医出版社)。

1. 符合弥漫性恶性间皮瘤诊断。

2. 全身状况允许手术。

3. 征得患者及家属的同意。

（四）标准住院日为 15～16 天

（五）进入路径标准

1. 第一诊断必须符合弥漫性恶性间皮瘤（ICD-10：M90500/3）。

2. 年龄，18－60 岁。

3. Ⅰ期的弥漫性恶性间皮瘤，患者身体情况良好；伴有明显症状或大量胸腔积液的弥漫性恶性间皮瘤为求缓解症状。

4. 心、肺、肝、肾等器官功能可以耐受全麻开胸手术。

5. 当患者同时具有其他疾病诊断，但在住院期间不需要特殊处理也不影响第一诊断的临床路径流程实施时，可以进入路径。

（六）术前准备（术前评估）3 天

1. 检验检查评估

（1）必须检查的项目

1）血（尿、粪）常规、血生化、凝血功能、血型、血清四项筛查、肿瘤标志物。

2）胸片、心电图、胸部 CT 平扫＋增强扫描、头颅 CT 或 MRI、全身骨扫描、腹部超声、肺功能等。

（2）根据患者病情可选择

1）血气分析、超声心动图、纤维支气管镜、活检、经皮肺穿刺活检。

2）24 小时动态心电图、PET-CT。

3）有相关疾病者必要时请相关科室会诊。

（3）营养评估：由护士根据《解放军总医院新入院患者营养风险筛查表（NRS-2002）》为新入院患者进行营养评估，评分＞3 分的告知医师，必要时申请营养科会诊。

（4）心理评估：由心理科医生根据病情需要实施评估。

（5）疼痛评估：由医师对于病情危重患者，或术前 24 小时、麻醉前的患者根据《VAS 评分》实施疼痛评估，评估结果及应用的特殊镇痛药物应当告知患者或其病情委托人，疼痛评估的结果应当记录在住院病历表格中。评分＞7 分的常规镇痛处理效果欠佳的顽固性疼痛患者应当及时请疼痛科医生会诊。

（6）康复评估：由护士根据《入院患者康复筛查和评估表》在新入院患者入院后 24 小时内进行康复筛查和评估。任何一项结果为"是"，均应告知医师，申请康复医师会诊。

（7）深静脉血栓栓塞症风险评估：根据《下肢深静脉血栓形成及肺栓塞风险评估表》在新入院患者入院后 24 小时内进行风险筛查和评估。风险结果为"极高危"的，则申请血管外科或介入导管室医师会诊。

2. 术前准备

（1）术前评估：术前 24 小时内完成术前病情评估，完成必要的检查，做出术前小结、术前讨论。

（2）术前谈话：术者应在术前 1 天与患者及其家属谈话，告知手术方案、相关风险、用血计划、术后转归、手术费用，以及患者及家属权益，并履行书面知情同意手续。告知高值耗材的使用及费用。

（3）通知手术室：准备手术间、手术药品、手术物品及特殊耗材。

（4）手术部位标识：术者、第一助手或经治医师在术前 1 天应对手术部位做体表标识，急诊手术由接诊医师或会诊外科医师标记，标记过程应有责任护士、患者及亲属共同参与，并记入手术安排表。

（5）术前一日麻醉医师访视：制订麻醉计划、完成评估、确定麻醉方式，并记入《麻醉术前访视记录》，告知患者及家属麻醉适应证、麻醉目的、风险、可能出现的情况及其处理原则、替代方案等，签署《麻醉知情同意书》并归入病历。

3. **主要护理工作**　入院宣教，交代注意事项（如防褥疮、防跌倒等），指导患者戒烟，并进行术前宣教，心理护理。

（七）药品选择及使用时机

按照《抗菌药物临床应用指导原则（2015 年版）》[国卫办医发（2015）43 号]执行。

1. 预防性抗菌药物应用：第一、二代头孢菌素。

2. 预防性用药给药时间为皮肤、黏膜切开前 0.5～1 小时或麻醉开始时，如手术时间超过 3 小时或超过所用药物半衰期的 2 倍以上，或出血量超过 1500ml，术中应追加一次。

3. 预防用药时间为 24 小时，污染手术必要时延长至 48 小时。

（八）手术日为入院第 4 天

1. 手术安全核对。患者入手术间后由手术医师、麻醉医师、巡回护士和患者本人共同核对患者身份、手术部位与标识、手术方式。手术医师、麻醉医师、巡回护士三方按《手术安全核对表》逐项核对，共同签字。

（1）手术方式：胸腔镜下壁层胸膜切除及胸膜剥脱术。

（2）麻醉方式：全麻双腔气管插管。

（3）术中用药：麻醉常规用药，术中预防使用抗生素、术中镇痛等。

（4）输血及血液制品：根据术中情况选择。

（5）术中病理：根据术中情况酌情行快速冷冻病理检查。

2. 经治医师或手术医师应即刻完成术后首次病程记录，观察术后患者病情变化。

（九）术后住院恢复 10～12 天，必须复查的检查项目

1. 术后住院恢复

（1）术后给予持续心电、呼吸、血压、血氧饱和度监测至病情平稳。

（2）术后用药：预防使用抗菌药物，镇咳药、镇痛药等。

（3）术后换药：术后第一天及出院当日予以清洁换药；其他时间根据手术切口渗出情况予以清洁换药。

（4）术后护理：观察患者咳嗽咳痰状况、肺复张情况、引流管引流情况、伤口敷料有无渗出，并在异常时立即通知医生处理，指导并辅助患者术后咳嗽、咳痰及功能锻炼，给予防跌倒护理等。

2. **必须复查的项目**　血常规、血生化、X 线胸片。

（十）出院标准

1. 生命体征平稳，体温正常。

2. 正常进食普食。

3. 切口愈合良好。

4. 常规化验无明显异常；X 线胸片示术侧肺膨胀良好，无明显感染征象。

5. 无与本病相关的其他并发症。

（十一）有无变异及原因分析

1. **医疗原因导致的变异**　如改变诊疗方案、转科治疗、操作失误、误诊等。

2. **患者原因导致的变异**　如不同意治疗方案、个人原因要求出（转）院、院外服用手术禁

忌药、月经期、对诊疗计划不满要求出路径、相关检查检验院外（门诊）已做等。

3. 并发症原因导致的变异　如胸腔出血、肺部感染、呼吸衰竭、肺漏气延长、肺动脉栓塞、支气管胸膜瘘、切口感染等造成住院日延长和费用增加。

4. 病情原因导致的变异　部分患者常常存在很多内科并发症，如脑血管或心血管病、糖尿病、血栓等，手术可能导致这些疾病加重而需要治疗，从而延长治疗时间和增加住院费用。

5. 辅诊科室原因导致的变异　如检查、检验、手术、病理等检查（不及时、结果错报、操作部位/方式错误、标本不合格）、报告（不及时、结果错报、标本不合格）等原因延长住院天数、增加费用等。

6. 管理原因导致的变异　如系统暂不支持、系统瘫痪、需要修订流程、需要修订制度等。

7. 节假日　术前患者如住院后赶上节假日，使手术推迟，延长住院时间，增加费用。

二、弥漫性恶性间皮瘤行胸腔镜下胸膜切除术临床路径表单

适用对象	第一诊断为弥漫性恶性间皮瘤（ICD-10：M90500/3）行胸腔镜下胸膜切除术（ICD-9-CM-3：34.59）		
患者基本信息	姓名：_____　性别：____　年龄：____ 门诊号：_____　住院号：_____　过敏史：_____ 住院日期：____年__月__日　出院日期：____年__月__日		标准住院日：15～16 天
	时间	住院第 1 天	住院第 2 天	住院第 3 天（术前日）
主要诊疗工作	制度落实	□ 经治医生或值班医生在患者入院 2 小时内到床旁接诊 □ 主管医生或二线值班医生在患者入院后 24 小时内完成检诊 □ 初步的诊断和治疗方案 □ 开具相关检查、化验单	□ 三级医师查房 □ 完成必要的相关科室会诊	□ 手术医师查房 □ 术前准备 □ 麻醉医师查房
	病情评估	□ 经治医师询问病史与体格检查 □ 下肢静脉血栓风险评估 □ 上级医师进行治疗效果、预后评估 □ 心理评估 □ 营养评估 □ 康复评估	□ 临床分期与术前评估 □ 出血评估 □ 疼痛评估	□ 术前评估 □ 下肢静脉血栓风险评估
	病历书写	□ 入院 8 小时内完成首次病程记录 □ 入院 24 小时内完成入院记录 □ 完成主管医师查房记录	□ 住院医师完成上级医师查房记录、相关会诊记录	□ 完成术前手术医师查房记录、术前讨论、术前小结

（续 表）

			□ 患者或家属入院记录签字 □ 签署授权委托书、自费用品协议书（必要时）、军人目录外耗材审批单（必要时）	□ 向患者家属交代病情	□ 术前谈话，告知患者及家属病情和围术期注意事项并签署手术知情同意书 □ 麻醉医师与患者和（或）家属交代麻醉注意事项并签署麻醉知情同意书
主要诊疗工作	知情同意				
	手术治疗		□ 患者既往内科疾病的用药	□ 患者既往内科疾病的用药	□ 患者既往内科疾病的用药 □ 术前准备 □ 交叉配血 □ 术区备皮
	其他		□ 及时通知上级医师检诊	□ 及时通知上级医师检诊	□ 经治医师检查整理病历资料
重点医嘱	长期医嘱	护理医嘱	□ 按胸外科护理常规 □ 三级护理	□ 按胸外科护理常规 □ 三级护理	□ 按胸外科护理常规 □ 三级护理
		处置医嘱	□ 测血压（必要时） □ 快速血糖测定（必要时）	□ 测血压 □ 快速血糖测定（必要时）	□ 测血压 □ 快速血糖测定（必要时）
		膳食医嘱	□ 普食		□ 术晨禁食水
		药物医嘱	□ 止咳药、止血药、自带药（必要时）	□ 止咳药、止血药、自带药（必要时）	□ 止咳药、止血药、自带药（必要时）
	临时医嘱	检查检验	□ 血常规 □ 尿常规 □ 粪常规 □ 血型 □ 凝血四项 □ 普通生化 □ 血清术前八项 □ 胸部正侧位片 □ 心电图检查（多导） □ 胸部 CT □ 肝胆胰脾、肾上腺超声 □ 颈部淋巴结及锁骨上淋巴结超声 □ 头颅 MRI □ 全身骨扫描 □ 肺功能		
		药物医嘱			□ 预防使用抗生素 □ 镇静药 □ 肠道准备药

（续　表）

重点医嘱	临时医嘱	手术医嘱			□ 常规明日在全麻下行胸膜切除术
		处置医嘱	□ 静脉抽血 □ 动脉抽血		□ 抗生素皮试 □ 备皮 □ 交叉配血 □ 术中导尿
主要护理工作		健康宣教	□ 入院宣教(住院环境、规章制度) □ 进行护理安全指导 □ 进行等级护理、活动范围指导 □ 进行饮食指导 □ 进行关于疾病知识的宣教 □ 检查、检验项目的目的和意义	□ 进行饮食指导 □ 进行关于疾病知识的宣教 □ 检查、检验项目的目的和意义	□ 术前宣教 □ 指导术后康复训练 □ 指导术后注意事项
		护理处置	□ 患者身份核对 □ 佩戴腕带 □ 建立入院病历,通知医生 □ 入院介绍:介绍责任护士,病区环境、设施、规章制度、基础护理服务项目 □ 询问病史,填写护理记录单首页 □ 观察病情 □ 测量基本生命体征 □ 抽血、留取标本 □ 心理与生活护理 □ 根据评估结果采取相应护理措施 □ 通知检查项目及注意事项	□ 观察病情 □ 测量基本生命体征 □ 心理与生活护理 □ 根据评估结果采取相应护理措施 □ 通知检查项目及注意事项	□ 观察病情 □ 测量基本生命体征 □ 术前患者准备(手术前沐浴、更衣、备皮) □ 检查术前物品准备 □ 心理与生活护理 □ 根据评估结果采取相应护理措施 □ 完成护理记录
		护理评估	□ 一般评估:生命体征、神志、皮肤、药物过敏史等 □ 专科评估:咳嗽、咳痰情况、一般活动情况 □ 风险评估:评估有无跌倒、坠床、褥疮风险 □ 心理评估 □ 营养评估 □ 疼痛评估 □ 康复评估	□ 心理评估 □ 营养评估 □ 疼痛评估 □ 康复评估	□ 心理评估 □ 营养评估 □ 疼痛评估 □ 康复评估

（续　表）

主要护理工作	专科护理	□ 协助指导患者咳嗽、咳痰、术后床上活动等 □ 指导功能锻炼 □ 指导患者戒烟	□ 协助指导患者咳嗽、咳痰、术后床上活动等 □ 指导功能锻炼 □ 指导患者戒烟	□ 协助指导患者咳嗽、咳痰、术后床上活动等 □ 指导功能锻炼 □ 指导患者戒烟
	饮食指导	□ 根据医嘱通知配餐员准备膳食 □ 协助进餐	□ 根据医嘱通知配餐员准备膳食 □ 协助进餐	□ 嘱患者清淡饮食 □ 协助进餐
	活动体位	□ 根据护理等级指导活动	□ 根据护理等级指导活动	□ 根据护理等级指导活动
	洗浴要求	□ 协助患者洗澡,更换病号服	□ 协助患者洗澡,更换病号服	□ 协助患者清洁备皮部位,更换病号服
病情变异记录		□ 无　□ 有,原因: □ 患者　□ 疾病　□ 医疗 □ 护理　□ 保障　□ 管理	□ 无　□ 有,原因: □ 患者　□ 疾病　□ 医疗 □ 护理　□ 保障　□ 管理	□ 无　□ 有,原因: □ 患者　□ 疾病　□ 医疗 □ 护理　□ 保障　□ 管理
护士签名		白班　小夜班　大夜班	白班　小夜班　大夜班	白班　小夜班　大夜班
医师签名				

时间		住院第 4 天(手术日)	住院第 5－14 天(术后恢复)	住院第 15－16 天(出院日)
主要诊疗工作	制度落实	□ 手术 □ 上级医师查房 □ 麻醉医师查房 □ 观察有无术后并发症,并做相应处理	□ 术后三天连续查房 □ 术后手术医师查房 □ 三级医师查房 □ 观察有无术后并发症,并做相应处理	□ 上级医师查房,进行手术及伤口评估,确定有无手术并发症和伤口愈合不良情况,明确是否出院
	病情评估	□ 出血评估 □ 疼痛评估 □ 下肢静脉血栓风险评估	□ 咳痰能力评估 □ 出血评估 □ 疼痛评估 □ 下肢静脉血栓风险评估 □ 上级医师进行治疗效果、预后评估	□ 上级医师进行出院评估
	病历书写	□ 住院医师术后即刻完成术后病程 □ 术者或第一助手术后 24 小时内完成手术记录(术者签字)	□ 上级医师查房记录	□ 出院当天病程记录(由上级医师指示出院) □ 出院后 24 小时内完成出院记录 □ 出院后 24 小时内完成病案首页
	知情同意	□ 向患者和(或)家属交代手术情况及术后注意事项	□ 告知患者及其家属术后恢复情况	□ 告知患者及家属出院后注意事项(指导出院后功能锻炼,复诊时间、地点,发生紧急情况时的处理方法等)

（续　表）

主要诊疗工作	手术治疗	□ 实施手术（手术安全核查记录、手术清点记录） □ 术后止痛、止血、止咳、止吐等对症治疗	□ 术后止痛、止血、止咳、止吐等对症治疗 □ 手术切口换药	□ 手术切口换药
	其他	□ 监测患者生命体征 □ 观察手术切口及周围情况 □ 观察胸腔闭式引流管引流情况	□ 观察患者咳嗽、咳痰情况 □ 观察手术切口及周围情况 □ 观察胸腔闭式引流管引流情况，情况允许时拔除 □ 定期复查血常规、血生化 □ 及时通知上级医师检诊	□ 通知出院 □ 开具出院介绍信 □ 开具诊断证明书 □ 出院带药 □ 预约门诊复诊时间
重点医嘱	长期医嘱　护理医嘱	□ 按胸外科术后护理常规 □ 一级护理	□ 二级护理	
	长期医嘱　处置医嘱	□ 持续吸氧 □ 留置导尿 □ 持续心电、血压、呼吸、血氧饱和度监测 □ 胸腔闭式引流管接无菌袋		
	长期医嘱　膳食医嘱	□ 禁食水	□ 半流食 □ 普食	
	长期医嘱　药物医嘱	□ 抗生素 □ 止痛、止吐、抑酸、化痰		
	临时医嘱　检查检验	□ 血常规 □ 凝血四项、DIC 监测 □ 普通生化	□ 血常规 □ 凝血四项、DIC 监测 □ 普通生化 □ 胸部正侧位片	
	临时医嘱　药物医嘱	□ 大静脉营养液	□ 止痛、止咳、缓泻药	
	临时医嘱　手术医嘱			
	临时医嘱　处置医嘱	□ 静脉抽血	□ 静脉抽血 □ 大换药	□ 大换药 □ 出院
主要护理工作	健康宣教	□ 术后心理疏导 □ 指导术后康复训练 □ 指导术后注意事项	□ 术后心理疏导 □ 指导术后康复训练 □ 指导术后注意事项	□ 出院宣教（康复训练方法，用药指导，换药时间及注意事项，复查时间等）

（续　表）

主要护理工作	护理处置	☐ 检查术前物品准备 ☐ 与手术室护士交接 ☐ 术后观察病情 ☐ 测量基本生命体征 ☐ 遵医嘱用药 ☐ 抽血、留取标本 ☐ 心理与生活护理 ☐ 根据评估结果采取相应护理措施 ☐ 通知检查项目及注意事项	☐ 术后观察病情 ☐ 测量基本生命体征 ☐ 心理与生活护理 ☐ 指导并监督患者治疗与康复训练 ☐ 遵医嘱用药 ☐ 根据评估结果采取相应护理措施 ☐ 完成护理记录	☐ 观察患者情况 ☐ 核对患者医嘱费用 ☐ 协助患者办理出院手续 ☐ 指导并监督患者康复训练 ☐ 整理床单位
	护理评估	☐ 评估伤口疼痛情况 ☐ 风险评估：评估有无跌倒、坠床、褥疮、导管滑脱、液体外渗的风险 ☐ 心理评估 ☐ 营养评估	☐ 评估患者咳嗽、咳痰情况 ☐ 评估伤口疼痛情况 ☐ 风险评估：评估有无跌倒、坠床、褥疮、导管滑脱、液体外渗的风险 ☐ 心理评估 ☐ 营养评估	☐ 心理评估 ☐ 营养评估
	专科护理	☐ 观察伤口敷料有无渗出 ☐ 指导患者咳嗽、咳痰、功能锻炼，协助患者床上活动 ☐ 术后心理与生活护理	☐ 观察伤口敷料有无渗出 ☐ 指导患者咳嗽、咳痰、功能锻炼 ☐ 术后心理与生活护理	☐ 告知患者出院后注意事项并附书面出院指导一份 ☐ 指导功能锻炼
	饮食指导	☐ 禁食水	☐ 根据医嘱通知配餐员准备膳食 ☐ 协助进餐	
	活动体位	☐ 根据护理等级指导活动	☐ 根据护理等级指导活动	
	洗浴要求	☐ 协助患者晨晚间护理	☐ 协助患者晨晚间护理	
病情变异记录		☐ 无　　☐ 有,原因： ☐ 患者　☐ 疾病　☐ 医疗 ☐ 护理　☐ 保障　☐ 管理	☐ 无　　☐ 有,原因： ☐ 患者　☐ 疾病　☐ 医疗 ☐ 护理　☐ 保障　☐ 管理	☐ 无　　☐ 有,原因： ☐ 患者　☐ 疾病　☐ 医疗 ☐ 护理　☐ 保障　☐ 管理

护士签名	白班	小夜班	大夜班	白班	小夜班	大夜班	白班	小夜班	大夜班

医师签名			

（田晓东）

第六节　弥漫性恶性间皮瘤行胸膜肺切除术临床路径

一、弥漫性恶性间皮瘤行胸膜肺切除术临床路径标准住院流程

(一)适用对象

第一诊断为弥漫性恶性间皮瘤(ICD-10：M90500/3)拟行胸膜肺切除术(ICD-9-CM-3：34.59伴32.4 01/32.25)。

(二)诊断依据

根据《临床诊疗指南——胸外科分册》(中华医学会编著,人民卫生出版社)和《手术学全集——胸外科手术学》(中国人民解放军总后勤部卫生部主编,人民军医出版社)。

1. 病史及临床症状　临床多发于50－70岁;最常见的表现为胸痛(多为剧痛)、气短、咳嗽、发热和体重下降。大多数患者有多少不等的胸腔积液,局部胸壁肋间隙变窄、甚至出现胸壁肿块;10％的患者颈部可触及转移的淋巴结。

2. 辅助检查　胸部X线及CT检查显示胸膜不规则增厚,多发实性结节或较大肿块,常伴有胸腔积液。

(三)治疗方案的选择及依据

根据《临床诊疗指南——胸外科分册》(中华医学会编著,人民卫生出版社)和《手术学全集——胸外科手术学》(中国人民解放军总后勤部卫生部主编,人民军医出版社)。

1. 符合弥漫性恶性间皮瘤诊断。

2. 全身状况允许手术。

3. 征得患者及家属的同意。

(四)标准住院日为 18～19 天

(五)进入路径标准

1. 第一诊断必须符合弥漫性恶性间皮瘤(ICD-10：M90500/3)。

2. 年龄,18－60岁。

3. Ⅰ期的弥漫性恶性间皮瘤,患者身体情况良好;伴有明显症状或大量胸腔积液的弥漫性恶性间皮瘤为求缓解症状。

4. 心、肺、肝、肾等器官功能可以耐受全麻开胸手术。

5. 当患者同时具有其他疾病诊断,但在住院期间不需要特殊处理也不影响第一诊断的临床路径流程实施时,可以进入路径。

(六)术前准备(术前评估)3 天

1. 检验检查评估

(1)必须检查的项目

1)血(尿、粪)常规、血生化、凝血功能、血型、血清四项筛查、肿瘤标志物。

2)胸片、心电图,胸部CT平扫＋增强扫描,头颅CT或MRI,全身骨扫描,腹部超声,肺功能等。

(2)根据患者病情可选择

1)血气分析、超声心动图、纤维支气管镜、活检、经皮肺穿刺活检。

2）24 小时动态心电图、PET-CT。

3）有相关疾病者必要时请相关科室会诊。

（3）营养评估：由护士根据《解放军总医院新入院患者营养风险筛查表（NRS-2002）》为新入院患者进行营养评估，评分＞3 分的告知医师，必要时申请营养科会诊。

（4）心理评估：由心理科医生根据病情需要实施评估。

（5）疼痛评估：由医师对于病情危重患者，或术前 24 小时、麻醉前的患者根据《VAS 评分》实施疼痛评估，评估结果及应用的特殊镇痛药物应当告知患者或其病情委托人，疼痛评估的结果应当记录在住院病历表格中。评分＞7 分的常规镇痛处理效果欠佳的顽固性疼痛患者应当及时请疼痛科医生会诊。

（6）康复评估：由护士根据《入院患者康复筛查和评估表》在新入院患者入院后 24 小时内进行康复筛查和评估。任何一项结果为"是"，均应告知医师，申请康复医师会诊。

（7）深静脉血栓栓塞症风险评估：根据《下肢深静脉血栓形成及肺栓塞风险评估表》在新入院患者入院后 24 小时内进行风险筛查和评估。风险结果为"极高危"的，则申请血管外科或介入导管室医师会诊。

2. 术前准备

（1）术前评估：术前 24 小时内完成术前病情评估，完成必要的检查，做出术前小结、术前讨论。

（2）术前谈话：术者应在术前 1 天与患者及其家属谈话，告知手术方案、相关风险、用血计划、术后转归、手术费用，以及患者及亲属权益，并履行书面知情同意手续。告知高值耗材的使用及费用。

（3）通知手术室：准备手术间、手术药品、手术物品及特殊耗材。

（4）手术部位标识：术者、第一助手或经治医师在术前 1 天应对手术部位做体表标识，急诊手术由接诊医师或会诊外科医师标记，标记过程应有责任护士、患者及亲属共同参与，并记入手术安排表。

（5）术前一日麻醉医师访视：制订麻醉计划、完成评估、确定麻醉方式，并记入《麻醉术前访视记录》，告知患者及家属麻醉适应证、麻醉目的、风险、可能出现的情况及其处理原则、替代方案等，签署《麻醉知情同意书》并归入病历。

3. 主要护理工作　入院宣教，交代注意事项（如防褥疮、防跌倒等），指导患者戒烟，并进行术前宣教，心理护理。

（七）药品选择及使用时机

按照《抗菌药物临床应用指导原则（2015 年版）》[国卫办医发（2015）43 号]执行。

1. 预防性抗菌药物应用：第一、二代头孢菌素。

2. 预防性用药给药时间为皮肤、黏膜切开前 0.5～1 小时或麻醉开始时，如手术时间超过 3 小时或超过所用药物半衰期的 2 倍以上，或出血量超过 1500ml，术中应追加一次。

3. 预防用药时间为 24 小时，污染手术必要时延长至 48 小时。

（八）手术日为入院第 4 天

1. 手术安全核对。患者入手术间后由手术医师、麻醉医师、巡回护士和患者本人共同核对患者身份、手术部位与标识、手术方式。手术医师、麻醉医师、巡回护士三方按《手术安全核对表》逐项核对，共同签字。

(1)手术方式:胸膜切除术、肺叶切除术。

(2)麻醉方式:全麻双腔气管插管。

(3)手术置入物:吻合钉。

(4)术中用药:麻醉常规用药,术中预防使用抗生素、术中镇痛等。

(5)输血及血液制品:根据术中情况选择。

(6)术中病理:根据术中情况酌情行快速冷冻病理检查。

2.经治医师或手术医师应即刻完成术后首次病程记录,观察术后患者病情变化。

(九)术后住院恢复5~14天,必须复查的检查项目

1.术后住院恢复

(1)术后给予持续心电、呼吸、血压、血氧饱和度监测至病情平稳。

(2)术后用药:预防使用抗菌药物,止咳药、止痛药等。

(3)术后换药:术后第一天及出院当日予以清洁换药;其他时间根据手术切口渗出情况予以清洁换药。

(4)术后护理:观察患者咳嗽、咳痰状况、肺复张情况、引流管引流情况、伤口敷料有无渗出,并在异常时立即通知医生处理,指导并辅助患者术后咳嗽、咳痰及功能锻炼,给予防跌倒护理等。

2.必须复查的项目 血常规、血生化、胸片。

(十)出院标准

1.生命体征平稳,体温正常。

2.正常进食普食。

3.切口愈合良好。

4.常规化验无明显异常;胸片示术侧肺膨胀良好,无明显感染征象。

5.无与本病相关的其他并发症。

(十一)有无变异及原因分析

1.医疗原因导致的变异 如改变诊疗方案、转科治疗、操作失误、误诊等。

2.患者原因导致的变异 如不同意治疗方案、个人原因要求出(转)院、院外服用手术禁忌药、月经期、对诊疗计划不满要求出路径、相关检查检验院外(门诊)已做等。

3.并发症原因导致的变异 如胸腔出血、肺部感染、呼吸衰竭、肺漏气延长、肺动脉栓塞、支气管胸膜瘘、切口感染等造成住院日延长和费用增加。

4.病情原因导致的变异 部分患者常常存在很多内科并发症,如脑血管或心血管病、糖尿病、血栓等,手术可能导致这些疾病加重而需要治疗,从而延长治疗时间和增加住院费用。

5.辅诊科室原因导致的变异 如检查、检验、手术、病理等检查(不及时、结果错报、操作部位/方式错误、标本不合格)、报告(不及时、结果错报、标本不合格)等原因延长住院天数、增加费用等。

6.管理原因导致的变异 如系统暂不支持、系统瘫痪、需要修订流程、需要修订制度等。

7.节假日 术前患者如住院后赶上节假日,使手术推迟,延长住院时间,增加费用。

二、弥漫性恶性间皮瘤行胸膜肺切除术临床路径表单

适用对象	第一诊断为弥漫性恶性间皮瘤（ICD-10：M90500/3）行胸膜切除术（ICD-9-CM-3：34.59 伴 32.4 01/32.25）		
患者基本信息	姓名：_____　性别：____　年龄：____ 门诊号：_____　住院号：_____　过敏史：_____ 住院日期：____年__月__日　出院日期：____年__月__日		标准住院日：18～19 天
时间		住院第 1 天	住院第 2 天	住院第 3 天（术前日）

主要诊疗工作	制度落实	□ 经治医生或值班医生在患者入院 2 小时内到床旁接诊 □ 主管医生或二线值班医生在患者入院后 24 小时内完成检诊 □ 初步的诊断和治疗方案 □ 开具相关检查、化验单	□ 三级医师查房 □ 完成必要的相关科室会诊	□ 手术医师查房 □ 术前准备 □ 麻醉医师查房
	病情评估	□ 经治医师询问病史与体格检查 □ 咳痰能力评估 □ 下肢静脉血栓风险评估 □ 上级医师进行治疗效果、预后评估 □ 心理评估 □ 营养评估 □ 康复评估	□ 临床分期与术前评估 □ 出血评估 □ 疼痛评估 □ 专科会诊（必要时）	□ 术前评估 □ 下肢静脉血栓风险评估
	病历书写	□ 入院 8 小时内完成首次病程记录 □ 入院 24 小时内完成入院记录 □ 完成主管医师查房记录	□ 住院医师完成上级医师查房记录、相关会诊记录	□ 完成术前手术医师查房记录、术前讨论、术前小结
	知情同意	□ 患者或家属入院记录签字 □ 签署授权委托书、自费用品协议书（必要时）、军人目录外耗材审批单（必要时）	□ 向患者家属交代病情	□ 术前谈话，告知患者及家属病情和围术期注意事项并签署手术知情同意书 □ 麻醉医师与患者和（或）家属交代麻醉注意事项并签署麻醉知情同意书
	手术治疗	□ 患者既往内科疾病的用药	□ 患者既往内科疾病的用药	□ 患者既往内科疾病的用药 □ 术前准备 □ 交叉配血 □ 术区备皮
	其他	□ 及时通知上级医师检诊	□ 及时通知上级医师检诊	□ 经治医师检查整理病历资料

（续　表）

重点医嘱	长期医嘱	护理医嘱	□ 按胸外科护理常规 □ 三级护理	□ 按胸外科护理常规 □ 三级护理	□ 按胸外科护理常规 □ 三级护理
		处置医嘱	□ 测血压（必要时） □ 快速血糖测定（必要时）	□ 测血压 □ 快速血糖测定（必要时）	□ 测血压 □ 快速血糖测定（必要时）
		膳食医嘱	□ 普食		□ 术晨禁食水
		药物医嘱	□ 止咳药、止血药、自带药 　（必要时）	□ 止咳药、止血药、自带药 　（必要时）	□ 止咳药、止血药、自带药 　（必要时）
	临时医嘱	检查检验	□ 血常规 □ 尿常规 □ 粪常规 □ 血型 □ 凝血四项 □ 普通生化 □ 血清术前八项 □ 胸部正侧位片 □ 心电图检查（多导） □ 胸部 CT □ 肝胆胰脾、肾上腺超声 □ 颈部淋巴结及锁骨上淋 　巴结超声 □ 头颅 MRI □ 全身骨扫描 □ 肺功能		
		药物医嘱			□ 预防使用抗生素 □ 镇静药 □ 肠道准备药
		手术医嘱			□ 常规明日在全麻下行胸 　膜肺切除术
		处置医嘱	□ 静脉抽血 □ 动脉抽血		□ 抗生素皮试 □ 备皮 □ 交叉配血 □ 术中导尿
主要护理工作	健康宣教		□ 入院宣教（住院环境、规 　章制度） □ 进行护理安全指导 □ 进行等级护理、活动范 　围指导 □ 进行饮食指导 □ 进行关于疾病知识的宣 　教 □ 检查、检验项目的目的 　和意义	□ 进行饮食指导 □ 进行关于疾病知识的宣 　教 □ 检查、检验项目的目的 　和意义	□ 术前宣教 □ 指导术后康复训练 □ 指导术后注意事项

（续　表）

主要护理工作	护理处置	□ 患者身份核对 □ 佩戴腕带 □ 建立入院病历,通知医生 □ 入院介绍:介绍责任护士,病区环境、设施、规章制度、基础护理服务项目 □ 询问病史,填写护理记录单首页 □ 观察病情 □ 测量基本生命体征 □ 抽血、留取标本 □ 心理与生活护理 □ 根据评估结果采取相应护理措施 □ 通知检查项目及注意事项	□ 观察病情 □ 测量基本生命体征 □ 心理与生活护理 □ 根据评估结果采取相应护理措施 □ 通知检查项目及注意事项	□ 观察病情 □ 测量基本生命体征 □ 术前患者准备(手术前沐浴、更衣、备皮) □ 检查术前物品准备 □ 心理与生活护理 □ 根据评估结果采取相应护理措施 □ 完成护理记录
	护理评估	□ 一般评估:生命体征、神志、皮肤、药物过敏史等 □ 专科评估:咳嗽、咳痰情况、一般活动情况 □ 风险评估:评估有无跌倒、坠床、褥疮风险 □ 心理评估 □ 营养评估 □ 疼痛评估 □ 康复评估	□ 心理评估 □ 营养评估 □ 疼痛评估 □ 康复评估	□ 心理评估 □ 营养评估 □ 疼痛评估 □ 康复评估
	专科护理	□ 协助指导患者咳嗽、咳痰、术后床上活动等 □ 指导功能锻炼 □ 指导患者戒烟	□ 协助指导患者咳嗽、咳痰、术后床上活动等 □ 指导功能锻炼 □ 指导患者戒烟	□ 协助指导患者咳嗽、咳痰、术后床上活动等 □ 指导功能锻炼 □ 指导患者戒烟
	饮食指导	□ 根据医嘱通知配餐员准备膳食 □ 协助进餐	□ 根据医嘱通知配餐员准备膳食 □ 协助进餐	□ 嘱患者清淡饮食 □ 协助进餐
	活动体位	□ 根据护理等级指导活动	□ 根据护理等级指导活动	□ 根据护理等级指导活动
	洗浴要求	□ 协助患者洗澡,更换病号服	□ 协助患者洗澡,更换病号服	□ 协助患者清洁备皮部位,更换病号服
病情变异记录		□ 无　　□ 有,原因: □ 患者　□ 疾病　□ 医疗 □ 护理　□ 保障　□ 管理	□ 无　　□ 有,原因: □ 患者　□ 疾病　□ 医疗 □ 护理　□ 保障　□ 管理	□ 无　　□ 有,原因: □ 患者　□ 疾病　□ 医疗 □ 护理　□ 保障　□ 管理
护士签名		白班　小夜班　大夜班	白班　小夜班　大夜班	白班　小夜班　大夜班
医师签名				

时间		住院第4天（手术日）	住院第5－17天（术后恢复）	住院第18－19天（出院日）
主要诊疗工作	制度落实	□ 手术 □ 上级医师查房 □ 麻醉医师查房 □ 观察有无术后并发症，并做相应处理	□ 术后三天连续查房 □ 术后手术医师查房 □ 三级医师查房 □ 观察有无术后并发症，并做相应处理	□ 上级医师查房，进行手术及伤口评估，确定有无手术并发症和伤口愈合不良情况，明确是否出院
	病情评估	□ 出血评估 □ 疼痛评估 □ 下肢静脉血栓风险评估	□ 咳痰能力评估 □ 出血评估 □ 疼痛评估 □ 下肢静脉血栓风险评估 □ 上级医师进行治疗效果、预后评估	□ 上级医师进行出院评估
	病历书写	□ 住院医师术后即刻完成术后病程 □ 术者或第一助手术后24小时内完成手术记录（术者签字）	□ 上级医师查房记录	□ 出院当天病程记录（由上级医师指示出院） □ 出院后24小时内完成出院记录 □ 出院后24小时内完成病案首页
	知情同意	□ 向患者和（或）家属交代手术情况及术后注意事项	□ 告知患者及其家属术后恢复情况	□ 告知患者及家属出院后注意事项（指导出院后功能锻炼，复诊时间、地点，发生紧急情况时的处理方法等）
	手术治疗	□ 实施手术（手术安全核查记录、手术清点记录） □ 术后止痛、止血、止咳、止吐等对症治疗	□ 术后止痛、止血、止咳、止吐等对症治疗 □ 手术切口换药	□ 手术切口换药
	其他	□ 监测患者生命体征 □ 观察手术切口及周围情况 □ 观察胸腔闭式引流管引流情况	□ 观察患者咳嗽、咳痰情况 □ 观察手术切口及周围情况 □ 观察胸腔闭式引流管引流情况，情况允许时拔除 □ 定期复查血常规、血生化 □ 及时通知上级医师检诊	□ 通知出院 □ 开具出院介绍信 □ 开具诊断证明书 □ 出院带药 □ 预约门诊复诊时间
重点医嘱	长期医嘱 护理医嘱	□ 按胸外科术后护理常规 □ 一级护理	□ 二级护理	
	长期医嘱 处置医嘱	□ 持续吸氧 □ 留置导尿 □ 持续心电、血压、呼吸、血氧饱和度监测 □ 胸腔闭式引流管接无菌袋		

（续　表）

重点医嘱	长期医嘱	膳食医嘱	□ 禁食水	□ 半流食 □ 普食	
		药物医嘱	□ 抗生素 □ 止痛、止吐、抑酸、化痰		
	临时医嘱	检查检验	□ 血常规 □ 凝血四项、DIC 监测 □ 普通生化	□ 血常规 □ 凝血四项、DIC 监测 □ 普通生化 □ 胸部正侧位片	
		药物医嘱	□ 大静脉营养液	□ 止痛、止咳、缓泻药	
		手术医嘱			
		处置医嘱	□ 静脉抽血	□ 静脉抽血 □ 大换药	□ 大换药 □ 出院
主要护理工作	健康宣教		□ 术后心理疏导 □ 指导术后康复训练 □ 指导术后注意事项	□ 术后心理疏导 □ 指导术后康复训练 □ 指导术后注意事项	□ 出院宣教（康复训练方法，用药指导，换药时间及注意事项，复查时间等）
	护理处置		□ 检查术前物品准备 □ 与手术室护士交接 □ 术后观察病情 □ 测量基本生命体征 □ 遵医嘱用药 □ 抽血、留取标本 □ 心理与生活护理 □ 根据评估结果采取相应护理措施 □ 通知检查项目及注意事项	□ 术后观察病情 □ 测量基本生命体征 □ 心理与生活护理 □ 指导并监督患者治疗与康复训练 □ 遵医嘱用药 □ 根据评估结果采取相应护理措施 □ 完成护理记录	□ 观察患者情况 □ 核对患者医嘱费用 □ 协助患者办理出院手续 □ 指导并监督患者康复训练 □ 整理床单位
	护理评估		□ 评估伤口疼痛情况 □ 风险评估：评估有无跌倒、坠床、褥疮、导管滑脱、液体外渗的风险 □ 心理评估 □ 营养评估	□ 评估患者咳嗽、咳痰情况 □ 评估伤口疼痛情况 □ 风险评估：评估有无跌倒、坠床、褥疮、导管滑脱、液体外渗的风险 □ 心理评估 □ 营养评估	□ 心理评估 □ 营养评估
	专科护理		□ 观察伤口敷料有无渗出 □ 指导患者咳嗽、咳痰、功能锻炼，协助患者床上活动 □ 术后心理与生活护理	□ 观察伤口敷料有无渗出 □ 指导患者咳嗽、咳痰、功能锻炼 □ 术后心理与生活护理	□ 告知患者出院后注意事项并附书面出院指导一份 □ 指导功能锻炼

（续　表）

主要护理工作	饮食指导	□ 禁食水	□ 根据医嘱通知配餐员准备膳食 □ 协助进餐	
	活动体位	□ 根据护理等级指导活动	□ 根据护理等级指导活动	
	洗浴要求	□ 协助患者晨晚间护理	□ 协助患者晚间护理	
病情变异记录		□ 无　　□ 有,原因: □ 患者　□ 疾病　□ 医疗 □ 护理　□ 保障　□ 管理	□ 无　　□ 有,原因: □ 患者　□ 疾病　□ 医疗 □ 护理　□ 保障　□ 管理	□ 无　　□ 有,原因: □ 患者　□ 疾病　□ 医疗 □ 护理　□ 保障　□ 管理

护士签名	白班	小夜班	大夜班	白班	小夜班	大夜班	白班	小夜班	大夜班
医师签名									

（田晓东）

第七节　恶性胸腔积液行壁层胸膜切除＋胸膜剥脱术临床路径

一、恶性胸腔积液行壁层胸膜切除＋胸膜剥脱术临床路径标准住院流程

(一)适用对象

第一诊断为恶性胸腔积液(ICD-10:C78.202)拟行壁层胸膜切除＋胸膜剥脱术(ICD-9-CM-3:34.59 伴 34.51)。

(二)诊断依据

根据《临床诊疗指南——胸外科分册》(中华医学会编著,人民卫生出版社)和《手术学全集——胸外科手术学》(中国人民解放军总后勤部卫生部主编,人民军医出版社)。

1. 恶性胸腔积液可由原发性胸膜肿瘤如恶性间皮瘤所致。

2. 恶性胸腔积液绝大多数由转移性胸膜肿瘤引起,约占 95%,最常见的为肺癌、乳腺癌、淋巴瘤等。

3. 辅助检查。胸部 X 线及 CT 检查显示胸腔积液;胸液中找到癌细胞,诊断就可以确定;否则应行针刺胸膜活检,胸腔镜检查,甚至剖胸探查。

(三)治疗方案的选择及依据

根据《临床诊疗指南——胸外科分册》(中华医学会编著,人民卫生出版社)和《手术学全集——胸外科手术学》(中国人民解放军总后勤部卫生部主编,人民军医出版社)。

1. 符合恶性胸腔积液。

2. 全身状况允许手术。

3. 征得患者及家属的同意。

（四）标准住院日为 13～14 天

（五）进入路径标准

1. 第一诊断必须符合恶性胸腔积液（ICD-10：C78.202），手术计划为拟行壁层胸膜切除＋胸膜剥脱术（ICD-9-CM-3：34.59 伴 34.51）。

2. 年龄，18－60 岁。

3. 临床症状较重，经内科治疗不能有效控制胸腔积液的增长；恶性胸腔积液为进一步明确病理诊断，患者身体情况良好。

4. 心、肺、肝、肾等器官功能可以耐受全麻开胸手术。

5. 当患者同时具有其他疾病诊断，但在住院期间不需要特殊处理也不影响第一诊断的临床路径流程实施时，可以进入路径。

（六）术前准备（术前评估）3～5 天

1. 检验检查评估

（1）必须检查的项目

1）血（尿、粪）常规、血生化、凝血功能、血型、血清四项筛查、肿瘤标志物。

2）胸片、心电图，胸部 CT 平扫扫描＋增强扫描，头颅 CT 或 MRI，全身骨扫描，腹部超声，肺功能等。

（2）根据患者病情可选择

1）血气分析、超声心动图、经皮肺穿刺活检。

2）24 小时动态心电图、PET-CT。

3）有相关疾病者必要时请相关科室会诊。

（3）营养评估：由护士根据《解放军总医院新入院患者营养风险筛查表（NRS-2002）》为新入院患者进行营养评估，评分＞3 分的告知医师，必要时申请营养科会诊。

（4）心理评估：由心理科医生根据病情需要实施评估。

（5）疼痛评估：由医师对于病情危重患者，或术前 24 小时、麻醉前的患者根据《VAS 评分》实施疼痛评估，评估结果及应用的特殊镇痛药物应当告知患者或其病情委托人，疼痛评估的结果应当记录在住院病历表格中。评分＞7 分的常规镇痛处理效果欠佳的顽固性疼痛患者应当及时请疼痛科医生会诊。

（6）康复评估：由护士根据《入院患者康复筛查和评估表》在新入院患者入院后 24 小时内进行康复筛查和评估。任何一项结果为"是"，均应告知医师，申请康复医师会诊。

（7）深静脉血栓栓塞症风险评估：根据《深静脉血栓栓塞症评估量表》在新入院患者入院后 24 小时内进行风险筛查和评估。风险结果为"高危"的，则申请血管外科或介入导管室医师会诊。

2. 术前准备

（1）术前评估：术前 24 小时内完成术前病情评估，完成必要的检查，做出术前小结、术前讨论。

（2）术前谈话：术者应在术前 1 天与患者及其家属谈话，告知手术方案、相关风险、用血计划、术后转归、手术费用，以及患者及亲属权益，并履行书面知情同意手续。告知高值耗材的使用及费用。

（3）通知手术室：准备手术间、手术药品、手术物品及特殊耗材。

(4)手术部位标识:术者、第一助手或经治医师在术前 1 天应对手术部位做体表标识,急诊手术由接诊医师或会诊外科医师标记,标记过程应有责任护士、患者及亲属共同参与,并记入手术安排表。

(5)术前一日麻醉医师访视:制订麻醉计划、完成评估、确定麻醉方式,并记入《麻醉术前访视记录》,告知患者及家属麻醉适应证、麻醉目的、风险、可能出现的情况及其处理原则、替代方案等,签署《麻醉知情同意书》并归入病历。

3. **主要护理工作** 入院宣教,交代注意事项(如防褥疮、防跌倒等),指导患者戒烟,并进行术前宣教,心理护理。

(七)药品选择及使用时机

按照《抗菌药物临床应用指导原则(2015 年版)》[国卫办医发(2015)43 号]执行。

1. 预防性抗菌药物应用:第一、二代头孢菌素。

2. 预防性用药给药时间为皮肤、黏膜切开前 0.5～1 小时或麻醉开始时,如手术时间超过 3 小时或超过所用药物半衰期的 2 倍以上,或出血量超过 1500ml,术中应追加一次。

3. 预防用药时间为 24 小时,污染手术必要时延长至 48 小时。

(八)手术日为入院第 6 天

1. 手术安全核对。患者入手术间后由手术医师、麻醉医师、巡回护士和患者本人共同核对患者身份、手术部位与标识、手术方式。手术医师、麻醉医师、巡回护士三方按《手术安全核对表》逐项核对,共同签字。

(1)手术方式:壁层胸膜切除+胸膜剥脱术。

(2)麻醉方式:全麻双腔气管插管。

(3)手术置入物:吻合钉。

(4)术中用药:麻醉常规用药,术中预防使用抗生素、术中镇痛等。

(5)输血及血液制品:根据术中情况选择。

(6)术中病理:根据术中情况酌情行快速冷冻病理检查。

2. 经治医师或手术医师应即刻完成术后首次病程记录,观察术后患者病情变化。

(九)术后住院恢复 7～14 天,必须复查的检查项目

1. 术后住院恢复

(1)术后给予持续心电、呼吸、血压、血氧饱和度监测,病情平稳后停止。

(2)术后用药:预防使用抗菌药物,止咳药、止痛药等。

(3)术后换药:术后第一天及出院当日予以清洁换药;其他时间根据手术切口渗出情况予以清洁换药。

(4)术后护理:观察患者咳嗽、咳痰状况、肺复张情况、引流管引流情况、伤口敷料有无渗出,并在异常时立即通知医生处理,指导并辅助患者术后咳嗽咳痰及功能锻炼,给予防跌倒护理等。

2. 必须复查的项目 血常规、血生化、胸片。

(十)出院标准

1. 生命体征平稳,体温正常。

2. 正常进食普食。

3. 切口愈合良好。

4. 常规化验无明显异常;胸片示术侧肺膨胀良好,无明显感染征象。

5. 无与本病相关的其他并发症。

(十一)有无变异及原因分析

1. 医疗原因导致的变异 如改变诊疗方案、转科治疗、操作失误、误诊等。

2. 患者原因导致的变异 如不同意治疗方案、个人原因要求出(转)院、院外服用手术禁忌药、月经期、对诊疗计划不满要求出路径、相关检查检验院外(门诊)已做等。

3. 并发症原因导致的变异 如胸腔出血、肺部感染、呼吸衰竭、肺漏气延长、肺动脉栓塞、支气管胸膜瘘、切口感染等造成住院日延长和费用增加。

4. 病情原因导致的变异 部分患者常常存在很多内科并发症,如脑血管或心血管病、糖尿病、血栓等,手术可能导致这些疾病加重而需要治疗,从而延长治疗时间和增加住院费用。

5. 辅诊科室原因导致的变异 如检查、检验、手术、病理等检查(不及时、结果错报、操作部位/方式错误、标本不合格)、报告(不及时、结果错报、标本不合格)等原因延长住院天数、增加费用等。

6. 管理原因导致的变异 如系统暂不支持、系统瘫痪、需要修订流程、需要修订制度等。

7. 节假日 术前患者如住院后赶上节假日,使手术推迟,延长住院时间,增加费用。

二、恶性胸腔积液行壁层胸膜切除＋胸膜剥脱术临床路径表单

适用对象	第一诊断为恶性胸腔积液(ICD-10:C78.202)行壁层胸膜切除＋胸膜剥脱术(ICD-9-CM-3:34.59 伴 34.51)		
患者基本信息	姓名:_____ 性别:___ 年龄:___ 门诊号:_____ 住院号:_____ 过敏史:_____ 住院日期:___年__月__日 出院日期:____年__月__日		标准住院日:13～14 天
时间		住院第 1 天	住院第 2—4 天	住院第 3—5 天(术前日)
主要诊疗工作	制度落实	□ 经治医生或值班医生在患者入院 2 小时内到床旁接诊 □ 主管医生在患者入院后 24 小时内完成检诊 □ 初步的诊断和治疗方案 □ 开具相关检查、化验单	□ 三级医师查房 □ 完成必要的相关科室会诊	□ 手术医师查房 □ 术前准备 □ 麻醉医师查房
	病情评估	□ 经治医师询问病史与体格检查 □ 下肢静脉血栓风险评估 □ 经治医师询问病史与体格检查 □ 心理评估 □ 营养评估 □ 疼痛评估 □ 康复评估	□ 临床分期与术前评估	□ 术前评估 □ 下肢静脉血栓风险评估

（续　表）

			□ 入院 8 小时内完成首次病程记录 □ 入院 24 小时内完成入院记录 □ 完成主管医师查房记录	□ 住院医师完成上级医师查房记录、相关会诊记录	□ 完成术前手术医师查房记录、术前讨论、术前小结
主要诊疗工作		病历书写	□ 入院 8 小时内完成首次病程记录 □ 入院 24 小时内完成入院记录 □ 完成主管医师查房记录	□ 住院医师完成上级医师查房记录、相关会诊记录	□ 完成术前手术医师查房记录、术前讨论、术前小结
		知情同意	□ 患者或家属入院记录签字 □ 签署授权委托书、自费用品协议书（必要时）、军人目录外耗材审批单（必要时）	□ 向患者家属交代病情	□ 告知患者及家属病情和围术期注意事项并签署手术知情同意书 □ 麻醉医师与患者和（或）家属交代麻醉注意事项并签署麻醉知情同意书
		手术治疗	□ 患者既往内科疾病的用药	□ 患者既往内科疾病的用药	□ 患者既往内科疾病的用药 □ 术前准备 □ 交叉配血 □ 术区备皮
		其他	□ 及时通知上级医师检诊	□ 及时通知上级医师检诊	□ 经治医师检查整理病历资料
重点医嘱	长期医嘱	护理医嘱	□ 按胸外科护理常规 □ 三级护理	□ 按胸外科护理常规 □ 三级护理	□ 按胸外科护理常规 □ 三级护理
		处置医嘱	□ 测血压（必要时） □ 快速血糖测定（必要时）	□ 测血压 □ 快速血糖测定（必要时）	□ 测血压 □ 快速血糖测定（必要时）
		膳食医嘱	□ 普食		□ 术晨禁食水
		药物医嘱	□ 止咳药、止血药、自带药（必要时）	□ 止咳药、止血药、自带药（必要时）	□ 止咳药、止血药、自带药（必要时）
	临时医嘱	检查检验	□ 血常规 □ 尿常规 □ 粪常规 □ 血型 □ 凝血四项 □ 普通生化 □ 血气分析 □ 血清术前八项 □ 胸部正侧位片 □ 心电图检查（多导） □ 超声心动图 □ 胸部 CT □ 肝胆胰脾、肾上腺超声 □ 颈部淋巴结及锁骨上淋巴结超声 □ 头颅 MRI □ 全身骨扫描 □ 肺功能		

（续　表）

重点医嘱	临时医嘱	药物医嘱			□ 预防使用抗生素 □ 镇静药 □ 肠道准备药
		手术医嘱			□ 常规明日在全麻下行壁层胸膜切除＋胸膜剥脱术
		处置医嘱	□ 静脉抽血 □ 动脉抽血		□ 抗生素皮试 □ 备皮 □ 交叉配血 □ 术中导尿
主要护理工作	健康宣教		□ 入院宣教(住院环境、规章制度) □ 进行护理安全指导 □ 进行等级护理、活动范围指导 □ 进行饮食指导 □ 进行关于疾病知识的宣教 □ 检查、检验项目的目的和意义	□ 进行饮食指导 □ 进行关于疾病知识的宣教 □ 检查、检验项目的目的和意义	□ 术前宣教 □ 指导术后康复训练 □ 指导术后注意事项
	护理处置		□ 患者身份核对 □ 佩戴腕带 □ 建立入院病历,通知医生 □ 入院介绍:介绍责任护士,病区环境、设施、规章制度、基础护理服务项目 □ 询问病史,填写护理记录单首页 □ 观察病情 □ 测量基本生命体征 □ 抽血、留取标本 □ 心理与生活护理 □ 根据评估结果采取相应护理措施 □ 通知检查项目及注意事项	□ 观察病情 □ 测量基本生命体征 □ 心理与生活护理 □ 根据评估结果采取相应护理措施 □ 通知检查项目及注意事项	□ 观察病情 □ 测量基本生命体征 □ 术前患者准备(手术前沐浴、更衣、备皮) □ 检查术前物品准备 □ 心理与生活护理 □ 根据评估结果采取相应护理措施 □ 完成护理记录
	护理评估		□ 一般评估:生命体征、神志、皮肤、药物过敏史等 □ 专科评估:咳嗽、咳痰情况、一般活动情况 □ 风险评估:评估有无跌倒、坠床、褥疮风险 □ 心理评估 □ 营养评估 □ 疼痛评估 □ 康复评估	□ 心理评估 □ 营养评估 □ 疼痛评估 □ 康复评估	□ 心理评估 □ 营养评估 □ 疼痛评估 □ 康复评估

（续 表）

主要护理工作	专科护理	□ 协助指导患者咳嗽、咳痰、术后床上活动等 □ 指导功能锻炼 □ 指导患者戒烟	□ 协助指导患者咳嗽、咳痰、术后床上活动等 □ 指导功能锻炼 □ 指导患者戒烟	□ 协助指导患者咳嗽、咳痰、术后床上活动等 □ 指导功能锻炼 □ 指导患者戒烟
	饮食指导	□ 根据医嘱通知配餐员准备膳食 □ 协助进餐	□ 根据医嘱通知配餐员准备膳食 □ 协助进餐	□ 嘱患者清淡饮食 □ 协助进餐
	活动体位	□ 根据护理等级指导活动	□ 根据护理等级指导活动	□ 根据护理等级指导活动
	洗浴要求	□ 协助患者洗澡，更换病号服	□ 协助患者洗澡，更换病号服	□ 协助患者清洁备皮部位，更换病号服
病情变异记录		□ 无　　□ 有，原因： □ 患者　□ 疾病　□ 医疗 □ 护理　□ 保障　□ 管理	□ 无　　□ 有，原因： □ 患者　□ 疾病　□ 医疗 □ 护理　□ 保障　□ 管理	□ 无　　□ 有，原因： □ 患者　□ 疾病　□ 医疗 □ 护理　□ 保障　□ 管理
护士签名		白班　｜小夜班｜大夜班	白班　｜小夜班｜大夜班	白班　｜小夜班｜大夜班
医师签名				

时间		住院第6天（手术日）	住院第7—12天（术后恢复）	住院第13—14天（出院日）
主要诊疗工作	制度落实	□ 手术 □ 上级医师查房 □ 麻醉医师查房 □ 观察有无术后并发症，并做相应处理	□ 术后三天连续查房 □ 术后手术医师查房 □ 三级医师查房 □ 观察有无术后并发症，并做相应处理	□ 上级医师查房，进行手术及伤口评估，确定有无手术并发症和伤口愈合不良情况，明确是否出院
	病情评估	□ 出血评估 □ 疼痛评估 □ 心理评估 □ 下肢静脉血栓风险评估	□ 咳痰能力评估 □ 出血评估 □ 疼痛评估 □ 下肢静脉血栓风险评估 □ 上级医师进行治疗效果、预后评估	□ 上级医师进行出院评估
	病历书写	□ 住院医师术后即刻完成术后病程 □ 术者或第一助手术后24小时内完成手术记录（术者签字）	□ 上级医师查房记录	□ 出院当天病程记录（由上级医师指示出院） □ 出院后24小时内完成出院记录 □ 出院后24小时内完成病案首页
	知情同意	□ 向患者和（或）家属交代手术情况及术后注意事项	□ 告知患者及其家属术后恢复情况	□ 告知患者及家属出院后注意事项（指导出院后功能锻炼，复诊时间、地点，发生紧急情况时的处理方法等）

主要诊疗工作	手术治疗	□ 实施手术（手术安全核查记录、手术清点记录） □ 术后止痛、止血、止咳、止吐等对症治疗	□ 术后止痛、止血、止咳、止吐等对症治疗 □ 手术切口换药	□ 手术切口换药
	其他	□ 监测患者生命体征 □ 观察手术切口及周围情况 □ 观察胸腔闭式引流管引流情况	□ 观察患者咳嗽、咳痰情况 □ 观察手术切口及周围情况 □ 观察胸腔闭式引流管引流情况，情况允许时拔除 □ 定期复查血常规、血生化 □ 及时通知上级医师检诊	□ 通知出院 □ 开具出院介绍信 □ 开具诊断证明书 □ 出院带药 □ 预约门诊复诊时间
重点医嘱	长期医嘱 护理医嘱	□ 按胸外科术后护理常规 □ 一级护理	□ 二级护理	
	长期医嘱 处置医嘱	□ 持续吸氧 □ 留置导尿 □ 持续心电、血压、呼吸、血氧饱和度监测 □ 胸腔闭式引流管接无菌袋		
	长期医嘱 膳食医嘱	□ 禁食水	□ 半流食 □ 普食	
	长期医嘱 药物医嘱	□ 抗生素 □ 止痛、止吐、抑酸、化痰		
	临时医嘱 检查检验	□ 血常规 □ 凝血四项、DIC 监测 □ 普通生化	□ 血常规 □ 凝血四项、DIC 监测 □ 普通生化	
	临时医嘱 药物医嘱	□ 大静脉营养液	□ 止痛、止咳、缓泻药	
	临时医嘱 手术医嘱			
	临时医嘱 处置医嘱	□ 静脉抽血	□ 静脉抽血 □ 大换药	□ 大换药 □ 出院
主要护理工作	健康宣教	□ 术后心理疏导 □ 指导术后康复训练 □ 指导术后注意事项	□ 术后心理疏导 □ 指导术后康复训练 □ 指导术后注意事项	□ 出院宣教（康复训练方法，用药指导，换药时间及注意事项，复查时间等）

（续　表）

主要护理工作	护理处置	☐ 检查术前物品准备 ☐ 与手术室护士交接 ☐ 术后观察病情 ☐ 测量基本生命体征 ☐ 遵医嘱用药 ☐ 抽血、留取标本 ☐ 心理与生活护理 ☐ 根据评估结果采取相应护理措施 ☐ 通知检查项目及注意事项	☐ 术后观察病情 ☐ 测量基本生命体征 ☐ 心理与生活护理 ☐ 指导并监督患者治疗与康复训练 ☐ 遵医嘱用药 ☐ 根据评估结果采取相应护理措施 ☐ 完成护理记录	☐ 观察患者情况 ☐ 核对患者医嘱费用 ☐ 协助患者办理出院手续 ☐ 指导并监督患者康复训练 ☐ 整理床单位
	护理评估	☐ 评估伤口疼痛情况 ☐ 风险评估：评估有无跌倒、坠床、褥疮、导管滑脱、液体外渗的风险 ☐ 心理评估 ☐ 营养评估	☐ 评估患者咳嗽、咳痰情况 ☐ 评估伤口疼痛情况 ☐ 风险评估：评估有无跌倒、坠床、褥疮、导管滑脱、液体外渗的风险 ☐ 心理评估 ☐ 营养评估	☐ 心理评估 ☐ 营养评估
	专科护理	☐ 观察伤口敷料有无渗出 ☐ 指导患者咳嗽、咳痰、功能锻炼，协助患者床上活动 ☐ 术后心理与生活护理	☐ 观察伤口敷料有无渗出 ☐ 指导患者咳嗽、咳痰、功能锻炼 ☐ 术后心理与生活护理	☐ 告知患者出院后注意事项并附书面出院指导一份 ☐ 指导功能锻炼
	饮食指导	☐ 禁食水	☐ 根据医嘱通知配餐员准备膳食 ☐ 协助进餐	
	活动体位	☐ 根据护理等级指导活动	☐ 根据护理等级指导活动	
	洗浴要求	☐ 协助患者晨晚间护理	☐ 协助患者晨晚间护理	
病情变异记录		☐ 无　☐ 有，原因： ☐ 患者　☐ 疾病　☐ 医疗 ☐ 护理　☐ 保障　☐ 管理	☐ 无　☐ 有，原因： ☐ 患者　☐ 疾病　☐ 医疗 ☐ 护理　☐ 保障　☐ 管理	☐ 无　☐ 有，原因： ☐ 患者　☐ 疾病　☐ 医疗 ☐ 护理　☐ 保障　☐ 管理
护士签名		白班｜小夜班｜大夜班	白班｜小夜班｜大夜班	白班｜小夜班｜大夜班
医师签名				

（田晓东）

第八节　弥漫性恶性间皮瘤行胸腔镜下
胸膜肺切除术临床路径

一、弥漫性恶性间皮瘤行胸腔镜下胸膜
肺切除术临床路径标准住院流程

(一)适用对象

第一诊断为弥漫性恶性间皮瘤(ICD-10:M90500/3)拟行胸腔镜下胸膜肺切除术(ICD-9-CM-3:34.59 伴 32.25)。

(二)诊断依据

根据《临床诊疗指南——胸外科分册》(中华医学会编著,人民卫生出版社)和《手术学全集——胸外科手术学》(中国人民解放军总后勤部卫生部主编,人民军医出版社)。

1. 病史及临床症状　临床多发于 50－70 岁;最常见的表现为胸痛(多为剧痛)、气短、咳嗽、发热和体重下降。大多数患者有多少不等的胸腔积液,局部胸壁肋间隙变窄、甚至出现胸壁肿块;10%的患者颈部可触及转移的淋巴结。

2. 辅助检查　胸部 X 线及 CT 检查显示胸膜不规则增厚,多发实性结节或较大肿块,常伴有胸腔积液。

(三)治疗方案的选择及依据

根据《临床诊疗指南——胸外科分册》(中华医学会编著,人民卫生出版社)和《手术学全集——胸外科手术学》(中国人民解放军总后勤部卫生部主编,人民军医出版社)。

1. 符合弥漫性恶性间皮瘤诊断。

2. 全身状况允许手术。

3. 征得患者及家属的同意。

(四)标准住院日为 17～18 天

(五)进入路径标准

1. 第一诊断必须符合弥漫性恶性间皮瘤(ICD-10:M90500/3)。

2. 年龄,18－60 岁。

3. Ⅰ期的弥漫性恶性间皮瘤,患者身体情况良好;伴有明显症状或大量胸腔积液的弥漫性恶性间皮瘤为求缓解症状。

4. 心、肺、肝、肾等器官功能可以耐受全麻开胸手术。

5. 当患者同时具有其他疾病诊断,但在住院期间不需要特殊处理也不影响第一诊断的临床路径流程实施时,可以进入路径。

(六)术前准备(术前评估)4 天

1. 检验检查评估

(1)必须检查的项目

1)血(尿、粪)常规、血生化、凝血功能、血型、血清四项筛查、肿瘤标志物。

2)胸片、心电图,胸部 CT 平扫＋增强扫描,头颅 CT 或 MRI,全身骨扫描,腹部超声,肺功能等。

（2）根据患者病情可选择

1）血气分析、超声心动图、纤维支气管镜、活检、经皮肺穿刺活检。

2）24 小时动态心电图、PET-CT。

3）有相关疾病者必要时请相关科室会诊。

（3）营养评估：由护士根据《解放军总医院新入院患者营养风险筛查表（NRS-2002）》为新入院患者进行营养评估，评分＞3 分的告知医师，必要时申请营养科会诊。

（4）心理评估：由心理科医生根据病情需要实施评估。

（5）疼痛评估：由医师对于病情危重患者，或术前 24 小时、麻醉前的患者根据《VAS 评分》实施疼痛评估，评估结果及应用的特殊镇痛药物应当告知患者或其病情委托人，疼痛评估的结果应当记录在住院病历表格中。评分＞7 分的常规镇痛处理效果欠佳的顽固性疼痛患者应当及时请疼痛科医生会诊。

（6）康复评估：由护士根据《入院患者康复筛查和评估表》在新入院患者入院后 24 小时内进行康复筛查和评估。任何一项结果为“是”，均应告知医师，申请康复医师会诊。

（7）深静脉血栓栓塞症风险评估：根据《下肢深静脉血栓形成及肺栓塞风险评估表》在新入院患者入院后 24 小时内进行风险筛查和评估。风险结果为“极高危”的，则申请血管外科或介入导管室医师会诊。

2. 术前准备

（1）术前评估：术前 24 小时内完成术前病情评估，完成必要的检查，做出术前小结、术前讨论。

（2）术前谈话：术者应在术前 1 天与患者及其家属谈话，告知手术方案、相关风险、用血计划、术后转归、手术费用，以及患者及亲属权益，并履行书面知情同意手续。告知高值耗材的使用及费用。

（3）通知手术室：准备手术间、手术药品、手术物品及特殊耗材。

（4）手术部位标识：术者、第一助手或经治医师在术前 1 天应对手术部位做体表标识，急诊手术由接诊医师或会诊外科医师标记，标记过程应有责任护士、患者及亲属共同参与，并记入手术安排表。

（5）术前一日麻醉医师访视：制订麻醉计划、完成评估、确定麻醉方式，并记入《麻醉术前访视记录》，告知患者及家属麻醉适应证、麻醉目的、风险、可能出现的情况及其处理原则、替代方案等，签署《麻醉知情同意书》并归入病历。

3. 主要护理工作 入院宣教，交代注意事项（如防褥疮、防跌倒等），指导患者戒烟，并进行术前宣教，心理护理。

（七）药品选择及使用时机

按照《抗菌药物临床应用指导原则（2015 年版）》[国卫办医发（2015）43 号]执行。

1. 预防性抗菌药物应用：第一、二代头孢菌素。

2. 预防性用药给药时间为皮肤、黏膜切开前 0.5～1 小时或麻醉开始时，如手术时间超过 3 小时或超过所用药物半衰期的 2 倍以上，或出血量超过 1500ml，术中应追加一次。

3. 预防用药时间为 24 小时，污染手术必要时延长至 48 小时。

（八）手术日为入院第 5 天

1. 手术安全核对。患者入手术间后由手术医师、麻醉医师、巡回护士和患者本人共同核对患者身份、手术部位与标识、手术方式。手术医师、麻醉医师、巡回护士三方按《手术安全核对表》逐项核对,共同签字。

(1)手术方式:胸腔镜下胸膜切除术＋肺叶切除术。

(2)麻醉方式:全麻双腔气管插管。

(3)手术置入物:吻合钉。

(4)术中用药:麻醉常规用药,术中预防使用抗生素、术中镇痛等。

(5)输血及血液制品:根据术中情况选择。

(6)术中病理:根据术中情况酌情行快速冷冻病理检查。

2. 经治医师或手术医师应即刻完成术后首次病程记录,观察术后患者病情变化。

(九)术后住院恢复 12～14 天,必须复查的检查项目

1. 术后住院恢复

(1)术后给予持续心电、呼吸、血压、血氧饱和度监测至病情平稳。

(2)术后用药:预防使用抗菌药物,止咳药、止痛药等。

(3)术后换药:术后第一天及出院当日予以清洁换药;其他时间根据手术切口渗出情况予以清洁换药。

(4)术后护理:观察患者咳嗽、咳痰状况、肺复张情况、引流管引流情况、伤口敷料有无渗出,并在异常时立即通知医生处理,指导并辅助患者术后咳嗽、咳痰及功能锻炼,给予防跌倒护理等。

2. 必须复查的项目 血常规、血生化、胸片。

(十)出院标准

1. 生命体征平稳,体温正常。

2. 正常进食普食。

3. 切口愈合良好。

4. 常规化验无明显异常;胸片示术侧肺膨胀良好,无明显感染征象。

5. 无与本病相关的其他并发症。

(十一)有无变异及原因分析

1. 医疗原因导致的变异 如改变诊疗方案、转科治疗、操作失误、误诊等。

2. 患者原因导致的变异 如不同意治疗方案、个人原因要求出(转)院、院外服用手术禁忌药、月经期、对诊疗计划不满要求出路径、相关检查检验院外(门诊)已做等。

3. 并发症原因导致的变异 如胸腔出血、肺部感染、呼吸衰竭、肺漏气延长、肺动脉栓塞、支气管胸膜瘘、切口感染等造成住院日延长和费用增加。

4. 病情原因导致的变异 部分患者常常存在很多内科并发症,如脑血管或心血管病、糖尿病、血栓等,手术可能导致这些疾病加重而需要治疗,从而延长治疗时间和增加住院费用。

5. 辅诊科室原因导致的变异 如检查、检验、手术、病理等检查(不及时、结果错报、操作部位/方式错误、标本不合格)、报告(不及时、结果错报、标本不合格)等原因延长住院天数、增加费用等。

6. 管理原因导致的变异 如系统暂不支持、系统瘫痪、需要修订流程、需要修订制度等。

7. 节假日 术前患者如住院后赶上节假日,使手术推迟,延长住院时间,增加费用。

二、弥漫性恶性间皮瘤行胸腔镜下胸膜肺切除术临床路径表单

适用对象	第一诊断为弥漫性恶性间皮瘤（ICD-10：M90500/3）行胸腔镜下胸膜肺切除术（ICD-9-CM-3：34.59 伴 32.25）	
患者基本信息	姓名：_____ 性别：____ 年龄：____ 门诊号：_____ 住院号：_____ 过敏史：_____ 住院日期：____年__月__日 出院日期：____年__月__日	标准住院日：17～18 天

	时间	住院第 1 天	住院第 2—3 天	住院第 4 天（术前日）
主要诊疗工作	制度落实	□ 经治医生或值班医生在患者入院 2 小时内到床旁接诊 □ 主管医生或二线值班医生在患者入院后 24 小时内完成检诊 □ 初步的诊断和治疗方案 □ 开具相关检查、化验单	□ 三级医师查房 □ 完成必要的相关科室会诊	□ 手术医师查房 □ 术前准备 □ 麻醉医师查房
	病情评估	□ 经治医师询问病史与体格检查 □ 咳痰能力评估 □ 下肢静脉血栓风险评估 □ 上级医师进行治疗效果、预后评估 □ 心理评估 □ 营养评估 □ 康复评估	□ 临床分期与术前评估 □ 出血评估 □ 疼痛评估 □ 专科会诊（必要时）	□ 术前评估 □ 下肢静脉血栓风险评估
	病历书写	□ 入院 8 小时内完成首次病程记录 □ 入院 24 小时内完成入院记录 □ 完成主管医师查房记录	□ 住院医师完成上级医师查房记录、相关会诊记录	□ 完成术前手术医师查房记录、术前讨论、术前小结
	知情同意	□ 患者或家属入院记录签字 □ 签署授权委托书、自费用品协议书（必要时）、军人目录外耗材审批单（必要时）	□ 向患者家属交代病情	□ 术前谈话，告知患者及家属病情和围术期注意事项并签署手术知情同意书 □ 麻醉医师与患者和（或）家属交代麻醉注意事项并签署麻醉知情同意书

（续　表）

主要诊疗工作	手术治疗		□ 患者既往内科疾病的用药	□ 患者既往内科疾病的用药	□ 患者既往内科疾病的用药 □ 术前准备 □ 交叉配血 □ 术区备皮
	其他		□ 及时通知上级医师检诊	□ 及时通知上级医师检诊	经治医师检查整理病历资料
重点医嘱	长期医嘱	护理医嘱	□ 按胸外科护理常规 □ 三级护理	□ 按胸外科护理常规 □ 三级护理	□ 按胸外科护理常规 □ 三级护理
		处置医嘱	□ 测血压（必要时） □ 快速血糖测定（必要时）	□ 测血压 □ 快速血糖测定（必要时）	□ 测血压 □ 快速血糖测定（必要时）
		膳食医嘱	□ 普食		□ 术晨禁食水
		药物医嘱	□ 止咳药、止血药、自带药（必要时）	□ 止咳药、止血药、自带药（必要时）	□ 止咳药、止血药、自带药（必要时）
	临时医嘱	检查检验	□ 血常规 □ 尿常规 □ 粪常规 □ 血型 □ 凝血四项 □ 普通生化 □ 血清术前八项 □ 胸部正侧位片 □ 心电图检查（多导） □ 胸部 CT □ 肝胆胰脾、肾上腺超声 □ 颈部淋巴结及锁骨上淋巴结超声 □ 头颅 MRI □ 全身骨扫描 □ 肺功能		
		药物医嘱			□ 预防使用抗生素 □ 镇静药 □ 肠道准备药
		手术医嘱			□ 常规明日在全麻下行胸膜肺切除术
		处置医嘱	□ 静脉抽血 □ 动脉抽血		□ 抗生素皮试 □ 备皮 □ 交叉配血 □ 术中导尿

（续　表）

主要护理工作	健康宣教	☐ 入院宣教（住院环境、规章制度） ☐ 进行护理安全指导 ☐ 进行等级护理、活动范围指导 ☐ 进行饮食指导 ☐ 进行关于疾病知识的宣教 ☐ 检查、检验项目的目的和意义	☐ 进行饮食指导 ☐ 进行关于疾病知识的宣教 ☐ 检查、检验项目的目的和意义	☐ 术前宣教 ☐ 指导术后康复训练 ☐ 指导术后注意事项
	护理处置	☐ 患者身份核对 ☐ 佩戴腕带 ☐ 建立入院病历，通知医生 ☐ 入院介绍：介绍责任护士，病区环境、设施、规章制度、基础护理服务项目 ☐ 询问病史，填写护理记录单首页 ☐ 观察病情 ☐ 测量基本生命体征 ☐ 抽血、留取标本 ☐ 心理与生活护理 ☐ 根据评估结果采取相应护理措施 ☐ 通知检查项目及注意事项	☐ 观察病情 ☐ 测量基本生命体征 ☐ 心理与生活护理 ☐ 根据评估结果采取相应护理措施 ☐ 通知检查项目及注意事项	☐ 观察病情 ☐ 测量基本生命体征 ☐ 术前患者准备（手术前沐浴、更衣、备皮） ☐ 检查术前物品准备 ☐ 心理与生活护理 ☐ 根据评估结果采取相应护理措施 ☐ 完成护理记录
	护理评估	☐ 一般评估：生命体征、神志、皮肤、药物过敏史等 ☐ 专科评估：咳嗽、咳痰情况、一般活动情况 ☐ 风险评估：评估有无跌倒、坠床、褥疮风险 ☐ 心理评估 ☐ 营养评估 ☐ 疼痛评估 ☐ 康复评估	☐ 心理评估 ☐ 营养评估 ☐ 疼痛评估 ☐ 康复评估	☐ 心理评估 ☐ 营养评估 ☐ 疼痛评估 ☐ 康复评估
	专科护理	☐ 协助指导患者咳嗽、咳痰、术后床上活动等 ☐ 指导功能锻炼 ☐ 指导患者戒烟	☐ 协助指导患者咳嗽、咳痰、术后床上活动等 ☐ 指导功能锻炼 ☐ 指导患者戒烟	☐ 协助指导患者咳嗽、咳痰、术后床上活动等 ☐ 指导功能锻炼 ☐ 指导患者戒烟

（续　表）

主要护理工作	饮食指导	□ 根据医嘱通知配餐员准备膳食 □ 协助进餐	□ 根据医嘱通知配餐员准备膳食 □ 协助进餐	□ 嘱患者清淡饮食 □ 协助进餐
	活动体位	□ 根据护理等级指导活动	□ 根据护理等级指导活动	□ 根据护理等级指导活动
	洗浴要求	□ 协助患者洗澡,更换病号服	□ 协助患者洗澡,更换病号服	□ 协助患者清洁备皮部位,更换病号服
病情变异记录		□ 无　　□ 有,原因: □ 患者　□ 疾病　□ 医疗 □ 护理　□ 保障　□ 管理	□ 无　　□ 有,原因: □ 患者　□ 疾病　□ 医疗 □ 护理　□ 保障　□ 管理	□ 无　　□ 有,原因: □ 患者　□ 疾病　□ 医疗 □ 护理　□ 保障　□ 管理
护士签名		白班　　小夜班　　大夜班	白班　　小夜班　　大夜班	白班　　小夜班　　大夜班
医师签名				

时间		住院第 5 天(手术日)	住院第 6－16 天(术后恢复)	住院第 17－18 天(出院日)
主要诊疗工作	制度落实	□ 手术 □ 上级医师查房 □ 麻醉医师查房 □ 观察有无术后并发症,并做相应处理	□ 术后三天连续查房 □ 术后手术医师查房 □ 三级医师查房 □ 观察有无术后并发症,并做相应处理	□ 上级医师查房,进行手术及伤口评估,确定有无手术并发症和伤口愈合不良情况,明确是否出院
	病情评估	□ 出血评估 □ 疼痛评估 □ 下肢静脉血栓风险评估	□ 咳痰能力评估 □ 出血评估 □ 疼痛评估 □ 下肢静脉血栓风险评估 □ 上级医师进行治疗效果、预后评估	□ 上级医师进行出院评估
	病历书写	□ 住院医师术后即刻完成术后病程 □ 术者或第一助手术后 24 小时内完成手术记录(术者签字)	□ 上级医师查房记录	□ 出院当天病程记录(由上级医师指示出院) □ 出院后 24 小时内完成出院记录 □ 出院后 24 小时内完成病案首页
	知情同意	□ 向患者和(或)家属交代手术情况及术后注意事项	□ 告知患者及其家属术后恢复情况	□ 告知患者及家属出院后注意事项(指导出院后功能锻炼、复诊时间地点,发生紧急情况时处理方法等)
	手术治疗	□ 实施手术(手术安全核查记录、手术清点记录) □ 术后止痛、止血、止咳、止吐等对症治疗	□ 术后止痛、止血、止咳、止吐等对症治疗 □ 手术切口换药	□ 手术切口换药

主要诊疗工作	其他	□ 监测患者生命体征 □ 观察手术切口及周围情况 □ 观察胸腔闭式引流管引流情况	□ 观察患者咳嗽、咳痰情况 □ 观察手术切口及周围情况 □ 观察胸腔闭式引流管引流情况，情况允许时拔除 □ 定期复查血常规、血生化 □ 及时通知上级医师检诊	□ 通知出院 □ 开具出院介绍信 □ 开具诊断证明书 □ 出院带药 □ 预约门诊复诊时间
重点医嘱	长期医嘱 · 护理医嘱	□ 按胸外科术后护理常规 □ 一级护理	□ 二级护理	
	长期医嘱 · 处置医嘱	□ 持续吸氧 □ 留置导尿 □ 持续心电、血压、呼吸、血氧饱和度监测 □ 胸腔闭式引流管接无菌袋		
	长期医嘱 · 膳食医嘱	□ 禁食水	□ 半流食 □ 普食	
	长期医嘱 · 药物医嘱	□ 抗生素 □ 止痛、止吐、抑酸、化痰		
	临时医嘱 · 检查检验	□ 血常规 □ 凝血四项、DIC 监测 □ 普通生化	□ 血常规 □ 凝血四项、DIC 监测 □ 普通生化 □ 胸部正侧位片	
	临时医嘱 · 药物医嘱	□ 大静脉营养液	□ 止痛、止咳、缓泻药	
	临时医嘱 · 手术医嘱			
	临时医嘱 · 处置医嘱	□ 静脉抽血	□ 静脉抽血 □ 大换药	□ 大换药 □ 出院
主要护理工作	健康宣教	□ 术后心理疏导 □ 指导术后康复训练 □ 指导术后注意事项	□ 术后心理疏导 □ 指导术后康复训练 □ 指导术后注意事项	□ 出院宣教（康复训练方法，用药指导，换药时间及注意事项，复查时间等）
	护理处置	□ 检查术前物品准备 □ 与手术室护士交接 □ 术后观察病情 □ 测量基本生命体征 □ 遵医嘱用药 □ 抽血、留取标本 □ 心理与生活护理 □ 根据评估结果采取相应护理措施 □ 通知检查项目及注意事项	□ 术后观察病情 □ 测量基本生命体征 □ 心理与生活护理 □ 指导并监督患者治疗与康复训练 □ 遵医嘱用药 □ 根据评估结果采取相应护理措施 □ 完成护理记录	□ 观察患者情况 □ 核对患者医嘱费用 □ 协助患者办理出院手续 □ 指导并监督患者康复训练 □ 整理床单位

（续　表）

主要护理工作	护理评估	□ 评估伤口疼痛情况 □ 风险评估：评估有无跌倒、坠床、褥疮、导管滑脱、液体外渗的风险 □ 心理评估 □ 营养评估	□ 评估患者咳嗽、咳痰情况 □ 评估伤口疼痛情况 □ 风险评估：评估有无跌倒、坠床、褥疮、导管滑脱、液体外渗的风险 □ 心理评估 □ 营养评估	□ 心理评估 □ 营养评估
	专科护理	□ 观察伤口敷料有无渗出 □ 指导患者咳嗽、咳痰、功能锻炼，协助患者床上活动 □ 术后心理与生活护理	□ 观察伤口敷料有无渗出 □ 指导患者咳嗽、咳痰、功能锻炼 □ 术后心理与生活护理	□ 告知患者出院后注意事项并附书面出院指导一份 □ 指导功能锻炼
	饮食指导	□ 禁食水	□ 根据医嘱通知配餐员准备膳食 □ 协助进餐	
	活动体位	□ 根据护理等级指导活动	□ 根据护理等级指导活动	
	洗浴要求	□ 协助患者晨晚间护理	□ 协助患者晨晚间护理	
病情变异记录		□ 无　　□ 有，原因： □ 患者　□ 疾病　□ 医疗 □ 护理　□ 保障　□ 管理	□ 无　　□ 有，原因： □ 患者　□ 疾病　□ 医疗 □ 护理　□ 保障　□ 管理	□ 无　　□ 有，原因： □ 患者　□ 疾病　□ 医疗 □ 护理　□ 保障　□ 管理
护士签名		白班 | 小夜班 | 大夜班	白班 | 小夜班 | 大夜班	白班 | 小夜班 | 大夜班
医师签名				

（田晓东）

第九节　恶性胸腔积液行胸腔镜下壁层胸膜切除术＋胸膜剥脱术临床路径

一、恶性胸腔积液行胸腔镜下壁层胸膜切除术＋胸膜剥脱术临床路径标准住院流程

（一）适用对象

第一诊断为恶性胸腔积液（ICD-10：C78.202）拟行胸腔镜下壁层胸膜切除＋胸膜剥脱术（ICD-9-CM-3：34.59 伴 34.51）。

（二）诊断依据

根据《临床诊疗指南——胸外科分册》（中华医学会编著，人民卫生出版社）和《手术学全集——胸外科手术学》（中国人民解放军总后勤部卫生部主编，人民军医出版社）。

1. 恶性胸腔积液可由原发性胸膜肿瘤如恶性间皮瘤所致。

2. 恶性胸腔积液绝大多数由转移性胸膜肿瘤引起,约占95%,最常见的为肺癌、乳腺癌、淋巴瘤等。

3. 辅助检查。胸部X线及CT检查显示胸腔积液;胸液中找到癌细胞,诊断就可以确定;否则应行针刺胸膜活检,胸腔镜检查,甚至剖胸探查。

(三)治疗方案的选择及依据

根据《临床诊疗指南——胸外科分册》(中华医学会编著,人民卫生出版社)和《手术学全集——胸外科手术学》(中国人民解放军总后勤部卫生部主编,人民军医出版社)。

1. 符合恶性胸腔积液。

2. 全身状况允许手术。

3. 征得患者及家属的同意。

(四)标准住院日为 13~14 天

(五)进入路径标准

1. 第一诊断必须符合恶性胸腔积液(ICD-10:C78.202),手术指征符合胸腔镜下壁层胸膜切除＋胸膜剥脱术(ICD-9-CM-3:34.59 伴 34.51)。

2. 年龄,18-60 岁。

3. 临床症状较重,经内科治疗不能有效控制胸腔积液的增长;恶性胸腔积液为进一步明确病理诊断,患者身体情况良好。

4. 心、肺、肝、肾等器官功能可以耐受全麻开胸手术。

5. 当患者同时具有其他疾病诊断时,但在住院期间不需要特殊处理也不影响第一诊断的临床路径流程实施时,可以进入路径。

(六)术前准备(术前评估)3 天

1. 检验检查评估

(1)必须检查的项目

1)血(尿、粪)常规、血生化、凝血功能、血型、血清四项筛查、肿瘤标志物。

2)胸片、心电图,胸部CT平扫＋增强扫描,头颅CT或MRI,全身骨扫描,腹部超声,肺功能等。

(2)根据患者病情可选择

1)血气分析、超声心动图、经皮肺穿刺活检。

2)24 小时动态心电图、PET-CT。

3)有相关疾病者必要时请相关科室会诊。

(3)营养评估:由护士根据《解放军总医院新入院患者营养风险筛查表(NRS-2002)》为新入院患者进行营养评估,评分>3 分的告知医师,必要时申请营养科会诊。

(4)心理评估:由心理科医生根据病情需要实施评估。

(5)疼痛评估:由医师对于病情危重患者,或术前 24 小时、麻醉前的患者根据《VAS 评分》实施疼痛评估,评估结果及应用的特殊镇痛药物应当告知患者或其病情委托人,疼痛评估的结果应当记录在住院病历表格中。评分>7 分的常规镇痛处理效果欠佳的顽固性疼痛患者应当及时请疼痛科医生会诊。

(6)康复评估:由护士根据《入院患者康复筛查和评估表》在新入院患者入院后 24 小时内进行康复筛查和评估。任何一项结果为"是",均应告知医师,申请康复医师会诊。

（7）深静脉血栓栓塞症风险评估：根据《深静脉血栓栓塞症评估量表》在新入院患者入院后 24 小时内进行风险筛查和评估。风险结果为"高危"的，则申请血管外科或介入导管室医师会诊。

2. 术前准备

（1）术前评估：术前 24 小时内完成术前病情评估，完成必要的检查，做出术前小结、术前讨论。

（2）术前谈话：术者应在术前 1 天与患者及其家属谈话，告知手术方案、相关风险、用血计划、术后转归、手术费用，以及患者及亲属权益，并履行书面知情同意手续。告知高值耗材的使用及费用。

（3）通知手术室：准备手术间、手术药品、手术物品及特殊耗材。

（4）手术部位标识：术者、第一助手或经治医师在术前 1 天应对手术部位做体表标识，急诊手术由接诊医师或会诊外科医师标记，标记过程应有责任护士、患者及亲属共同参与，并记入手术安排表。

（5）术前一日麻醉医师访视：制订麻醉计划、完成评估、确定麻醉方式，并记入《麻醉术前访视记录》，告知患者及家属麻醉适应证、麻醉目的、风险、可能出现的情况及其处理原则、替代方案等，签署《麻醉知情同意书》并归入病历。

3. 主要护理工作　入院宣教，交代注意事项（如防褥疮、防跌倒等），指导患者戒烟，并进行术前宣教，心理护理。

（七）药品选择及使用时机

按照《抗菌药物临床应用指导原则（2015 年版）》[国卫办医发（2015）43 号]执行。

1. 预防性抗菌药物应用：第一、二代头孢菌素。

2. 预防性用药给药时间为皮肤、黏膜切开前 0.5～1 小时或麻醉开始时，如手术时间超过 3 小时或超过所用药物半衰期的 2 倍以上，或出血量超过 1500ml，术中应追加一次。

3. 预防用药时间为 24 小时，污染手术必要时延长至 48 小时。

（八）手术日为入院第 4 天

1. 手术安全核对。患者入手术间后由手术医师、麻醉医师、巡回护士和患者本人共同核对患者身份、手术部位与标识、手术方式。手术医师、麻醉医师、巡回护士三方按《手术安全核对表》逐项核对，共同签字。

（1）手术方式：胸腔镜下壁层胸膜切除＋胸膜剥脱术。

（2）麻醉方式：全麻双腔气管插管。

（3）手术置入物：吻合钉。

（4）术中用药：麻醉常规用药，术中预防使用抗生素、术中镇痛等。

（5）输血及血液制品：根据术中情况选择。

（6）术中病理：根据术中情况酌情行快速冷冻病理检查。

2. 经治医师或手术医师应即刻完成术后首次病程记录，观察术后患者病情变化。

（九）术后住院恢复 7～14 天，必须复查的检查项目

1. 术后住院恢复

（1）术后给予持续心电、呼吸、血压、血氧饱和度监测，病情平稳后停止。

（2）术后用药：预防使用抗菌药物，止咳药、止痛药等。

（3）术后换药：术后第一天及出院当日予以清洁换药；其他时间根据手术切口渗出情况予以清洁换药。

（4）术后护理:观察患者咳嗽咳痰状况、肺复张情况、引流管引流情况、伤口敷料有无渗出,并在异常时立即通知医生处理,指导并辅助患者术后咳嗽咳痰及功能锻炼,给予防跌倒护理等。

2. 必须复查的项目　血常规、血生化、胸片。

（十）出院标准

1. 生命体征平稳,体温正常。

2. 正常进食普食。

3. 切口愈合良好。

4. 常规化验无明显异常;胸片示术侧肺膨胀良好,无明显感染征象。

5. 无与本病相关的其他并发症。

（十一）有无变异及原因分析

1. 医疗原因导致的变异　如改变诊疗方案、转科治疗、操作失误、误诊等。

2. 患者原因导致的变异　如不同意治疗方案、个人原因要求出（转）院、院外服用手术禁忌药、月经期、对诊疗计划不满要求出路径、相关检查检验院外（门诊）已做等。

3. 并发症原因导致的变异　如胸腔出血、肺部感染、呼吸衰竭、肺漏气延长、肺动脉栓塞、支气管胸膜瘘、切口感染等造成住院日延长和费用增加。

4. 病情原因导致的变异　部分患者常常存在很多内科并发症,如脑血管或心血管病、糖尿病、血栓等,手术可能导致这些疾病加重而需要治疗,从而延长治疗时间和增加住院费用。

5. 辅诊科室原因导致的变异　如检查、检验、手术、病理等检查(不及时、结果错报、操作部位/方式错误、标本不合格)、报告(不及时、结果错报、标本不合格)等原因延长住院天数、增加费用等。

6. 管理原因导致的变异　如系统暂不支持、系统瘫痪、需要修订流程、需要修订制度等。

7. 节假日　术前患者如住院后赶上节假日,使手术推迟,延长住院时间,增加费用。

二、恶性胸腔积液行胸腔镜下壁层胸膜切除术＋胸膜剥脱术临床路径表单

适用对象	第一诊断为恶性胸腔积液（ICD-10:C78.202)行胸腔镜下壁层胸膜切除＋胸膜剥脱术（ICD-9-CM-3:34.59 伴 34.51)		
患者基本信息	姓名:＿＿＿＿　性别:＿＿＿　年龄:＿＿＿ 门诊号:＿＿＿＿　住院号:＿＿＿＿　过敏史:＿＿＿＿ 住院日期:＿＿＿年＿月＿日　出院日期:＿＿＿年＿月＿日		标准住院日:13～14 天
时间		住院第 1 天	住院第 2 天	住院第 3 天（术前日）
主要诊疗工作	制度落实	□ 经治医生或值班医生在患者入院 2 小时内到床旁接诊 □ 主管医生在患者入院后24 小时内完成检诊 □ 初步的诊断和治疗方案 □ 开具相关检查、化验单	□ 三级医师查房 □ 完成必要的相关科室会诊	□ 手术医师查房 □ 术前准备 □ 麻醉医师查房

（续 表）

主要诊疗工作	病情评估	□ 经治医师询问病史与体格检查 □ 下肢静脉血栓风险评估 □ 经治医师询问病史与体格检查 □ 心理评估 □ 营养评估 □ 疼痛评估 □ 康复评估	□ 临床分期与术前评估	□ 术前评估 □ 下肢静脉血栓风险评估
	病历书写	□ 入院 8 小时内完成首次病程记录 □ 入院 24 小时内完成入院记录 □ 完成主管医师查房记录	□ 住院医师完成上级医师查房记录、相关会诊记录	□ 完成术前手术医师查房记录、术前讨论、术前小结
	知情同意	□ 患者或家属入院记录签字 □ 签署授权委托书、自费用品协议书（必要时）、军人目录外耗材审批单（必要时）	□ 向患者家属交代病情	□ 告知患者及家属病情和围术期注意事项并签署手术知情同意书 □ 麻醉医师与患者和（或）家属交代麻醉注意事项并签署麻醉知情同意书
	手术治疗	□ 患者既往内科疾病的用药	□ 患者既往内科疾病的用药	□ 患者既往内科疾病的用药 □ 术前准备 □ 交叉配血 □ 术区备皮
	其他	□ 及时通知上级医师检诊	□ 及时通知上级医师检诊	经治医师检查整理病历资料
重点医嘱	长期医嘱 · 护理医嘱	□ 按胸外科护理常规 □ 三级护理	□ 按胸外科护理常规 □ 三级护理	□ 按胸外科护理常规 □ 三级护理
	长期医嘱 · 处置医嘱	□ 测血压（必要时） □ 快速血糖测定（必要时）	□ 测血压 □ 快速血糖测定（必要时）	□ 测血压 □ 快速血糖测定（必要时）
	长期医嘱 · 膳食医嘱	□ 普食		□ 术晨禁食水
	长期医嘱 · 药物医嘱	□ 止咳药、止血药、自带药（必要时）	□ 止咳药、止血药、自带药（必要时）	□ 止咳药、止血药、自带药（必要时）
	临时医嘱 · 检查检验	□ 血常规 □ 尿常规 □ 粪常规 □ 血型 □ 凝血四项		

（续　表）

重点医嘱	临时医嘱	检查检验	□ 普通生化 □ 血气分析 □ 血清术前八项 □ 胸部正侧位片 □ 心电图检查（多导） □ 超声心动图 □ 胸部 CT □ 肝胆胰脾、肾上腺超声 □ 颈部淋巴结及锁骨上淋巴结超声 □ 头颅 MRI □ 全身骨扫描 □ 肺功能		
		药物医嘱			□ 预防使用抗生素 □ 镇静药 □ 肠道准备药
		手术医嘱			□ 常规明日在全麻下行壁层胸膜切除术＋胸膜剥脱术
		处置医嘱	□ 静脉抽血 □ 动脉抽血		□ 抗生素皮试 □ 备皮 □ 交叉配血 □ 术中导尿
主要护理工作		健康宣教	□ 入院宣教（住院环境、规章制度） □ 进行护理安全指导 □ 进行等级护理、活动范围指导 □ 进行饮食指导 □ 进行关于疾病知识的宣教 □ 检查、检验项目的目的和意义	□ 进行饮食指导 □ 进行关于疾病知识的宣教 □ 检查、检验项目的目的和意义	□ 术前宣教 □ 指导术后康复训练 □ 指导术后注意事项
		护理处置	□ 患者身份核对 □ 佩戴腕带 □ 建立入院病历，通知医生 □ 入院介绍：介绍责任护士，病区环境、设施、规章制度、基础护理服务项目 □ 询问病史，填写护理记录单首页	□ 观察病情 □ 测量基本生命体征 □ 心理与生活护理 □ 根据评估结果采取相应护理措施 □ 通知检查项目及注意事项	□ 观察病情 □ 测量基本生命体征 □ 术前患者准备（手术前沐浴、更衣、备皮） □ 检查术前物品准备 □ 心理与生活护理 □ 根据评估结果采取相应护理措施 □ 完成护理记录

（续 表）

主要护理工作	护理处置	□ 观察病情 □ 测量基本生命体征 □ 抽血、留取标本 □ 心理与生活护理 □ 根据评估结果采取相应护理措施 □ 通知检查项目及注意事项		
	护理评估	□ 一般评估:生命体征、神志、皮肤、药物过敏史等 □ 专科评估:咳嗽、咳痰情况、一般活动情况 □ 风险评估:评估有无跌倒、坠床、褥疮风险 □ 心理评估 □ 营养评估 □ 疼痛评估 □ 康复评估	□ 心理评估 □ 营养评估 □ 疼痛评估 □ 康复评估	□ 心理评估 □ 营养评估 □ 疼痛评估 □ 康复评估
	专科护理	□ 协助指导患者咳嗽、咳痰、术后床上活动等 □ 指导功能锻炼 □ 指导患者戒烟	□ 协助指导患者咳嗽、咳痰、术后床上活动等 □ 指导功能锻炼 □ 指导患者戒烟	□ 协助指导患者咳嗽、咳痰、术后床上活动等 □ 指导功能锻炼 □ 指导患者戒烟
	饮食指导	□ 根据医嘱通知配餐员准备膳食 □ 协助进餐	□ 根据医嘱通知配餐员准备膳食 □ 协助进餐	□ 嘱患者清淡饮食 □ 协助进餐
	活动体位	□ 根据护理等级指导活动	□ 根据护理等级指导活动	□ 根据护理等级指导活动
	洗浴要求	□ 协助患者洗澡,更换病号服	□ 协助患者洗澡,更换病号服	□ 协助患者清洁备皮部位,更换病号服
病情变异记录		□ 无　　□ 有,原因: □ 患者　□ 疾病　□ 医疗 □ 护理　□ 保障　□ 管理	□ 无　　□ 有,原因: □ 患者　□ 疾病　□ 医疗 □ 护理　□ 保障　□ 管理	□ 无　　□ 有,原因: □ 患者　□ 疾病　□ 医疗 □ 护理　□ 保障　□ 管理
护士签名		白班｜小夜班｜大夜班	白班｜小夜班｜大夜班	白班｜小夜班｜大夜班
医师签名				

时间		住院第4天(手术日)	住院第5—12天(术后恢复)	住院第13—14天(出院日)
主要诊疗工作	制度落实	□ 手术 □ 上级医师查房 □ 麻醉医师查房 □ 观察有无术后并发症,并做相应处理	□ 术后三天连续查房 □ 术后手术医师查房 □ 三级医师查房 □ 观察有无术后并发症,并做相应处理	□ 上级医师查房,进行手术及伤口评估,确定有无手术并发症和伤口愈合不良情况,明确是否出院
	病情评估	□ 出血评估 □ 疼痛评估 □ 心理评估 □ 下肢静脉血栓风险评估	□ 咳痰能力评估 □ 出血评估 □ 疼痛评估 □ 下肢静脉血栓风险评估 □ 上级医师进行治疗效果、预后评估	□ 上级医师进行出院评估
	病历书写	□ 住院医师术后即刻完成术后病程 □ 术者或第一助手术后24小时内完成手术记录(术者签字)	□ 上级医师查房记录	□ 出院当天病程记录(由上级医师指示出院) □ 出院后24小时内完成出院记录 □ 出院后24小时内完成病案首页
	知情同意	□ 向患者和(或)家属交代手术情况及术后注意事项	□ 告知患者及其家属术后恢复情况	□ 告知患者及家属出院后注意事项(指导出院后功能锻炼,复诊时间、地点,发生紧急情况时的处理方法等)
	手术治疗	□ 实施手术(手术安全核查记录、手术清点记录) □ 术后止痛、止血、止咳、止吐等对症治疗	□ 术后止痛、止血、止咳、止吐等对症治疗 □ 手术切口换药	□ 手术切口换药
	其他	□ 监测患者生命体征 □ 观察手术切口及周围情况 □ 观察胸腔闭式引流管引流情况	□ 观察患者咳嗽、咳痰情况 □ 观察手术切口及周围情况 □ 观察胸腔闭式引流管引流情况,情况允许时拔除 □ 定期复查血常规、血生化 □ 及时通知上级医师检诊	□ 通知出院 □ 开具出院介绍信 □ 开具诊断证明书 □ 出院带药 □ 预约门诊复诊时间
重点医嘱	长期医嘱 护理医嘱	□ 按胸外科术后护理常规 □ 一级护理	□ 二级护理	
	长期医嘱 处置医嘱	□ 持续吸氧 □ 留置导尿 □ 持续心电、血压、呼吸、血氧饱和度监测 □ 胸腔闭式引流管接无菌袋		

（续 表）

重点医嘱	长期医嘱	膳食医嘱	□ 禁食水	□ 半流食 □ 普食	
		药物医嘱	□ 抗生素 □ 止痛、止吐、抑酸、化痰		
	临时医嘱	检查检验	□ 血常规 □ 凝血四项、DIC 监测 □ 普通生化	□ 血常规 □ 凝血四项、DIC 监测 □ 普通生化	
		药物医嘱	□ 大静脉营养液	□ 止痛、止咳、缓泻药	
		手术医嘱			
		处置医嘱	□ 静脉抽血	□ 静脉抽血 □ 大换药	□ 大换药 □ 出院
主要护理工作		健康宣教	□ 术后心理疏导 □ 指导术后康复训练 □ 指导术后注意事项	□ 术后心理疏导 □ 指导术后康复训练 □ 指导术后注意事项	□ 出院宣教（康复训练方法，用药指导，换药时间及注意事项，复查时间等）
		护理处置	□ 检查术前物品准备 □ 与手术室护士交接 □ 术后观察病情 □ 测量基本生命体征 □ 遵医嘱用药 □ 抽血、留取标本 □ 心理与生活护理 □ 根据评估结果采取相应护理措施 □ 通知检查项目及注意事项	□ 术后观察病情 □ 测量基本生命体征 □ 心理与生活护理 □ 指导并监督患者治疗与康复训练 □ 遵医嘱用药 □ 根据评估结果采取相应护理措施 □ 完成护理记录	□ 观察患者情况 □ 核对患者医嘱费用 □ 协助患者办理出院手续 □ 指导并监督患者康复训练 □ 整理床单位
		护理评估	□ 评估伤口疼痛情况 □ 风险评估：评估有无跌倒、坠床、褥疮、导管滑脱、液体外渗的风险 □ 心理评估 □ 营养评估	□ 评估患者咳嗽、咳痰情况 □ 评估伤口疼痛情况 □ 风险评估：评估有无跌倒、坠床、褥疮、导管滑脱、液体外渗的风险 □ 心理评估 □ 营养评估	□ 心理评估 □ 营养评估
		专科护理	□ 观察伤口敷料有无渗出 □ 指导患者咳嗽、咳痰、功能锻炼，协助患者床上活动 □ 术后心理与生活护理	□ 观察伤口敷料有无渗出 □ 指导患者咳嗽、咳痰、功能锻炼 □ 术后心理与生活护理	□ 告知患者出院后注意事项并附书面出院指导一份 □ 指导功能锻炼

（续　表）

主要护理工作	饮食指导	□ 禁食水	□ 根据医嘱通知配餐员准备膳食 □ 协助进餐	
	活动体位	□ 根据护理等级指导活动	□ 根据护理等级指导活动	
	洗浴要求	□ 协助患者晨晚间护理	□ 协助患者晨晚间护理	
病情变异记录		□ 无　　□ 有,原因: □ 患者　□ 疾病　□ 医疗 □ 护理　□ 保障　□ 管理	□ 无　　□ 有,原因: □ 患者　□ 疾病　□ 医疗 □ 护理　□ 保障　□ 管理	□ 无　　□ 有,原因: □ 患者　□ 疾病　□ 医疗 □ 护理　□ 保障　□ 管理
护士签名		白班　小夜班　大夜班	白班　小夜班　大夜班	白班　小夜班　大夜班
医师签名				

（田晓东）

第十节　恶性胸腔积液行胸膜肺切除术临床路径

一、恶性胸腔积液行胸膜肺切除术临床路径标准住院流程

(一)适用对象

第一诊断为恶性胸腔积液(ICD-10:C78.202)拟行胸膜肺切除术(ICD-9-CM-3:34.59 伴 32.4 01)。

(二)诊断依据

根据《临床诊疗指南——胸外科分册》(中华医学会编著,人民卫生出版社)和《手术学全集——胸外科手术学》(中国人民解放军总后勤部卫生部主编,人民军医出版社)。

1. 恶性胸腔积液可由原发性胸膜肿瘤如恶性间皮瘤所致。

2. 恶性胸腔积液绝大多数由转移性胸膜肿瘤引起,约占 95%,最常见的为肺癌、乳腺癌、淋巴瘤等。

3. 辅助检查。胸部 X 线及 CT 检查显示胸腔积液;胸液中找到癌细胞,诊断就可以确定;否则应行针刺胸膜活检,胸腔镜检查,甚至剖胸探查。

(三)治疗方案的选择及依据

根据《临床诊疗指南——胸外科分册》(中华医学会编著,人民卫生出版社)和《手术学全集——胸外科手术学》(中国人民解放军总后勤部卫生部主编,人民军医出版社)。

1. 符合恶性胸腔积液。

2. 全身状况允许手术。

3. 征得患者及家属的同意。

(四)标准住院日为 14 天

(五)进入路径标准

1. 第一诊断为恶性胸腔积液(ICD-10:C78.202),手术计划拟行胸膜肺切除术(ICD-9-

CM-3:34.59 伴 32.4 01)。

2. 年龄,18－60 岁。

3. 临床症状较重,经内科治疗不能有效控制胸腔积液的增长;恶性胸腔积液为进一步明确病理诊断,患者身体情况良好。

4. 心、肺、肝、肾等器官功能可以耐受全麻开胸手术。

5. 当患者同时具有其他疾病诊断,但在住院期间不需要特殊处理也不影响第一诊断的临床路径流程实施时,可以进入路径。

(六)术前准备(术前评估)3 天

1. 检验检查评估

(1)必须检查的项目

1)血(尿、粪)常规、血生化、凝血功能、血型、血清四项筛查、肿瘤标志物。

2)胸片、心电图,胸部 CT 平扫＋增强扫描,头颅 CT 或 MRI,全身骨扫描,腹部超声,肺功能等。

(2)根据患者病情可选择

1)血气分析、超声心动图、纤维支气管镜＋活检、经皮肺穿刺活检。

2)24 小时动态心电图、PET-CT。

3)有相关疾病者必要时请相关科室会诊。

(3)营养评估:由护士根据《解放军总医院新入院患者营养风险筛查表(NRS-2002)》为新入院患者进行营养评估,评分＞3 分的告知医师,必要时申请营养科会诊。

(4)心理评估:由心理科医生根据病情需要实施评估。

(5)疼痛评估:由医师对于病情危重患者,或术前 24 小时、麻醉前的患者根据《VAS 评分》实施疼痛评估,评估结果及应用的特殊镇痛药物应当告知患者或其病情委托人,疼痛评估的结果应当记录在住院病历表格中。评分＞7 分的常规镇痛处理效果欠佳的顽固性疼痛患者应当及时请疼痛科医生会诊。

(6)康复评估:由护士根据《入院患者康复筛查和评估表》在新入院患者入院后 24 小时内进行康复筛查和评估。任何一项结果为"是",告知医师,申请康复医师会诊。

(7)深静脉血栓栓塞症风险评估:根据《下肢深静脉血栓形成及肺栓塞风险评估表》在新入院患者入院后 24 小时内进行风险筛查和评估。风险结果为"极高危"的,则申请血管外科或介入导管室医师会诊。

2. 术前准备

(1)术前评估:术前 24 小时内完成术前病情评估,完成必要的检查,做出术前小结、术前讨论。

(2)术前谈话:术者应在术前 1 天与患者及其家属谈话,告知手术方案、相关风险、用血计划、术后转归、手术费用,以及患者及亲属权益,并履行书面知情同意手续。告知高值耗材的使用及费用。

(3)通知手术室:准备手术间、手术药品、手术物品及特殊耗材。

(4)手术部位标识:术者、第一助手或经治医师在术前 1 天应对手术部位做体表标识,急诊手术由接诊医师或会诊外科医师标记,标记过程应有责任护士、患者及亲属共同参与,并记入手术安排表。

(5)术前一日麻醉医师访视:制订麻醉计划、完成评估、确定麻醉方式,并记入《麻醉术前访视记录》,告知患者及家属麻醉适应证、麻醉目的、风险、可能出现的情况及其处理原则、替代方案等,签署《麻醉知情同意书》并归入病历。

3. 主要护理工作 入院宣教,交代注意事项(如防褥疮、防跌倒等),指导患者戒烟,并进行术前宣教,心理护理。

(七)药品选择及使用时机

按照《抗菌药物临床应用指导原则(2015 年版)》[国卫办医发(2015)43 号]执行。

1. 预防性抗菌药物应用:第一、二代头孢菌素。

2. 预防性用药给药时间为皮肤、黏膜切开前 0.5～1 小时或麻醉开始时,如手术时间超过 3 小时或超过所用药物半衰期的 2 倍以上,或出血量超过 1500ml,术中应追加一次。

3. 预防用药时间为 24 小时,污染手术必要时延长至 48 小时。

(八)手术日为入院第 4 天

1. 手术安全核对。患者入手术间后由手术医师、麻醉医师、巡回护士和患者本人共同核对患者身份、手术部位与标识、手术方式。手术医师、麻醉医师、巡回护士三方按《手术安全核对表》逐项核对,共同签字。

(1)手术方式:胸膜切除术＋肺叶切除术。

(2)麻醉方式:全麻双腔气管插管。

(3)手术置入物:吻合钉。

(4)术中用药:麻醉常规用药,术中预防使用抗生素、术中镇痛等。

(5)输血及血液制品:根据术中情况选择。

(6)术中病理:根据术中情况酌情行快速冷冻病理检查。

2. 经治医师或手术医师应即刻完成术后首次病程记录,观察术后患者病情变化。

(九)术后住院恢复 4～14 天,必须复查的检查项目

1. 术后住院恢复

(1)术后给予持续心电、呼吸、血压、血氧饱和度监测至病情平稳。

(2)术后用药:预防使用抗菌药物,止咳药,止痛药等。

(3)术后换药:术后第一天及出院当日予以清洁换药;其他时间根据手术切口渗出情况予以清洁换药。

(4)术后护理:观察患者咳嗽、咳痰状况、肺复张情况、引流管引流情况、伤口敷料有无渗出,并在异常时立即通知医生处理,指导并辅助患者术后咳嗽、咳痰及功能锻炼,给予防跌倒护理等。

2. 必须复查的项目 血常规、血生化、胸片。

(十)出院标准

1. 生命体征平稳,体温正常。

2. 正常进食普食。

3. 切口愈合良好。

4. 常规化验无明显异常;胸片示术侧肺膨胀良好,无明显感染征象。

5. 无与本病相关的其他并发症。

(十一)有无变异及原因分析

1. 医疗原因导致的变异　如改变诊疗方案、转科治疗、操作失误、误诊等。

2. 患者原因导致的变异　如不同意治疗方案、个人原因要求出(转)院、院外服用手术禁忌药、月经期、对诊疗计划不满要求出路径、相关检查检验院外(门诊)已做等。

3. 并发症原因导致的变异　如胸腔出血、肺部感染、呼吸衰竭、肺漏气延长、肺动脉栓塞、支气管胸膜瘘、切口感染等造成住院日延长和费用增加。

4. 病情原因导致的变异　部分患者常常存在很多内科并发症,如脑血管或心血管病、糖尿病、血栓等,手术可能导致这些疾病加重而需要治疗,从而延长治疗时间和增加住院费用。

5. 辅诊科室原因导致的变异　如检查、检验、手术、病理等检查(不及时、结果错报、操作部位/方式错误、标本不合格)、报告(不及时、结果错报、标本不合格)等原因延长住院天数、增加费用等。

6. 管理原因导致的变异　如系统暂不支持、系统瘫痪、需要修订流程、需要修订制度等。

7. 节假日　术前患者如住院后赶上节假日,使手术推迟,延长住院时间,增加费用。

二、恶性胸腔积液行胸膜肺切除术临床路径表单

适用对象	第一诊断为恶性胸腔积液(ICD-10:C78.202)行胸膜肺切除术(ICD-9-CM-3:34.59 伴 32.4 01)		
患者基本信息	姓名:_____　性别:____　年龄:____ 门诊号:_____　住院号:_____　过敏史:_____ 住院日期:____年__月__日　出院日期:____年__月__日		标准住院日:14 天
时间	住院第 1 天	住院第 2 天	住院第 3 天(术前日)
制度落实	□ 经治医生或值班医生在患者入院 2 小时内到床旁接诊 □ 主管医生在患者入院后 24 小时内完成检诊 □ 初步的诊断和治疗方案 □ 开具相关检查、化验单	□ 三级医师查房 □ 完成必要的相关科室会诊	□ 手术医师查房 □ 术前准备 □ 麻醉医师查房
病情评估	□ 经治医师询问病史与体格检查 □ 心理评估 □ 营养评估 □ 疼痛评估 □ 康复评估 □ 深静脉血栓栓塞症评估	□ 临床分期与术前评估	□ 术前评估 □ 下肢静脉血栓风险评估
病历书写	□ 入院 8 小时内完成首次病程记录 □ 入院 24 小时内完成入院记录 □ 完成主管医师查房记录	□ 住院医师完成上级医师查房记录、相关会诊记录	□ 完成术前手术医师查房记录、术前讨论、术前小结

主要诊疗工作

（续　表）

			□ 患者或家属入院记录签字 □ 签署授权委托书、自费用品协议书（必要时）、军人目录外耗材审批单（必要时）	□ 向患者家属交代病情	□ 告知患者及家属病情和围术期注意事项并签署手术知情同意书 □ 麻醉医师与患者和（或）家属交代麻醉注意事项并签署麻醉知情同意书
主要诊疗工作	知情同意				
	手术治疗		□ 患者既往内科疾病的用药	□ 患者既往内科疾病的用药	□ 患者既往内科疾病的用药 □ 术前准备 □ 交叉配血 □ 术区备皮
	其他		□ 及时通知上级医师检诊	□ 及时通知上级医师检诊	□ 经治医师检查整理病历资料
重点医嘱	长期医嘱	护理医嘱	□ 按胸外科护理常规 □ 三级护理	□ 按胸外科护理常规 □ 三级护理	□ 按胸外科护理常规 □ 三级护理
		处置医嘱	□ 测血压（必要时） □ 快速血糖测定（必要时）	□ 测血压 □ 快速血糖测定（必要时）	□ 测血压 □ 快速血糖测定（必要时）
		膳食医嘱	□ 普食		□ 术晨禁食水
		药物医嘱	□ 止咳药、止血药、自带药（必要时）	□ 止咳药、止血药、自带药（必要时）	□ 止咳药、止血药、自带药（必要时）
	临时医嘱	检查检验	□ 血常规 □ 尿常规 □ 粪常规 □ 血型 □ 凝血四项 □ 普通生化 □ 血气分析 □ 血清术前八项 □ 胸部正侧位片 □ 心电图检查（多导） □ 超声心动图 □ 胸部CT □ 肝胆胰脾＋肾上腺超声 □ 颈部淋巴结及锁骨上淋巴结超声 □ 头颅MRI □ 全身骨扫描 □ 肺功能		

重点医嘱	临时医嘱	药物医嘱			□ 预防使用抗生素 □ 镇静药 □ 肠道准备药
		手术医嘱			□ 常规明日在全麻下行胸膜肺切除术
		处置医嘱	□ 静脉抽血 □ 动脉抽血		□ 抗生素皮试 □ 备皮 □ 交叉配血 □ 术中导尿
主要护理工作	健康宣教		□ 入院宣教(住院环境、规章制度) □ 进行护理安全指导 □ 进行等级护理、活动范围指导 □ 进行饮食指导 □ 进行关于疾病知识的宣教 □ 检查、检验项目的目的和意义	□ 进行饮食指导 □ 进行关于疾病知识的宣教 □ 检查、检验项目的目的和意义	□ 术前宣教 □ 指导术后康复训练 □ 指导术后注意事项
	护理处置		□ 患者身份核对 □ 佩戴腕带 □ 建立入院病历,通知医生 □ 入院介绍:介绍责任护士,病区环境、设施、规章制度、基础护理服务项目 □ 询问病史,填写护理记录单首页 □ 观察病情 □ 测量基本生命体征 □ 抽血、留取标本 □ 心理与生活护理 □ 根据评估结果采取相应护理措施 □ 通知检查项目及注意事项	□ 观察病情 □ 测量基本生命体征 □ 心理与生活护理 □ 根据评估结果采取相应护理措施 □ 通知检查项目及注意事项	□ 观察病情 □ 测量基本生命体征 □ 术前患者准备(手术前沐浴、更衣、备皮) □ 检查术前物品准备 □ 心理与生活护理 □ 根据评估结果采取相应护理措施 □ 完成护理记录
	护理评估		□ 一般评估:生命体征、神志、皮肤、药物过敏史等 □ 专科评估:咳嗽、咳痰情况、一般活动情况 □ 风险评估:评估有无跌倒、坠床、褥疮风险 □ 心理评估 □ 营养评估 □ 疼痛评估 □ 康复评估	□ 心理评估 □ 营养评估 □ 疼痛评估 □ 康复评估	□ 心理评估 □ 营养评估 □ 疼痛评估 □ 康复评估

（续　表）

主要护理工作	专科护理	□ 协助指导患者咳嗽、咳痰、术后床上活动等 □ 指导功能锻炼 □ 指导患者戒烟	□ 协助指导患者咳嗽、咳痰、术后床上活动等 □ 指导功能锻炼 □ 指导患者戒烟	□ 协助指导患者咳嗽、咳痰、术后床上活动等 □ 指导功能锻炼 □ 指导患者戒烟
	饮食指导	□ 根据医嘱通知配餐员准备膳食 □ 协助进餐	□ 根据医嘱通知配餐员准备膳食 □ 协助进餐	□ 嘱患者清淡饮食 □ 协助进餐
	活动体位	□ 根据护理等级指导活动	□ 根据护理等级指导活动	□ 根据护理等级指导活动
	洗浴要求	□ 协助患者洗澡,更换病号服	□ 协助患者洗澡,更换病号服	□ 协助患者清洁备皮部位,更换病号服
病情变异记录		□ 无　□ 有,原因: □ 患者　□ 疾病　□ 医疗 □ 护理　□ 保障　□ 管理	□ 无　□ 有,原因: □ 患者　□ 疾病　□ 医疗 □ 护理　□ 保障　□ 管理	□ 无　□ 有,原因: □ 患者　□ 疾病　□ 医疗 □ 护理　□ 保障　□ 管理
护士签名		白班　小夜班　大夜班	白班　小夜班　大夜班	白班　小夜班　大夜班
医师签名				

时间		住院第4天(手术日)	住院第5—13天(术后恢复)	住院第14天(出院日)
主要诊疗工作	制度落实	□ 手术 □ 上级医师查房 □ 麻醉医师查房 □ 观察有无术后并发症,并做相应处理	□ 术后三天连续查房 □ 术后手术医师查房 □ 三级医师查房 □ 观察有无术后并发症,并做相应处理	□ 上级医师查房,进行手术及伤口评估,确定有无手术并发症和伤口愈合不良情况,明确是否出院
	病情评估	□ 出血评估 □ 疼痛评估 □ 下肢静脉血栓风险评估	□ 咳痰能力评估 □ 出血评估 □ 疼痛评估 □ 下肢静脉血栓风险评估 □ 上级医师进行治疗效果、预后评估	□ 上级医师进行出院评估
	病历书写	□ 住院医师术后即刻完成术后病程 □ 术者或第一助手术后24小时内完成手术记录(术者签字)	□ 上级医师查房记录	□ 出院当天病程记录(由上级医师指示出院) □ 出院后24小时内完成出院记录 □ 出院后24小时内完成病案首页
	知情同意	□ 向患者和(或)家属交代手术情况及术后注意事项	□ 告知患者及其家属术后恢复情况	□ 告知患者及家属出院后注意事项(指导出院后功能锻炼,复诊时间、地点,发生紧急情况时的处理方法等)

主要诊疗工作	手术治疗	□ 实施手术(手术安全核查记录、手术清点记录) □ 术后止痛、止血、止咳、止吐等对症治疗	□ 术后止痛、止血、止咳、止吐等对症治疗 □ 手术切口换药	□ 手术切口换药
	其他	□ 监测患者生命体征 □ 观察手术切口及周围情况 □ 观察胸腔闭式引流管引流情况	□ 观察患者咳嗽、咳痰情况 □ 观察手术切口及周围情况 □ 观察胸腔闭式引流管引流情况,情况允许时拔除 □ 定期复查血常规、血生化 □ 及时通知上级医师检诊	□ 通知出院 □ 开具出院介绍信 □ 开具诊断证明书 □ 出院带药 □ 预约门诊复诊时间
重点医嘱	长期医嘱 护理医嘱	□ 按胸外科术后护理常规 □ 一级护理	□ 二级护理	
	长期医嘱 处置医嘱	□ 持续吸氧 □ 留置导尿 □ 持续心电、血压、呼吸、血氧饱和度监测 □ 胸腔闭式引流管接无菌袋		
	长期医嘱 膳食医嘱	□ 禁食水	□ 半流食 □ 普食	
	长期医嘱 药物医嘱	□ 抗生素 □ 止痛、止吐、抑酸、化痰		
	临时医嘱 检查检验	□ 血常规 □ 凝血四项＋DIC 监测 □ 普通生化	□ 血常规 □ 凝血四项＋DIC 监测 □ 普通生化	
	临时医嘱 药物医嘱	□ 大静脉营养液	□ 止痛、止咳、缓泻药	
	临时医嘱 手术医嘱			
	临时医嘱 处置医嘱	□ 静脉抽血	□ 静脉抽血 □ 大换药	□ 大换药 □ 出院
主要护理工作	健康宣教	□ 术后心理疏导 □ 指导术后康复训练 □ 指导术后注意事项	□ 术后心理疏导 □ 指导术后康复训练 □ 指导术后注意事项	□ 出院宣教(康复训练方法,用药指导,换药时间及注意事项,复查时间等)

（续　表）

主要护理工作	护理处置	□ 检查术前物品准备 □ 与手术室护士交接 □ 术后观察病情 □ 测量基本生命体征 □ 遵医嘱用药 □ 抽血、留取标本 □ 心理与生活护理 □ 根据评估结果采取相应护理措施 □ 通知检查项目及注意事项	□ 术后观察病情 □ 测量基本生命体征 □ 心理与生活护理 □ 指导并监督患者治疗与康复训练 □ 遵医嘱用药 □ 根据评估结果采取相应护理措施 □ 完成护理记录	□ 观察患者情况 □ 核对患者医嘱费用 □ 协助患者办理出院手续 □ 指导并监督患者康复训练 □ 整理床单位
	护理评估	□ 评估伤口疼痛情况 □ 风险评估：评估有无跌倒、坠床、褥疮、导管滑脱、液体外渗的风险 □ 心理评估 □ 营养评估	□ 评估患者咳嗽、咳痰情况 □ 评估伤口疼痛情况 □ 风险评估：评估有无跌倒、坠床、褥疮、导管滑脱、液体外渗的风险 □ 心理评估 □ 营养评估	□ 心理评估 □ 营养评估
	专科护理	□ 观察伤口敷料有无渗出 □ 指导患者咳嗽、咳痰、功能锻炼，协助患者床上活动 □ 术后心理与生活护理	□ 观察伤口敷料有无渗出 □ 指导患者咳嗽、咳痰、功能锻炼 □ 术后心理与生活护理	□ 告知患者出院后注意事项并附书面出院指导一份 □ 指导功能锻炼
	饮食指导	□ 禁食水	□ 根据医嘱通知配餐员准备膳食 □ 协助进餐	
	活动体位	□ 根据护理等级指导活动	□ 根据护理等级指导活动	
	洗浴要求	□ 协助患者晨晚间护理	□ 协助患者晨晚间护理	
病情变异记录		□ 无　　□ 有，原因： □ 患者　□ 疾病　□ 医疗 □ 护理　□ 保障　□ 管理	□ 无　　□ 有，原因： □ 患者　□ 疾病　□ 医疗 □ 护理　□ 保障　□ 管理	□ 无　　□ 有，原因： □ 患者　□ 疾病　□ 医疗 □ 护理　□ 保障　□ 管理
护士签名		白班｜小夜班｜大夜班	白班｜小夜班｜大夜班	白班｜小夜班｜大夜班
医师签名				

（田晓东）

第十一节　恶性胸腔积液行胸腔镜下胸膜肺切除术临床路径

一、恶性胸腔积液行胸腔镜下胸膜肺切除术临床路径标准住院流程

(一)适用对象

第一诊断为恶性胸腔积液(ICD-10:C78.202)拟行胸腔镜下胸膜肺切除术(ICD-9-CM-3:34.59 伴 32.25)。

(二)诊断依据

根据《临床诊疗指南——胸外科分册》(中华医学会编著,人民卫生出版社)和《手术学全集——胸外科手术学》(中国人民解放军总后勤部卫生部主编,人民军医出版社)。

1. 恶性胸腔积液可由原发性胸膜肿瘤如恶性间皮瘤所致。

2. 恶性胸腔积液绝大多数由转移性胸膜肿瘤引起,约占 95%,最常见的为肺癌、乳腺癌、淋巴瘤等。

3. 辅助检查。胸部 X 线及 CT 检查显示胸腔积液;胸液中找到癌细胞,诊断就可以确定;否则应行针刺胸膜活检,胸腔镜检查,甚至剖胸探查。

(三)治疗方案的选择及依据

根据《临床诊疗指南——胸外科分册》(中华医学会编著,人民卫生出版社)和《手术学全集——胸外科手术学》(中国人民解放军总后勤部卫生部主编,人民军医出版社)。

1. 符合恶性胸腔积液。

2. 全身状况允许手术。

3. 征得患者及家属的同意。

(四)标准住院日为 14 天

(五)进入路径标准

1. 第一诊断必须符合恶性胸腔积液(ICD-10:C78.202),手术指征符合拟行胸腔镜下胸膜肺切除术(ICD-9-CM-3:34.59 伴 32.25)。

2. 年龄,18—60 岁。

3. 临床症状较重,经内科治疗不能有效控制胸腔积液的增长;恶性胸腔积液为进一步明确病理诊断,病人身体情况良好。

4. 心、肺、肝、肾等器官功能可以耐受全麻开胸手术。

5. 当患者同时具有其他疾病诊断,但在住院期间不需要特殊处理也不影响第一诊断的临床路径流程实施时,可以进入路径。

(六)术前准备(术前评估)3 天

1. 检验检查评估

(1)必须检查的项目

1)血(尿、粪)常规、血生化、凝血功能、血型、血清四项筛查、肿瘤标志物。

2)胸片、心电图,胸部 CT 平扫＋增强扫描,头颅 CT 或 MRI,全身骨扫描,腹部超声,肺功

能等。

（2）根据患者病情可选择

1）血气分析、超声心动图、纤维支气管镜＋活检、经皮肺穿刺活检。

2）24 小时动态心电图、PET-CT。

3）有相关疾病者必要时请相关科室会诊。

（3）营养评估：由护士根据《解放军总医院新入院患者营养风险筛查表（NRS-2002）》为新入院患者进行营养评估，评分＞3 分的告知医师，必要时申请营养科会诊。

（4）心理评估：由心理科医生根据病情需要实施评估。

（5）疼痛评估：由医师对病情危重患者，或术前 24 小时、麻醉前的患者根据《VAS 评分》实施疼痛评估，评估结果及应用的特殊镇痛药物应当告知患者或其病情委托人，疼痛评估的结果应当记录在住院病历表格中。评分＞7 分的常规镇痛处理效果欠佳的顽固性疼痛患者应当及时请疼痛科医生会诊。

（6）康复评估：由护士根据《入院患者康复筛查和评估表》在新入院患者入院后 24 小时内进行康复筛查和评估。任何一项结果为"是"，均应告知医师，申请康复医师会诊。

（7）深静脉血栓栓塞症风险评估：根据《下肢深静脉血栓形成及肺栓塞风险评估表》在新入院患者入院后 24 小时内进行风险筛查和评估。风险结果为"极高危"的，则申请血管外科或介入导管室医师会诊。

2. 术前准备

（1）术前评估：术前 24 小时内完成术前病情评估，完成必要的检查，做出术前小结、术前讨论。

（2）术前谈话：术者应在术前 1 天与患者及其家属谈话，告知手术方案、相关风险、用血计划、术后转归、手术费用，以及患者及亲属权益，并履行书面知情同意手续。告知高值耗材的使用及费用。

（3）通知手术室：准备手术间、手术药品、手术物品及特殊耗材。

（4）手术部位标识：术者、第一助手或经治医师在术前 1 天应对手术部位做体表标识，急诊手术由接诊医师或会诊外科医师标记，标记过程应有责任护士、患者及亲属共同参与，并记入手术安排表。

（5）术前一日麻醉医师访视：制订麻醉计划、完成评估、确定麻醉方式，并记入《麻醉术前访视记录》，告知患者及家属麻醉适应证、麻醉目的、风险、可能出现的情况及其处理原则、替代方案等，签署《麻醉知情同意书》并归入病历。

3. 主要护理工作　入院宣教，交代注意事项（如防褥疮、防跌倒等），指导患者戒烟，并进行术前宣教，心理护理。

（七）药品选择及使用时机

按照《抗菌药物临床应用指导原则（2015 年版）》[国卫办医发（2015）43 号]执行。

1. 预防性抗菌药物应用：第一、二代头孢菌素。

2. 预防性用药给药时间为皮肤、黏膜切开前 0.5～1 小时或麻醉开始时，如手术时间超过 3 小时或超过所用药物半衰期的 2 倍以上，或出血量超过 1500ml，术中应追加一次。

3. 预防用药时间为 24 小时，污染手术必要时延长至 48 小时。

(八)手术日为入院第 4 天

1. 手术安全核对。患者入手术间后由手术医师、麻醉医师、巡回护士和患者本人共同核对患者身份、手术部位与标识、手术方式。手术医师、麻醉医师、巡回护士三方按《手术安全核对表》逐项核对,共同签字。

(1)手术方式:胸腔镜下胸膜切除术＋肺叶切除术。

(2)麻醉方式:全麻双腔气管插管。

(3)手术置入物:吻合钉。

(4)术中用药:麻醉常规用药,术中预防使用抗生素、术中镇痛等。

(5)输血及血液制品:根据术中情况选择。

(6)术中病理:根据术中情况酌情行快速冷冻病理检查。

2. 经治医师或手术医师应即刻完成术后首次病程记录,观察术后患者病情变化。

(九)术后住院恢复 4～14 天,必须复查的检查项目

1. 术后住院恢复

(1)术后给予持续心电、呼吸、血压、血氧饱和度监测至病情平稳。

(2)术后用药:预防使用抗菌药物,止咳药、止痛药等。

(3)术后换药:术后第一天及出院当日予以清洁换药;其他时间根据手术切口渗出情况予以清洁换药。

(4)术后护理:观察患者咳嗽咳痰状况、肺复张情况、引流管引流情况、伤口敷料有无渗出,并在异常时立即通知医生处理,指导并辅助患者术后咳嗽、咳痰及功能锻炼,给予防跌倒护理等。

2. 必须复查的项目　血常规、血生化、胸片。

(十)出院标准

1. 生命体征平稳,体温正常。

2. 正常进食普食。

3. 切口愈合良好。

4. 常规化验无明显异常;胸片示术侧肺膨胀良好,无明显感染征象。

5. 无与本病相关的其他并发症。

(十一)有无变异及原因分析

1. 医疗原因导致的变异　如改变诊疗方案、转科治疗、操作失误、误诊等。

2. 患者原因导致的变异　如不同意治疗方案、个人原因要求出(转)院、院外服用手术禁忌药、月经期、对诊疗计划不满要求出路径、相关检查检验院外(门诊)已做等。

3. 并发症原因导致的变异　如胸腔出血、肺部感染、呼吸衰竭、肺漏气延长、肺动脉栓塞、支气管胸膜瘘、切口感染等造成住院日延长和费用增加。

4. 病情原因导致的变异　部分患者常常存在很多内科并发症,如脑血管或心血管病、糖尿病、血栓等,手术可能导致这些疾病加重而需要治疗,从而延长治疗时间和增加住院费用。

5. 辅诊科室原因导致的变异　如检查、检验、手术、病理等检查(不及时、结果错报、操作部位/方式错误、标本不合格)、报告(不及时、结果错报、标本不合格)等原因延长住院天数、增加费用等。

6. 管理原因导致的变异　如系统暂不支持、系统瘫痪、需要修订流程、需要修订制度等。

7. 节假日　术前患者如住院后赶上节假日,使手术推迟,延长住院时间,增加费用。

二、恶性胸腔积液行胸腔镜下胸膜肺切除术临床路径表单

适用对象	第一诊断为恶性胸腔积液（ICD-10：C78.202）行胸腔镜下胸膜肺切除术（ICD-9-CM-3：34.59 伴 32.25）		
患者基本信息	姓名：_____ 性别：____ 年龄：____ 门诊号：_____ 住院号：_____ 过敏史：_____ 住院日期：____年__月__日 出院日期：____年__月__日		标准住院日：14 天

	时间	住院第 1 天	住院第 2 天	住院第 3 天（术前日）
主要诊疗工作	制度落实	□ 经治医生或值班医生在患者入院 2 小时内到床旁接诊 □ 主管医生在患者入院后 24 小时内完成检诊 □ 初步的诊断和治疗方案 □ 开具相关检查、化验单	□ 三级医师查房 □ 完成必要的相关科室会诊	□ 手术医师查房 □ 术前准备 □ 麻醉医师查房
	病情评估	□ 经治医师询问病史与体格检查 □ 心理评估 □ 营养评估 □ 疼痛评估 □ 康复评估 □ 深静脉血栓栓塞症评估	□ 临床分期与术前评估	□ 术前评估 □ 下肢静脉血栓风险评估
	病历书写	□ 入院 8 小时内完成首次病程记录 □ 入院 24 小时内完成入院记录 □ 完成主管医师查房记录	□ 住院医师完成上级医师查房记录、相关会诊记录	□ 完成术前手术医师查房记录、术前讨论、术前小结
	知情同意	□ 患者或家属入院记录签字 □ 签署授权委托书、自费用品协议书（必要时）、军人目录外耗材审批单（必要时）	□ 向患者家属交代病情	□ 告知患者及家属病情和围术期注意事项并签署手术知情同意书 □ 麻醉医师与患者和（或）家属交代麻醉注意事项并签署麻醉知情同意书
	手术治疗	□ 患者既往内科疾病的用药	□ 患者既往内科疾病的用药	□ 患者既往内科疾病的用药 □ 术前准备 □ 交叉配血 □ 术区备皮
	其他	□ 及时通知上级医师检诊	□ 及时通知上级医师检诊	□ 经治医师检查整理病历资料

（续　表）

重点医嘱	长期医嘱	护理医嘱	□ 按胸外科护理常规 □ 三级护理	□ 按胸外科护理常规 □ 三级护理	□ 按胸外科护理常规 □ 三级护理
		处置医嘱	□ 测血压（必要时） □ 快速血糖测定（必要时）	□ 测血压 □ 快速血糖测定（必要时）	□ 测血压 □ 快速血糖测定（必要时）
		膳食医嘱	□ 普食		□ 术晨禁食水
		药物医嘱	□ 止咳药、止血药、自带药 （必要时）	□ 止咳药、止血药、自带药 （必要时）	□ 止咳药、止血药、自带药 （必要时）
	临时医嘱	检查检验	□ 血常规 □ 尿常规 □ 粪常规 □ 血型 □ 凝血四项 □ 普通生化 □ 血气分析 □ 血清术前八项 □ 胸部正侧位片 □ 心电图检查（多导） □ 超声心动图 □ 胸部 CT □ 肝胆胰脾＋肾上腺超声 □ 颈部淋巴结及锁骨上淋 　巴结超声 □ 头颅 MRI □ 全身骨扫描 □ 肺功能		
		药物医嘱			□ 预防使用抗生素 □ 镇静药 □ 肠道准备药
		手术医嘱			□ 常规明日在全麻下行胸 　腔镜下胸膜肺切除术
		处置医嘱	□ 静脉抽血 □ 动脉抽血		□ 抗生素皮试 □ 备皮 □ 交叉配血 □ 术中导尿

主要护理工作	健康宣教	□ 入院宣教（住院环境、规章制度） □ 进行护理安全指导 □ 进行等级护理、活动范围指导 □ 进行饮食指导 □ 进行关于疾病知识的宣教 □ 检查、检验项目的目的和意义	□ 进行饮食指导 □ 进行关于疾病知识的宣教 □ 检查、检验项目的目的和意义	□ 术前宣教 □ 指导术后康复训练 □ 指导术后注意事项
	护理处置	□ 患者身份核对 □ 佩戴腕带 □ 建立入院病历，通知医生 □ 入院介绍：介绍责任护士、病区环境、设施、规章制度、基础护理服务项目 □ 询问病史，填写护理记录单首页 □ 观察病情 □ 测量基本生命体征 □ 抽血、留取标本 □ 心理与生活护理 □ 根据评估结果采取相应护理措施 □ 通知检查项目及注意事项	□ 观察病情 □ 测量基本生命体征 □ 心理与生活护理 □ 根据评估结果采取相应护理措施 □ 通知检查项目及注意事项	□ 观察病情 □ 测量基本生命体征 □ 术前患者准备（手术前沐浴、更衣、备皮） □ 检查术前物品准备 □ 心理与生活护理 □ 根据评估结果采取相应护理措施 □ 完成护理记录
	护理评估	□ 一般评估：生命体征、神志、皮肤、药物过敏史等 □ 专科评估：咳嗽、咳痰情况、一般活动情况 □ 风险评估：评估有无跌倒、坠床、褥疮风险 □ 心理评估 □ 营养评估 □ 疼痛评估 □ 康复评估	□ 心理评估 □ 营养评估 □ 疼痛评估 □ 康复评估	□ 心理评估 □ 营养评估 □ 疼痛评估 □ 康复评估
	专科护理	□ 协助指导患者咳嗽、咳痰、术后床上活动等 □ 指导功能锻炼 □ 指导患者戒烟	□ 协助指导患者咳嗽、咳痰、术后床上活动等 □ 指导功能锻炼 □ 指导患者戒烟	□ 协助指导患者咳嗽、咳痰、术后床上活动等 □ 指导功能锻炼 □ 指导患者戒烟

（续　表）

主要护理工作	饮食指导	□ 根据医嘱通知配餐员准备膳食 □ 协助进餐	□ 根据医嘱通知配餐员准备膳食 □ 协助进餐	□ 嘱患者清淡饮食 □ 协助进餐
	活动体位	□ 根据护理等级指导活动	□ 根据护理等级指导活动	□ 根据护理等级指导活动
	洗浴要求	□ 协助患者洗澡,更换病号服	□ 协助患者洗澡,更换病号服	□ 协助患者清洁备皮部位,更换病号服
病情变异记录		□ 无　　□ 有,原因: □ 患者　□ 疾病　□ 医疗 □ 护理　□ 保障　□ 管理	□ 无　　□ 有,原因: □ 患者　□ 疾病　□ 医疗 □ 护理　□ 保障　□ 管理	□ 无　　□ 有,原因: □ 患者　□ 疾病　□ 医疗 □ 护理　□ 保障　□ 管理

护士签名		白班	小夜班	大夜班	白班	小夜班	大夜班	白班	小夜班	大夜班
医师签名										

时间		住院第 4 天(手术日)	住院第 5—13 天(术后恢复)	住院第 14 天(出院日)
主要诊疗工作	制度落实	□ 手术 □ 上级医师查房 □ 麻醉医师查房 □ 观察有无术后并发症,并做相应处理	□ 术后三天连续查房 □ 术后手术医师查房 □ 三级医师查房 □ 观察有无术后并发症,并做相应处理	□ 上级医师查房,进行手术及伤口评估,确定有无手术并发症和伤口愈合不良情况,明确是否出院
	病情评估	□ 出血评估 □ 疼痛评估 □ 下肢静脉血栓风险评估	□ 咳痰能力评估 □ 出血评估 □ 疼痛评估 □ 下肢静脉血栓风险评估 □ 上级医师进行治疗效果、预后评估	□ 上级医师进行出院评估
	病历书写	□ 住院医师术后即刻完成术后病程 □ 术者或第一助手术后 24 小时内完成手术记录(术者签字)	□ 上级医师查房记录	□ 出院当天病程记录(由上级医师指示出院) □ 出院后 24 小时内完成出院记录 □ 出院后 24 小时内完成病案首页
	知情同意	□ 向患者和(或)家属交代手术情况及术后注意事项	□ 告知患者及其家属术后恢复情况	□ 告知患者及家属出院后注意事项(指导出院后功能锻炼,复诊时间、地点,发生紧急情况时的处理方法等)
	手术治疗	□ 实施手术(手术安全核查记录、手术清点记录) □ 术后止痛、止血、止咳、止吐等对症治疗	□ 术后止痛、止血、止咳、止吐等对症治疗 □ 手术切口换药	□ 手术切口换药

主要诊疗工作	其他	□ 监测患者生命体征 □ 观察手术切口及周围情况 □ 观察胸腔闭式引流情况	□ 观察患者咳嗽、咳痰情况 □ 观察手术切口及周围情况 □ 观察胸腔闭式引流管引流情况，情况允许时拔除 □ 定期复查血常规、血生化 □ 及时通知上级医师检诊	□ 通知出院 □ 开具出院介绍信 □ 开具诊断证明书 □ 出院带药 □ 预约门诊复诊时间	
重点医嘱	长期医嘱	护理医嘱	□ 按胸外科术后护理常规 □ 一级护理	□ 二级护理	
		处置医嘱	□ 持续吸氧 □ 留置导尿 □ 持续心电、血压、呼吸、血氧饱和度监测 □ 胸腔闭式引流管接无菌袋		
		膳食医嘱	□ 禁食水	□ 半流食 □ 普食	
		药物医嘱	□ 抗生素 □ 止痛、止吐、抑酸、化痰		
	临时医嘱	检查检验	□ 血常规 □ 凝血四项＋DIC 监测 □ 普通生化	□ 血常规 □ 凝血四项＋DIC 监测 □ 普通生化	
		药物医嘱	□ 大静脉营养液	□ 止痛、止咳、缓泻药	
		手术医嘱			
		处置医嘱	□ 静脉抽血	□ 静脉抽血 □ 大换药	□ 大换药 □ 出院
主要护理工作	健康宣教		□ 术后心理疏导 □ 指导术后康复训练 □ 指导术后注意事项	□ 术后心理疏导 □ 指导术后康复训练 □ 指导术后注意事项	□ 出院宣教（康复训练方法，用药指导，换药时间及注意事项，复查时间等）
	护理处置		□ 检查术前物品准备 □ 与手术室护士交接 □ 术后观察病情 □ 测量基本生命体征 □ 遵医嘱用药 □ 抽血、留取标本 □ 心理与生活护理 □ 根据评估结果采取相应护理措施 □ 通知检查项目及注意事项	□ 术后观察病情 □ 测量基本生命体征 □ 心理与生活护理 □ 指导并监督患者治疗与康复训练 □ 遵医嘱用药 □ 根据评估结果采取相应护理措施 □ 完成护理记录	□ 观察患者情况 □ 核对患者医嘱费用 □ 协助患者办理出院手续 □ 指导并监督患者康复训练 □ 整理床单位

（续　表）

主要护理工作	护理评估	☐ 评估伤口疼痛情况 ☐ 风险评估：评估有无跌倒、坠床、褥疮、导管滑脱、液体外渗的风险 ☐ 心理评估 ☐ 营养评估	☐ 评估患者咳嗽、咳痰情况 ☐ 评估伤口疼痛情况 ☐ 风险评估：评估有无跌倒、坠床、褥疮、导管滑脱、液体外渗的风险 ☐ 心理评估 ☐ 营养评估	☐ 心理评估 ☐ 营养评估
	专科护理	☐ 观察伤口敷料有无渗出 ☐ 指导患者咳嗽、咳痰、功能锻炼，协助患者床上活动 ☐ 术后心理与生活护理	☐ 观察伤口敷料有无渗出 ☐ 指导患者咳嗽、咳痰、功能锻炼 ☐ 术后心理与生活护理	☐ 告知患者出院后注意事项并附书面出院指导一份 ☐ 指导功能锻炼
	饮食指导	☐ 禁食水	☐ 根据医嘱通知配餐员准备膳食 ☐ 协助进餐	
	活动体位	☐ 根据护理等级指导活动	☐ 根据护理等级指导活动	
	洗浴要求	☐ 协助患者晨晚间护理	☐ 协助患者晨晚间护理	
病情变异记录		☐ 无　　☐ 有,原因： ☐ 患者　☐ 疾病　☐ 医疗 ☐ 护理　☐ 保障　☐ 管理	☐ 无　　☐ 有,原因： ☐ 患者　☐ 疾病　☐ 医疗 ☐ 护理　☐ 保障　☐ 管理	☐ 无　　☐ 有,原因： ☐ 患者　☐ 疾病　☐ 医疗 ☐ 护理　☐ 保障　☐ 管理
护士签名		白班　小夜班　大夜班	白班　小夜班　大夜班	白班　小夜班　大夜班
医师签名				

（田晓东）

第3章 肺部疾病

第一节 肺错构瘤行肺局部切除术临床路径

一、肺错构瘤行肺局部切除术临床路径标准住院流程

(一)适用对象

第一诊断为肺错构瘤(ICD-10:Q85.903)拟行肺局部切除术(ICD-9-CM-3:32.23)。

(二)诊断依据

根据《临床诊疗指南——胸外科分册》(中华医学会编著,人民卫生出版社)和《手术学全集——胸外科手术学》(中国人民解放军总后勤部卫生部主编,人民军医出版社):

1. 病史及临床症状 发病多在中年,男、女之比为2:1。周边部肺错构瘤患者多无症状;支气管内错构瘤可引起咳嗽、咯血及肺部感染。肺错构瘤可合并胃上皮样平滑肌肉瘤及肾上腺外有功能性副神经节瘤。

2. 辅助检查 胸部X线片上,肺错构瘤表现为肺内边缘光滑的肿块影,有时呈分叶状或边缘呈圆凸状,直径1~2cm者居多。10%~30%的患者可在阴影内看到钙化点。CT上可显示"爆米花"样或散在的钙化,其中的脂肪组织能被CT检出。支气管镜检查对支气管内错构瘤有较大意义。

(三)治疗方案的选择及依据

根据《临床诊疗指南——胸外科分册》(中华医学会编著,人民卫生出版社)和《手术学全集——胸外科手术学》(中国人民解放军总后勤部卫生部主编,人民军医出版社):

1. 符合肺错构瘤诊断。

2. 全身状况允许手术。

3. 征得患者及家属的同意。

(四)标准住院日为10~11天

(五)进入路径标准

1. 第一诊断必须符合肺错构瘤(ICD-10:Q85.903)。

2. 周围型病变怀疑肺错构瘤,诊断不明确,又不能除外肺癌。

3. 心、肺、肝、肾等器官功能可以耐受全麻开胸手术。

4. 当患者同时具有其他疾病诊断,但在住院期间不需要特殊处理也不影响第一诊断的临床路径流程实施时,可以进入路径。

(六)术前准备(术前评估)3 天

1. 检验检查评估

(1)必须检查项目

1)血(尿、粪)常规、血生化、凝血功能、血型、血清四项筛查、肿瘤标志物。

2)胸片、心电图,胸部 CT 平扫＋增强扫描,头颅 CT 或 MRI,腹部超声,肺功能等。

(2)根据患者病情可选择

1)血气分析、超声心动图、纤维支气管镜＋活检、经皮肺穿刺活检。

2)24 小时动态心电图、PET-CT。

3)有相关疾病者必要时请相关科室会诊。

(3)营养评估:由护士根据《解放军总医院新入院患者营养风险筛查表(NRS-2002)》为新入院患者进行营养评估,评分＞3 分的告知医师,必要时申请营养科会诊。

(4)心理评估:由心理科医生根据病情需要实施评估。

(5)疼痛评估:由医师对于病情危重患者,或术前 24 小时、麻醉前的患者根据《VAS 评分》实施疼痛评估,评估结果及应用的特殊镇痛药物应当告知患者或其病情委托人,疼痛评估的结果应当记录在住院病历表格中。评分＞7 分的常规镇痛处理效果欠佳的顽固性疼痛患者应当及时请疼痛科医生会诊。

(6)康复评估:由护士根据《入院患者康复筛查和评估表》在新入院患者入院后 24 小时内进行康复筛查和评估。任何一项结果为"是",均应告知医师,申请康复科医师会诊。

(7)深静脉血栓栓塞症风险评估:根据《下肢深静脉血栓形成及肺栓塞风险评估表》在新入院患者入院后 24 小时内进行风险筛查和评估。风险结果为"极高危"的,则申请血管外科或介入导管室医师会诊。

2. 术前准备

(1)术前评估:术前 24 小时内完成术前病情评估,完成必要的检查,做出术前小结、术前讨论。

(2)术前谈话:术者应在术前 1 天与患者及其家属谈话,告知手术方案、相关风险、用血计划、术后转归、手术费用,以及患者及亲属权益,并履行书面知情同意手续。告知高值耗材的使用及费用。

(3)通知手术室:准备手术间、手术药品、手术物品及特殊耗材。

(4)手术部位标识:术者、第一助手或经治医师在术前 1 天应对手术部位做体表标识,急诊手术由接诊医师或会诊外科医师标记,标记过程应有责任护士、患者及亲属共同参与,并记入手术安排表。

(5)术前一日麻醉医师访视:制订麻醉计划、完成评估、确定麻醉方式,并记入《麻醉术前访视记录》,告知患者及家属麻醉适应证、麻醉目的、风险、可能出现的情况及其处理原则、替代方案等,签署《麻醉知情同意书》并归入病历。

3. 主要护理工作　入院宣教,交代注意事项(如防褥疮、防跌倒等),指导患者戒烟,并进行术前宣教,心理护理。

(七)药品选择及使用时机

按照《抗菌药物临床应用指导原则(2015 年版)》[国卫办医发(2015)43 号]执行。

1. 预防性抗菌药物应用:第一、二代头孢菌素。

2. 预防性用药给药时间为皮肤、黏膜切开前 0.5～1 小时或麻醉开始时,如手术时间超过 3 小时或超过所用药物半衰期的 2 倍以上,或出血量超过 1500ml,术中应追加一次。

3. 预防用药时间为 24 小时,污染手术必要时延长至 48 小时。

(八)手术日为入院第 4 天

1. 手术安全核对:患者入手术间后由手术医师、麻醉医师、巡回护士和患者本人共同核对患者身份、手术部位与标识、手术方式。手术医师、麻醉医师、巡回护士三方按《手术安全核对表》逐项核对,共同签字。

(1)手术方式:肺局部切除术。

(2)麻醉方式:全麻双腔气管插管。

(3)手术置入物:吻合钉。

(4)术中用药:麻醉常规用药,术中预防使用抗生素、术中镇痛等。

(5)输血及血液制品:根据术中情况选择。

(6)术中病理:根据术中情况酌情行快速冷冻病理检查。

2. 经治医师或手术医师应即刻完成术后首次病程记录,观察术后患者病情变化。

(九)术后住院恢复 5～10 天,必须复查的检查项目

1. 术后住院恢复

(1)术后给予持续心电、呼吸、血压、血氧饱和度监测至病情平稳。

(2)术后用药:预防使用抗菌药物,止咳药,止痛药等。

(3)术后换药:术后第一天及出院当日予以清洁换药;其他时间根据手术切口渗出情况予以清洁换药。

(4)术后护理:观察患者咳嗽、咳痰状况、肺复张情况、引流管引流情况、伤口敷料有无渗出,并在异常时立即通知医生处理,指导并辅助患者术后咳嗽、咳痰及功能锻炼,给予防跌倒护理等。

2. 必须复查的项目 血常规、血生化、胸片。

(十)出院标准

1. 生命体征平稳,体温正常。

2. 正常进食普食。

3. 切口愈合良好。

4. 常规化验无明显异常;胸片示术侧肺膨胀良好,无明显感染征象。

5. 无与本病相关的其他并发症。

(十一)有无变异及原因分析

1. 医疗原因导致的变异 如改变诊疗方案、转科治疗、操作失误、误诊等。

2. 患者原因导致的变异 如不同意治疗方案、个人原因要求出(转)院、院外服用手术禁忌药、月经期、对诊疗计划不满要求出路径、相关检查检验院外(门诊)已做等。

3. 并发症原因导致的变异 如胸腔出血、肺部感染、呼吸衰竭、肺漏气延长、肺动脉栓塞、支气管胸膜瘘、切口感染等造成住院日延长和费用增加。

4. 病情原因导致的变异 部分患者常常存在很多内科并发症,如脑血管或心血管病、糖尿病、血栓等,手术可能导致这些疾病加重而需要治疗,从而延长治疗时间和增加住院费用。

5. 辅诊科室原因导致的变异 如检查、检验、手术、病理等检查(不及时、结果错报、操作部位/方式错误、标本不合格)、报告(不及时、结果错报、标本不合格)等原因延长住院天数、增加费用等。

6. 管理原因导致的变异　如系统暂不支持、系统瘫痪、需要修订流程、需要修订制度等。

7. 节假日　术前患者如住院后赶上节假日,使手术推迟,延长住院时间,增加费用。

二、肺错构瘤行肺局部切除术临床路径表单

适用对象	第一诊断为肺错构瘤(ICD-10:Q85.903)行肺局部切除术(ICD-9-CM-3:32.23)	
患者基本信息	姓名:_____　性别:____　年龄:____ 门诊号:_____　住院号:_____　过敏史:_____ 住院日期:____年__月__日　出院日期:____年__月__日	标准住院日:10～11 天
时间	住院第 1 天	住院第 2 天	住院第 3 天(术前日)

		住院第 1 天	住院第 2 天	住院第 3 天(术前日)
主要诊疗工作	制度落实	□ 经治医生或值班医生在患者入院 2 小时内到床旁接诊 □ 主管医生或二线值班医生在患者入院后 24 小时内完成检诊 □ 初步的诊断和治疗方案 □ 开具相关检查、化验单	□ 三级医师查房 □ 完成必要的相关科室会诊	□ 手术医师查房 □ 术前准备 □ 麻醉医师查房
	病情评估	□ 经治医师询问病史与体格检查 □ 心理评估 □ 营养评估 □ 疼痛评估 □ 康复评估 □ 深静脉血栓栓塞症评估	□ 临床分期与术前评估	□ 术前评估 □ 下肢静脉血栓风险评估
	病历书写	□ 入院 8 小时内完成首次病程记录 □ 入院 24 小时内完成入院记录 □ 完成主管医师查房记录	□ 住院医师完成上级医师查房记录、相关会诊记录	□ 完成术前手术医师查房记录、术前讨论、术前小结
	知情同意	□ 患者或家属入院记录签字 □ 签署授权委托书、自费用品协议书(必要时)、军人目录外耗材审批单(必要时)	□ 向患者家属交代病情	□ 术前谈话,告知患者及家属病情和围术期注意事项并签署手术知情同意书 □ 麻醉医师与患者和(或)家属交代麻醉注意事项并签署麻醉知情同意书

（续　表）

主要诊疗工作	手术治疗	□ 患者既往内科疾病的用药	□ 患者既往内科疾病的用药	□ 患者既往内科疾病的用药 □ 术前准备 □ 交叉配血 □ 术区备皮
	其他	□ 及时通知上级医师检诊	□ 及时通知上级医师检诊	□ 经治医师检查整理病历资料
重点医嘱	长期医嘱	护理医嘱	□ 按胸外科护理常规 □ 三级护理	□ 按胸外科护理常规 □ 三级护理	□ 按胸外科护理常规 □ 三级护理
		处置医嘱	□ 测血压（必要时） □ 快速血糖测定（必要时）	□ 测血压 □ 快速血糖测定（必要时）	□ 测血压 □ 快速血糖测定（必要时）
		膳食医嘱	□ 普食		□ 术晨禁食水
		药物医嘱	□ 止咳药、止血药、自带药（必要时）	□ 止咳药、止血药、自带药（必要时）	□ 止咳药、止血药、自带药（必要时）
	临时医嘱	检查检验	□ 血常规 □ 尿常规 □ 粪常规 □ 血型 □ 凝血四项 □ 普通生化 □ 血清术前八项 □ 胸部正侧位片 □ 心电图检查（多导） □ 胸部CT □ 肺功能		
		药物医嘱			□ 预防使用抗生素 □ 镇静药 □ 肠道准备药
		手术医嘱			□ 常规明日在全麻下行肺局部切除术
		处置医嘱	□ 静脉抽血 □ 动脉抽血		□ 抗生素皮试 □ 备皮 □ 交叉配血 □ 术中导尿

（续 表）

主要护理工作	健康宣教	□ 入院宣教（住院环境、规章制度） □ 进行护理安全指导 □ 进行等级护理、活动范围指导 □ 进行饮食指导 □ 进行关于疾病知识的宣教 □ 检查、检验项目的目的和意义	□ 进行饮食指导 □ 进行关于疾病知识的宣教 □ 检查、检验项目的目的和意义	□ 术前宣教 □ 指导术后康复训练 □ 指导术后注意事项
	护理处置	□ 患者身份核对 □ 佩戴腕带 □ 建立入院病历,通知医生 □ 入院介绍:介绍责任护士,病区环境、设施、规章制度、基础护理服务项目 □ 询问病史,填写护理记录单首页 □ 观察病情 □ 测量基本生命体征 □ 抽血、留取标本 □ 心理与生活护理 □ 根据评估结果采取相应护理措施 □ 通知检查项目及注意事项	□ 观察病情 □ 测量基本生命体征 □ 心理与生活护理 □ 根据评估结果采取相应护理措施 □ 通知检查项目及注意事项	□ 观察病情 □ 测量基本生命体征 □ 术前患者准备（手术前沐浴、更衣、备皮） □ 检查术前物品准备 □ 心理与生活护理 □ 根据评估结果采取相应护理措施 □ 完成护理记录
	护理评估	□ 一般评估:生命体征、神志、皮肤、药物过敏史等 □ 专科评估:咳嗽、咳痰情况、一般活动情况 □ 风险评估:评估有无跌倒、坠床、褥疮风险 □ 心理评估 □ 营养评估 □ 疼痛评估 □ 康复评估	□ 心理评估 □ 营养评估 □ 疼痛评估 □ 康复评估	□ 心理评估 □ 营养评估 □ 疼痛评估 □ 康复评估
	专科护理	□ 协助指导患者咳嗽、咳痰、术后床上活动等 □ 指导功能锻炼 □ 指导患者戒烟	□ 协助指导患者咳嗽、咳痰、术后床上活动等 □ 指导功能锻炼 □ 指导患者戒烟	□ 协助指导患者咳嗽、咳痰、术后床上活动等 □ 指导功能锻炼 □ 指导患者戒烟

（续　表）

主要护理工作	饮食指导	□ 根据医嘱通知配餐员准备膳食 □ 协助进餐	□ 根据医嘱通知配餐员准备膳食 □ 协助进餐	□ 嘱患者清淡饮食 □ 协助进餐
	活动体位	□ 根据护理等级指导活动	□ 根据护理等级指导活动	□ 根据护理等级指导活动
	洗浴要求	□ 协助患者洗澡,更换病号服	□ 协助患者洗澡,更换病号服	□ 协助患者清洁备皮部位,更换病号服
病情变异记录		□ 无　　□ 有,原因: □ 患者　□ 疾病　□ 医疗 □ 护理　□ 保障　□ 管理	□ 无　　□ 有,原因: □ 患者　□ 疾病　□ 医疗 □ 护理　□ 保障　□ 管理	□ 无　　□ 有,原因: □ 患者　□ 疾病　□ 医疗 □ 护理　□ 保障　□ 管理
护士签名		白班　小夜班　大夜班	白班　小夜班　大夜班	白班　小夜班　大夜班
医师签名				

	时间	住院第4天(手术日)	住院第5—9天(术后恢复)	住院第10—11天(出院日)
主要诊疗工作	制度落实	□ 手术 □ 上级医师查房 □ 麻醉医师查房 □ 观察有无术后并发症,并做相应处理	□ 术后三天连续查房 □ 术后手术医师查房 □ 三级医师查房 □ 观察有无术后并发症,并做相应处理	□ 上级医师查房,进行手术及伤口评估,确定有无手术并发症和伤口愈合不良情况,明确是否出院
	病情评估	□ 出血评估 □ 疼痛评估 □ 下肢静脉血栓风险评估	□ 咳痰能力评估 □ 出血评估 □ 疼痛评估 □ 下肢静脉血栓风险评估 □ 上级医师进行治疗效果、预后评估	□ 上级医师进行出院评估
	病历书写	□ 住院医师术后即刻完成术后病程 □ 术者或第一助手术后24小时内完成手术记录(术者签字)	□ 上级医师查房记录	□ 出院当天病程记录(由上级医师指示出院) □ 出院后24小时内完成出院记录 □ 出院后24小时内完成病案首页
	知情同意	□ 向患者和(或)家属交代手术情况及术后注意事项	□ 告知患者及其家属术后恢复情况	□ 告知患者及家属出院后注意事项(指导出院后功能锻炼,复诊时间、地点,发生紧急情况时的处理方法等)
	手术治疗	□ 实施手术(手术安全核查记录、手术清点记录) □ 术后止痛、止血、止咳、止吐等对症治疗	□ 术后止痛、止血、止咳、止吐等对症治疗 □ 手术切口换药	□ 手术切口换药

（续　表）

主要诊疗工作	其他	□ 监测患者生命体征 □ 观察手术切口及周围情况 □ 观察胸腔闭式引流管引流情况	□ 观察患者咳嗽、咳痰情况 □ 观察手术切口及周围情况 □ 观察胸腔闭式引流管引流情况,情况允许时拔除 □ 定期复查血常规、血生化 □ 及时通知上级医师检诊	□ 通知出院 □ 开具出院介绍信 □ 开具诊断证明书 □ 出院带药 □ 预约门诊复诊时间
重点医嘱	长期医嘱 护理医嘱	□ 按胸外科术后护理常规 □ 一级护理	□ 二级护理	
	长期医嘱 处置医嘱	□ 持续吸氧 □ 留置导尿 □ 持续心电、血压、呼吸、血氧饱和度监测 □ 胸腔闭式引流管接无菌袋		
	长期医嘱 膳食医嘱	□ 禁食水	□ 半流食 □ 普食	
	长期医嘱 药物医嘱	□ 抗生素 □ 止痛、止吐、抑酸、化痰		
	临时医嘱 检查检验	□ 血常规 □ 凝血四项＋DIC 监测 □ 普通生化	□ 血常规 □ 凝血四项＋DIC 监测 □ 普通生化 □ 胸部正侧位片	
	临时医嘱 药物医嘱	□ 大静脉营养液	□ 止痛、止咳、缓泻药	
	临时医嘱 手术医嘱			
	临时医嘱 处置医嘱	□ 静脉抽血	□ 静脉抽血 □ 大换药	□ 大换药 □ 出院
主要护理工作	健康宣教	□ 术后心理疏导 □ 指导术后康复训练 □ 指导术后注意事项	□ 术后心理疏导 □ 指导术后康复训练 □ 指导术后注意事项	□ 出院宣教(康复训练方法,用药指导,换药时间及注意事项,复查时间等)
	护理处置	□ 检查术前物品准备 □ 与手术室护士交接 □ 术后观察病情 □ 测量基本生命体征 □ 遵医嘱用药 □ 抽血、留取标本 □ 心理与生活护理 □ 根据评估结果采取相应护理措施 □ 通知检查项目及注意事项	□ 术后观察病情 □ 测量基本生命体征 □ 心理与生活护理 □ 指导并监督患者治疗与康复训练 □ 遵医嘱用药 □ 根据评估结果采取相应护理措施 □ 完成护理记录	□ 观察患者情况 □ 核对患者医嘱费用 □ 协助患者办理出院手续 □ 指导并监督患者康复训练 □ 整理床单位

(续　表)

主要护理工作	护理评估	☐ 评估伤口疼痛情况 ☐ 风险评估：评估有无跌倒、坠床、褥疮、导管滑脱、液体外渗的风险 ☐ 心理评估 ☐ 营养评估	☐ 评估患者咳嗽、咳痰情况 ☐ 评估伤口疼痛情况 ☐ 风险评估：评估有无跌倒、坠床、褥疮、导管滑脱、液体外渗的风险 ☐ 心理评估 ☐ 营养评估	☐ 心理评估 ☐ 营养评估
	专科护理	☐ 观察伤口敷料有无渗出 ☐ 指导患者咳嗽、咳痰、功能锻炼，协助患者床上活动 ☐ 术后心理与生活护理	☐ 观察伤口敷料有无渗出 ☐ 指导患者咳嗽、咳痰、功能锻炼 ☐ 术后心理与生活护理	☐ 告知患者出院后注意事项并附书面出院指导一份 ☐ 指导功能锻炼
	饮食指导	☐ 禁食水	☐ 根据医嘱通知配餐员准备膳食 ☐ 协助进餐	
	活动体位	☐ 根据护理等级指导活动	☐ 根据护理等级指导活动	
	洗浴要求	☐ 协助患者晨晚间护理	☐ 协助患者晨晚间护理	
病情变异记录		☐ 无　　☐ 有,原因： ☐ 患者　☐ 疾病　☐ 医疗 ☐ 护理　☐ 保障　☐ 管理	☐ 无　　☐ 有,原因： ☐ 患者　☐ 疾病　☐ 医疗 ☐ 护理　☐ 保障　☐ 管理	☐ 无　　☐ 有,原因： ☐ 患者　☐ 疾病　☐ 医疗 ☐ 护理　☐ 保障　☐ 管理
护士签名		白班　小夜班　大夜班	白班　小夜班　大夜班	白班　小夜班　大夜班
医师签名				

(李　捷　于　华)

第二节　肺错构瘤行胸腔镜下肺局部切除术临床路径

一、肺错构瘤行胸腔镜下肺局部切除术临床路径标准住院流程

(一)适用对象

第一诊断为肺错构瘤（ICD-10：Q85.903）拟行胸腔镜下肺局部切除术（ICD-9-CM-3：32.25）。

(二)诊断依据

根据《临床诊疗指南——胸外科分册》（中华医学会编著，人民卫生出版社）和《手术学全集——胸外科手术学》（中国人民解放军总后勤部卫生部主编，人民军医出版社）：

1. 病史及临床症状　发病多在中年，男、女之比为2：1。周边部肺错构瘤患者多无症状；支气管内错构瘤可引起咳嗽、咯血及肺部感染。肺错构瘤可合并胃上皮样平滑肌肉瘤及肾上

腺外有功能性副神经节瘤。

2. **辅助检查** 胸部 X 线片上,肺错构瘤表现为肺内边缘光滑的肿块影,有时呈分叶状或边缘呈圆凸状,直径 1～2cm 者居多。10％～30％的患者可在阴影内看到钙化点。CT 上可显示"爆米花"样或散在的钙化,其中的脂肪组织能被 CT 检出。支气管镜检查对支气管内错构瘤有较大意义。

(三)治疗方案的选择及依据

根据《临床诊疗指南——胸外科分册》(中华医学会编著,人民卫生出版社)和《手术学全集——胸外科手术学》(中国人民解放军总后勤部卫生部主编,人民军医出版社):

1. 符合肺错构瘤诊断。

2. 全身状况允许手术。

3. 征得患者及家属的同意。

(四)标准住院日为 10～11 天

(五)进入路径标准

1. 第一诊断必须符合肺错构瘤(ICD-10:Q85.903)。

2. 周围型病变怀疑肺错构瘤,诊断不明确,又不能除外肺癌。

3. 心、肺、肝、肾等器官功能可以耐受全麻开胸手术。

4. 当患者同时具有其他疾病诊断,但在住院期间不需要特殊处理也不影响第一诊断的临床路径流程实施时,可以进入路径。

(六)术前准备(术前评估)3 天

1. **检验检查评估**

(1)必须检查的项目

1)血(尿、粪)常规、血生化、凝血功能、血型、血清四项筛查、肿瘤标志物。

2)胸片、心电图,胸部 CT 平扫＋增强扫描,头颅 CT 或 MRI,腹部超声,肺功能等。

(2)根据患者病情可选择

1)血气分析、超声心动图、纤维支气管镜＋活检、经皮肺穿刺活检。

2)24 小时动态心电图、PET-CT。

3)有相关疾病者必要时请相关科室会诊。

(3)营养评估:由护士根据《解放军总医院新入院患者营养风险筛查表(NRS-2002)》为新入院患者进行营养评估,评分＞3 分的告知医师,必要时申请营养科会诊。

(4)心理评估:由心理科医生根据病情需要实施评估。

(5)疼痛评估:由医师对于病情危重患者,或术前 24 小时、麻醉前的患者根据《VAS 评分》实施疼痛评估,评估结果及应用的特殊镇痛药物应当告知患者或其病情委托人,疼痛评估的结果应当记录在住院病历表格中。评分＞7 分的常规镇痛处理效果欠佳的顽固性疼痛患者应当及时请疼痛科医生会诊。

(6)康复评估:由护士根据《入院患者康复筛查和评估表》在新入院患者入院后 24 小时内进行康复筛查和评估。任何一项结果为"是",均应告知医师,申请康复科医师会诊。

(7)深静脉血栓栓塞症风险评估:根据《下肢深静脉血栓形成及肺栓塞风险评估表》在新入院患者入院后 24 小时内进行风险筛查和评估。风险结果为"极高危"的,则申请血管外科或介入导管室医师会诊。

2. 术前准备

（1）术前评估：术前 24 小时内完成术前病情评估，完成必要的检查，做出术前小结、术前讨论。

（2）术前谈话：术者应在术前 1 天与患者及其家属谈话，告知手术方案、相关风险、用血计划、术后转归、手术费用，以及患者及亲属权益，并履行书面知情同意手续。告知高值耗材的使用及费用。

（3）通知手术室：准备手术间、手术药品、手术物品及特殊耗材。

（4）手术部位标识：术者、第一助手或经治医师在术前 1 天应对手术部位做体表标识，急诊手术由接诊医师或会诊外科医师标记，标记过程应有责任护士、患者及亲属共同参与，并记入手术安排表。

（5）术前一日麻醉医师访视：制订麻醉计划、完成评估、确定麻醉方式，并记入《麻醉术前访视记录》，告知患者及家属麻醉适应证、麻醉目的、风险、可能出现的情况及其处理原则、替代方案等，签署《麻醉知情同意书》并归入病历。

3. 主要护理工作　入院宣教，交代注意事项（如防褥疮、防跌倒等），指导患者戒烟，并进行术前宣教，心理护理。

（七）药品选择及使用时机

按照《抗菌药物临床应用指导原则（2015 年版）》［国卫办医发（2015）43 号］执行。

1. 预防性抗菌药物应用：第一、二代头孢菌素。

2. 预防性用药给药时间为皮肤、黏膜切开前 0.5～1 小时或麻醉开始时，如手术时间超过 3 小时或超过所用药物半衰期的 2 倍以上，或出血量超过 1500ml，术中应追加一次。

3. 预防用药时间为 24 小时，污染手术必要时延长至 48 小时。

（八）手术日为入院第 4 天

1. 手术安全核对。患者入手术间后由手术医师、麻醉医师、巡回护士和患者本人共同核对患者身份、手术部位与标识、手术方式。手术医师、麻醉医师、巡回护士三方按《手术安全核对表》逐项核对，共同签字。

（1）手术方式：胸腔镜下肺局部切除术。

（2）麻醉方式：全麻双腔气管插管。

（3）手术置入物：吻合钉。

（4）术中用药：麻醉常规用药，术中预防使用抗生素、术中镇痛等。

（5）输血及血液制品：根据术中情况选择。

（6）术中病理：根据术中情况酌情行快速冷冻病理检查。

2. 经治医师或手术医师应即刻完成术后首次病程记录，观察术后患者病情变化。

（九）术后住院恢复 5～10 天，必须复查的检查项目

1. 术后住院恢复

（1）术后给予持续心电、呼吸、血压、血氧饱和度监测至病情平稳。

（2）术后用药：预防使用抗菌药物，止咳药、止痛药等。

（3）术后换药：术后第一天及出院当日予以清洁换药；其他时间根据手术切口渗出情况予以清洁换药。

（4）术后护理：观察患者咳嗽、咳痰状况、肺复张情况、引流管引流情况、伤口敷料有无渗出，并在异常时立即通知医生处理，指导并辅助患者术后咳嗽、咳痰及功能锻炼，给予防跌倒护

理等。

2. 必须复查的项目　血常规、血生化、胸片。

(十)出院标准

1. 生命体征平稳,体温正常。

2. 正常进食普食。

3. 切口愈合良好。

4. 常规化验无明显异常;胸片示术侧肺膨胀良好,无明显感染征象。

5. 无与本病相关的其他并发症。

(十一)有无变异及原因分析

1. 医疗原因导致的变异　如改变诊疗方案、转科治疗、操作失误、误诊等。

2. 患者原因导致的变异　如不同意治疗方案、个人原因要求出(转)院、院外服用手术禁忌药、月经期、对诊疗计划不满要求出路径、相关检查检验院外(门诊)已做等。

3. 并发症原因导致的变异　如胸腔出血、肺部感染、呼吸衰竭、肺漏气延长、肺动脉栓塞、支气管胸膜瘘、切口感染等造成住院日延长和费用增加。

4. 病情原因导致的变异　部分患者常常存在很多内科并发症,如脑血管或心血管病、糖尿病、血栓等,手术可能导致这些疾病加重而需要治疗,从而延长治疗时间和增加住院费用。

5. 辅诊科室原因导致的变异　如检查、检验、手术、病理等检查(不及时、结果错报、操作部位/方式错误、标本不合格)、报告(不及时、结果错报、标本不合格)等原因延长住院天数、增加费用等。

6. 管理原因导致的变异　如系统暂不支持、系统瘫痪、需要修订流程、需要修订制度等。

7. 节假日　术前患者如住院后赶上节假日,使手术推迟,延长住院时间,增加费用。

二、肺错构瘤行胸腔镜下肺局部切除术临床路径表单

适用对象	第一诊断为肺错构瘤(ICD-10:Q85.903)行胸腔镜下肺局部切除术(ICD-9-CM-3:32.25)		
患者基本信息	姓名:_____　性别:____　年龄:____ 门诊号:_____　住院号:_____　过敏史:_____ 住院日期:____年__月__日　出院日期:____年__月__日		标准住院日:10～11 天
时间	住院第 1 天	住院第 2 天	住院第 3 天(术前日)
主要诊疗工作 —— 制度落实	□ 经治医生或值班医生在患者入院 2 小时内到床旁接诊 □ 主管医生或二线值班医生在患者入院后 24 小时内完成检诊 □ 初步的诊断和治疗方案 □ 开具相关检查、化验单	□ 三级医师查房 □ 完成必要的相关科室会诊	□ 手术医师查房 □ 术前准备 □ 麻醉医师查房

（续　表）

主要诊疗工作	病情评估	□ 经治医师询问病史与体格检查 □ 心理评估 □ 营养评估 □ 疼痛评估 □ 康复评估 □ 深静脉血栓栓塞症评估		□ 临床分期与术前评估	□ 术前评估 □ 下肢静脉血栓风险评估
	病历书写	□ 入院 8 小时内完成首次病程记录 □ 入院 24 小时内完成入院记录 □ 完成主管医师查房记录		□ 住院医师完成上级医师查房记录、相关会诊记录	□ 完成术前手术医师查房记录、术前讨论、术前小结
	知情同意	□ 患者或家属入院记录签字 □ 签署授权委托书、自费用品协议书（必要时）、军人目录外耗材审批单（必要时）		□ 向患者家属交代病情	□ 术前谈话,告知患者及家属病情和围术期注意事项并签署手术知情同意书 □ 麻醉医师与患者和（或）家属交代麻醉注意事项并签署麻醉知情同意书
	手术治疗	□ 患者既往内科疾病的用药		□ 患者既往内科疾病的用药	□ 患者既往内科疾病的用药 □ 术前准备 □ 交叉配血 □ 术区备皮
	其他	□ 及时通知上级医师检诊		□ 及时通知上级医师检诊	□ 经治医师检查整理病历资料
重点医嘱	长期医嘱	护理医嘱	□ 按胸外科护理常规 □ 三级护理	□ 按胸外科护理常规 □ 三级护理	□ 按胸外科护理常规 □ 三级护理
		处置医嘱	□ 测血压(必要时) □ 快速血糖测定(必要时)	□ 测血压 □ 快速血糖测定(必要时)	□ 测血压 □ 快速血糖测定(必要时)
		膳食医嘱	普食		□ 术晨禁食水
		药物医嘱	□ 止咳药、止血药、自带药（必要时）	□ 止咳药、止血药、自带药（必要时）	□ 止咳药、止血药、自带药（必要时）
	临时医嘱	检查检验	□ 血常规 □ 尿常规 □ 粪常规 □ 血型 □ 凝血四项 □ 普通生化		

重点医嘱	临时医嘱	检查检验	□ 血清术前八项 □ 胸部正侧位片 □ 心电图检查(多导) □ 胸部 CT □ 肺功能		
		药物医嘱			□ 预防使用抗生素 □ 镇静药 □ 肠道准备药
		手术医嘱			□ 常规明日在全麻下行肺局部切除术
		处置医嘱	□ 静脉抽血 □ 动脉抽血		□ 抗生素皮试 □ 备皮 □ 交叉配血 □ 术中导尿
主要护理工作		健康宣教	□ 入院宣教(住院环境、规章制度) □ 进行护理安全指导 □ 进行等级护理、活动范围指导 □ 进行饮食指导 □ 进行关于疾病知识的宣教 □ 检查、检验项目的目的和意义	□ 进行饮食指导 □ 进行关于疾病知识的宣教 □ 检查、检验项目的目的和意义	□ 术前宣教 □ 指导术后康复训练 □ 指导术后注意事项
		护理处置	□ 患者身份核对 □ 佩戴腕带 □ 建立入院病历,通知医生 □ 入院介绍:介绍责任护士,病区环境、设施、规章制度、基础护理服务项目 □ 询问病史,填写护理记录单首页 □ 观察病情 □ 测量基本生命体征 □ 抽血、留取标本 □ 心理与生活护理 □ 根据评估结果采取相应护理措施 □ 通知检查项目及注意事项	□ 观察病情 □ 测量基本生命体征 □ 心理与生活护理 □ 根据评估结果采取相应护理措施 □ 通知检查项目及注意事项	□ 观察病情 □ 测量基本生命体征 □ 术前患者准备(手术前沐浴、更衣、备皮) □ 检查术前物品准备 □ 心理与生活护理 □ 根据评估结果采取相应护理措施 □ 完成护理记录

（续　表）

主要护理工作	护理评估	□ 一般评估：生命体征、神志、皮肤、药物过敏史等 □ 专科评估：咳嗽、咳痰情况、一般活动情况 □ 风险评估：评估有无跌倒、坠床、褥疮风险 □ 心理评估 □ 营养评估 □ 疼痛评估 □ 康复评估	□ 心理评估 □ 营养评估 □ 疼痛评估 □ 康复评估	□ 心理评估 □ 营养评估 □ 疼痛评估 □ 康复评估
	专科护理	□ 协助指导患者咳嗽、咳痰、术后床上活动等 □ 指导功能锻炼 □ 指导患者戒烟	□ 协助指导患者咳嗽、咳痰、术后床上活动等 □ 指导功能锻炼 □ 指导患者戒烟	□ 协助指导患者咳嗽、咳痰、术后床上活动等 □ 指导功能锻炼 □ 指导患者戒烟
	饮食指导	□ 根据医嘱通知配餐员准备膳食 □ 协助进餐	□ 根据医嘱通知配餐员准备膳食 □ 协助进餐	□ 嘱患者清淡饮食 □ 协助进餐
	活动体位	□ 根据护理等级指导活动	□ 根据护理等级指导活动	□ 根据护理等级指导活动
	洗浴要求	□ 协助患者洗澡，更换病号服	□ 协助患者洗澡，更换病号服	□ 协助患者清洁备皮部位，更换病号服
病情变异记录		□ 无　□ 有，原因： □ 患者　□ 疾病　□ 医疗 □ 护理　□ 保障　□ 管理	□ 无　□ 有，原因： □ 患者　□ 疾病　□ 医疗 □ 护理　□ 保障　□ 管理	□ 无　□ 有，原因： □ 患者　□ 疾病　□ 医疗 □ 护理　□ 保障　□ 管理
护士签名		白班　小夜班　大夜班	白班　小夜班　大夜班	白班　小夜班　大夜班
医师签名				

时间		住院第4天（手术日）	住院第5—9天（术后恢复）	住院第10—11天（出院日）
主要诊疗工作	制度落实	□ 手术 □ 上级医师查房 □ 麻醉医师查房 □ 观察有无术后并发症，并做相应处理	□ 术后三天连续查房 □ 术后手术医师查房 □ 三级医师查房 □ 观察有无术后并发症，并做相应处理	□ 上级医师查房，进行手术及伤口评估，确定有无手术并发症和伤口愈合不良情况，明确是否出院
	病情评估	□ 出血评估 □ 疼痛评估 □ 下肢静脉血栓风险评估	□ 咳痰能力评估 □ 出血评估 □ 疼痛评估 □ 下肢静脉血栓风险评估 □ 上级医师进行治疗效果、预后评估	□ 上级医师进行出院评估

（续　表）

主要诊疗工作	病历书写	□ 住院医师术后即刻完成术后病程 □ 术者或第一助手术后 24 小时内完成手术记录（术者签字）	□ 上级医师查房记录	□ 出院当天病程记录（由上级医师指示出院） □ 出院后 24 小时内完成出院记录 □ 出院后 24 小时内完成病案首页	
	知情同意	□ 向患者和（或）家属交代手术情况及术后注意事项	□ 告知患者及其家属术后恢复情况	□ 告知患者及家属出院后注意事项（指导出院后功能锻炼，复诊时间、地点，发生紧急情况时的处理方法等）	
	手术治疗	□ 实施手术（手术安全核查记录、手术清点记录） □ 术后止痛、止血、止咳、止吐等对症治疗	□ 术后止痛、止血、止咳、止吐等对症治疗 □ 手术切口换药	□ 手术切口换药	
	其他	□ 监测患者生命体征 □ 观察手术切口及周围情况 □ 观察胸腔闭式引流情况	□ 观察患者咳嗽、咳痰情况 □ 观察手术切口及周围情况 □ 观察胸腔闭式引流管引流情况，情况允许时拔除 □ 定期复查血常规、血生化 □ 及时通知上级医师检诊	□ 通知出院 □ 开具出院介绍信 □ 开具诊断证明书 □ 出院带药 □ 预约门诊复诊时间	
重点医嘱	长期医嘱	护理医嘱	□ 按胸外科术后护理常规 □ 一级护理	□ 二级护理	
		处置医嘱	□ 持续吸氧 □ 留置导尿 □ 持续心电、血压、呼吸、血氧饱和度监测 □ 胸腔闭式引流管接无菌袋		
		膳食医嘱	□ 禁食水	□ 半流食 □ 普食	
		药物医嘱	□ 抗生素 □ 止痛、止吐、抑酸、化痰		
	临时医嘱	检查检验	□ 血常规 □ 凝血四项＋DIC 监测 □ 普通生化	□ 血常规 □ 凝血四项＋DIC 监测 □ 普通生化 □ 胸部正侧位片	
		药物医嘱	□ 大静脉营养液	□ 止痛、止咳、缓泻药	
		手术医嘱			
		处置医嘱	□ 静脉抽血	□ 静脉抽血 □ 大换药	□ 大换药 □ 出院

（续　表）

主要护理工作	健康宣教	□ 术后心理疏导 □ 指导术后康复训练 □ 指导术后注意事项	□ 术后心理疏导 □ 指导术后康复训练 □ 指导术后注意事项	□ 出院宣教（康复训练方法，用药指导，换药时间及注意事项，复查时间等）
	护理处置	□ 检查术前物品准备 □ 与手术室护士交接 □ 术后观察病情 □ 测量基本生命体征 □ 遵医嘱用药 □ 抽血、留取标本 □ 心理与生活护理 □ 根据评估结果采取相应护理措施 □ 通知检查项目及注意事项	□ 术后观察病情 □ 测量基本生命体征 □ 心理与生活护理 □ 指导并监督患者治疗与康复训练 □ 遵医嘱用药 □ 根据评估结果采取相应护理措施 □ 完成护理记录	□ 观察患者情况 □ 核对患者医嘱费用 □ 协助患者办理出院手续 □ 指导并监督患者康复训练 □ 整理床单位
	护理评估	□ 评估伤口疼痛情况 □ 风险评估：评估有无跌倒、坠床、褥疮、导管滑脱、液体外渗的风险 □ 心理评估 □ 营养评估	□ 评估患者咳嗽、咳痰情况 □ 评估伤口疼痛情况 □ 风险评估：评估有无跌倒、坠床、褥疮、导管滑脱、液体外渗的风险 □ 心理评估 □ 营养评估	□ 心理评估 □ 营养评估
	专科护理	□ 观察伤口敷料有无渗出 □ 指导患者咳嗽、咳痰、功能锻炼，协助患者床上活动 □ 术后心理与生活护理	□ 观察伤口敷料有无渗出 □ 指导患者咳嗽、咳痰、功能锻炼 □ 术后心理与生活护理	□ 告知患者出院后注意事项并附书面出院指导一份 □ 指导功能锻炼
	饮食指导	□ 禁食水	□ 根据医嘱通知配餐员准备膳食 □ 协助进餐	
	活动体位	□ 根据护理等级指导活动	□ 根据护理等级指导活动	
	洗浴要求	□ 协助患者晨晚间护理	□ 协助患者晨晚间护理	
病情变异记录		□ 无　　□ 有，原因： □ 患者　□ 疾病　□ 医疗 □ 护理　□ 保障　□ 管理	□ 无　　□ 有，原因： □ 患者　□ 疾病　□ 医疗 □ 护理　□ 保障　□ 管理	□ 无　　□ 有，原因： □ 患者　□ 疾病　□ 医疗 □ 护理　□ 保障　□ 管理
护士签名		白班　小夜班　大夜班	白班　小夜班　大夜班	白班　小夜班　大夜班
医师签名				

（李　捷　于　华）

第三节　肺错构瘤行肺叶切除术临床路径

一、肺错构瘤行肺叶切除术临床路径标准住院流程

(一)适用对象

第一诊断为肺错构瘤(ICD-10:Q85.903)拟行肺叶切除术(ICD-9-CM-3:32.4 01)。

(二)诊断依据

根据《临床诊疗指南——胸外科分册》(中华医学会编著,人民卫生出版社,2009 年 1 月第一版)和《手术学全集——胸外科手术学》(中国人民解放军总后勤部卫生部主编,人民军医出版社,2004 年 3 月第二版):

1. 病史及临床症状　发病多在中年,男、女之比为 2:1。周边部肺错构瘤患者多无症状;支气管内错构瘤可引起咳嗽、咯血及肺部感染。肺错构瘤可合并胃上皮样平滑肌肉瘤及肾上腺外有功能性副神经节瘤。

2. 辅助检查　胸部 X 线片上,肺错构瘤表现为肺内边缘光滑的肿块影,有时呈分叶状或边缘呈圆凸状,直径 1~2cm 者居多。10%~30%的患者可在阴影内看到钙化点。CT 上可显示"爆米花"样或散在的钙化,其中的脂肪组织能被 CT 检出。支气管镜检查对支气管内错构瘤有较大意义。

(三)治疗方案的选择及依据

根据《临床诊疗指南——胸外科分册》(中华医学会编著,人民卫生出版社)和《手术学全集——胸外科手术学》(中国人民解放军总后勤部卫生部主编,人民军医出版社):

1. 符合肺错构瘤诊断。

2. 全身状况允许手术。

3. 征得患者及家属的同意。

(四)标准住院日为 12~13 天

(五)进入路径标准

1. 第一诊断必须符合肺错构瘤(ICD-10:Q85.903)。

2. 中心性病变怀疑肺错构瘤,诊断不明确,又不能除外肺癌。

3. 心、肺、肝、肾等器官功能可以耐受全麻开胸手术。

4. 当患者同时具有其他疾病诊断,但在住院期间不需要特殊处理也不影响第一诊断的临床路径流程实施时,可以进入路径。

(六)术前准备(术前评估)3 天

1. 检验检查评估

(1)必须检查的项目

1)血(尿、粪)常规、血生化、凝血功能、血型、血清四项筛查、肿瘤标志物。

2)胸片、心电图,胸部 CT 平扫＋增强扫描,肺功能等。

(2)根据患者病情可选

1)血气分析、超声心动图、经皮肺穿刺活检。

2)24 小时动态心电图。

3)有相关疾病者必要时请相关科室会诊。

(3)营养评估:由护士根据《解放军总医院新入院患者营养风险筛查表(NRS-2002)》为新入院患者进行营养评估,评分＞3 分的告知医师,必要时申请营养科会诊。

(4)心理评估:医生根据新入院患者情况申请心理科会诊评估。

(5)疼痛评估:由医师对于病情危重患者,或术前 24 小时、麻醉前的患者根据《VAS 评分》实施疼痛评估,评估结果及应用的特殊镇痛药物应当告知患者或其病情委托人,疼痛评估的结果应当记录在住院病历表格中。评分＞7 分的常规镇痛处理效果欠佳的顽固性疼痛患者应当及时请疼痛科医生会诊。

(6)康复评估:由护士根据《入院患者康复筛查和评估表》在新入院患者入院后 24 小时内进行康复筛查和评估。任何一项结果为"是",均应告知医师,申请康复科医师会诊。

(7)深静脉血栓栓塞症风险评估:根据《下肢深静脉血栓形成及肺栓塞风险评估表》在新入院患者入院后 24 小时内进行风险筛查和评估。风险结果为"极高危"的,则申请血管外科或介入导管室医师会诊。

2. 术前准备

(1)术前评估:术前 24 小时内完成术前病情评估,完成必要的检查,做出术前小结、术前讨论。

(2)术前谈话:术者应在术前 1 天与患者及其家属谈话,告知手术方案、相关风险、用血计划、术后转归、手术费用,以及患者及亲属权益,并履行书面知情同意手续。告知高值耗材的使用及费用。

(3)通知手术室:准备手术间、手术药品、手术物品及特殊耗材。

(4)手术部位标识:术者、第一助手或经治医师在术前 1 天应对手术部位做体表标识,急诊手术由接诊医师或会诊外科医师标记,标记过程应有责任护士、患者及亲属共同参与,并记入手术安排表。

(5)术前一日麻醉医师访视:制订麻醉计划、完成评估、确定麻醉方式,并记入《麻醉术前访视记录》,告知患者及家属麻醉适应证、麻醉目的、风险、可能出现的情况及其处理原则、替代方案等,签署《麻醉知情同意书》并归入病历。

3. 主要护理工作　入院宣教,交代注意事项(如防褥疮、防跌倒等),指导患者戒烟,并进行术前宣教,心理护理。

(七)药品选择及使用时机

按照《抗菌药物临床应用指导原则(2015 年版)》[国卫办医发(2015)43 号]执行。

1. 预防性抗菌药物应用:第一、二代头孢菌素。

2. 预防性用药给药时间为皮肤、黏膜切开前 0.5～1 小时或麻醉开始时,如手术时间超过 3 小时或超过所用药物半衰期的 2 倍以上,或出血量超过 1500ml,术中应追加一次。

3. 预防用药时间为 24 小时,污染手术必要时延长至 48 小时。

(八)手术日为入院第 4 天

1. 手术安全核对。患者入手术间后由手术医师、麻醉医师、巡回护士和患者本人共同核对患者身份、手术部位与标识、手术方式。手术医师、麻醉医师、巡回护士三方按《手术安全核对表》逐项核对,共同签字。

(1)手术方式:肺叶切除术＋纵隔淋巴结清扫术。

（2）麻醉方式：全麻双腔气管插管。

（3）手术置入物：吻合钉。

（4）术中用药：麻醉常规用药，术中预防使用抗生素、术中镇痛等。

（5）输血及血液制品：根据术中情况选择。

（6）术中病理：根据术中情况酌情行快速冷冻病理检查。

2. 经治医师或手术医师应即刻完成术后首次病程记录，观察术后患者病情变化。

（九）术后住院恢复 5～14 天，必须复查的检查项目

1. 术后住院恢复

（1）术后给予持续心电、呼吸、血压、血氧饱和度监测至病情平稳。

（2）术后用药：预防使用抗菌药物，止咳药、止痛药等。

（3）术后换药：术后第一天及出院当日予以清洁换药；其他时间根据手术切口渗出情况予以清洁换药。

（4）术后护理：观察患者咳嗽、咳痰状况、肺复张情况、引流管引流情况、伤口敷料有无渗出，并在异常时立即通知医生处理，指导并辅助患者术后咳嗽咳痰及功能锻炼，给予防跌倒护理等。

2. 必须复查的项目   血常规、血生化、胸片。

（十）出院标准

1. 生命体征平稳，体温正常。

2. 正常进食普食。

3. 切口愈合良好。

4. 常规化验无明显异常；胸片示术侧肺膨胀良好，无明显感染征象。

5. 无与本病相关的其他并发症。

（十一）有无变异及原因分析

1. 医疗原因导致的变异   如改变诊疗方案、转科治疗、操作失误、误诊等。

2. 患者原因导致的变异   如不同意治疗方案、个人原因要求出（转）院、院外服用手术禁忌药、月经期、对诊疗计划不满要求出路径、相关检查检验院外（门诊）已做等。

3. 并发症原因导致的变异   如胸腔出血、肺部感染、呼吸衰竭、肺漏气延长、肺动脉栓塞、支气管胸膜瘘、切口感染等造成住院日延长和费用增加。

4. 病情原因导致的变异   部分患者常常存在很多内科并发症，如脑血管或心血管病、糖尿病、血栓等，手术可能导致这些疾病加重而需要治疗，从而延长治疗时间和增加住院费用。

5. 辅诊科室原因导致的变异   如检查、检验、手术、病理等检查（不及时、结果错报、操作部位/方式错误、标本不合格）、报告（不及时、结果错报、标本不合格）等原因延长住院天数、增加费用等。

6. 管理原因导致的变异   如系统暂不支持、系统瘫痪、需要修订流程、需要修订制度等。

7. 节假日   术前患者如住院后赶上节假日，使手术推迟，延长住院时间，增加费用。

二、肺错构瘤行肺叶切除术临床路径表单

适用对象	第一诊断为肺错构瘤（ICD-10：Q85.903）行肺叶切除术（ICD-9-CM-3：32.4 01）		
患者基本信息	姓名：_____ 性别：___ 年龄：___ 门诊号：_____ 住院号：_____ 过敏史：_____ 住院日期：___年__月__日 出院日期：___年__月__日		标准住院日：12～13 天

时间		住院第 1 天	住院第 2 天	住院第 3 天（术前日）
主要诊疗工作	制度落实	☐ 经治医生或值班医生在患者入院 2 小时内到床旁接诊 ☐ 主管医生或二线值班医生在患者入院后 24 小时内完成检诊 ☐ 初步的诊断和治疗方案 ☐ 开具相关检查、化验单	☐ 三级医师查房 ☐ 完成必要的相关科室会诊	☐ 手术医师查房 ☐ 术前准备 ☐ 麻醉医师查房
	病情评估	☐ 经治医师询问病史与体格检查 ☐ 心理评估 ☐ 营养评估 ☐ 疼痛评估 ☐ 康复评估 ☐ 深静脉血栓栓塞症评估	☐ 临床分期与术前评估	☐ 术前评估 ☐ 下肢静脉血栓风险评估
	病历书写	☐ 入院 8 小时内完成首次病程记录 ☐ 入院 24 小时内完成入院记录 ☐ 完成主管医师查房记录	☐ 住院医师完成上级医师查房记录、相关会诊记录	☐ 完成术前手术医师查房记录、术前讨论、术前小结
	知情同意	☐ 患者或家属入院记录签字 ☐ 签署授权委托书、自费用品协议书（必要时）、军人目录外耗材审批单（必要时）	☐ 向患者家属交代病情	☐ 术前谈话，告知患者及家属病情和围术期注意事项并签署手术知情同意书 ☐ 麻醉医师与患者和（或）家属交代麻醉注意事项并签署麻醉知情同意书
	手术治疗	☐ 患者既往内科疾病的用药	☐ 患者既往内科疾病的用药	☐ 患者既往内科疾病的用药 ☐ 术前准备 ☐ 交叉配血 ☐ 术区备皮
	其他	☐ 及时通知上级医师检诊	☐ 及时通知上级医师检诊	☐ 经治医师检查整理病历资料

重点医嘱	长期医嘱	护理医嘱	□ 按胸外科护理常规 □ 三级护理	□ 按胸外科护理常规 □ 三级护理	□ 按胸外科护理常规 □ 三级护理
		处置医嘱	□ 测血压(必要时) □ 快速血糖测定(必要时)	□ 测血压 □ 快速血糖测定(必要时)	□ 测血压 □ 快速血糖测定(必要时)
		膳食医嘱	□ 普食		□ 术晨禁食水
		药物医嘱	□ 止咳药、止血药、自带药 (必要时)	□ 止咳药、止血药、自带药 (必要时)	□ 止咳药、止血药、自带药 (必要时)
	临时医嘱	检查检验	□ 血常规 □ 尿常规 □ 粪常规 □ 血型 □ 凝血四项 □ 普通生化 □ 血清术前八项 □ 胸部正侧位片 □ 心电图检查(多导) □ 胸部CT □ 肝胆胰脾＋肾上腺超声 □ 肺功能		
		药物医嘱			□ 预防使用抗生素 □ 镇静药 □ 肠道准备药
		手术医嘱			□ 常规明日在全麻下行肺叶切除术
		处置医嘱	□ 静脉抽血 □ 动脉抽血		□ 抗生素皮试 □ 备皮 □ 交叉配血 □ 术中导尿
主要护理工作		健康宣教	□ 入院宣教(住院环境、规章制度) □ 进行护理安全指导 □ 进行等级护理、活动范围指导 □ 进行饮食指导 □ 进行关于疾病知识的宣教 □ 检查、检验项目的目的和意义	□ 进行饮食指导 □ 进行关于疾病知识的宣教 □ 检查、检验项目的目的和意义	□ 术前宣教 □ 指导术后康复训练 □ 指导术后注意事项

(续　表)

		□ 患者身份核对 □ 佩戴腕带 □ 建立入院病历,通知医生 □ 入院介绍:介绍责任护士,病区环境、设施、规章制度、基础护理服务项目 □ 询问病史,填写护理记录单首页 □ 观察病情 □ 测量基本生命体征 □ 抽血、留取标本 □ 心理与生活护理 □ 根据评估结果采取相应护理措施 □ 通知检查项目及注意事项	□ 观察病情 □ 测量基本生命体征 □ 心理与生活护理 □ 根据评估结果采取相应护理措施 □ 通知检查项目及注意事项	□ 观察病情 □ 测量基本生命体征 □ 术前患者准备(手术前沐浴、更衣、备皮) □ 检查术前物品准备 □ 心理与生活护理 □ 根据评估结果采取相应护理措施 □ 完成护理记录
主要护理工作	护理评估	□ 一般评估:生命体征、神志、皮肤、药物过敏史等 □ 专科评估:咳嗽、咳痰情况、一般活动情况 □ 风险评估:评估有无跌倒、坠床、褥疮风险 □ 心理评估 □ 营养评估 □ 疼痛评估 □ 康复评估	□ 心理评估 □ 营养评估 □ 疼痛评估 □ 康复评估	□ 心理评估 □ 营养评估 □ 疼痛评估 □ 康复评估
	专科护理	□ 协助指导患者咳嗽、咳痰、术后床上活动等 □ 指导功能锻炼 □ 指导患者戒烟	□ 协助指导患者咳嗽、咳痰、术后床上活动等 □ 指导功能锻炼 □ 指导患者戒烟	□ 协助指导患者咳嗽、咳痰、术后床上活动等 □ 指导功能锻炼 □ 指导患者戒烟
	饮食指导	□ 根据医嘱通知配餐员准备膳食 □ 协助进餐	□ 根据医嘱通知配餐员准备膳食 □ 协助进餐	□ 嘱患者清淡饮食 □ 协助进餐
	活动体位	□ 根据护理等级指导活动	□ 根据护理等级指导活动	□ 根据护理等级指导活动
	洗浴要求	□ 协助患者洗澡,更换病号服	□ 协助患者洗澡,更换病号服	□ 协助患者清洁备皮部位,更换病号服

病情变异记录	□ 无　　□ 有,原因: □ 患者　□ 疾病　□ 医疗 □ 护理　□ 保障　□ 管理	□ 无　　□ 有,原因: □ 患者　□ 疾病　□ 医疗 □ 护理　□ 保障　□ 管理	□ 无　　□ 有,原因: □ 患者　□ 疾病　□ 医疗 □ 护理　□ 保障　□ 管理

护士签名	白班	小夜班	大夜班	白班	小夜班	大夜班	白班	小夜班	大夜班
医师签名									

时间		住院第 4 天(手术日)	住院第 5－11 天(术后恢复)	住院第 12－13 天(出院日)
主要诊疗工作	制度落实	□ 手术 □ 上级医师查房 □ 麻醉医师查房 □ 观察有无术后并发症,并做相应处理	□ 术后三天连续查房 □ 术后手术医师查房 □ 三级医师查房 □ 观察有无术后并发症,并做相应处理	□ 上级医师查房,进行手术及伤口评估,确定有无手术并发症和伤口愈合不良情况,明确是否出院
	病情评估	□ 出血评估 □ 疼痛评估 □ 下肢静脉血栓风险评估	□ 咳痰能力评估 □ 出血评估 □ 疼痛评估 □ 下肢静脉血栓风险评估 □ 上级医师进行治疗效果、预后评估	□ 上级医师进行出院评估
	病历书写	□ 住院医师术后即刻完成术后病程 □ 术者或第一助手术后 24 小时内完成手术记录(术者签字)	□ 上级医师查房记录	□ 出院当天病程记录(由上级医师指示出院) □ 出院后 24 小时内完成出院记录 □ 出院后 24 小时内完成病案首页
	知情同意	□ 向患者和(或)家属交代手术情况及术后注意事项	□ 告知患者及其家属术后恢复情况	□ 告知患者及家属出院后注意事项(指导出院后功能锻炼,复诊时间、地点,发生紧急情况时的处理方法等)
	手术治疗	□ 实施手术(手术安全核查记录、手术清点记录) □ 术后止痛、止血、止咳、止吐等对症治疗	□ 术后止痛、止血、止咳、止吐等对症治疗 □ 手术切口换药	□ 手术切口换药
	其他	□ 监测患者生命体征 □ 观察手术切口及周围情况 □ 观察胸腔闭式引流管引流情况	□ 观察患者咳嗽、咳痰情况 □ 观察手术切口及周围情况 □ 观察胸腔闭式引流管引流情况,情况允许时拔除 □ 定期复查血常规、血生化 □ 及时通知上级医师检诊	□ 通知出院 □ 开具出院介绍信 □ 开具诊断证明书 □ 出院带药 □ 预约门诊复诊时间
重点医嘱	长期医嘱 护理医嘱	□ 按胸外科术后护理常规 □ 一级护理	□ 二级护理	
	长期医嘱 处置医嘱	□ 持续吸氧 □ 留置导尿 □ 持续心电、血压、呼吸、血氧饱和度监测 □ 胸腔闭式引流管接无菌袋		

（续　表）

重点医嘱	长期医嘱	膳食医嘱	□ 禁食水	□ 半流食 □ 普食	
		药物医嘱	□ 抗生素 □ 止痛、止吐、抑酸、化痰		
	临时医嘱	检查检验	□ 血常规 □ 凝血四项＋DIC 监测 □ 普通生化	□ 血常规 □ 凝血四项＋DIC 监测 □ 普通生化 □ 胸部正侧位片	
		药物医嘱	□ 大静脉营养液	□ 止痛、止咳、缓泻药	
		手术医嘱			
		处置医嘱	□ 静脉抽血	□ 静脉抽血 □ 大换药	□ 大换药 □ 出院
主要护理工作		健康宣教	□ 术后心理疏导 □ 指导术后康复训练 □ 指导术后注意事项	□ 术后心理疏导 □ 指导术后康复训练 □ 指导术后注意事项	□ 出院宣教（康复训练方法，用药指导，换药时间及注意事项，复查时间等）
		护理处置	□ 检查术前物品准备 □ 与手术室护士交接 □ 术后观察病情 □ 测量基本生命体征 □ 遵医嘱用药 □ 抽血、留取标本 □ 心理与生活护理 □ 根据评估结果采取相应护理措施 □ 通知检查项目及注意事项	□ 术后观察病情 □ 测量基本生命体征 □ 心理与生活护理 □ 指导并监督患者治疗与康复训练 □ 遵医嘱用药 □ 根据评估结果采取相应护理措施 □ 完成护理记录	□ 观察患者情况 □ 核对患者医嘱费用 □ 协助患者办理出院手续 □ 指导并监督患者康复训练 □ 整理床单位
		护理评估	□ 评估伤口疼痛情况 □ 风险评估：评估有无跌倒、坠床、褥疮、导管滑脱、液体外渗的风险 □ 心理评估 □ 营养评估	□ 评估患者咳嗽、咳痰情况 □ 评估伤口疼痛情况 □ 风险评估：评估有无跌倒、坠床、褥疮、导管滑脱、液体外渗的风险 □ 心理评估 □ 营养评估	□ 心理评估 □ 营养评估
		专科护理	□ 观察伤口敷料有无渗出 □ 指导患者咳嗽、咳痰、功能锻炼，协助患者床上活动 □ 术后心理与生活护理	□ 观察伤口敷料有无渗出 □ 指导患者咳嗽、咳痰、功能锻炼 □ 术后心理与生活护理	□ 告知患者出院后注意事项并附书面出院指导一份 □ 指导功能锻炼

（续　表）

主要护理工作	饮食指导	□ 禁食水	□ 根据医嘱通知配餐员准备膳食 □ 协助进餐	
	活动体位	□ 根据护理等级指导活动	□ 根据护理等级指导活动	
	洗浴要求	□ 协助患者晨晚间护理	□ 协助患者晨晚间护理	
病情变异记录		□ 无　　□ 有,原因: □ 患者　□ 疾病　□ 医疗 □ 护理　□ 保障　□ 管理	□ 无　　□ 有,原因: □ 患者　□ 疾病　□ 医疗 □ 护理　□ 保障　□ 管理	□ 无　　□ 有,原因: □ 患者　□ 疾病　□ 医疗 □ 护理　□ 保障　□ 管理
护士签名		白班｜小夜班｜大夜班	白班｜小夜班｜大夜班	白班｜小夜班｜大夜班
医师签名				

（李　捷　于　华）

第四节　肺错构瘤行胸腔镜下肺叶切除术临床路径

一、肺错构瘤行胸腔镜下肺叶切除术临床路径标准住院流程

(一)适用对象

第一诊断为肺错构瘤(ICD-10:Q85.903)拟行胸腔镜下肺叶切除术(ICD-9-CM-3:32.2503)。

(二)诊断依据

根据《临床诊疗指南——胸外科分册》(中华医学会编著,人民卫生出版社,2009 年 1 月第一版)和《手术学全集——胸外科手术学》(中国人民解放军总后勤部卫生部主编,人民军医出版社,2004 年 3 月第二版):

1. 病史及临床症状　发病多在中年,男、女之比为 2:1。周边部肺错构瘤患者多无症状;支气管内错构瘤可引起咳嗽、咯血及肺部感染。肺错构瘤可合并胃上皮样平滑肌肉瘤及肾上腺外有功能性副神经节瘤。

2. 辅助检查　胸部 X 线片上,肺错构瘤表现为肺内边缘光滑的肿块影,有时呈分叶状或边缘呈圆凸状,直径 1～2cm 者居多。10%～30% 的患者可在阴影内看到钙化点。CT 上可显示“爆米花”样或散在的钙化,其中的脂肪组织能被 CT 检出。支气管镜检查对支气管内错构瘤有较大意义。

(三)治疗方案的选择及依据

根据《临床诊疗指南——胸外科分册》(中华医学会编著,人民卫生出版社)和《手术学全集——胸外科手术学》(中国人民解放军总后勤部卫生部主编,人民军医出版社):

1. 符合肺错构瘤诊断。

2. 全身状况允许手术。

3. 征得患者及家属的同意。

(四)标准住院日为 12～13 天

(五)进入路径标准

1. 第一诊断必须符合肺错构瘤(ICD-10:Q85.903)。

2. 中心性病变怀疑肺错构瘤,诊断不明确,又不能除外肺癌。

3. 心、肺、肝、肾等器官功能可以耐受全麻开胸手术。

4. 当患者同时具有其他疾病诊断时,但在住院期间不需要特殊处理也不影响第一诊断的临床路径流程实施时,可以进入路径。

(六)术前准备(术前评估)3 天

1. 检验检查评估

(1)必须检查的项目

1)血(尿、粪)常规、血生化、凝血功能、血型、血清四项筛查、肿瘤标志物。

2)胸片、心电图,胸部 CT 平扫＋增强扫描,肺功能等。

(2)根据患者病情可选

1)血气分析、超声心动图、经皮肺穿刺活检。

2)24 小时动态心电图。

3)有相关疾病者必要时请相关科室会诊。

(3)营养评估:由护士根据《解放军总医院新入院患者营养风险筛查表(NRS-2002)》为新入院患者进行营养评估,评分＞3 分的告知医师,必要时申请营养科会诊。

(4)心理评估:医生根据新入院患者情况申请心理科会诊评估。

(5)疼痛评估:由医师对于病情危重患者,或术前 24 小时、麻醉前的患者根据《VAS 评分》实施疼痛评估,评估结果及应用的特殊镇痛药物应当告知患者或其病情委托人,疼痛评估的结果应当记录在住院病历表格中。评分＞7 分的常规镇痛处理效果欠佳的顽固性疼痛患者应当及时请疼痛科医生会诊。

(6)康复评估:由护士根据《入院患者康复筛查和评估表》在新入院患者入院后 24 小时内进行康复筛查和评估。任何一项结果为"是",告知医师,申请康复科医师会诊。

(7)深静脉血栓栓塞症风险评估:根据《下肢深静脉血栓形成及肺栓塞风险评估表》在新入院患者入院后 24 小时内进行风险筛查和评估。风险结果为"极高危"的,则申请血管外科或介入导管室医师会诊。

2. 术前准备

(1)术前评估:术前 24 小时内完成术前病情评估,完成必要的检查,做出术前小结、术前讨论。

(2)术前谈话:术者应在术前 1 天与患者及其家属谈话,告知手术方案、相关风险、用血计划、术后转归、手术费用,以及患者及亲属权益,并履行书面知情同意手续。告知高值耗材的使用及费用。

(3)通知手术室:准备手术间、手术药品、手术物品及特殊耗材。

(4)手术部位标识:术者、第一助手或经治医师在术前 1 天应对手术部位做体表标识,急诊手术由接诊医师或会诊外科医师标记,标记过程应有责任护士、患者及亲属共同参与,并记入手术安排表。

(5)术前一日麻醉医师访视:制订麻醉计划、完成评估、确定麻醉方式,并记入《麻醉术前访视记录》,告知患者及家属麻醉适应证、麻醉目的、风险、可能出现的情况及其处理原则、替代方案等,签署《麻醉知情同意书》并归入病历。

3. **主要护理工作**　入院宣教,交代注意事项(如防褥疮、防跌倒等),指导患者戒烟,并进行术前宣教,心理护理。

(七)药品选择及使用时机

按照《抗菌药物临床应用指导原则(2015 年版)》[国卫办医发(2015)43 号]执行。

1. 预防性抗菌药物应用。第一、二代头孢菌素。

2. 预防性用药给药时间为皮肤、黏膜切开前 0.5~1 小时或麻醉开始时,如手术时间超过 3 小时或超过所用药物半衰期的 2 倍以上,或出血量超过 1500ml,术中应追加一次。

3. 预防用药时间为 24 小时,污染手术必要时延长至 48 小时。

(八)手术日为入院第 4 天

1. 手术安全核对。患者入手术间后由手术医师、麻醉医师、巡回护士和患者本人共同核对患者身份、手术部位与标识、手术方式。手术医师、麻醉医师、巡回护士三方按《手术安全核对表》逐项核对,共同签字。

(1)手术方式:胸腔镜下肺叶切除+纵隔淋巴结清扫术。

(2)麻醉方式:全麻双腔气管插管。

(3)手术置入物:吻合钉。

(4)术中用药:麻醉常规用药,术中预防使用抗生素、术中镇痛等。

(5)输血及血液制品:根据术中情况选择。

(6)术中病理:根据术中情况酌情行快速冷冻病理检查。

2. 经治医师或手术医师应即刻完成术后首次病程记录,观察术后患者病情变化。

(九)术后住院恢复 5~14 天,必须复查的检查项目

1. 术后住院恢复

(1)术后给予持续心电、呼吸、血压、血氧饱和度监测至病情平稳。

(2)术后用药:预防使用抗菌药物、止咳药、止痛药等。

(3)术后换药:术后第一天及出院当日予以清洁换药;其他时间根据手术切口渗出情况予以清洁换药。

(4)术后护理:观察患者咳嗽、咳痰状况、肺复张情况、引流管引流情况、伤口敷料有无渗出,并在异常时立即通知医生处理,指导并辅助患者术后咳嗽咳痰及功能锻炼,给予防跌倒护理等。

2. 必须复查的项目　血常规、血生化、胸片。

(十)出院标准

1. 生命体征平稳,体温正常。

2. 正常进食普食。

3. 切口愈合良好。

4. 常规化验无明显异常;胸片示术侧肺膨胀良好,无明显感染征象。

5. 无与本病相关的其他并发症。

(十一)有无变异及原因分析

1. 医疗原因导致的变异　如改变诊疗方案、转科治疗、操作失误、误诊等。

2. 患者原因导致的变异　如不同意治疗方案、个人原因要求出(转)院、院外服用手术禁忌药、月经期、对诊疗计划不满要求出路径、相关检查检验院外(门诊)已做等。

3. 并发症原因导致的变异　如胸腔出血、肺部感染、呼吸衰竭、肺漏气延长、肺动脉栓塞、支气管胸膜瘘、切口感染等造成住院日延长和费用增加。

4. 病情原因导致的变异　部分患者常常存在很多内科并发症,如脑血管或心血管病、糖尿病、血栓等,手术可能导致这些疾病加重而需要治疗,从而延长治疗时间和增加住院费用。

5. 辅诊科室原因导致的变异　如检查、检验、手术、病理等检查(不及时、结果错报、操作部位/方式错误、标本不合格)、报告(不及时、结果错报、标本不合格)等原因延长住院天数、增加费用等。

6. 管理原因导致的变异　如系统暂不支持、系统瘫痪、需要修订流程、需要修订制度等。

7. 节假日　术前患者如住院后赶上节假日,使手术推迟,延长住院时间,增加费用。

二、肺错构瘤行胸腔镜下肺叶切除术临床路径表单

适用对象	第一诊断为肺错构瘤(ICD-10:Q85.903)行胸腔镜下肺叶切除术(ICD-9-CM-3:32.2503)		
患者基本信息	姓名:_____　性别:____　年龄:____ 门诊号:_____　住院号:_____　过敏史:_____ 住院日期:____年__月__日　出院日期:____年__月__日		标准住院日:12~13 天
时间		住院第 1 天	住院第 2 天	住院第 3 天(术前日)
主要诊疗工作	制度落实	□ 经治医生或值班医生在患者入院 2 小时内到床旁接诊 □ 主管医生或二线值班医生在患者入院后 24 小时内完成检诊 □ 初步的诊断和治疗方案 □ 开具相关检查、化验单	□ 三级医师查房 □ 完成必要的相关科室会诊	□ 手术医师查房 □ 术前准备 □ 麻醉医师查房
	病情评估	□ 经治医师询问病史与体格检查 □ 心理评估 □ 营养评估 □ 疼痛评估 □ 康复评估 □ 深静脉血栓栓塞症评估	□ 临床分期与术前评估	□ 术前评估 □ 下肢静脉血栓风险评估
	病历书写	□ 入院 8 小时内完成首次病程记录 □ 入院 24 小时内完成入院记录 □ 完成主管医师查房记录	□ 住院医师完成上级医师查房记录、相关会诊记录	□ 完成术前手术医师查房记录、术前讨论、术前小结

（续　表）

主要诊疗工作	知情同意	□ 患者或家属入院记录签字 □ 签署授权委托书、自费用品协议书（必要时）、军人目录外耗材审批单（必要时）	□ 向患者家属交代病情	□ 术前谈话，告知患者及家属病情和围术期注意事项并签署手术知情同意书 □ 麻醉医师与患者和（或）家属交代麻醉注意事项并签署麻醉知情同意书
	手术治疗	□ 患者既往内科疾病的用药	□ 患者既往内科疾病的用药	患者既往内科疾病的用药 □ 术前准备 □ 交叉配血 □ 术区备皮
	其他	□ 及时通知上级医师检诊	□ 及时通知上级医师检诊	经治医师检查整理病历资料
重点医嘱	长期医嘱　护理医嘱	□ 按胸外科护理常规 □ 三级护理	□ 按胸外科护理常规 □ 三级护理	□ 按胸外科护理常规 □ 三级护理
	处置医嘱	□ 测血压（必要时） □ 快速血糖测定（必要时）	□ 测血压 □ 快速血糖测定（必要时）	□ 测血压 □ 快速血糖测定（必要时）
	膳食医嘱	□ 普食		□ 术晨禁食水
	药物医嘱	□ 止咳药、止血药、自带药（必要时）	□ 止咳药、止血药、自带药（必要时）	□ 止咳药、止血药、自带药（必要时）
	临时医嘱　检查检验	□ 血常规 □ 尿常规 □ 粪常规 □ 血型 □ 凝血四项 □ 普通生化 □ 血清术前八项 □ 胸部正侧位片 □ 心电图检查（多导） □ 胸部 CT □ 肝胆胰脾＋肾上腺超声 □ 肺功能		
	药物医嘱			□ 预防使用抗生素 □ 镇静药 □ 肠道准备药
	手术医嘱			□ 常规明日在全麻下行肺叶切除术
	处置医嘱	□ 静脉抽血 □ 动脉抽血		□ 抗生素皮试 □ 备皮 □ 交叉配血 □ 术中导尿

主要护理工作	健康宣教	□ 入院宣教（住院环境、规章制度） □ 进行护理安全指导 □ 进行等级护理、活动范围指导 □ 进行饮食指导 □ 进行关于疾病知识的宣教 □ 检查、检验项目的目的和意义	□ 进行饮食指导 □ 进行关于疾病知识的宣教 □ 检查、检验项目的目的和意义	□ 术前宣教 □ 指导术后康复训练 □ 指导术后注意事项
	护理处置	□ 患者身份核对 □ 佩戴腕带 □ 建立入院病历,通知医生 □ 入院介绍:介绍责任护士,病区环境、设施、规章制度、基础护理服务项目 □ 询问病史,填写护理记录单首页 □ 观察病情 □ 测量基本生命体征 □ 抽血、留取标本 □ 心理与生活护理 □ 根据评估结果采取相应护理措施 □ 通知检查项目及注意事项	□ 观察病情 □ 测量基本生命体征 □ 心理与生活护理 □ 根据评估结果采取相应护理措施 □ 通知检查项目及注意事项	□ 观察病情 □ 测量基本生命体征 □ 术前患者准备（手术前沐浴、更衣、备皮） □ 检查术前物品准备 □ 心理与生活护理 □ 根据评估结果采取相应护理措施 □ 完成护理记录
	护理评估	□ 一般评估:生命体征、神志、皮肤、药物过敏史等 □ 专科评估:咳嗽、咳痰情况、一般活动情况 □ 风险评估:评估有无跌倒、坠床、褥疮风险 □ 心理评估 □ 营养评估 □ 疼痛评估 □ 康复评估	□ 心理评估 □ 营养评估 □ 疼痛评估 □ 康复评估	□ 心理评估 □ 营养评估 □ 疼痛评估 □ 康复评估
	专科护理	□ 协助指导患者咳嗽、咳痰、术后床上活动等 □ 指导功能锻炼 □ 指导患者戒烟	□ 协助指导患者咳嗽、咳痰、术后床上活动等 □ 指导功能锻炼 □ 指导患者戒烟	□ 协助指导患者咳嗽、咳痰、术后床上活动等 □ 指导功能锻炼 □ 指导患者戒烟

（续　表）

主要护理工作	饮食指导	□ 根据医嘱通知配餐员准备膳食 □ 协助进餐	□ 根据医嘱通知配餐员准备膳食 □ 协助进餐	□ 嘱患者清淡饮食 □ 协助进餐
	活动体位	□ 根据护理等级指导活动	□ 根据护理等级指导活动	□ 根据护理等级指导活动
	洗浴要求	□ 协助患者洗澡，更换病号服	□ 协助患者洗澡，更换病号服	□ 协助患者清洁备皮部位，更换病号服
病情变异记录		□ 无　　□ 有，原因： □ 患者　□ 疾病　□ 医疗 □ 护理　□ 保障　□ 管理	□ 无　　□ 有，原因： □ 患者　□ 疾病　□ 医疗 □ 护理　□ 保障　□ 管理	□ 无　　□ 有，原因： □ 患者　□ 疾病　□ 医疗 □ 护理　□ 保障　□ 管理
护士签名		白班　小夜班　大夜班	白班　小夜班　大夜班	白班　小夜班　大夜班
医师签名				

时间		住院第 4 天（手术日）	住院第 5—11 天（术后恢复）	住院第 12—13 天（出院日）
主要诊疗工作	制度落实	□ 手术 □ 上级医师查房 □ 麻醉医师查房 □ 观察有无术后并发症，并做相应处理	□ 术后三天连续查房 □ 术后手术医师查房 □ 三级医师查房 □ 观察有无术后并发症，并做相应处理	□ 上级医师查房，进行手术及伤口评估，确定有无手术并发症和伤口愈合不良情况，明确是否出院
	病情评估	□ 出血评估 □ 疼痛评估 □ 下肢静脉血栓风险评估	□ 咳痰能力评估 □ 出血评估 □ 疼痛评估 □ 下肢静脉血栓风险评估 □ 上级医师进行治疗效果、预后评估	□ 上级医师进行出院评估
	病历书写	□ 住院医师术后即刻完成术后病程 □ 术者或第一助手术后 24 小时内完成手术记录（术者签字）	□ 上级医师查房记录	□ 出院当天病程记录（由上级医师指示出院） □ 出院后 24 小时内完成出院记录 □ 出院后 24 小时内完成病案首页
	知情同意	□ 向患者和（或）家属交代手术情况及术后注意事项	□ 告知患者及其家属术后恢复情况	□ 告知患者及家属出院后注意事项（指导出院后功能锻炼，复诊时间、地点，发生紧急情况时的处理方法等）
	手术治疗	□ 实施手术（手术安全核查记录、手术清点记录） □ 术后止痛、止血、止咳、止吐等对症治疗	□ 术后止痛、止血、止咳、止吐等对症治疗 □ 手术切口换药	□ 手术切口换药

（续　表）

主要诊疗工作	其他		□ 监测患者生命体征 □ 观察手术切口及周围情况 □ 观察胸腔闭式引流管引流情况	□ 观察患者咳嗽、咳痰情况 □ 观察手术切口及周围情况 □ 观察胸腔闭式引流管引流情况，情况允许时拔除 □ 定期复查血常规、血生化 □ 及时通知上级医师检诊	□ 通知出院 □ 开具出院介绍信 □ 开具诊断证明书 □ 出院带药 □ 预约门诊复诊时间
重点医嘱	长期医嘱	护理医嘱	□ 按胸外科术后护理常规 □ 一级护理	□ 二级护理	
		处置医嘱	□ 持续吸氧 □ 留置导尿 □ 持续心电、血压、呼吸、血氧饱和度监测 □ 胸腔闭式引流管接无菌袋		
		膳食医嘱	□ 禁食水	□ 半流食 □ 普食	
		药物医嘱	□ 抗生素 □ 止痛、止吐、抑酸、化痰		
	临时医嘱	检查检验	□ 血常规 □ 凝血四项＋DIC监测 □ 普通生化	□ 血常规 □ 凝血四项＋DIC监测 □ 普通生化 □ 胸部正侧位片	
		药物医嘱	□ 大静脉营养液	□ 止痛、止咳、缓泻药	
		手术医嘱			
		处置医嘱	□ 静脉抽血	□ 静脉抽血 □ 大换药	□ 大换药 □ 出院
主要护理工作	健康宣教		□ 术后心理疏导 □ 指导术后康复训练 □ 指导术后注意事项	□ 术后心理疏导 □ 指导术后康复训练 □ 指导术后注意事项	□ 出院宣教（康复训练方法，用药指导，换药时间及注意事项，复查时间等）
	护理处置		□ 检查术前物品准备 □ 与手术室护士交接 □ 术后观察病情 □ 测量基本生命体征 □ 遵医嘱用药 □ 抽血、留取标本 □ 心理与生活护理 □ 根据评估结果采取相应护理措施 □ 通知检查项目及注意事项	□ 术后观察病情 □ 测量基本生命体征 □ 心理与生活护理 □ 指导并监督患者治疗与康复训练 □ 遵医嘱用药 □ 根据评估结果采取相应护理措施 □ 完成护理记录	□ 观察患者情况 □ 核对患者医嘱费用 □ 协助患者办理出院手续 □ 指导并监督患者康复训练 □ 整理床单位

（续　表）

护理评估	□ 评估伤口疼痛情况 □ 风险评估:评估有无跌倒、坠床、褥疮、导管滑脱、液体外渗的风险 □ 心理评估 □ 营养评估	□ 评估患者咳嗽、咳痰情况 □ 评估伤口疼痛情况 □ 风险评估:评估有无跌倒、坠床、褥疮、导管滑脱、液体外渗的风险 □ 心理评估 □ 营养评估	□ 心理评估 □ 营养评估
专科护理	□ 观察伤口敷料有无渗出 □ 指导患者咳嗽、咳痰、功能锻炼,协助患者床上活动 □ 术后心理与生活护理	□ 观察伤口敷料有无渗出 □ 指导患者咳嗽、咳痰、功能锻炼 □ 术后心理与生活护理	□ 告知患者出院后注意事项并附书面出院指导一份 □ 指导功能锻炼
饮食指导	□ 禁食水	□ 根据医嘱通知配餐员准备膳食 □ 协助进餐	
活动体位	□ 根据护理等级指导活动	□ 根据护理等级指导活动	
洗浴要求	□ 协助患者晨晚间护理	□ 协助患者晨晚间护理	

（主要护理工作 贯穿上述各行）

病情变异记录	□ 无　　□ 有,原因: □ 患者　□ 疾病　□ 医疗 □ 护理　□ 保障　□ 管理	□ 无　　□ 有,原因: □ 患者　□ 疾病　□ 医疗 □ 护理　□ 保障　□ 管理	□ 无　　□ 有,原因: □ 患者　□ 疾病　□ 医疗 □ 护理　□ 保障　□ 管理
护士签名	白班　小夜班　大夜班	白班　小夜班　大夜班	白班　小夜班　大夜班
医师签名			

（李　捷　于　华）

第五节　肺炎性假瘤肺局部切除术临床路径

一、肺炎性假瘤肺局部切除术临床路径标准住院流程

(一)适用对象

第一诊断为肺炎性假瘤(ICD-10:J18.802)拟行肺局部切除术(ICD-9-CM-3:32.2)。

(二)诊断依据

根据《临床诊疗指南——胸外科分册》(中华医学会编著,人民卫生出版社):

1. 病史及临床症状　多无症状。部分可有咳嗽、咳痰和痰中带血。少数患者咯血。

2. 临床体征　多数患者无阳性体征;当病灶突入或压迫支气管,导致肺炎、肺不张时,可闻及患侧呼吸音低,可伴湿啰音。

(三)治疗方案的选择及依据

《临床诊疗指南——胸外科分册》(中华医学会编著,人民卫生出版社)和《手术学全集——

胸外科手术学》(中国人民解放军总后勤部卫生部主编,人民军医出版社):

1. 符合肺炎性假瘤诊断。

2. 全身状况允许手术。

3. 征得患者及家属的同意。

(四)标准住院日为 11～12 天

(五)进入路径标准

1. 第一诊断必须符合肺炎性假瘤(ICD-10:J18.802)。

2. 怀疑肺炎性假瘤,诊断不明确,又不能除外肺癌。

3. 心、肺、肝、肾等器官功能可以耐受全麻开胸手术。

4. 当患者同时具有其他疾病诊断,但在住院期间不需要特殊处理也不影响第一诊断的临床路径流程实施时,可以进入路径。

(六)术前准备(术前评估)3 天

1. 检验检查评估

(1)必须检查的项目

1)血(尿、粪)常规、血生化、凝血功能、血型、血清四项筛查。

2)胸片、心电图,胸部 CT 平扫＋增强扫描,腹部超声,肺功能等。

(2)根据患者病情可选择

1)血气分析、超声心动图、经皮肺穿刺活检。

2)24 小时动态心电图、PET-CT。

3)有相关疾病者必要时请相关科室会诊。

(3)营养评估:由护士根据《解放军总医院新入院患者营养风险筛查表(NRS-2002)》为新入院患者进行营养评估,评分＞3 分的告知医师,必要时申请营养科会诊。

(4)心理评估:由心理科医生根据病情需要实施评估。

(5)疼痛评估:由医师对于病情危重患者,或术前 24 小时、麻醉前的患者根据《VAS 评分》实施疼痛评估,评估结果及应用的特殊镇痛药物应当告知患者或其病情委托人,疼痛评估的结果应当记录在住院病历表格中。评分＞7 分、常规镇痛处理效果欠佳的顽固性疼痛患者应当及时请疼痛科医生会诊。

(6)康复评估:由护士根据《入院患者康复筛查和评估表》在新入院患者入院后 24 小时内进行康复筛查和评估。任何一项结果为"是",均应告知医师,申请康复科医师会诊。

(7)深静脉血栓栓塞症风险评估:根据《下肢深静脉血栓形成及肺栓塞风险评估表》在新入院患者入院后 24 小时内进行风险筛查和评估。风险结果为"极高危"的,则申请血管外科或介入导管室医师会诊。

2. 术前准备

(1)术前评估:术前 24 小时内完成术前病情评估,完成必要的检查,做出术前小结、术前讨论。

(2)术前谈话:术者应在术前 1 天与患者及其家属谈话,告知手术方案、相关风险、用血计划、术后转归、手术费用,以及患者及亲属权益,并履行书面知情同意手续。告知高值耗材的使用及费用。

(3)通知手术室:准备手术间、手术药品、手术物品及特殊耗材。

(4)手术部位标识:术者、第一助手或经治医师在术前 1 天应对手术部位做体表标识,急诊手术由接诊医师或会诊外科医师标记,标记过程应有责任护士、患者及亲属共同参与,并记入手术安排表。

(5)术前一日麻醉医师访视:制订麻醉计划、完成评估、确定麻醉方式,并记入《麻醉术前访视记录》,告知患者及家属麻醉适应证、麻醉目的、风险、可能出现的情况及其处理原则、替代方案等,签署《麻醉知情同意书》并归入病历。

3. 主要护理工作　入院宣教,交代注意事项(如防褥疮、防跌倒等),指导患者戒烟,并进行术前宣教,心理护理。

(七)药品选择及使用时机

按照《抗菌药物临床应用指导原则(2015 年版)》[国卫办医发(2015)43 号]执行。

1. 预防性抗菌药物应用。第一、二代头孢菌素。

2. 预防性用药给药时间为皮肤、黏膜切开前 0.5~1 小时或麻醉开始时,如手术时间超过 3 小时或超过所用药物半衰期的 2 倍以上,或出血量超过 1500ml,术中应追加一次。

3. 预防用药时间为 24 小时,污染手术必要时延长至 48 小时。

(八)手术日为入院第 4 天

1. 手术安全核对。患者入手术间后由手术医师、麻醉医师、巡回护士和患者本人共同核对患者身份、手术部位与标识、手术方式。手术医师、麻醉医师、巡回护士三方按《手术安全核对表》逐项核对,共同签字。

(1)手术方式:肺局部切除术。

(2)麻醉方式:全麻双腔气管插管。

(3)手术置入物:吻合钉。

(4)术中用药:麻醉常规用药,术中预防使用抗生素、术中镇痛等。

(5)输血及血液制品:根据术中情况选择。

(6)术中病理:根据术中情况酌情行快速冷冻病理检查。

2. 经治医师或手术医师应即刻完成术后首次病程记录,观察术后患者病情变化。

(九)术后住院恢复 5~12 天,必须复查的检查项目

1. 术后住院恢复

(1)术后给予持续心电、呼吸、血压、血氧饱和度监测至病情平稳。

(2)术后用药:预防使用抗菌药物、止咳药、止痛药等。

(3)术后换药:术后第一天及出院当日予以清洁换药;其他时间根据手术切口渗出情况予以清洁换药。

(4)术后护理:观察患者咳嗽咳痰状况、肺复张情况、引流管引流情况、伤口敷料有无渗出,并在异常时立即通知医生处理,指导并辅助患者术后咳嗽、咳痰及功能锻炼,给予防跌倒护理等。

2. 必须复查的项目　血常规、血生化、胸片。

(十)出院标准

1. 生命体征平稳,体温正常。

2. 正常进食普食。

3. 切口愈合良好。

4. 常规化验无明显异常;胸片示术侧肺膨胀良好,无明显感染征象。

5. 无与本病相关的其他并发症。

(十一)有无变异及原因分析

1. 医疗原因导致的变异 如改变诊疗方案、转科治疗、操作失误、误诊等。

2. 患者原因导致的变异 如不同意治疗方案、个人原因要求出(转)院、院外服用手术禁忌药、月经期、对诊疗计划不满要求出路径、相关检查检验院外(门诊)已做等。

3. 并发症原因导致的变异 如胸腔出血、肺部感染、呼吸衰竭、肺漏气延长、肺动脉栓塞、支气管胸膜瘘、切口感染等造成住院日延长和费用增加。

4. 病情原因导致的变异 部分患者常常存在很多内科并发症,如脑血管或心血管病、糖尿病、血栓等,手术可能导致这些疾病加重而需要治疗,从而延长治疗时间和增加住院费用。

5. 辅诊科室原因导致的变异 如检查、检验、手术、病理等检查(不及时、结果错报、操作部位/方式错误、标本不合格)、报告(不及时、结果错报、标本不合格)等原因延长住院天数、增加费用等。

6. 管理原因导致的变异 如系统暂不支持、系统瘫痪、需要修订流程、需要修订制度等。

7. 节假日 术前患者如住院后赶上节假日,使手术推迟,延长住院时间,增加费用。

二、肺炎性假瘤行肺局部切除术临床路径表单

适用对象	第一诊断为肺炎性假瘤(ICD-10:J18.802)行肺局部切除术(ICD-9-CM-3:32.2)		
患者基本信息	姓名:_____ 性别:____ 年龄:____ 门诊号:_____ 住院号:_____ 过敏史:_____ 住院日期:____年__月__日 出院日期:____年__月__日		标准住院日:11～12 天
时间		住院第 1 天	住院第 2 天	住院第 3 天(术前日)

主要诊疗工作	制度落实	□ 经治医生或值班医生在患者入院 2 小时内到床旁接诊 □ 主管医生或二线值班医生在患者入院后 24 小时内完成检诊 □ 初步的诊断和治疗方案 □ 开具相关检查、化验单	□ 三级医师查房 □ 完成必要的相关科室会诊	□ 手术医师查房 □ 术前准备 □ 麻醉医师查房
	病情评估	□ 经治医师询问病史与体格检查 □ 心理评估 □ 营养评估 □ 疼痛评估 □ 康复评估 □ 深静脉血栓栓塞症评估	□ 临床分期与术前评估	□ 术前评估 □ 下肢静脉血栓风险评估
	病历书写	□ 入院 8 小时内完成首次病程记录 □ 入院 24 小时内完成入院记录 □ 完成主管医师查房记录	□ 住院医师完成上级医师查房记录、相关会诊记录	□ 完成术前手术医师查房记录、术前讨论、术前小结

（续　表）

<table>
<tr><td rowspan="3">主要诊疗工作</td><td>知情同意</td><td>□ 患者或家属入院记录签字
□ 签署授权委托书、自费用品协议书（必要时）、军人目录外耗材审批单（必要时）</td><td>□ 向患者家属交代病情</td><td>□ 术前谈话，告知患者及家属病情和围术期注意事项并签署手术知情同意书
□ 麻醉医师与患者和（或）家属交代麻醉注意事项并签署麻醉知情同意书</td></tr>
<tr><td>手术治疗</td><td>□ 患者既往内科疾病的用药</td><td>□ 患者既往内科疾病的用药</td><td>□ 患者既往内科疾病的用药
□ 术前准备
□ 交叉配血
□ 术区备皮</td></tr>
<tr><td>其他</td><td>□ 及时通知上级医师检诊</td><td>□ 及时通知上级医师检诊</td><td>□ 经治医师检查整理病历资料</td></tr>
<tr><td rowspan="12">重点医嘱</td><td rowspan="4">长期医嘱</td><td>护理医嘱</td><td>□ 按胸外科护理常规
□ 三级护理</td><td>□ 按胸外科护理常规
□ 三级护理</td><td>□ 按胸外科护理常规
□ 三级护理</td></tr>
<tr><td>处置医嘱</td><td>□ 测血压（必要时）
□ 快速血糖测定（必要时）</td><td>□ 测血压
□ 快速血糖测定（必要时）</td><td>□ 测血压
□ 快速血糖测定（必要时）</td></tr>
<tr><td>膳食医嘱</td><td>□ 普食</td><td></td><td>□ 术晨禁食水</td></tr>
<tr><td>药物医嘱</td><td>□ 止咳药、止血药、自带药（必要时）</td><td>□ 止咳药、止血药、自带药（必要时）</td><td>□ 止咳药、止血药、自带药（必要时）</td></tr>
<tr><td rowspan="8">临时医嘱</td><td>检查检验</td><td>□ 血常规
□ 尿常规
□ 粪常规
□ 血型
□ 凝血四项
□ 普通生化
□ 血清术前八项
□ 胸部正侧位片
□ 心电图检查（多导）
□ 胸部CT
□ 肝胆胰脾＋肾上腺超声
□ 肺功能</td><td></td><td></td></tr>
<tr><td>药物医嘱</td><td></td><td></td><td>□ 预防使用抗生素
□ 镇静药
□ 肠道准备药</td></tr>
<tr><td>手术医嘱</td><td></td><td></td><td>□ 常规明日在全麻下行肺局部切除术</td></tr>
<tr><td>处置医嘱</td><td>□ 静脉抽血
□ 动脉抽血</td><td></td><td>□ 抗生素皮试
□ 备皮
□ 交叉配血
□ 术中导尿</td></tr>
</table>

主要护理工作	健康宣教	□ 入院宣教(住院环境、规章制度) □ 进行护理安全指导 □ 进行等级护理、活动范围指导 □ 进行饮食指导 □ 进行关于疾病知识的宣教 □ 检查、检验项目的目的和意义	□ 进行饮食指导 □ 进行关于疾病知识的宣教 □ 检查、检验项目的目的和意义	□ 术前宣教 □ 指导术后康复训练 □ 指导术后注意事项
	护理处置	□ 患者身份核对 □ 佩戴腕带 □ 建立入院病历,通知医生 □ 入院介绍:介绍责任护士,病区环境、设施、规章制度、基础护理服务项目 □ 询问病史,填写护理记录单首页 □ 观察病情 □ 测量基本生命体征 □ 抽血、留取标本 □ 心理与生活护理 □ 根据评估结果采取相应护理措施 □ 通知检查项目及注意事项	□ 观察病情 □ 测量基本生命体征 □ 心理与生活护理 □ 根据评估结果采取相应护理措施 □ 通知检查项目及注意事项	□ 观察病情 □ 测量基本生命体征 □ 术前患者准备(手术前沐浴、更衣、备皮) □ 检查术前物品准备 □ 心理与生活护理 □ 根据评估结果采取相应护理措施 □ 完成护理记录
	护理评估	□ 一般评估:生命体征、神志、皮肤、药物过敏史等 □ 专科评估:咳嗽、咳痰情况、一般活动情况 □ 风险评估:评估有无跌倒、坠床、褥疮风险 □ 心理评估 □ 营养评估 □ 疼痛评估 □ 康复评估	□ 心理评估 □ 营养评估 □ 疼痛评估 □ 康复评估	□ 心理评估 □ 营养评估 □ 疼痛评估 □ 康复评估
	专科护理	□ 协助指导患者咳嗽、咳痰、术后床上活动等 □ 指导功能锻炼 □ 指导患者戒烟	□ 协助指导患者咳嗽、咳痰、术后床上活动等 □ 指导功能锻炼 □ 指导患者戒烟	□ 协助指导患者咳嗽、咳痰、术后床上活动等 □ 指导功能锻炼 □ 指导患者戒烟
	饮食指导	□ 根据医嘱通知配餐员准备膳食 □ 协助进餐	□ 根据医嘱通知配餐员准备膳食 □ 协助进餐	□ 嘱患者清淡饮食 □ 协助进餐
	活动体位	□ 根据护理等级指导活动	□ 根据护理等级指导活动	□ 根据护理等级指导活动
	洗浴要求	□ 协助患者洗澡,更换病号服	□ 协助患者洗澡,更换病号服	□ 协助患者清洁备皮部位,更换病号服

（续　表）

病情变异记录	□ 无　　□ 有,原因: □ 患者　□ 疾病　□ 医疗 □ 护理　□ 保障　□ 管理			□ 无　　□ 有,原因: □ 患者　□ 疾病　□ 医疗 □ 护理　□ 保障　□ 管理			□ 无　　□ 有,原因: □ 患者　□ 疾病　□ 医疗 □ 护理　□ 保障　□ 管理		
护士签名	白班	小夜班	大夜班	白班	小夜班	大夜班	白班	小夜班	大夜班
医师签名									

	时间	住院第 4 天(手术日)	住院第 5-10 天(术后恢复)	住院第 11-12 天(出院日)
主要诊疗工作	制度落实	□ 手术 □ 上级医师查房 □ 麻醉医师查房 □ 观察有无术后并发症,并做相应处理	□ 术后三天连续查房 □ 术后手术医师查房 □ 三级医师查房 □ 观察有无术后并发症,并做相应处理	□ 上级医师查房,进行手术及伤口评估,确定有无手术并发症和伤口愈合不良情况,明确是否出院
	病情评估	□ 出血评估 □ 疼痛评估 □ 下肢静脉血栓风险评估	□ 咳痰能力评估 □ 出血评估 □ 疼痛评估 □ 下肢静脉血栓风险评估 □ 上级医师进行治疗效果、预后评估	□ 上级医师进行出院评估
	病历书写	□ 住院医师术后即刻完成术后病程 □ 术者或第一助手后 24 小时内完成手术记录(术者签字)	□ 上级医师查房记录	□ 出院当天病程记录(由上级医师指示出院) □ 出院后 24 小时内完成出院记录 □ 出院后 24 小时内完成病案首页
	知情同意	□ 向患者和(或)家属交代手术情况及术后注意事项	□ 告知患者及其家属术后恢复情况	□ 告知患者及家属出院后注意事项(指导出院后功能锻炼,复诊时间、地点,发生紧急情况时的处理方法等)
	手术治疗	□ 实施手术(手术安全核查记录、手术清点记录) □ 术后止痛、止血、止咳、止吐等对症治疗	□ 术后止痛、止血、止咳、止吐等对症治疗 □ 手术切口换药	□ 手术切口换药
	其他	□ 监测患者生命体征 □ 观察手术切口及周围情况 □ 观察胸腔闭式引流管引流情况	□ 观察患者咳嗽、咳痰情况 □ 观察手术切口及周围情况 □ 观察胸腔闭式引流管引流情况,情况允许时拔除 □ 定期复查血常规、血生化 □ 及时通知上级医师检诊	□ 通知出院 □ 开具出院介绍信 □ 开具诊断证明书 □ 出院带药 □ 预约门诊复诊时间

(续　表)

重点医嘱	长期医嘱	护理医嘱	□ 按胸外科术后护理常规 □ 一级护理	□ 二级护理	
		处置医嘱	□ 持续吸氧 □ 留置导尿 □ 持续心电、血压、呼吸、血氧饱和度监测 □ 胸腔闭式引流管接无菌袋		
		膳食医嘱	□ 禁食水	□ 半流食 □ 普食	
		药物医嘱	□ 抗生素 □ 止痛、止吐、抑酸、化痰		
	临时医嘱	检查检验	□ 血常规 □ 凝血四项＋DIC 监测 □ 普通生化	□ 血常规 □ 凝血四项＋DIC 监测 □ 普通生化 □ 胸部正侧位片	
		药物医嘱	□ 大静脉营养液	□ 止痛、止咳、缓泻药	
		手术医嘱			
		处置医嘱	□ 静脉抽血	□ 静脉抽血 □ 大换药	□ 大换药 □ 出院
主要护理工作		健康宣教	□ 术后心理疏导 □ 指导术后康复训练 □ 指导术后注意事项	□ 术后心理疏导 □ 指导术后康复训练 □ 指导术后注意事项	□ 出院宣教（康复训练方法，用药指导，换药时间及注意事项，复查时间等）
		护理处置	□ 检查术前物品准备 □ 与手术室护士交接 □ 术后观察病情 □ 测量基本生命体征 □ 遵医嘱用药 □ 抽血、留取标本 □ 心理与生活护理 □ 根据评估结果采取相应护理措施 □ 通知检查项目及注意事项	□ 术后观察病情 □ 测量基本生命体征 □ 心理与生活护理 □ 指导并监督患者治疗与康复训练 □ 遵医嘱用药 □ 根据评估结果采取相应护理措施 □ 完成护理记录	□ 观察患者情况 □ 核对患者医嘱费用 □ 协助患者办理出院手续 □ 指导并监督患者康复训练 □ 整理床单位
		护理评估	□ 评估伤口疼痛情况 □ 风险评估：评估有无跌倒、坠床、褥疮、导管滑脱、液体外渗的风险 □ 心理评估 □ 营养评估	□ 评估患者咳嗽、咳痰情况 □ 评估伤口疼痛情况 □ 风险评估：评估有无跌倒、坠床、褥疮、导管滑脱、液体外渗的风险 □ 心理评估 □ 营养评估	□ 心理评估 □ 营养评估

（续　表）

主要护理工作	专科护理	□ 观察伤口敷料有无渗出 □ 指导患者咳嗽、咳痰、功能锻炼,协助患者床上活动 □ 术后心理与生活护理	□ 观察伤口敷料有无渗出 □ 指导患者咳嗽、咳痰、功能锻炼 □ 术后心理与生活护理	□ 告知患者出院后注意事项并附书面出院指导一份 □ 指导功能锻炼
	饮食指导	□ 禁食水	□ 根据医嘱通知配餐员准备膳食 □ 协助进餐	
	活动体位	□ 根据护理等级指导活动	□ 根据护理等级指导活动	
	洗浴要求	□ 协助患者晨晚间护理	□ 协助患者晨晚间护理	
病情变异记录		□ 无　　□ 有,原因: □ 患者　□ 疾病　□ 医疗 □ 护理　□ 保障　□ 管理	□ 无　　□ 有,原因: □ 患者　□ 疾病　□ 医疗 □ 护理　□ 保障　□ 管理	□ 无　　□ 有,原因: □ 患者　□ 疾病　□ 医疗 □ 护理　□ 保障　□ 管理
护士签名		白班　小夜班　大夜班	白班　小夜班　大夜班	白班　小夜班　大夜班
医师签名				

（李　捷　于　华）

第六节　肺炎性假瘤行胸腔镜下肺局部切除术临床路径

一、肺炎性假瘤行胸腔镜下肺局部切除术临床路径标准住院流程

(一)适用对象

第一诊断为肺炎性假瘤(ICD-10:J18.802)拟行胸腔镜下肺局部切除术(ICD-9-CM-3: 32.25)。

(二)诊断依据

根据《临床诊疗指南——胸外科分册》(中华医学会编著,人民卫生出版社):

1. 病史及临床症状　多无症状。部分可有咳嗽、咳痰和痰中带血。少数患者咯血。

2. 临床体征　多数患者无阳性体征;当病灶突入或压迫支气管,导致肺炎、肺不张时,可闻及患侧呼吸音低,可伴湿啰音。

(三)治疗方案的选择及依据

根据《临床诊疗指南——胸外科分册》(中华医学会编著,人民卫生出版社)和《手术学全集——胸外科手术学》(中国人民解放军总后勤部卫生部主编,人民军医出版社):

1. 符合肺炎性假瘤诊断。

2. 全身状况允许手术。

3. 征得患者及家属的同意。

（四）标准住院日为 11～12 天

（五）进入路径标准

1. 第一诊断必须符合肺炎性假瘤（ICD-10：J18.802）。

2. 怀疑肺炎性假瘤，诊断不明确，又不能除外肺癌。

3. 心、肺、肝、肾等器官功能可以耐受全麻开胸手术。

4. 当患者同时具有其他疾病诊断时，但在住院期间不需要特殊处理也不影响第一诊断的临床路径流程实施时，可以进入路径。

（六）术前准备（术前评估）3 天

1. 检验检查评估

（1）必须检查的项目

1）血（尿、粪）常规、血生化、凝血功能、血型、血清四项筛查。

2）胸片、心电图，胸部 CT 平扫＋增强扫描，腹部超声，肺功能等。

（2）根据患者病情可选择

1）血气分析、超声心动图、经皮肺穿刺活检。

2）24 小时动态心电图、PET-CT。

3）有相关疾病者必要时请相关科室会诊。

（3）营养评估：由护士根据《解放军总医院新入院患者营养风险筛查表（NRS-2002）》为新入院患者进行营养评估，评分＞3 分的告知医师，必要时申请营养科会诊。

（4）心理评估：由心理科医生根据病情需要实施评估。

（5）疼痛评估：由医师对于病情危重患者，或术前 24 小时、麻醉前的患者根据《VAS 评分》实施疼痛评估，评估结果及应用的特殊镇痛药物应当告知患者或其病情委托人，疼痛评估的结果应当记录在住院病历表格中。评分＞7 分、常规镇痛处理效果欠佳的顽固性疼痛患者应当及时请疼痛科医生会诊。

（6）康复评估：由护士根据《入院患者康复筛查和评估表》在新入院患者入院后 24 小时内进行康复筛查和评估。任何一项结果为"是"，均应告知医师，申请康复科医师会诊。

（7）深静脉血栓栓塞症风险评估：根据《下肢深静脉血栓形成及肺栓塞风险评估表》在新入院患者入院后 24 小时内进行风险筛查和评估。风险结果为"极高危"的，则申请血管外科或介入导管室医师会诊。

2. 术前准备

（1）术前评估：术前 24 小时内完成术前病情评估，完成必要的检查，做出术前小结、术前讨论。

（2）术前谈话：术者应在术前 1 天与患者及其家属谈话，告知手术方案、相关风险、用血计划、术后转归、手术费用，以及患者及亲属权益，并履行书面知情同意手续。告知高值耗材的使用及费用。

（3）通知手术室：准备手术间、手术药品、手术物品及特殊耗材。

（4）手术部位标识：术者、第一助手或经治医师在术前 1 天应对手术部位做体表标识，急诊手术由接诊医师或会诊外科医师标记，标记过程应有责任护士、患者及亲属共同参与，并记入手术安排表。

（5）术前一日麻醉医师访视：制订麻醉计划、完成评估、确定麻醉方式，并记入《麻醉术前访视记录》,告知患者及家属麻醉适应证、麻醉目的、风险、可能出现的情况及其处理原则、替代方案等,签署《麻醉知情同意书》并归入病历。

3. 主要护理工作　入院宣教,交代注意事项(如防褥疮、防跌倒等),指导患者戒烟,并进行术前宣教,心理护理。

(七)药品选择及使用时机

按照《抗菌药物临床应用指导原则(2015 年版)》[国卫办医发(2015)43 号]执行。

1. 预防性抗菌药物应用。第一、二代头孢菌素。

2. 预防性用药给药时间为皮肤、黏膜切开前 0.5～1 小时或麻醉开始时,如手术时间超过 3 小时或超过所用药物半衰期的 2 倍以上,或出血量超过 1500ml,术中应追加一次。

3. 预防用药时间为 24 小时,污染手术必要时延长至 48 小时。

(八)手术日为入院第 4 天

1. 手术安全核对。患者入手术间后由手术医师、麻醉医师、巡回护士和患者本人共同核对患者身份、手术部位与标识、手术方式。手术医师、麻醉医师、巡回护士三方按《手术安全核对表》逐项核对,共同签字。

(1)手术方式:胸腔镜下肺局部切除术。

(2)麻醉方式:全麻双腔气管插管。

(3)手术置入物:吻合钉。

(4)术中用药:麻醉常规用药、术中预防使用抗生素、术中镇痛等。

(5)输血及血液制品:根据术中情况选择。

(6)术中病理:根据术中情况酌情行快速冷冻病理检查。

2. 经治医师或手术医师应即刻完成术后首次病程记录,观察术后患者病情变化。

(九)术后住院恢复 5～12 天,必须复查的检查项目

1. 术后住院恢复

(1)术后给予持续心电、呼吸、血压、血氧饱和度监测至病情平稳。

(2)术后用药:预防使用抗菌药物,止咳药、止痛药等。

(3)术后换药:术后第一天及出院当日予以清洁换药;其他时间根据手术切口渗出情况予以清洁换药。

(4)术后护理:观察患者咳嗽、咳痰状况、肺复张情况、引流管引流情况、伤口敷料有无渗出,并在异常时立即通知医生处理,指导并辅助患者术后咳嗽咳痰及功能锻炼,给予防跌倒护理等。

2. 必须复查的项目　血常规、血生化、胸片。

(十)出院标准

1. 生命体征平稳,体温正常。

2. 正常进食普食。

3. 切口愈合良好。

4. 常规化验无明显异常;胸片示术侧肺膨胀良好,无明显感染征象。

5. 无与本病相关的其他并发症。

(十一)有无变异及原因分析

1. 医疗原因导致的变异　如改变诊疗方案、转科治疗、操作失误、误诊等。

2. 患者原因导致的变异　如不同意治疗方案、个人原因要求出(转)院、院外服用手术禁忌药、月经期、对诊疗计划不满要求出路径、相关检查检验院外(门诊)已做等。

3. 并发症原因导致的变异　如胸腔出血、肺部感染、呼吸衰竭、肺漏气延长、肺动脉栓塞、支气管胸膜瘘、切口感染等造成住院日延长和费用增加。

4. 病情原因导致的变异　部分患者常常存在很多内科并发症,如脑血管或心血管病、糖尿病、血栓等,手术可能导致这些疾病加重而需要治疗,从而延长治疗时间和增加住院费用。

5. 辅诊科室原因导致的变异　如检查、检验、手术、病理等检查(不及时、结果错报、操作部位/方式错误、标本不合格)、报告(不及时、结果错报、标本不合格)等原因延长住院天数、增加费用等。

6. 管理原因导致的变异　如系统暂不支持、系统瘫痪、需要修订流程、需要修订制度等。

7. 节假日　术前患者如住院后赶上节假日,使手术推迟,延长住院时间,增加费用。

二、肺炎性假瘤行胸腔镜下肺局部切除术临床路径表单

适用对象	第一诊断为肺炎性假瘤(ICD-10:J18.802)行胸腔镜下肺局部切除术(ICD-9-CM-3:32.25)		
患者基本信息	姓名:_____　性别:____　年龄:____ 门诊号:_____　住院号:_____　过敏史:_____ 住院日期:____年__月__日　出院日期:____年__月__日		标准住院日:11~12 天
时间	住院第 1 天	住院第 2 天	住院第 3 天(术前日)
主要诊疗工作　制度落实	□ 经治医生或值班医生在患者入院 2 小时内到床旁接诊 □ 主管医生或二线值班医生在患者入院后 24 小时内完成检诊 □ 初步的诊断和治疗方案 □ 开具相关检查、化验单	□ 三级医师查房 □ 完成必要的相关科室会诊	□ 手术医师查房 □ 术前准备 □ 麻醉医师查房
病情评估	□ 经治医师询问病史与体格检查 □ 心理评估 □ 营养评估 □ 疼痛评估 □ 康复评估 □ 深静脉血栓栓塞症评估	□ 临床分期与术前评估	□ 术前评估 □ 下肢静脉血栓风险评估
病历书写	□ 入院 8 小时内完成首次病程记录 □ 入院 24 小时内完成入院记录 □ 完成主管医师查房记录	□ 住院医师完成上级医师查房记录、相关会诊记录	□ 完成术前手术医师查房记录、术前讨论、术前小结

主要诊疗工作	知情同意	□ 患者或家属入院记录签字 □ 签署授权委托书、自费用品协议书（必要时）、军人目录外耗材审批单（必要时）	□ 向患者家属交代病情	□ 术前谈话,告知患者及家属病情和围术期注意事项并签署手术知情同意书 □ 麻醉医师与患者和(或)家属交代麻醉注意事项并签署麻醉知情同意书
	手术治疗	□ 患者既往内科疾病的用药	□ 患者既往内科疾病的用药	□ 患者既往内科疾病的用药 □ 术前准备 □ 交叉配血 □ 术区备皮
	其他	□ 及时通知上级医师检诊	□ 及时通知上级医师检诊	□ 经治医师检查整理病历资料
重点医嘱	长期医嘱 护理医嘱	□ 按胸外科护理常规 □ 三级护理	□ 按胸外科护理常规 □ 三级护理	□ 按胸外科护理常规 □ 三级护理
	处置医嘱	□ 测血压（必要时） □ 快速血糖测定（必要时）	□ 测血压 □ 快速血糖测定（必要时）	□ 测血压 □ 快速血糖测定（必要时）
	膳食医嘱	□ 普食		□ 术晨禁食水
	药物医嘱	□ 止咳药、止血药、自带药（必要时）	□ 止咳药、止血药、自带药（必要时）	□ 止咳药、止血药、自带药（必要时）
	临时医嘱 检查检验	□ 血常规 □ 尿常规 □ 粪常规 □ 血型 □ 凝血四项 □ 普通生化 □ 血清术前八项 □ 胸部正侧位片 □ 心电图检查（多导） □ 胸部 CT □ 肝胆胰脾＋肾上腺超声 □ 肺功能		
	药物医嘱			□ 预防使用抗生素 □ 镇静药 □ 肠道准备药
	手术医嘱			□ 常规明日在全麻下行肺局部切除术
	处置医嘱	□ 静脉抽血 □ 动脉抽血		□ 抗生素皮试 □ 备皮 □ 交叉配血 □ 术中导尿

主要护理工作	健康宣教	□ 入院宣教（住院环境、规章制度） □ 进行护理安全指导 □ 进行等级护理、活动范围指导 □ 进行饮食指导 □ 进行关于疾病知识的宣教 □ 检查、检验项目的目的和意义	□ 进行饮食指导 □ 进行关于疾病知识的宣教 □ 检查、检验项目的目的和意义	□ 术前宣教 □ 指导术后康复训练 □ 指导术后注意事项
	护理处置	□ 患者身份核对 □ 佩戴腕带 □ 建立入院病历，通知医生 □ 入院介绍：介绍责任护士，病区环境、设施、规章制度、基础护理服务项目 □ 询问病史，填写护理记录单首页 □ 观察病情 □ 测量基本生命体征 □ 抽血、留取标本 □ 心理与生活护理 □ 根据评估结果采取相应护理措施 □ 通知检查项目及注意事项	□ 观察病情 □ 测量基本生命体征 □ 心理与生活护理 □ 根据评估结果采取相应护理措施 □ 通知检查项目及注意事项	□ 观察病情 □ 测量基本生命体征 □ 术前患者准备（手术前沐浴、更衣、备皮） □ 检查术前物品准备 □ 心理与生活护理 □ 根据评估结果采取相应护理措施 □ 完成护理记录
	护理评估	□ 一般评估：生命体征、神志、皮肤、药物过敏史等 □ 专科评估：咳嗽、咳痰情况、一般活动情况 □ 风险评估：评估有无跌倒、坠床、褥疮风险 □ 心理评估 □ 营养评估 □ 疼痛评估 □ 康复评估	□ 心理评估 □ 营养评估 □ 疼痛评估 □ 康复评估	□ 心理评估 □ 营养评估 □ 疼痛评估 □ 康复评估
	专科护理	□ 协助指导患者咳嗽、咳痰、术后床上活动等 □ 指导功能锻炼 □ 指导患者戒烟	□ 协助指导患者咳嗽、咳痰、术后床上活动等 □ 指导功能锻炼 □ 指导患者戒烟	□ 协助指导患者咳嗽、咳痰、术后床上活动等 □ 指导功能锻炼 □ 指导患者戒烟
	饮食指导	□ 根据医嘱通知配餐员准备膳食 □ 协助进餐	□ 根据医嘱通知配餐员准备膳食 □ 协助进餐	□ 嘱患者清淡饮食 □ 协助进餐
	活动体位	□ 根据护理等级指导活动	□ 根据护理等级指导活动	□ 根据护理等级指导活动
	洗浴要求	□ 协助患者洗澡，更换病号服	□ 协助患者洗澡，更换病号服	□ 协助患者清洁备皮部位，更换病号服

（续　表）

病情变异记录	□ 无　　□ 有,原因: □ 患者　□ 疾病　□ 医疗 □ 护理　□ 保障　□ 管理		□ 无　　□ 有,原因: □ 患者　□ 疾病　□ 医疗 □ 护理　□ 保障　□ 管理		□ 无　　□ 有,原因: □ 患者　□ 疾病　□ 医疗 □ 护理　□ 保障　□ 管理	
护士签名	白班	小夜班	大夜班	白班	小夜班	大夜班	白班	小夜班	大夜班
医师签名						

	时间	住院第 4 天(手术日)	住院第 5—10 天(术后恢复)	住院第 11—12 天(出院日)
主要诊疗工作	制度落实	□ 手术 □ 上级医师查房 □ 麻醉医师查房 □ 观察有无术后并发症,并做相应处理	□ 术后三天连续查房 □ 术后手术医师查房 □ 三级医师查房 □ 观察有无术后并发症,并做相应处理	□ 上级医师查房,进行手术及伤口评估,确定有无手术并发症和伤口愈合不良情况,明确是否出院
	病情评估	□ 出血评估 □ 疼痛评估 □ 下肢静脉血栓风险评估	□ 咳痰能力评估 □ 出血评估 □ 疼痛评估 □ 下肢静脉血栓风险评估 □ 上级医师进行治疗效果、预后评估	□ 上级医师进行出院评估
	病历书写	□ 住院医师术后即刻完成术后病程 □ 术者或第一助手术后24小时内完成手术记录(术者签字)	□ 上级医师查房记录	□ 出院当天病程记录(由上级医师指示出院) □ 出院后24小时内完成出院记录 □ 出院后24小时内完成病案首页
	知情同意	□ 向患者和(或)家属交代手术情况及术后注意事项	□ 告知患者及其家属术后恢复情况	□ 告知患者及家属出院后注意事项(指导出院后功能锻炼,复诊时间、地点,发生紧急情况时的处理方法等)
	手术治疗	□ 实施手术(手术安全核查记录、手术清点记录) □ 术后止痛、止血、止咳、止吐等对症治疗	□ 术后止痛、止血、止咳、止吐等对症治疗 □ 手术切口换药	□ 手术切口换药
	其他	□ 监测患者生命体征 □ 观察手术切口及周围情况 □ 观察胸腔闭式引流管引流情况	□ 观察患者咳嗽、咳痰情况 □ 观察手术切口及周围情况 □ 观察胸腔闭式引流管引流情况,情况允许时拔除 □ 定期复查血常规、血生化 □ 及时通知上级医师检诊	□ 通知出院 □ 开具出院介绍信 □ 开具诊断证明书 □ 出院带药 □ 预约门诊复诊时间

（续 表）

重点医嘱	长期医嘱	护理医嘱	☐ 按胸外科术后护理常规 ☐ 一级护理	☐ 二级护理	
		处置医嘱	☐ 持续吸氧 ☐ 留置导尿 ☐ 持续心电、血压、呼吸、血氧饱和度监测 ☐ 胸腔闭式引流管接无菌袋		
		膳食医嘱	☐ 禁食水	☐ 半流食 ☐ 普食	
		药物医嘱	☐ 抗生素 ☐ 止痛、止吐、抑酸、化痰		
	临时医嘱	检查检验	☐ 血常规 ☐ 凝血四项＋DIC 监测 ☐ 普通生化	☐ 血常规 ☐ 凝血四项＋DIC 监测 ☐ 普通生化 ☐ 胸部正侧位片	
		药物医嘱	☐ 大静脉营养液	☐ 止痛、止咳、缓泻药	
		手术医嘱			
		处置医嘱	☐ 静脉抽血	☐ 静脉抽血 ☐ 大换药	☐ 大换药 ☐ 出院
主要护理工作		健康宣教	☐ 术后心理疏导 ☐ 指导术后康复训练 ☐ 指导术后注意事项	☐ 术后心理疏导 ☐ 指导术后康复训练 ☐ 指导术后注意事项	☐ 出院宣教（康复训练方法，用药指导，换药时间及注意事项，复查时间等）
		护理处置	☐ 检查术前物品准备 ☐ 与手术室护士交接 ☐ 术后观察病情 ☐ 测量基本生命体征 ☐ 遵医嘱用药 ☐ 抽血、留取标本 ☐ 心理与生活护理 ☐ 根据评估结果采取相应护理措施 ☐ 通知检查项目及注意事项	☐ 术后观察病情 ☐ 测量基本生命体征 ☐ 心理与生活护理 ☐ 指导并监督患者治疗与康复训练 ☐ 遵医嘱用药 ☐ 根据评估结果采取相应护理措施 ☐ 完成护理记录	☐ 观察患者情况 ☐ 核对患者医嘱费用 ☐ 协助患者办理出院手续 ☐ 指导并监督患者康复训练 ☐ 整理床单位
		护理评估	☐ 评估伤口疼痛情况 ☐ 风险评估：评估有无跌倒、坠床、褥疮、导管滑脱、液体外渗的风险 ☐ 心理评估 ☐ 营养评估	☐ 评估患者咳嗽、咳痰情况 ☐ 评估伤口疼痛情况 ☐ 风险评估：评估有无跌倒、坠床、褥疮、导管滑脱、液体外渗的风险 ☐ 心理评估 ☐ 营养评估	☐ 心理评估 ☐ 营养评估

（续　表）

主要护理工作	专科护理	☐ 观察伤口敷料有无渗出 ☐ 指导患者咳嗽、咳痰、功能锻炼,协助患者床上活动 ☐ 术后心理与生活护理	☐ 观察伤口敷料有无渗出 ☐ 指导患者咳嗽、咳痰、功能锻炼 ☐ 术后心理与生活护理	☐ 告知患者出院后注意事项并附书面出院指导一份 ☐ 指导功能锻炼
	饮食指导	☐ 禁食水	☐ 根据医嘱通知配餐员准备膳食 ☐ 协助进餐	
	活动体位	☐ 根据护理等级指导活动	☐ 根据护理等级指导活动	
	洗浴要求	☐ 协助患者晨晚间护理	☐ 协助患者晨晚间护理	
病情变异记录		☐ 无　　☐ 有,原因: ☐ 患者　☐ 疾病　☐ 医疗 ☐ 护理　☐ 保障　☐ 管理	☐ 无　　☐ 有,原因: ☐ 患者　☐ 疾病　☐ 医疗 ☐ 护理　☐ 保障　☐ 管理	☐ 无　　☐ 有,原因: ☐ 患者　☐ 疾病　☐ 医疗 ☐ 护理　☐ 保障　☐ 管理
护士签名		白班　｜小夜班｜大夜班	白班　｜小夜班｜大夜班	白班　｜小夜班｜大夜班
医师签名				

（李　捷　于　华）

第七节　肺炎性假瘤肺叶切除术临床路径

一、肺炎性假瘤肺叶切除术临床路径标准住院流程

(一)适用对象

第一诊断为肺炎性假瘤(ICD-10:J18.802)拟行肺叶切除术(ICD-9-CM-3:32.4)。

(二)诊断依据

根据《临床诊疗指南——胸外科分册》(中华医学会编著,人民卫生出版社):

1. 病史及临床症状　多无症状。部分可有咳嗽、咳痰和痰中带血。少数患者咯血。

2. 临床体征　多数患者无阳性体征;当病灶突入或压迫支气管,导致肺炎、肺不张时,可闻及患侧呼吸音低,可伴湿啰音。

(三)治疗方案的选择及依据

《临床诊疗指南——胸外科分册》(中华医学会编著,人民卫生出版社,2009 年 1 月第一版)和《手术学全集——胸外科手术学》(中国人民解放军总后勤部卫生部主编,人民军医出版社,2004 年 3 月第二版):

1. 符合肺炎性假瘤诊断。

2. 全身状况允许手术。

3. 征得患者及家属的同意。

(四)标准住院日为 15～16 天

(五)进入路径标准

1. 第一诊断必须符合肺炎性假瘤(ICD-10:J18.802)。

2. 怀疑肺炎性假瘤,诊断不明确,又不能除外肺癌。

3. 心、肺、肝、肾等器官功能可以耐受全麻开胸手术。

4. 当患者同时具有其他疾病诊断,但在住院期间不需要特殊处理也不影响第一诊断的临床路径流程实施时,可以进入路径。

(六)术前准备(术前评估)3～5 天

1. 检验检查评估

(1)必须检查的项目

1)血(尿、粪)常规、血生化、凝血功能、血型、血清四项筛查、肿瘤标志物。

2)胸片、心电图、胸部 CT 平扫＋增强扫描,腹部超声,肺功能等。

(2)根据患者病情可选择

1)血气分析、超声心动图、经皮肺穿刺活检。

2)24 小时动态心电图。

3)有相关疾病者必要时请相关科室会诊。

(3)营养评估:由护士根据《解放军总医院新入院患者营养风险筛查表(NRS-2002)》为新入院患者进行营养评估,评分＞3 分的告知医师,必要时申请营养科会诊。

(4)心理评估:由心理科医生根据病情需要实施评估。

(5)疼痛评估:由医师对于病情危重患者,或术前 24 小时、麻醉前的患者根据《VAS 评分》实施疼痛评估,评估结果及应用的特殊镇痛药物应当告知患者或其病情委托人,疼痛评估的结果应当记录在住院病历表格中。评分＞7 分、常规镇痛处理效果欠佳的顽固性疼痛患者应当及时请疼痛科医生会诊。

(6)康复评估:由护士根据《入院患者康复筛查和评估表》在新入院患者入院后 24 小时内进行康复筛查和评估。任何一项结果为"是",均应告知医师,申请康复医师会诊。

(7)深静脉血栓栓塞症风险评估:根据《下肢深静脉血栓形成及肺栓塞风险评估表》在新入院患者入院后 24 小时内进行风险筛查和评估。风险结果为"极高危"的,则申请血管外科或介入导管室医师会诊。

2. 术前准备

(1)术前评估。术前 24 小时内完成术前病情评估,完成必要的检查,做出术前小结、术前讨论。

(2)术前谈话:术者应在术前 1 天与患者及其家属谈话,告知手术方案、相关风险、用血计划、术后转归、手术费用,以及患者及亲属权益,并履行书面知情同意手续。告知高值耗材的使用及费用。

(3)通知手术室:准备手术间、手术药品、手术物品及特殊耗材。

(4)手术部位标识:术者、第一助手或经治医师在术前 1 天应对手术部位做休表标识,急诊手术由接诊医师或会诊外科医师标记,标记过程应有责任护士、患者及亲属共同参与,并记入手术安排表。

(5)术前一日麻醉医师访视:制订麻醉计划、完成评估、确定麻醉方式,并记入《麻醉术前访视记录》,告知患者及家属麻醉适应证、麻醉目的、风险、可能出现的情况及其处理原则、替代方案等,签署《麻醉知情同意书》并归入病历。

3. 主要护理工作　入院宣教,交代注意事项(如防褥疮、防跌倒等),指导患者戒烟,并进行术前宣教,心理护理。

(七)药品选择及使用时机

按照《抗菌药物临床应用指导原则(2015 年版)》[国卫办医发(2015)43 号]执行。

1. 预防性抗菌药物应用:第一、二代头孢菌素。

2. 预防性用药给药时间为皮肤、黏膜切前 0.5～1 小时或麻醉开始时,如手术时间超过 3 小时或超过所用药物半衰期的 2 倍以上,或出血量超过 1500ml,术中应追加一次。

3. 预防用药时间为 24 小时,污染手术必要时延长至 48 小时。

(八)手术日为入院第 4−6 天

1. 手术安全核对。患者入手术间后由手术医师、麻醉医师、巡回护士和患者本人共同核对患者身份、手术部位与标识、手术方式。手术医师、麻醉医师、巡回护士三方按《手术安全核对表》逐项核对,共同签字。

(1)手术方式:肺叶切除＋纵隔淋巴结清扫术。

(2)麻醉方式:全麻双腔气管插管。

(3)手术置入物:吻合钉。

(4)术中用药:麻醉常规用药,术中预防使用抗生素、术中镇痛等。

(5)输血及血液制品:根据术中情况选择。

(6)术中病理:根据术中情况酌情行快速冷冻病理检查。

2. 经治医师或手术医师应即刻完成术后首次病程记录,观察术后患者病情变化。

(九)术后住院恢复 8～10 天,必须复查的检查项目

1. 术后住院恢复

(1)术后给予持续心电、呼吸、血压、血氧饱和度监测至病情平稳。

(2)术后用药:预防使用抗菌药物、止咳药、止痛药等。

(3)术后换药:术后第一天及出院当日予以清洁换药;其他时间根据手术切口渗出情况予以清洁换药。

(4)术后护理:观察患者咳嗽咳痰状况、肺复张情况、引流管引流情况、伤口敷料有无渗出,并在异常时立即通知医生处理,指导并辅助患者术后咳嗽、咳痰及功能锻炼,给予防跌倒护理等。

2. 必须复查的项目　血常规、血生化、胸片。

(十)出院标准

1. 生命体征平稳,体温正常。

2. 正常进食普食。

3. 切口愈合良好。

4. 常规化验无明显异常;胸片示术侧肺膨胀良好,无明显感染征象。

5. 无与本病相关的其他并发症。

(十一)有无变异及原因分析

1. 医疗原因导致的变异　如改变诊疗方案、转科治疗、操作失误、误诊等。

2. 患者原因导致的变异　如不同意治疗方案、个人原因要求出(转)院、院外服用手术禁忌药、月经期、对诊疗计划不满要求出路径、相关检查检验院外(门诊)已做等。

3. 并发症原因导致的变异　如胸腔出血、肺部感染、呼吸衰竭、肺漏气延长、肺动脉栓塞、

支气管胸膜瘘、切口感染等造成住院日延长和费用增加。

4. **病情原因导致的变异** 部分患者常常存在很多内科并发症,如脑血管或心血管病、糖尿病、血栓等,手术可能导致这些疾病加重而需要治疗,从而延长治疗时间和增加住院费用。

5. **辅诊科室原因导致的变异** 如检查、检验、手术、病理等检查(不及时、结果错报、操作部位/方式错误、标本不合格)、报告(不及时、结果错报、标本不合格)等原因延长住院天数、增加费用等。

6. **管理原因导致的变异** 如系统暂不支持、系统瘫痪、需要修订流程、需要修订制度等。

7. **节假日** 术前患者如住院后赶上节假日,使手术推迟,延长住院时间,增加费用。

二、肺错构瘤行肺叶切除术临床路径表单

适用对象	第一诊断为肺炎性假瘤(ICD-10:J18.802)行肺叶切除术(ICD-9-CM-3:32.4)	
患者基本信息	姓名:_____ 性别:____ 年龄:____ 门诊号:_____ 住院号:_____ 过敏史:_____ 住院日期:____年__月__日 出院日期:____年__月__日	标准住院日:15~16 天

	时间	住院第 1 天	住院第 2 天	住院第 3 天(术前日)
主要诊疗工作	制度落实	□ 经治医生或值班医生在患者入院 2 小时内到床旁接诊 □ 主管医生或二线值班医生在患者入院后 24 小时内完成检诊 □ 初步的诊断和治疗方案 □ 开具相关检查、化验单	□ 三级医师查房 □ 完成必要的相关科室会诊	□ 手术医师查房 □ 术前准备 □ 麻醉医师查房
	病情评估	□ 经治医师询问病史与体格检查 □ 心理评估 □ 营养评估 □ 疼痛评估 □ 康复评估 □ 深静脉血栓栓塞症评估	□ 临床分期与术前评估	□ 术前评估 □ 深静脉血栓栓塞症评估
	病历书写	□ 入院 8 小时内完成首次病程记录 □ 入院 24 小时内完成入院记录 □ 完成主管医师查房记录	□ 住院医师完成上级医师查房记录、相关会诊记录	□ 完成术前手术医师查房记录、术前讨论、术前小结
	知情同意	□ 患者或家属入院记录签字 □ 签署授权委托书、自费用品协议书(必要时)、军人目录外耗材审批单(必要时)	□ 向患者家属交代病情	□ 术前谈话,告知患者及家属病情和围手术期注意事项并签署手术知情同意书 □ 麻醉医师与患者和(或)家属交代麻醉注意事项并签署麻醉知情同意书

主要诊疗工作	手术治疗	□ 患者既往内科疾病的用药	□ 患者既往内科疾病的用药	□ 患者既往内科疾病的用药 □ 术前准备 □ 交叉配血 □ 术区备皮
	其他	□ 及时通知上级医师检诊	□ 及时通知上级医师检诊	经治医师检查整理病历资料
重点医嘱	长期医嘱 / 护理医嘱	□ 按胸外科护理常规 □ 三级护理	□ 按胸外科护理常规 □ 三级护理	□ 按胸外科护理常规 □ 三级护理
	处置医嘱	□ 测血压（必要时） □ 快速血糖测定（必要时）	□ 测血压 □ 快速血糖测定（必要时）	□ 测血压 □ 快速血糖测定（必要时）
	膳食医嘱	□ 普食		□ 术晨禁食水
	药物医嘱	□ 止咳药、止血药、自带药（必要时）	□ 止咳药、止血药、自带药（必要时）	□ 止咳药、止血药、自带药（必要时）
	临时医嘱 / 检查检验	□ 血常规 □ 尿常规 □ 粪常规 □ 血型 □ 凝血四项 □ 普通生化 □ 血清术前八项 □ 胸部正侧位片 □ 心电图检查（多导） □ 胸部 CT □ 肝胆胰脾＋肾上腺超声 □ 肺功能		
	药物医嘱			□ 预防使用抗生素 □ 镇静药 □ 肠道准备药
	手术医嘱			□ 常规明日在全麻下行肺叶切除术
	处置医嘱	□ 静脉抽血 □ 动脉抽血		□ 抗生素皮试 □ 备皮 □ 交叉配血 □ 术中导尿

（续　表）

主要护理工作	健康宣教	□ 入院宣教（住院环境、规章制度） □ 进行护理安全指导 □ 进行等级护理、活动范围指导 □ 进行饮食指导 □ 进行关于疾病知识的宣教 □ 检查、检验项目的目的和意义	□ 进行饮食指导 □ 进行关于疾病知识的宣教 □ 检查、检验项目的目的和意义	□ 术前宣教 □ 指导术后康复训练 □ 指导术后注意事项
	护理处置	□ 患者身份核对 □ 佩戴腕带 □ 建立入院病历，通知医生 □ 入院介绍：介绍责任护士，病区环境、设施、规章制度、基础护理服务项目 □ 询问病史，填写护理记录单首页 □ 观察病情 □ 测量基本生命体征 □ 抽血、留取标本 □ 心理与生活护理 □ 根据评估结果采取相应护理措施 □ 通知检查项目及注意事项	□ 观察病情 □ 测量基本生命体征 □ 心理与生活护理 □ 根据评估结果采取相应护理措施 □ 通知检查项目及注意事项	□ 观察病情 □ 测量基本生命体征 □ 术前患者准备（手术前沐浴、更衣、备皮） □ 检查术前物品准备 □ 心理与生活护理 □ 根据评估结果采取相应护理措施 □ 完成护理记录
	护理评估	□ 一般评估：生命体征、神志、皮肤、药物过敏史等 □ 专科评估：咳嗽、咳痰情况、一般活动情况 □ 风险评估：评估有无跌倒、坠床、褥疮风险 □ 心理评估 □ 营养评估 □ 疼痛评估 □ 康复评估	□ 心理评估 □ 营养评估 □ 疼痛评估 □ 康复评估	□ 心理评估 □ 营养评估 □ 疼痛评估 □ 康复评估
	专科护理	□ 协助指导患者咳嗽、咳痰、术后床上活动等 □ 指导功能锻炼 □ 指导患者戒烟	□ 协助指导患者咳嗽、咳痰、术后床上活动等 □ 指导功能锻炼 □ 指导患者戒烟	□ 协助指导患者咳嗽、咳痰、术后床上活动等 □ 指导功能锻炼 □ 指导患者戒烟

（续 表）

主要护理工作	饮食指导	□ 根据医嘱通知配餐员准备膳食 □ 协助进餐	□ 根据医嘱通知配餐员准备膳食 □ 协助进餐	□ 嘱患者清淡饮食 □ 协助进餐
	活动体位	□ 根据护理等级指导活动	□ 根据护理等级指导活动	□ 根据护理等级指导活动
	洗浴要求	□ 协助患者洗澡,更换病号服	□ 协助患者洗澡,更换病号服	□ 协助患者清洁备皮部位,更换病号服
病情变异记录		□ 无　　□ 有,原因: □ 患者　□ 疾病　□ 医疗 □ 护理　□ 保障　□ 管理	□ 无　　□ 有,原因: □ 患者　□ 疾病　□ 医疗 □ 护理　□ 保障　□ 管理	□ 无　　□ 有,原因: □ 患者　□ 疾病　□ 医疗 □ 护理　□ 保障　□ 管理
护士签名		白班　小夜班　大夜班	白班　小夜班　大夜班	白班　小夜班　大夜班
医师签名				

时间		住院第 4 天(手术日)	住院第 5－14 天(术后恢复)	住院第 15－16 天(出院日)
主要诊疗工作	制度落实	□ 手术 □ 上级医师查房 □ 麻醉医师查房 □ 观察有无术后并发症,并做相应处理	□ 术后三天连续查房 □ 术后手术医师查房 □ 三级医师查房 □ 观察有无术后并发症,并做相应处理	□ 上级医师查房,进行手术及伤口评估,确定有无手术并发症和伤口愈合不良情况,明确是否出院
	病情评估	□ 出血评估 □ 疼痛评估 □ 深静脉血栓栓塞症评估	□ 咳痰能力评估 □ 出血评估 □ 疼痛评估 □ 深静脉血栓栓塞症评估 □ 上级医师进行治疗效果、预后评估	□ 上级医师进行出院评估
	病历书写	□ 住院医师术后即刻完成术后病程 □ 术者或第一助手术后 24 小时内完成手术记录(术者签字)	□ 上级医师查房记录	□ 出院当天病程记录(由上级医师指示出院) □ 出院后 24 小时内完成出院记录 □ 出院后 24 小时内完成病案首页
	知情同意	□ 向患者和(或)家属交代手术情况及术后注意事项	□ 告知患者及其家属术后恢复情况	□ 告知患者及家属出院后注意事项(指导出院后功能锻炼,复诊时间、地点,发生紧急情况时的处理方法等)
	手术治疗	□ 实施手术(手术安全核查记录、手术清点记录) □ 术后止痛、止血、止咳、止吐等对症治疗	□ 术后止痛、止血、止咳、止吐等对症治疗 □ 手术切口换药	□ 手术切口换药

（续　表）

主要诊疗工作	其他		□ 监测患者生命体征 □ 观察手术切口及周围情况 □ 观察胸腔闭式引流管引流情况	□ 观察患者咳嗽、咳痰情况 □ 观察手术切口及周围情况 □ 观察胸腔闭式引流管引流情况，情况允许时拔除 □ 定期复查血常规、血生化 □ 及时通知上级医师检诊	□ 通知出院 □ 开具出院介绍信 □ 开具诊断证明书 □ 出院带药 □ 预约门诊复诊时间
重点医嘱	长期医嘱	护理医嘱	□ 按胸外科术后护理常规 □ 一级护理	□ 二级护理	
		处置医嘱	□ 持续吸氧 □ 留置导尿 □ 持续心电、血压、呼吸、血氧饱和度监测 □ 胸腔闭式引流管接无菌袋		
		膳食医嘱	□ 禁食水	□ 半流食 □ 普食	
		药物医嘱	□ 抗生素 □ 止痛、止吐、抑酸、化痰		
	临时医嘱	检查检验	□ 血常规 □ 凝血四项＋DIC 监测 □ 普通生化	□ 血常规 □ 凝血四项＋DIC 监测 □ 普通生化 □ 胸部正侧位片	
		药物医嘱	□ 大静脉营养液	□ 止痛、止咳、缓泻药	
		手术医嘱			
		处置医嘱	□ 静脉抽血	□ 静脉抽血 □ 大换药	□ 大换药 □ 出院
主要护理工作	健康宣教		□ 术后心理疏导 □ 指导术后康复训练 □ 指导术后注意事项	□ 术后心理疏导 □ 指导术后康复训练 □ 指导术后注意事项	□ 出院宣教（康复训练方法，用药指导，换药时间及注意事项，复查时间等）
	护理处置		□ 检查术前物品准备 □ 与手术室护士交接 □ 术后观察病情 □ 测量基本生命体征 □ 遵医嘱用药 □ 抽血、留取标本 □ 心理与生活护理 □ 根据评估结果采取相应护理措施 □ 通知检查项目及注意事项	□ 术后观察病情 □ 测量基本生命体征 □ 心理与生活护理 □ 指导并监督患者治疗与康复训练 □ 遵医嘱用药 □ 根据评估结果采取相应护理措施 □ 完成护理记录	□ 观察患者情况 □ 核对患者医嘱费用 □ 协助患者办理出院手续 □ 指导并监督患者康复训练 □ 整理床单位

（续　表）

主要护理工作	护理评估	□ 评估伤口疼痛情况 □ 风险评估：评估有无跌倒、坠床、褥疮、导管滑脱、液体外渗的风险 □ 心理评估 □ 营养评估	□ 评估患者咳嗽、咳痰情况 □ 评估伤口疼痛情况 □ 风险评估：评估有无跌倒、坠床、褥疮、导管滑脱、液体外渗的风险 □ 心理评估 □ 营养评估	□ 心理评估 □ 营养评估
	专科护理	□ 观察伤口敷料有无渗出 □ 指导患者咳嗽、咳痰、功能锻炼，协助患者床上活动 □ 术后心理与生活护理	□ 观察伤口敷料有无渗出 □ 指导患者咳嗽、咳痰、功能锻炼 □ 术后心理与生活护理	□ 告知患者出院后注意事项并附书面出院指导一份 □ 指导功能锻炼
	饮食指导	□ 禁食水	□ 根据医嘱通知配餐员准备膳食 □ 协助进餐	
	活动体位	□ 根据护理等级指导活动	□ 根据护理等级指导活动	
	洗浴要求	□ 协助患者晨晚间护理	□ 协助患者晨晚间护理	
病情变异记录		□ 无　　□ 有,原因： □ 患者　□ 疾病　□ 医疗 □ 护理　□ 保障　□ 管理	□ 无　　□ 有,原因： □ 患者　□ 疾病　□ 医疗 □ 护理　□ 保障　□ 管理	□ 无　　□ 有,原因： □ 患者　□ 疾病　□ 医疗 □ 护理　□ 保障　□ 管理
护士签名		白班　小夜班　大夜班	白班　小夜班　大夜班	白班　小夜班　大夜班
医师签名				

（李　捷　于　华）

第八节　肺炎性假瘤行胸腔镜下肺叶切除术临床路径

一、肺炎性假瘤行胸腔镜下肺叶切除术临床路径标准住院流程

（一）适用对象

第一诊断为肺炎性假瘤（ICD-10：J18.802）拟行胸腔镜下肺叶切除术（ICD-9-CM-3：32.25）。

（二）诊断依据

根据《临床诊疗指南——胸外科分册》（中华医学会编著，人民卫生出版社）：

1. 病史及临床症状　多无症状。部分可有咳嗽、咳痰和痰中带血。少数患者咯血。

2. 临床体征　多数患者无阳性体征；当病灶突入或压迫支气管，导致肺炎、肺不张时，可闻及患侧呼吸音低，可伴湿啰音。

（三）治疗方案的选择及依据

根据《临床诊疗指南——胸外科分册》（中华医学会编著，人民卫生出版社）和《手术学全

集——胸外科手术学》(中国人民解放军总后勤部卫生部主编,人民军医出版社,2004 年 3 月第二版):

1. 符合肺炎性假瘤诊断。

2. 全身状况允许手术。

3. 征得患者及家属的同意。

(四)标准住院日为 15～16 天

(五)进入路径标准

1. 第一诊断必须符合肺炎性假瘤(ICD-10:J18.802)。

2. 怀疑肺炎性假瘤,诊断不明确,又不能除外肺癌。

3. 心、肺、肝、肾等器官功能可以耐受全麻开胸手术。

4. 当患者同时具有其他疾病诊断,但在住院期间不需要特殊处理也不影响第一诊断的临床路径流程实施时,可以进入路径。

(六)术前准备(术前评估)3～5 天

1. 检验检查评估

(1)必须检查项目

1)血(尿、粪)常规、血生化、凝血功能、血型、血清四项筛查、肿瘤标志物。

2)胸片、心电图,胸部 CT 平扫＋增强扫描,腹部超声,肺功能等。

(2)根据患者病情可选择

1)血气分析、超声心动图、经皮肺穿刺活检。

2)24 小时动态心电图。

3)有相关疾病者必要时请相关科室会诊。

(3)营养评估:由护士根据《解放军总医院新入院患者营养风险筛查表(NRS-2002)》为新入院患者进行营养评估,评分＞3 分的告知医师,必要时申请营养科会诊。

(4)心理评估:由心理科医生根据病情需要实施评估。

(5)疼痛评估:由医师对于病情危重患者,或术前 24 小时、麻醉前的患者根据《VAS 评分》实施疼痛评估,评估结果及应用的特殊镇痛药物应当告知患者或其病情委托人,疼痛评估的结果应当记录在住院病历表格中。评分＞7 分、常规镇痛处理效果欠佳的顽固性疼痛患者应当及时请疼痛科医生会诊。

(6)康复评估:由护士根据《入院患者康复筛查和评估表》在新入院患者入院后 24 小时内进行康复筛查和评估。任何一项结果为"是",均应告知医师,申请康复科医师会诊。

(7)深静脉血栓栓塞症风险评估:根据《下肢深静脉血栓形成及肺栓塞风险评估表》在新入院患者入院后 24 小时内进行风险筛查和评估。风险结果为"极高危"的,则申请血管外科或介入导管室医师会诊。

2. 术前准备

(1)术前评估:术前 24 小时内完成术前病情评估,完成必要的检查,做出术前小结、术前讨论。

(2)术前谈话:术者应在术前 1 天与患者及其家属谈话,告知手术方案、相关风险、用血计划、术后转归、手术费用,以及患者及亲属权益,并履行书面知情同意手续。告知高值耗材的使用及费用。

（3）通知手术室：准备手术间、手术药品、手术物品及特殊耗材。

（4）手术部位标识：术者、第一助手或经治医师在术前 1 天应对手术部位做体表标识，急诊手术由接诊医师或会诊外科医师标记，标记过程应有责任护士、患者及亲属共同参与，并记入手术安排表。

（5）术前一日麻醉医师访视：制订麻醉计划、完成评估、确定麻醉方式，并记入《麻醉术前访视记录》，告知患者及家属麻醉适应证、麻醉目的、风险、可能出现的情况及其处理原则、替代方案等，签署《麻醉知情同意书》并归入病历。

3. 主要护理工作　入院宣教，交代注意事项（如防褥疮、防跌倒等），指导患者戒烟，并进行术前宣教，心理护理。

（七）药品选择及使用时机

按照《抗菌药物临床应用指导原则（2015 年版）》[国卫办医发（2015）43 号]执行。

1. 预防性抗菌药物应用。第一、二代头孢菌素。

2. 预防性用药给药时间为皮肤、黏膜切开前 0.5～1 小时或麻醉开始时，如手术时间超过 3 小时或超过所用药物半衰期的 2 倍以上，或出血量超过 1500ml，术中应追加一次。

3. 预防用药时间为 24 小时，污染手术必要时延长至 48 小时。

（八）手术日为入院第 4～6 天

1. 手术安全核对：患者入手术间后由手术医师、麻醉医师、巡回护士和患者本人共同核对患者身份、手术部位与标识、手术方式。手术医师、麻醉医师、巡回护士三方按《手术安全核对表》逐项核对，共同签字。

（1）手术方式：胸腔镜下肺叶切除＋纵隔淋巴结清扫术。

（2）麻醉方式：全麻双腔气管插管。

（3）手术置入物：吻合钉。

（4）术中用药：麻醉常规用药，术中预防使用抗生素、术中镇痛等。

（5）输血及血液制品：根据术中情况选择。

（6）术中病理：根据术中情况酌情行快速冷冻病理检查。

2. 经治医师或手术医师应即刻完成术后首次病程记录，观察术后患者病情变化。

（九）术后住院恢复 8～10 天，必须复查的检查项目

1. 术后住院恢复

（1）术后给予持续心电、呼吸、血压、血氧饱和度监测至病情平稳。

（2）术后用药：预防使用抗菌药物，止咳药、止痛药等。

（3）术后换药：术后第一天及出院当日予以清洁换药；其他时间根据手术切口渗出情况予以清洁换药。

（4）术后护理：观察患者咳嗽、咳痰状况、肺复张情况、引流管引流情况、伤口敷料有无渗出，并在异常时立即通知医生处理，指导并辅助患者术后咳嗽咳痰及功能锻炼，给予防跌倒护理等。

2. 必须复查的项目　血常规、血生化、胸片。

（十）出院标准

1. 生命体征平稳，体温正常。

2. 正常进食普食。

3. 切口愈合良好。

4. 常规化验无明显异常;胸片示术侧肺膨胀良好,无明显感染征象。

5. 无与本病相关的其他并发症。

(十一)有无变异及原因分析

1. 医疗原因导致的变异　如改变诊疗方案、转科治疗、操作失误、误诊等。

2. 患者原因导致的变异　如不同意治疗方案、个人原因要求出(转)院、院外服用手术禁忌药、月经期、对诊疗计划不满要求出路径、相关检查检验院外(门诊)已做等。

3. 并发症原因导致的变异　如胸腔出血、肺部感染、呼吸衰竭、肺漏气延长、肺动脉栓塞、支气管胸膜瘘、切口感染等造成住院日延长和费用增加。

4. 病情原因导致的变异　部分患者常常存在很多内科并发症,如脑血管或心血管病、糖尿病、血栓等,手术可能导致这些疾病加重而需要治疗,从而延长治疗时间和增加住院费用。

5. 辅诊科室原因导致的变异　如检查、检验、手术、病理等检查(不及时、结果错报、操作部位/方式错误、标本不合格)、报告(不及时、结果错报、标本不合格)等原因延长住院天数、增加费用等。

6. 管理原因导致的变异　如系统暂不支持、系统瘫痪、需要修订流程、需要修订制度等。

7. 节假日　术前患者如住院后赶上节假日,使手术推迟,延长住院时间,增加费用。

二、肺错构瘤行胸腔镜下肺叶切除术临床路径表单

适用对象	第一诊断为肺炎性假瘤(ICD-10:J18.802)行胸腔镜下肺叶切除术(ICD-9-CM-3:32.25)		
患者基本信息	姓名:_____　性别:____　年龄:____ 门诊号:_____　住院号:_____　过敏史:_____ 住院日期:____年__月__日　出院日期:____年__月__日		标准住院日:15～16 天
时间		住院第 1 天	住院第 2 天	住院第 3 天(术前日)
主要诊疗工作	制度落实	□ 经治医生或值班医生在患者入院 2 小时内到床旁接诊 □ 主管医生或二线值班医生在患者入院后 24 小时内完成检诊 □ 初步的诊断和治疗方案 □ 开具相关检查、化验单	□ 三级医师查房 □ 完成必要的相关科室会诊	□ 手术医师查房 □ 术前准备 □ 麻醉医师查房
	病情评估	□ 经治医师询问病史与体格检查 □ 心理评估 □ 营养评估 □ 疼痛评估 □ 康复评估 □ 深静脉血栓栓塞症评估	□ 临床分期与术前评估	□ 术前评估 □ 深静脉血栓栓塞症评估

（续　表）

主要诊疗工作	病历书写	□ 入院 8 小时内完成首次病程记录 □ 入院 24 小时内完成入院记录 □ 完成主管医师查房记录	□ 住院医师完成上级医师查房记录、相关会诊记录	□ 完成术前手术医师查房记录、术前讨论、术前小结	
	知情同意	□ 患者或家属入院记录签字 □ 签署授权委托书、自费用品协议书（必要时）、军人目录外耗材审批单（必要时）	□ 向患者家属交代病情	□ 术前谈话，告知患者及家属病情和围术期注意事项并签署手术知情同意书 □ 麻醉医师与患者和（或）家属交代麻醉注意事项并签署麻醉知情同意书	
	手术治疗	□ 患者既往内科疾病的用药	□ 患者既往内科疾病的用药	□ 患者既往内科疾病的用药 □ 术前准备 □ 交叉配血 □ 术区备皮	
	其他	□ 及时通知上级医师检诊	□ 及时通知上级医师检诊	□ 经治医师检查整理病历资料	
重点医嘱	长期医嘱	护理医嘱	□ 按胸外科护理常规 □ 三级护理	□ 按胸外科护理常规 □ 三级护理	□ 按胸外科护理常规 □ 三级护理
		处置医嘱	□ 测血压（必要时） □ 快速血糖测定（必要时）	□ 测血压 □ 快速血糖测定（必要时）	□ 测血压 □ 快速血糖测定（必要时）
		膳食医嘱	□ 普食		□ 术晨禁食水
		药物医嘱	□ 止咳药、止血药、自带药（必要时）	□ 止咳药、止血药、自带药（必要时）	□ 止咳药、止血药、自带药（必要时）
	临时医嘱	检查检验	□ 血常规 □ 尿常规 □ 粪常规 □ 血型 □ 凝血四项 □ 普通生化 □ 血清术前八项 □ 胸部正侧位片 □ 心电图检查（多导） □ 胸部 CT □ 肝胆胰脾＋肾上腺超声 □ 肺功能		

重点医嘱	临时医嘱	药物医嘱			□ 预防使用抗生素 □ 镇静药 □ 肠道准备药
		手术医嘱			□ 常规明日在全麻下行肺叶切除术
		处置医嘱	□ 静脉抽血 □ 动脉抽血		□ 抗生素皮试 □ 备皮 □ 交叉配血 □ 术中导尿
主要护理工作	健康宣教	□ 入院宣教（住院环境、规章制度） □ 进行护理安全指导 □ 进行等级护理、活动范围指导 □ 进行饮食指导 □ 进行关于疾病知识的宣教 □ 检查、检验项目的目的和意义		□ 进行饮食指导 □ 进行关于疾病知识的宣教 □ 检查、检验项目的目的和意义	□ 术前宣教 □ 指导术后康复训练 □ 指导术后注意事项
	护理处置	□ 患者身份核对 □ 佩戴腕带 □ 建立入院病历，通知医生 □ 入院介绍：介绍责任护士，病区环境、设施、规章制度、基础护理服务项目 □ 询问病史，填写护理记录单首页 □ 观察病情 □ 测量基本生命体征 □ 抽血、留取标本 □ 心理与生活护理 □ 根据评估结果采取相应护理措施 □ 通知检查项目及注意事项		□ 观察病情 □ 测量基本生命体征 □ 心理与生活护理 □ 根据评估结果采取相应护理措施 □ 通知检查项目及注意事项	□ 观察病情 □ 测量基本生命体征 □ 术前患者准备（手术前沐浴、更衣、备皮） □ 检查术前物品准备 □ 心理与生活护理 □ 根据评估结果采取相应护理措施 □ 完成护理记录

（续　表）

主要护理工作	护理评估	□ 一般评估:生命体征、神志、皮肤、药物过敏史等 □ 专科评估:咳嗽、咳痰情况、一般活动情况 □ 风险评估:评估有无跌倒、坠床、褥疮风险 □ 心理评估 □ 营养评估 □ 疼痛评估 □ 康复评估	□ 心理评估 □ 营养评估 □ 疼痛评估 □ 康复评估	□ 心理评估 □ 营养评估 □ 疼痛评估 □ 康复评估
	专科护理	□ 协助指导患者咳嗽、咳痰、术后床上活动等 □ 指导功能锻炼 □ 指导患者戒烟	□ 协助指导患者咳嗽、咳痰、术后床上活动等 □ 指导功能锻炼 □ 指导患者戒烟	□ 协助指导患者咳嗽、咳痰、术后床上活动等 □ 指导功能锻炼 □ 指导患者戒烟
	饮食指导	□ 根据医嘱通知配餐员准备膳食 □ 协助进餐	□ 根据医嘱通知配餐员准备膳食 □ 协助进餐	□ 嘱患者清淡饮食 □ 协助进餐
	活动体位	□ 根据护理等级指导活动	□ 根据护理等级指导活动	□ 根据护理等级指导活动
	洗浴要求	□ 协助患者洗澡,更换病号服	□ 协助患者洗澡,更换病号服	□ 协助患者清洁备皮部位,更换病号服
病情变异记录		□ 无　　□ 有,原因: □ 患者　□ 疾病　□ 医疗 □ 护理　□ 保障　□ 管理	□ 无　　□ 有,原因: □ 患者　□ 疾病　□ 医疗 □ 护理　□ 保障　□ 管理	□ 无　　□ 有,原因: □ 患者　□ 疾病　□ 医疗 □ 护理　□ 保障　□ 管理
护士签名		白班　小夜班　大夜班	白班　小夜班　大夜班	白班　小夜班　大夜班
医师签名				

时间		住院第 4 天(手术日)	住院第 5—14 天(术后恢复)	住院第 15—16 天(出院日)
主要诊疗工作	制度落实	□ 手术 □ 上级医师查房 □ 麻醉医师查房 □ 观察有无术后并发症,并做相应处理	□ 术后三天连续查房 □ 术后手术医师查房 □ 三级医师查房 □ 观察有无术后并发症,并做相应处理	□ 上级医师查房,进行手术及伤口评估,确定有无手术并发症和伤口愈合不良情况,明确是否出院
	病情评估	□ 出血评估 □ 疼痛评估 □ 深静脉血栓栓塞症评估	□ 咳痰能力评估 □ 出血评估 □ 疼痛评估 □ 深静脉血栓栓塞症评估 □ 上级医师进行治疗效果、预后评估	□ 上级医师进行出院评估

（续　表）

主要诊疗工作	病历书写	□ 住院医师术后即刻完成术后病程 □ 术者或第一助手术后24小时内完成手术记录（术者签字）	□ 上级医师查房记录	□ 出院当天病程记录（由上级医师指示出院） □ 出院后24小时内完成出院记录 □ 出院后24小时内完成病案首页
	知情同意	□ 向患者和（或）家属交代手术情况及术后注意事项	□ 告知患者及其家属术后恢复情况	□ 告知患者及家属出院后注意事项（指导出院后功能锻炼，复诊时间、地点，发生紧急情况时的处理方法等）
	手术治疗	□ 实施手术（手术安全核查记录、手术清点记录） □ 术后止痛、止血、止咳、止吐等对症治疗	□ 术后止痛、止血、止咳、止吐等对症治疗 □ 手术切口换药	□ 手术切口换药
	其他	□ 监测患者生命体征 □ 观察手术切口及周围情况 □ 观察胸腔闭式引流管引流情况	□ 观察患者咳嗽、咳痰情况 □ 观察手术切口及周围情况 □ 观察胸腔闭式引流管引流情况，情况允许时拔除 □ 定期复查血常规、血生化 □ 及时通知上级医师检诊	□ 通知出院 □ 开具出院介绍信 □ 开具诊断证明书 □ 出院带药 □ 预约门诊复诊时间
重点医嘱	长期医嘱 — 护理医嘱	□ 按胸外科术后护理常规 □ 一级护理	□ 二级护理	
	长期医嘱 — 处置医嘱	□ 持续吸氧 □ 留置导尿 □ 持续心电、血压、呼吸、血氧饱和度监测 □ 胸腔闭式引流管接无菌袋		
	长期医嘱 — 膳食医嘱	□ 禁食水	□ 半流食 □ 普食	
	长期医嘱 — 药物医嘱	□ 抗生素 □ 止痛、止吐、抑酸、化痰		
	临时医嘱 — 检查检验	□ 血常规 □ 凝血四项＋DIC监测 □ 普通生化	□ 血常规 □ 凝血四项＋DIC监测 □ 普通生化 □ 胸部正侧位片	
	临时医嘱 — 药物医嘱	□ 大静脉营养液	□ 止痛、止咳、缓泻药	
	临时医嘱 — 手术医嘱			
	临时医嘱 — 处置医嘱	□ 静脉抽血	□ 静脉抽血 □ 大换药	□ 大换药 □ 出院

（续　表）

主要护理工作	健康宣教	□ 术后心理疏导 □ 指导术后康复训练 □ 指导术后注意事项	□ 术后心理疏导 □ 指导术后康复训练 □ 指导术后注意事项	□ 出院宣教（康复训练方法，用药指导，换药时间及注意事项，复查时间等）
	护理处置	□ 检查术前物品准备 □ 与手术室护士交接 □ 术后观察病情 □ 测量基本生命体征 □ 遵医嘱用药 □ 抽血、留取标本 □ 心理与生活护理 □ 根据评估结果采取相应护理措施 □ 通知检查项目及注意事项	□ 术后观察病情 □ 测量基本生命体征 □ 心理与生活护理 □ 指导并监督患者治疗与康复训练 □ 遵医嘱用药 □ 根据评估结果采取相应护理措施 □ 完成护理记录	□ 观察患者情况 □ 核对患者医嘱费用 □ 协助患者办理出院手续 □ 指导并监督患者康复训练 □ 整理床单位
	护理评估	□ 评估伤口疼痛情况 □ 风险评估：评估有无跌倒、坠床、褥疮、导管滑脱、液体外渗的风险 □ 心理评估 □ 营养评估	□ 评估患者咳嗽、咳痰情况 □ 评估伤口疼痛情况 □ 风险评估：评估有无跌倒、坠床、褥疮、导管滑脱、液体外渗的风险 □ 心理评估 □ 营养评估	□ 心理评估 □ 营养评估
	专科护理	□ 观察伤口敷料有无渗出 □ 指导患者咳嗽、咳痰、功能锻炼，协助患者床上活动 □ 术后心理与生活护理	□ 观察伤口敷料有无渗出 □ 指导患者咳嗽、咳痰、功能锻炼 □ 术后心理与生活护理	□ 告知患者出院后注意事项并附书面出院指导一份 □ 指导功能锻炼
	饮食指导	□ 禁食水	□ 根据医嘱通知配餐员准备膳食 □ 协助进餐	
	活动体位	□ 根据护理等级指导活动	□ 根据护理等级指导活动	
	洗浴要求	□ 协助患者晨晚间护理	□ 协助患者晨晚间护理	
病情变异记录		□ 无　　□ 有，原因： □ 患者　□ 疾病　□ 医疗 □ 护理　□ 保障　□ 管理	□ 无　　□ 有，原因： □ 患者　□ 疾病　□ 医疗 □ 护理　□ 保障　□ 管理	□ 无　　□ 有，原因： □ 患者　□ 疾病　□ 医疗 □ 护理　□ 保障　□ 管理
护士签名		白班　｜小夜班｜大夜班	白班　｜小夜班｜大夜班	白班　｜小夜班｜大夜班
医师签名				

（李　捷　于　华）

第九节　肺隔离症行肺局部切除术临床路径

一、肺隔离症行肺局部切除术临床路径标准住院流程

(一)适用对象

第一诊断为肺隔离症(ICD-10:Q33.201)拟行肺局部切除术(ICD-9-CM-3:32.2)。

(二)诊断依据

根据《临床诊疗指南——胸外科分册》(中华医学会编著,人民卫生出版社):

1. 病史及临床症状　多无症状。部分可有发热、胸痛、咳嗽、咯血或血性脓痰,经抗生素治疗症状暂时缓解,但常复发。

2. 临床体征　与支气管不相通的肺隔离症多数无阳性体征;当隔离肺与邻近肺叶相通,导致感染时,患侧呼吸音低并常伴啰音。

3. 辅助检查　胸部 CT 平扫和(或)胸部 MR 检查和(或)血管造影。

(三)治疗方案的选择及依据

根据《临床诊疗指南——胸外科分册》(中华医学会编著,人民卫生出版社):

1. 诊断明确且有症状者;无症状,但肺内阴影难与肺癌和肺囊肿等疾病鉴别者。

2. 全身状况允许手术。

3. 征得患者及家属的同意。

(四)标准住院日为 11～12 天

(五)进入路径标准

1. 第一诊断必须符合肺隔离症(ICD-10:Q33.201)。

2. 年龄,18—65 岁。

3. 怀疑肺隔离症,诊断不明确,又不能除外肺癌。

4. 心、肺、肝、肾等器官功能可以耐受全麻开胸手术。

5. 当患者同时具有其他疾病诊断,但在住院期间不需要特殊处理也不影响第一诊断的临床路径流程实施时,可以进入路径。

(六)术前准备(术前评估)3 天

1. 检验检查评估

(1)必须检查的项目

1)血(尿、粪)常规、血生化、凝血功能、血型、血清四项筛查。

2)胸片、心电图,胸部 CT 平扫＋增强扫描,腹部超声,肺功能等。

(2)根据患者病情可选择

1)血气分析、超声心动图。

2)24 小时动态心电图、PET-CT。

3)有相关疾病者必要时请相关科室会诊。

(3)营养评估:由护士根据《解放军总医院新入院患者营养风险筛查表(NRS-2002)》为新入院患者进行营养评估,评分＞3 分的告知医师,必要时申请营养科会诊。

(4)心理评估:由心理科医生根据病情需要实施评估。

(5)疼痛评估:由医师对于病情危重患者,或术前 24 小时、麻醉前的患者根据《VAS 评分》实施疼痛评估,评估结果及应用的特殊镇痛药物应当告知患者或其病情委托人,疼痛评估的结果应当记录在住院病历表格中。评分＞7 分、常规镇痛处理效果欠佳的顽固性疼痛患者应当及时请疼痛科医生会诊。

(6)康复评估:由护士根据《入院患者康复筛查和评估表》在新入院患者入院后 24 小时内进行康复筛查和评估。任何一项结果为"是",均应告知医师,申请康复医师会诊。

(7)深静脉血栓栓塞症风险评估:根据《下肢深静脉血栓形成及肺栓塞风险评估表》在新入院患者入院后 24 小时内进行风险筛查和评估。风险结果为"极高危"的,则申请血管外科或介入导管室医师会诊。

2. 术前准备

(1)术前评估:术前 24 小时内完成术前病情评估,完成必要的检查,做出术前小结、术前讨论。

(2)术前谈话:术者应在术前 1 天与患者及其家属谈话,告知手术方案、相关风险、用血计划、术后转归、手术费用,以及患者及亲属权益,并履行书面知情同意手续。告知高值耗材的使用及费用。

(3)通知手术室:准备手术间、手术药品、手术物品及特殊耗材。

(4)手术部位标识:术者、第一助手或经治医师在术前 1 天应对手术部位做体表标识,急诊手术由接诊医师或会诊外科医师标记,标记过程应有责任护士、患者及亲属共同参与,并记入手术安排表。

(5)术前一日麻醉医师访视:制订麻醉计划、完成评估、确定麻醉方式,并记入《麻醉术前访视记录》,告知患者及家属麻醉适应证、麻醉目的、风险、可能出现的情况及其处理原则、替代方案等,签署《麻醉知情同意书》并归入病历。

3. 主要护理工作　入院宣教,交代注意事项(如防褥疮、防跌倒等),指导患者戒烟,并进行术前宣教,心理护理。

(七)药品选择及使用时机

按照《抗菌药物临床应用指导原则(2015 年版)》[国卫办医发(2015)43 号]执行。

1. 预防性抗菌药物应用:第一、二代头孢菌素。

2. 预防性用药给药时间为皮肤、黏膜切开前 0.5～1 小时或麻醉开始时,如手术时间超过 3 小时或超过所用药物半衰期的 2 倍以上,或出血量超过 1500ml,术中应追加一次。

3. 预防用药时间为 24 小时,污染手术必要时延长至 48 小时。

(八)手术日为入院第 4 天

1. 手术安全核对:患者入手术间后由手术医师、麻醉医师、巡回护士和患者本人共同核对患者身份、手术部位与标识、手术方式。手术医师、麻醉医师、巡回护士三方按《手术安全核对表》逐项核对,共同签字。

(1)手术方式:肺局部切除术。

(2)麻醉方式:全麻双腔气管插管。

(3)手术置入物:吻合钉。

(4)术中用药:麻醉常规用药,术中预防使用抗生素、术中镇痛等。

(5)输血及血液制品:根据术中情况选择。

(6)术中病理:根据术中情况酌情行快速冷冻病理检查。

2.经治医师或手术医师应即刻完成术后首次病程记录,观察术后患者病情变化。

(九)术后住院恢复5~12天,必须复查的检查项目

1.术后住院恢复

(1)术后给予持续心电、呼吸、血压、血氧饱和度监测至病情平稳。

(2)术后用药:预防使用抗菌药物、止咳药、止痛药等。

(3)术后换药:术后第一天及出院当日予以清洁换药;其他时间根据手术切口渗出情况予以清洁换药。

(4)术后护理:观察患者咳嗽、咳痰状况、肺复张情况、引流管引流情况、伤口敷料有无渗出,并在异常时立即通知医生处理,指导并辅助患者术后咳嗽、咳痰及功能锻炼,给予防跌倒护理等。

2.必须复查的项目 血常规、血生化、胸片。

(十)出院标准

1.生命体征平稳,体温正常。

2.正常进食普食。

3.切口愈合良好。

4.常规化验无明显异常;胸片示术侧肺膨胀良好,无明显感染征象。

5.无与本病相关的其他并发症。

(十一)有无变异及原因分析

1.医疗原因导致的变异 如改变诊疗方案、转科治疗、操作失误、误诊等。

2.患者原因导致的变异 如不同意治疗方案、个人原因要求出(转)院、院外服用手术禁忌药、月经期、对诊疗计划不满要求出路径、相关检查检验院外(门诊)已做等。

3.并发症原因导致的变异 如胸腔出血、肺部感染、呼吸衰竭、肺漏气延长、肺动脉栓塞、支气管胸膜瘘、切口感染等造成住院日延长和费用增加。

4.病情原因导致的变异 部分患者常常存在很多内科并发症,如脑血管或心血管病、糖尿病、血栓等,手术可能导致这些疾病加重而需要治疗,从而延长治疗时间和增加住院费用。

5.辅诊科室原因导致的变异 如检查、检验、手术、病理等检查(不及时、结果错报、操作部位/方式错误、标本不合格)、报告(不及时、结果错报、标本不合格)等原因延长住院天数、增加费用等。

6.管理原因导致的变异 如系统暂不支持、系统瘫痪、需要修订流程、需要修订制度等。

7.节假日 术前患者如住院后赶上节假日,使手术推迟,延长住院时间,增加费用。

二、肺隔离症行肺局部切除术临床路径表单

适用对象	第一诊断为肺隔离症(ICD-10:Q33.201)行肺局部切除术(ICD-9-CM-3:32.2)	
患者基本信息	姓名:_____ 性别:____ 年龄:____ 门诊号:_____ 住院号:_____ 过敏史:_____ 住院日期:____年__月__日 出院日期:____年__月__日	标准住院日:11~12 天

	时间	住院第 1 天	住院第 2 天	住院第 3 天(术前日)
主要诊疗工作	制度落实	□ 经治医生或值班医生在患者入院 2 小时内到床旁接诊 □ 主管医生或二线值班医生在患者入院后 24 小时内完成检诊 □ 初步的诊断和治疗方案 □ 开具相关检查、化验单	□ 三级医师查房 □ 完成必要的相关科室会诊	□ 手术医师查房 □ 术前准备 □ 麻醉医师查房
	病情评估	□ 经治医师询问病史与体格检查 □ 心理评估 □ 营养评估 □ 疼痛评估 □ 康复评估 □ 深静脉血栓栓塞症评估	□ 临床分期与术前评估	□ 术前评估 □ 下肢静脉血栓风险评估
	病历书写	□ 入院 8 小时内完成首次病程记录 □ 入院 24 小时内完成入院记录 □ 完成主管医师查房记录	□ 住院医师完成上级医师查房记录、相关会诊记录	□ 完成术前手术医师查房记录、术前讨论、术前小结
	知情同意	□ 患者或家属入院记录签字 □ 签署授权委托书、自费用品协议书(必要时)、军人目录外耗材审批单(必要时)	□ 向患者家属交代病情	□ 术前谈话,告知患者及家属病情和围术期注意事项并签署手术知情同意书 □ 麻醉医师与患者和(或)家属交代麻醉注意事项并签署麻醉知情同意书
	手术治疗	□ 患者既往内科疾病的用药	□ 患者既往内科疾病的用药	□ 患者既往内科疾病的用药 □ 术前准备 □ 交叉配血 □ 术区备皮
	其他	□ 及时通知上级医师检诊	□ 及时通知上级医师检诊	□ 经治医师检查整理病历资料

（续　表）

重点医嘱	长期医嘱	护理医嘱	☐ 按胸外科护理常规 ☐ 三级护理	☐ 按胸外科护理常规 ☐ 三级护理	☐ 按胸外科护理常规 ☐ 三级护理
		处置医嘱	☐ 测血压（必要时） ☐ 快速血糖测定（必要时）	☐ 测血压 ☐ 快速血糖测定（必要时）	☐ 测血压 ☐ 快速血糖测定（必要时）
		膳食医嘱	☐ 普食		☐ 术晨禁食水
		药物医嘱	☐ 止咳药、止血药、自带药（必要时）	☐ 止咳药、止血药、自带药（必要时）	☐ 止咳药、止血药、自带药（必要时）
	临时医嘱	检查检验	☐ 血常规 ☐ 尿常规 ☐ 粪常规 ☐ 血型 ☐ 凝血四项 ☐ 普通生化 ☐ 血清术前八项 ☐ 胸部正侧位片 ☐ 心电图检查（多导） ☐ 胸部 CT ☐ 肝胆胰脾＋肾上腺超声 ☐ 肺功能		
		药物医嘱			☐ 预防使用抗生素 ☐ 镇静药 ☐ 肠道准备药
		手术医嘱			☐ 常规明日在全麻下行肺局部切除术
		处置医嘱	☐ 静脉抽血 ☐ 动脉抽血		☐ 抗生素皮试 ☐ 备皮 ☐ 交叉配血 ☐ 术中导尿
主要护理工作	健康宣教		☐ 入院宣教（住院环境、规章制度） ☐ 进行护理安全指导 ☐ 进行等级护理、活动范围指导 ☐ 进行饮食指导 ☐ 进行关于疾病知识的宣教 ☐ 检查、检验项目的目的和意义	☐ 进行饮食指导 ☐ 进行关于疾病知识的宣教 ☐ 检查、检验项目的目的和意义	☐ 术前宣教 ☐ 指导术后康复训练 ☐ 指导术后注意事项

（续　表）

主要护理工作	护理处置	□ 患者身份核对 □ 佩戴腕带 □ 建立入院病历,通知医生 □ 入院介绍:介绍责任护士,病区环境、设施、规章制度、基础护理服务项目 □ 询问病史,填写护理记录单首页 □ 观察病情 □ 测量基本生命体征 □ 抽血、留取标本 □ 心理与生活护理 □ 根据评估结果采取相应护理措施 □ 通知检查项目及注意事项	□ 观察病情 □ 测量基本生命体征 □ 心理与生活护理 □ 根据评估结果采取相应护理措施 □ 通知检查项目及注意事项	□ 观察病情 □ 测量基本生命体征 □ 术前患者准备(手术前沐浴、更衣、备皮) □ 检查术前物品准备 □ 心理与生活护理 □ 根据评估结果采取相应护理措施 □ 完成护理记录
	护理评估	□ 一般评估:生命体征、神志、皮肤、药物过敏史等 □ 专科评估:咳嗽、咳痰情况、一般活动情况 □ 风险评估:评估有无跌倒、坠床、褥疮风险 □ 心理评估 □ 营养评估 □ 疼痛评估 □ 康复评估	□ 心理评估 □ 营养评估 □ 疼痛评估 □ 康复评估	□ 心理评估 □ 营养评估 □ 疼痛评估 □ 康复评估
	专科护理	□ 协助指导患者咳嗽、咳痰、术后床上活动等 □ 指导功能锻炼 □ 指导患者戒烟	□ 协助指导患者咳嗽、咳痰、术后床上活动等 □ 指导功能锻炼 □ 指导患者戒烟	□ 协助指导患者咳嗽、咳痰、术后床上活动等 □ 指导功能锻炼 □ 指导患者戒烟
	饮食指导	□ 根据医嘱通知配餐员准备膳食 □ 协助进餐	□ 根据医嘱通知配餐员准备膳食 □ 协助进餐	□ 嘱患者清淡饮食 □ 协助进餐
	活动体位	□ 根据护理等级指导活动	□ 根据护理等级指导活动	□ 根据护理等级指导活动
	洗浴要求	□ 协助患者洗澡,更换病号服	□ 协助患者洗澡,更换病号服	□ 协助患者清洁备皮部位,更换病号服
病情变异记录		□ 无　　□ 有,原因: □ 患者　□ 疾病　□ 医疗 □ 护理　□ 保障　□ 管理	□ 无　　□ 有,原因: □ 患者　□ 疾病　□ 医疗 □ 护理　□ 保障　□ 管理	□ 无　　□ 有,原因: □ 患者　□ 疾病　□ 医疗 □ 护理　□ 保障　□ 管理

护士签名	白班	小夜班	大夜班	白班	小夜班	大夜班	白班	小夜班	大夜班

医师签名									

时间		住院第 4 天（手术日）	住院第 5—10 天（术后恢复）	住院第 11—12 天（出院日）
主要诊疗工作	制度落实	□ 手术 □ 上级医师查房 □ 麻醉医师查房 □ 观察有无术后并发症，并做相应处理	□ 术后三天连续查房 □ 术后手术医师查房 □ 三级医师查房 □ 观察有无术后并发症，并做相应处理	□ 上级医师查房，进行手术及伤口评估，确定有无手术并发症和伤口愈合不良情况，明确是否出院
	病情评估	□ 出血评估 □ 疼痛评估 □ 下肢静脉血栓风险评估	□ 咳痰能力评估 □ 出血评估 □ 疼痛评估 □ 下肢静脉血栓风险评估 □ 上级医师进行治疗效果、预后评估	□ 上级医师进行出院评估
	病历书写	□ 住院医师术后即刻完成术后病程 □ 术者或第一助手术后 24 小时内完成手术记录（术者签字）	□ 上级医师查房记录	□ 出院当天病程记录（由上级医师指示出院） □ 出院后 24 小时内完成出院记录 □ 出院后 24 小时内完成病案首页
	知情同意	□ 向患者和（或）家属交代手术情况及术后注意事项	□ 告知患者及其家属术后恢复情况	□ 告知患者及家属出院后注意事项（指导出院后功能锻炼，复诊时间、地点，发生紧急情况时的处理方法等）
	手术治疗	□ 实施手术（手术安全核查记录、手术清点记录） □ 术后止痛、止血、止咳、止吐等对症治疗	□ 术后止痛、止血、止咳、止吐等对症治疗 □ 手术切口换药	□ 手术切口换药
	其他	□ 监测患者生命体征 □ 观察手术切口及周围情况 □ 观察胸腔闭式引流管引流情况	□ 观察患者咳嗽、咳痰情况 □ 观察手术切口及周围情况 □ 观察胸腔闭式引流管引流情况，情况允许时拔除 □ 定期复查血常规、血生化 □ 及时通知上级医师检诊	□ 通知出院 □ 开具出院介绍信 □ 开具诊断证明书 □ 出院带药 □ 预约门诊复诊时间
重点医嘱	长期医嘱 护理医嘱	□ 按胸外科术后护理常规 □ 一级护理	□ 二级护理	
	长期医嘱 处置医嘱	□ 持续吸氧 □ 留置导尿 □ 持续心电、血压、呼吸、血氧饱和度监测 □ 胸腔闭式引流管接无菌袋		

（续　表）

重点医嘱	长期医嘱	膳食医嘱	□ 禁食水	□ 半流食 □ 普食	
		药物医嘱	□ 抗生素 □ 止痛、止吐、抑酸、化痰		
	临时医嘱	检查检验	□ 血常规 □ 凝血四项＋DIC 监测 □ 普通生化	□ 血常规 □ 凝血四项＋DIC 监测 □ 普通生化 □ 胸部正侧位片	
		药物医嘱	□ 大静脉营养液	□ 止痛、止咳、缓泻药	
		手术医嘱			
		处置医嘱	□ 静脉抽血	□ 静脉抽血 □ 大换药	□ 大换药 □ 出院
主要护理工作		健康宣教	□ 术后心理疏导 □ 指导术后康复训练 □ 指导术后注意事项	□ 术后心理疏导 □ 指导术后康复训练 □ 指导术后注意事项	□ 出院宣教（康复训练方法，用药指导，换药时间及注意事项，复查时间等）
		护理处置	□ 检查术前物品准备 □ 与手术室护士交接 □ 术后观察病情 □ 测量基本生命体征 □ 遵医嘱用药 □ 抽血、留取标本 □ 心理与生活护理 □ 根据评估结果采取相应护理措施 □ 通知检查项目及注意事项	□ 术后观察病情 □ 测量基本生命体征 □ 心理与生活护理 □ 指导并监督患者治疗与康复训练 □ 遵医嘱用药 □ 根据评估结果采取相应护理措施 □ 完成护理记录	□ 观察患者情况 □ 核对患者医嘱费用 □ 协助患者办理出院手续 □ 指导并监督患者康复训练 □ 整理床单位
		护理评估	□ 评估伤口疼痛情况 □ 风险评估：评估有无跌倒、坠床、褥疮、导管滑脱、液体外渗的风险 □ 心理评估 □ 营养评估	□ 评估患者咳嗽、咳痰情况 □ 评估伤口疼痛情况 □ 风险评估：评估有无跌倒、坠床、褥疮、导管滑脱、液体外渗的风险 □ 心理评估 □ 营养评估	□ 心理评估 □ 营养评估
		专科护理	□ 观察伤口敷料有无渗出 □ 指导患者咳嗽、咳痰、功能锻炼，协助患者床上活动 □ 术后心理与生活护理	□ 观察伤口敷料有无渗出 □ 指导患者咳嗽、咳痰、功能锻炼 □ 术后心理与生活护理	□ 告知患者出院后注意事项并附书面出院指导一份 □ 指导功能锻炼

（续 表）

主要护理工作	饮食指导	□ 禁食水	□ 根据医嘱通知配餐员准备膳食 □ 协助进餐	
	活动体位	□ 根据护理等级指导活动	□ 根据护理等级指导活动	
	洗浴要求	□ 协助患者晨晚间护理	□ 协助患者晨晚间护理	
病情变异记录		□ 无　　□ 有,原因: □ 患者　□ 疾病　□ 医疗 □ 护理　□ 保障　□ 管理	□ 无　　□ 有,原因: □ 患者　□ 疾病　□ 医疗 □ 护理　□ 保障　□ 管理	□ 无　　□ 有,原因: □ 患者　□ 疾病　□ 医疗 □ 护理　□ 保障　□ 管理
护士签名		白班　小夜班　大夜班	白班　小夜班　大夜班	白班　小夜班　大夜班
医师签名				

（李　捷　于　华）

第十节　肺隔离症行胸腔镜下肺局部切除术临床路径

一、肺隔离症行胸腔镜下肺局部切除术临床路径标准住院流程

(一)适用对象

第一诊断为肺隔离症(ICD-10:Q33.201)拟行胸腔镜下肺局部切除术(ICD-9-CM-3:32.25)。

(二)诊断依据

根据《临床诊疗指南——胸外科分册》(中华医学会编著,人民卫生出版社):

1. 病史及临床症状　多无症状。部分可有发热、胸痛、咳嗽、咯血或血性脓痰,经抗生素治疗症状暂时缓解,但常复发。

2. 临床体征　与支气管不相通的肺隔离症多数无阳性体征;当隔离肺与邻近肺叶相通,导致感染时,患侧呼吸音低并常伴啰音。

3. 辅助检查　胸部 CT 平扫和(或)胸部 MR 检查和(或)血管造影。

(三)治疗方案的选择及依据

根据《临床诊疗指南——胸外科分册》(中华医学会编著,人民卫生出版社):

1. 诊断明确且有症状者;无症状,但肺内阴影难与肺癌和肺囊肿等疾病鉴别者。

2. 全身状况允许手术。

3. 征得患者及家属的同意。

(四)标准住院日为 11～12 天

(五)进入路径标准

1. 第一诊断必须符合肺隔离症(ICD-10:Q33.201)。

2. 年龄,18－65 岁。

3. 怀疑肺隔离症,诊断不明确,又不能除外肺癌。

4. 心、肺、肝、肾等器官功能可以耐受全麻开胸手术。

5. 当患者同时具有其他疾病诊断,但在住院期间不需要特殊处理也不影响第一诊断的临床路径流程实施时,可以进入路径。

(六)术前准备(术前评估)3 天

1. 检验检查评估

(1)必须检查项目

1)血(尿、粪)常规、血生化、凝血功能、血型、血清四项筛查。

2)胸片、心电图,胸部 CT 平扫+增强扫描,腹部超声,肺功能等。

(2)根据患者病情可选择

1)血气分析、超声心动图。

2)24 小时动态心电图、PET-CT。

3)有相关疾病者必要时请相关科室会诊。

(3)营养评估:由护士根据《解放军总医院新入院患者营养风险筛查表(NRS-2002)》为新入院患者进行营养评估,评分>3 分的告知医师,必要时申请营养科会诊。

(4)心理评估:由心理科医生根据病情需要实施评估。

(5)疼痛评估:由医师对于病情危重患者,或术前 24 小时、麻醉前的患者根据《VAS 评分》实施疼痛评估,评估结果及应用的特殊镇痛药物应当告知患者或其病情委托人,疼痛评估的结果应当记录在住院病历表格中。评分>7 分、常规镇痛处理效果欠佳的顽固性疼痛患者应当及时请疼痛科医生会诊。

(6)康复评估:由护士根据《入院患者康复筛查和评估表》在新入院患者入院后 24 小时内进行康复筛查和评估。任何一项结果为"是",均应告知医师,申请康复科医师会诊。

(7)深静脉血栓栓塞症风险评估:根据《下肢深静脉血栓形成及肺栓塞风险评估表》在新入院患者入院后 24 小时内进行风险筛查和评估。风险结果为"极高危"的,则申请血管外科或介入导管室医师会诊。

2. 术前准备

(1)术前评估:术前 24 小时内完成术前病情评估,完成必要的检查,做出术前小结、术前讨论。

(2)术前谈话:术者应在术前 1 天与患者及其家属谈话,告知手术方案、相关风险、用血计划、术后转归、手术费用,以及患者及亲属权益,并履行书面知情同意手续。告知高值耗材的使用及费用。

(3)通知手术室:准备手术间、手术药品、手术物品及特殊耗材。

(4)手术部位标识:术者、第一助手或经治医师在术前 1 天应对手术部位做体表标识,急诊手术由接诊医师或会诊外科医师标记,标记过程应有责任护士、患者及亲属共同参与,并记入手术安排表。

(5)术前一日麻醉医师访视:制订麻醉计划、完成评估、确定麻醉方式,并记入《麻醉术前访视记录》,告知患者及家属麻醉适应证、麻醉目的、风险、可能出现的情况及其处理原则、替代方案等,签署《麻醉知情同意书》并归入病历。

3. 主要护理工作 入院宣教,交代注意事项(如防褥疮、防跌倒等),指导患者戒烟,并进行术前宣教,心理护理。

(七)药品选择及使用时机

按照《抗菌药物临床应用指导原则(2015年版)》[国卫办医发(2015)43号]执行。

1. 预防性抗菌药物应用。第一、二代头孢菌素。

2. 预防性用药给药时间为皮肤、黏膜切开前0.5~1小时或麻醉开始时,如手术时间超过3小时或超过所用药物半衰期的2倍以上,或出血量超过1500ml,术中应追加一次。

3. 预防用药时间为24小时,污染手术必要时延长至48小时。

(八)手术日为入院第4天

1. 手术安全核对。患者入手术间后由手术医师、麻醉医师、巡回护士和患者本人共同核对患者身份、手术部位与标识、手术方式。手术医师、麻醉医师、巡回护士三方按《手术安全核对表》逐项核对,共同签字。

(1)手术方式:胸腔镜下肺局部切除术。

(2)麻醉方式:全麻双腔气管插管。

(3)手术置入物:吻合钉。

(4)术中用药:麻醉常规用药,术中预防使用抗生素、术中镇痛等。

(5)输血及血液制品:根据术中情况选择。

(6)术中病理:根据术中情况酌情行快速冷冻病理检查。

2. 经治医师或手术医师应即刻完成术后首次病程记录,观察术后患者病情变化。

(九)术后住院恢复5~8天,必须复查的检查项目

1. 术后住院恢复

(1)术后给予持续心电、呼吸、血压、血氧饱和度监测至病情平稳。

(2)术后用药:预防使用抗菌药物,止咳药、止痛药等。

(3)术后换药:术后第一天及出院当日予以清洁换药;其他时间根据手术切口渗出情况予以清洁换药。

(4)术后护理:观察患者咳嗽、咳痰状况、肺复张情况、引流管引流情况、伤口敷料有无渗出,并在异常时立即通知医生处理,指导并辅助患者术后咳嗽咳痰及功能锻炼,给予防跌倒护理等。

2. 必须复查的项目 血常规、血生化、胸片。

(十)出院标准

1. 生命体征平稳,体温正常。

2. 正常进食普食。

3. 切口愈合良好。

4. 常规化验无明显异常;胸片示术侧肺膨胀良好,无明显感染征象。

5. 无与本病相关的其他并发症。

(十一)有无变异及原因分析

1. 医疗原因导致的变异 如改变诊疗方案、转科治疗、操作失误、误诊等。

2. 患者原因导致的变异 如不同意治疗方案、个人原因要求出(转)院、院外服用手术禁忌药、月经期、对诊疗计划不满要求出路径、相关检查检验院外(门诊)已做等。

3. 并发症原因导致的变异 如胸腔出血、肺部感染、呼吸衰竭、肺漏气延长、肺动脉栓塞、支气管胸膜瘘、切口感染等造成住院日延长和费用增加。

4. **病情原因导致的变异** 部分患者常常存在很多内科并发症,如脑血管或心血管病、糖尿病、血栓等,手术可能导致这些疾病加重而需要治疗,从而延长治疗时间和增加住院费用。

5. **辅诊科室原因导致的变异** 如检查、检验、手术、病理等检查(不及时、结果错报、操作部位/方式错误、标本不合格)、报告(不及时、结果错报、标本不合格)等原因延长住院天数、增加费用等。

6. **管理原因导致的变异** 如系统暂不支持、系统瘫痪、需要修订流程、需要修订制度等。

7. **节假日** 术前患者如住院后赶上节假日,使手术推迟,延长住院时间,增加费用。

二、肺隔离症行胸腔镜下肺局部切除术临床路径表单

适用对象	第一诊断为肺隔离症(ICD-10:Q33.201)行胸腔镜下肺局部切除术(ICD-9-CM-3:32.25)		
患者基本信息	姓名:_____ 性别:____ 年龄:____ 门诊号:_____ 住院号:_____ 过敏史:_____ 住院日期:____年__月__日 出院日期:____年__月__日		标准住院日:11～12 天
时间	住院第 1 天	住院第 2 天	住院第 3 天(术前日)
主要诊疗工作 / 制度落实	□ 经治医生或值班医生在患者入院 2 小时内到床旁接诊 □ 主管医生或二线值班医生在患者入院后 24 小时内完成检诊 □ 初步的诊断和治疗方案 □ 开具相关检查、化验单	□ 三级医师查房 □ 完成必要的相关科室会诊	□ 手术医师查房 □ 术前准备 □ 麻醉医师查房
主要诊疗工作 / 病情评估	□ 经治医师询问病史与体格检查 □ 心理评估 □ 营养评估 □ 疼痛评估 □ 康复评估 □ 深静脉血栓栓塞症评估	□ 临床分期与术前评估	□ 术前评估 □ 下肢静脉血栓风险评估
主要诊疗工作 / 病历书写	□ 入院 8 小时内完成首次病程记录 □ 入院 24 小时内完成入院记录 □ 完成主管医师查房记录	□ 住院医师完成上级医师查房记录、相关会诊记录	□ 完成术前手术医师查房记录、术前讨论、术前小结
主要诊疗工作 / 知情同意	□ 患者或家属入院记录签字 □ 签署授权委托书、自费用品协议书(必要时)、军人目录外耗材审批单(必要时)	□ 向患者家属交代病情	□ 术前谈话,告知患者及家属病情和围术期注意事项并签署手术知情同意书 □ 麻醉医师与患者和(或)家属交代麻醉注意事项并签署麻醉知情同意书

（续　表）

主要诊疗工作	手术治疗	□ 患者既往内科疾病的用药	□ 患者既往内科疾病的用药	□ 患者既往内科疾病的用药 □ 术前准备 □ 交叉配血 □ 术区备皮
	其他	□ 及时通知上级医师检诊	□ 及时通知上级医师检诊	□ 经治医师检查整理病历资料
重点医嘱	长期医嘱	护理医嘱	□ 按胸外科护理常规 □ 三级护理	□ 按胸外科护理常规 □ 三级护理	□ 按胸外科护理常规 □ 三级护理
		处置医嘱	□ 测血压（必要时） □ 快速血糖测定（必要时）	□ 测血压 □ 快速血糖测定（必要时）	□ 测血压 □ 快速血糖测定（必要时）
		膳食医嘱	□ 普食		□ 术晨禁食水
		药物医嘱	□ 止咳药、止血药、自带药（必要时）	□ 止咳药、止血药、自带药（必要时）	□ 止咳药、止血药、自带药（必要时）
	临时医嘱	检查检验	□ 血常规 □ 尿常规 □ 粪常规 □ 血型 □ 凝血四项 □ 普通生化 □ 血清术前八项 □ 胸部正侧位片 □ 心电图检查（多导） □ 胸部 CT □ 肝胆胰脾＋肾上腺超声 □ 肺功能		
		药物医嘱			□ 预防使用抗生素 □ 镇静药 □ 肠道准备药
		手术医嘱			□ 常规明日在全麻下行肺局部切除术
		处置医嘱	□ 静脉抽血 □ 动脉抽血		□ 抗生素皮试 □ 备皮 □ 交叉配血 □ 术中导尿

主要护理工作	健康宣教	□ 入院宣教(住院环境、规章制度) □ 进行护理安全指导 □ 进行等级护理、活动范围指导 □ 进行饮食指导 □ 进行关于疾病知识的宣教 □ 检查、检验项目的目的和意义	□ 进行饮食指导 □ 进行关于疾病知识的宣教 □ 检查、检验项目的目的和意义	□ 术前宣教 □ 指导术后康复训练 □ 指导术后注意事项
	护理处置	□ 患者身份核对 □ 佩戴腕带 □ 建立入院病历,通知医生 □ 入院介绍:介绍责任护士,病区环境、设施、规章制度、基础护理服务项目 □ 询问病史,填写护理记录单首页 □ 观察病情 □ 测量基本生命体征 □ 抽血、留取标本 □ 心理与生活护理 □ 根据评估结果采取相应护理措施 □ 通知检查项目及注意事项	□ 观察病情 □ 测量基本生命体征 □ 心理与生活护理 □ 根据评估结果采取相应护理措施 □ 通知检查项目及注意事项	□ 观察病情 □ 测量基本生命体征 □ 术前患者准备(手术前沐浴、更衣、备皮) □ 检查术前物品准备 □ 心理与生活护理 □ 根据评估结果采取相应护理措施 □ 完成护理记录
	护理评估	□ 一般评估:生命体征、神志、皮肤、药物过敏史等 □ 专科评估:咳嗽、咳痰情况、一般活动情况 □ 风险评估:评估有无跌倒、坠床、褥疮风险 □ 心理评估 □ 营养评估 □ 疼痛评估 □ 康复评估	□ 心理评估 □ 营养评估 □ 疼痛评估 □ 康复评估	□ 心理评估 □ 营养评估 □ 疼痛评估 □ 康复评估
	专科护理	□ 协助指导患者咳嗽、咳痰、术后床上活动等 □ 指导功能锻炼 □ 指导患者戒烟	□ 协助指导患者咳嗽、咳痰、术后床上活动等 □ 指导功能锻炼 □ 指导患者戒烟	□ 协助指导患者咳嗽、咳痰、术后床上活动等 □ 指导功能锻炼 □ 指导患者戒烟
	饮食指导	□ 根据医嘱通知配餐员准备膳食 □ 协助进餐	□ 根据医嘱通知配餐员准备膳食 □ 协助进餐	□ 嘱患者清淡饮食 □ 协助进餐
	活动体位	□ 根据护理等级指导活动	□ 根据护理等级指导活动	□ 根据护理等级指导活动
	洗浴要求	□ 协助患者洗澡,更换病号服	□ 协助患者洗澡,更换病号服	□ 协助患者清洁备皮部位,更换病号服

（续　表）

病情变异记录	□ 无　　□ 有,原因: □ 患者　□ 疾病　□ 医疗 □ 护理　□ 保障　□ 管理			□ 无　　□ 有,原因: □ 患者　□ 疾病　□ 医疗 □ 护理　□ 保障　□ 管理			□ 无　　□ 有,原因: □ 患者　□ 疾病　□ 医疗 □ 护理　□ 保障　□ 管理		
护士签名	白班	小夜班	大夜班	白班	小夜班	大夜班	白班	小夜班	大夜班
医师签名									

	时间	住院第4天(手术日)	住院第5—10天(术后恢复)	住院第11—12天(出院日)
主要诊疗工作	制度落实	□ 手术 □ 上级医师查房 □ 麻醉医师查房 □ 观察有无术后并发症,并做相应处理	□ 术后三天连续查房 □ 术后手术医师查房 □ 三级医师查房 □ 观察有无术后并发症,并做相应处理	□ 上级医师查房,进行手术及伤口评估,确定有无手术并发症和伤口愈合不良情况,明确是否出院
	病情评估	□ 出血评估 □ 疼痛评估 □ 下肢静脉血栓风险评估	□ 咳痰能力评估 □ 出血评估 □ 疼痛评估 □ 下肢静脉血栓风险评估 □ 上级医师进行治疗效果、预后评估	□ 上级医师进行出院评估
	病历书写	□ 住院医师术后即刻完成术后病程 □ 术者或第一助手术后24小时内完成手术记录(术者签字)	□ 上级医师查房记录	□ 出院当天病程记录(由上级医师指示出院) □ 出院后24小时内完成出院记录 □ 出院后24小时内完成病案首页
	知情同意	□ 向患者和(或)家属交代手术情况及术后注意事项	□ 告知患者及其家属术后恢复情况	□ 告知患者及家属出院后注意事项(指导出院后功能锻炼,复诊时间、地点,发生紧急情况时的处理方法等)
	手术治疗	□ 实施手术(手术安全核查记录、手术清点记录) □ 术后止痛、止血、止咳、止吐等对症治疗	□ 术后止痛、止血、止咳、止吐等对症治疗 □ 手术切口换药	□ 手术切口换药
	其他	□ 监测患者生命体征 □ 观察手术切口及周围情况 □ 观察胸腔闭式引流管引流情况	□ 观察患者咳嗽、咳痰情况 □ 观察手术切口及周围情况 □ 观察胸腔闭式引流管引流情况,情况允许时拔除 □ 定期复查血常规、血生化 □ 及时通知上级医师检诊	□ 通知出院 □ 开具出院介绍信 □ 开具诊断证明书 □ 出院带药 □ 预约门诊复诊时间

（续　表）

重点医嘱	长期医嘱	护理医嘱	□ 按胸外科术后护理常规 □ 一级护理	□ 二级护理	
		处置医嘱	□ 持续吸氧 □ 留置导尿 □ 持续心电、血压、呼吸、血氧饱和度监测 □ 胸腔闭式引流管接无菌袋		
		膳食医嘱	□ 禁食水	□ 半流食 □ 普食	
		药物医嘱	□ 抗生素 □ 止痛、止吐、抑酸、化痰		
	临时医嘱	检查检验	□ 血常规 □ 凝血四项＋DIC 监测 □ 普通生化	□ 血常规 □ 凝血四项＋DIC 监测 □ 普通生化 □ 胸部正侧位片	
		药物医嘱	□ 大静脉营养液	□ 止痛、止咳、缓泻药	
		手术医嘱			
		处置医嘱	□ 静脉抽血	□ 静脉抽血 □ 大换药	□ 大换药 □ 出院
主要护理工作		健康宣教	□ 术后心理疏导 □ 指导术后康复训练 □ 指导术后注意事项	□ 术后心理疏导 □ 指导术后康复训练 □ 指导术后注意事项	□ 出院宣教（康复训练方法，用药指导，换药时间及注意事项，复查时间等）
		护理处置	□ 检查术前物品准备 □ 与手术室护士交接 □ 术后观察病情 □ 测量基本生命体征 □ 遵医嘱用药 □ 抽血、留取标本 □ 心理与生活护理 □ 根据评估结果采取相应护理措施 □ 通知检查项目及注意事项	□ 术后观察病情 □ 测量基本生命体征 □ 心理与生活护理 □ 指导并监督患者治疗与康复训练 □ 遵医嘱用药 □ 根据评估结果采取相应护理措施 □ 完成护理记录	□ 观察患者情况 □ 核对患者医嘱费用 □ 协助患者办理出院手续 □ 指导并监督患者康复训练 □ 整理床单位
		护理评估	□ 评估伤口疼痛情况 □ 风险评估：评估有无跌倒、坠床、褥疮、导管滑脱、液体外渗的风险 □ 心理评估 □ 营养评估	□ 评估患者咳嗽、咳痰情况 □ 评估伤口疼痛情况 □ 风险评估：评估有无跌倒、坠床、褥疮、导管滑脱、液体外渗的风险 □ 心理评估 □ 营养评估	□ 心理评估 □ 营养评估

（续 表）

主要护理工作	专科护理	□ 观察伤口敷料有无渗出 □ 指导患者咳嗽、咳痰、功能锻炼,协助患者床上活动 □ 术后心理与生活护理	□ 观察伤口敷料有无渗出 □ 指导患者咳嗽、咳痰、功能锻炼 □ 术后心理与生活护理	□ 告知患者出院后注意事项并附书面出院指导一份 □ 指导功能锻炼
	饮食指导	□ 禁食水	□ 根据医嘱通知配餐员准备膳食 □ 协助进餐	
	活动体位	□ 根据护理等级指导活动	□ 根据护理等级指导活动	
	洗浴要求	□ 协助患者晨晚间护理	□ 协助患者晨晚间护理	
病情变异记录		□ 无　　□ 有,原因: □ 患者　□ 疾病　□ 医疗 □ 护理　□ 保障　□ 管理	□ 无　　□ 有,原因: □ 患者　□ 疾病　□ 医疗 □ 护理　□ 保障　□ 管理	□ 无　　□ 有,原因: □ 患者　□ 疾病　□ 医疗 □ 护理　□ 保障　□ 管理
护士签名		白班　小夜班　大夜班	白班　小夜班　大夜班	白班　小夜班　大夜班
医师签名				

（李 捷 于 华）

第十一节 肺隔离症行肺叶切除术临床路径

一、肺隔离症行肺叶切除术临床路径标准住院流程

(一)适用对象

第一诊断为肺隔离症(ICD-10:Q33.201)拟行肺叶切除术(ICD-9-CM-3:32.4)。

(二)诊断依据

根据《临床诊疗指南——胸外科分册》(中华医学会编著,人民卫生出版社):

1. 病史及临床症状　多无症状。部分可有发热、胸痛、咳嗽、咯血或血性脓痰,经抗生素治疗症状暂时缓解,但常复发。

2. 临床体征　与支气管不相通的肺隔离症多数无阳性体征;当隔离肺与邻近肺叶相通,导致感染时,患侧呼吸音低并常伴啰音。

3. 辅助检查　胸片和(或)胸部 CT 平扫和(或)胸部 MR 检查和(或)血管造影。

(三)治疗方案的选择及依据

根据《临床诊疗指南——胸外科分册》(中华医学会编著,人民卫生出版社):

1. 诊断明确且有症状者;无症状,但肺内阴影难与肺癌和肺囊肿等疾病鉴别者。

2. 全身状况允许手术。

3. 征得患者及家属的同意。

(四)标准住院日为 13～14 天

(五)进入路径标准

1. 第一诊断必须符合肺隔离症(ICD-10:Q33.201)。

2. 年龄,18－65 岁。

3. 怀疑肺隔离症,诊断不明确,又不能除外肺癌。

4. 心、肺、肝、肾等器官功能可以耐受全麻开胸手术。

5. 当患者同时具有其他疾病诊断,但在住院期间不需要特殊处理也不影响第一诊断的临床路径流程实施时,可以进入路径。

(六)术前准备(术前评估)1～3 天

1. 检验检查评估

(1)必须检查项目

1)血(尿、粪)常规、血生化、凝血功能、血型、血清四项筛查、肿瘤标志物。

2)胸片、心电图,胸部 CT 平扫＋增强扫描,腹部超声,肺功能等。

(2)根据患者病情可选择

1)血气分析、超声心动图。

2)24 小时动态心电图。

3)有相关疾病者必要时请相关科室会诊。

(3)营养评估:由护士根据《解放军总医院新入院患者营养风险筛查表(NRS-2002)》为新入院患者进行营养评估,评分＞3 分的告知医师,必要时申请营养科会诊。

(4)心理评估:由心理科医生根据病情需要实施评估。

(5)疼痛评估:由医师对于病情危重患者,或术前 24 小时、麻醉前的患者根据《VAS 评分》实施疼痛评估,评估结果及应用的特殊镇痛药物应当告知患者或其病情委托人,疼痛评估的结果应当记录在住院病历表格中。评分＞7 分、常规镇痛处理效果欠佳的顽固性疼痛患者应当及时请疼痛科医生会诊。

(6)康复评估:由护士根据《入院患者康复筛查和评估表》在新入院患者入院后 24 小时内进行康复筛查和评估。任何一项结果为"是",均应告知医师,申请康复科医师会诊。

(7)深静脉血栓栓塞症风险评估:根据《下肢深静脉血栓形成及肺栓塞风险评估表》在新入院患者入院后 24 小时内进行风险筛查和评估。风险结果为"极高危"的,则申请血管外科或介入导管室医师会诊。

2. 术前准备

(1)术前评估:术前 24 小时内完成术前病情评估,完成必要的检查,做出术前小结、术前讨论。

(2)术前谈话:术者应在术前 1 天与患者及其家属谈话,告知手术方案、相关风险、用血计划、术后转归、手术费用,以及患者及亲属权益,并履行书面知情同意手续。告知高值耗材的使用及费用。

(3)通知手术室:准备手术间、手术药品、手术物品及特殊耗材。

(4)手术部位标识:术者、第一助手或经治医师在术前 1 天应对手术部位做体表标识,急诊手术由接诊医师或会诊外科医师标记,标记过程应有责任护士、患者及亲属共同参与,并记入手术安排表。

（5）术前一日麻醉医师访视：制订麻醉计划、完成评估、确定麻醉方式，并记入《麻醉术前访视记录》，告知患者及家属麻醉适应证、麻醉目的、风险、可能出现的情况及其处理原则、替代方案等，签署《麻醉知情同意书》并归入病历。

3. 主要护理工作　入院宣教，交代注意事项（如防褥疮、防跌倒等），指导患者戒烟，并进行术前宣教，心理护理。

（七）药品选择及使用时机

抗菌药物：参照《抗菌药物临床应用指导原则》[国卫办医发（2004）285 号]，根据患者病情选择合适抗生素及抗生素应用的具体时间。使用时机：手术当日、术后预防性使用 2 天。

（八）手术日为入院第 4 天

1. 手术安全核对。患者入手术间后由手术医师、麻醉医师、巡回护士和患者本人共同核对患者身份、手术部位与标识、手术方式。手术医师、麻醉医师、巡回护士三方按《手术安全核对表》逐项核对，共同签字。

（1）手术方式：肺叶切除＋纵隔淋巴结清扫术。

（2）麻醉方式：全麻双腔气管插管。

（3）手术置入物：吻合钉。

（4）术中用药：麻醉常规用药，术中预防使用抗生素、术中镇痛等。

（5）输血及血液制品：根据术中情况选择。

（6）术中病理：根据术中情况酌情行快速冷冻病理检查。

2. 经治医师或手术医师应即刻完成术后首次病程记录，观察术后患者病情变化。

（九）术后住院恢复 5～10 天，必须复查的检查项目

1. 术后住院恢复

（1）术后给予持续心电、呼吸、血压、血氧饱和度监测至病情平稳。

（2）术后用药：预防使用抗菌药物，止咳药、止痛药等。

（3）术后换药：术后第一天及出院当日予以清洁换药；其他时间根据手术切口渗出情况予以清洁换药。

（4）术后护理：观察患者咳嗽、咳痰状况、肺复张情况、引流管引流情况、伤口敷料有无渗出，并在异常时立即通知医生处理，指导并辅助患者术后咳嗽咳痰及功能锻炼，给予防跌倒护理等。

2. 必须复查的项目　血常规、血生化、胸片。

（十）出院标准

1. 生命体征平稳，体温正常。

2. 正常进食普食。

3. 切口愈合良好。

4. 常规化验无明显异常；胸片示术侧肺膨胀良好，无明显感染征象。

5. 无与本病相关的其他并发症。

（十一）有无变异及原因分析

1. 医疗原因导致的变异　如改变诊疗方案、转科治疗、操作失误、误诊等。

2. 患者原因导致的变异　如不同意治疗方案、个人原因要求出（转）院、院外服用手术禁忌药、月经期、对诊疗计划不满要求出路径、相关检查检验院外（门诊）已做等。

3. 并发症原因导致的变异　如胸腔出血、肺部感染、呼吸衰竭、肺漏气延长、肺动脉栓塞、支气管胸膜瘘、切口感染等造成住院日延长和费用增加。

4. 病情原因导致的变异　部分患者常常存在很多内科并发症,如脑血管或心血管病、糖尿病、血栓等,手术可能导致这些疾病加重而需要治疗,从而延长治疗时间和增加住院费用。

5. 辅诊科室原因导致的变异　如检查、检验、手术、病理等检查(不及时、结果错报、操作部位/方式错误、标本不合格)、报告(不及时、结果错报、标本不合格)等原因延长住院天数、增加费用等。

6. 管理原因导致的变异　如系统暂不支持、系统瘫痪、需要修订流程、需要修订制度等。

7. 节假日　术前患者如住院后赶上节假日,使手术推迟,延长住院时间,增加费用。

二、肺隔离症行肺叶切除术临床路径表单

适用对象	第一诊断为肺隔离症(ICD-10:Q33.201)行肺叶切除术(ICD-9-CM-3:32.4)		
患者基本信息	姓名:_____　性别:____　年龄:____ 门诊号:_____　住院号:_____　过敏史:_____ 住院日期:____年__月__日　出院日期:____年__月__日		标准住院日:12～14 天
时间		住院第 1 天	住院第 2 天	住院第 3 天(术前日)
主要诊疗工作	制度落实	□ 经治医生或值班医生在患者入院 2 小时内到床旁接诊 □ 主管医生或二线值班医生在患者入院后 24 小时内完成检诊 □ 初步的诊断和治疗方案 □ 开具相关检查、化验单	□ 三级医师查房 □ 完成必要的相关科室会诊	□ 手术医师查房 □ 术前准备 □ 麻醉医师查房
	病情评估	□ 经治医师询问病史与体格检查	□ 临床分期与术前评估	□ 术前评估 □ 下肢静脉血栓风险评估
	病历书写	□ 入院 8 小时内完成首次病程记录 □ 入院 24 小时内完成入院记录 □ 完成主管医师查房记录	□ 住院医师完成上级医师查房记录、相关会诊记录	□ 完成术前手术医师查房记录、术前讨论、术前小结
	知情同意	□ 患者或家属入院记录签字 □ 签署授权委托书、自费用品协议书(必要时)、军人目录外耗材审批单(必要时)	□ 向患者家属交代病情	□ 术前谈话,告知患者及家属病情和围术期注意事项并签署手术知情同意书 □ 麻醉医师与患者和(或)家属交代麻醉注意事项并签署麻醉知情同意书

主要诊疗工作	手术治疗	□ 患者既往内科疾病的用药	□ 患者既往内科疾病的用药	□ 患者既往内科疾病的用药 □ 术前准备 □ 交叉配血 □ 术区备皮
	其他	□ 及时通知上级医师检诊	□ 及时通知上级医师检诊	经治医师检查整理病历资料
重点医嘱	长期医嘱	护理医嘱	□ 按胸外科护理常规 □ 三级护理	□ 按胸外科护理常规 □ 三级护理	□ 按胸外科护理常规 □ 三级护理
		处置医嘱	□ 测血压（必要时） □ 快速血糖测定（必要时）	□ 测血压 □ 快速血糖测定（必要时）	□ 测血压 □ 快速血糖测定（必要时）
		膳食医嘱	□ 普食		□ 术晨禁食水
		药物医嘱	□ 止咳药、止血药、自带药（必要时）	□ 止咳药、止血药、自带药（必要时）	□ 止咳药、止血药、自带药（必要时）
	临时医嘱	检查检验	□ 血常规 □ 尿常规 □ 粪常规 □ 血型 □ 凝血四项 □ 普通生化 □ 血清术前八项 □ 胸部正侧位片 □ 心电图检查（多导） □ 胸部 CT □ 肝胆胰脾＋肾上腺超声 □ 肺功能		
		药物医嘱			□ 预防使用抗生素 □ 镇静药 □ 肠道准备药
		手术医嘱			□ 常规明日在全麻下行肺叶切除术
		处置医嘱	□ 静脉抽血 □ 动脉抽血		□ 抗生素皮试 □ 备皮 □ 交叉配血 □ 术中导尿

（续　表）

主要护理工作	健康宣教	□ 入院宣教（住院环境、规章制度） □ 进行护理安全指导 □ 进行等级护理、活动范围指导 □ 进行饮食指导 □ 进行关于疾病知识的宣教 □ 检查、检验项目的目的和意义	□ 进行饮食指导 □ 进行关于疾病知识的宣教 □ 检查、检验项目的目的和意义	□ 术前宣教 □ 指导术后康复训练 □ 指导术后注意事项
	护理处置	□ 患者身份核对 □ 佩戴腕带 □ 建立入院病历，通知医生 □ 入院介绍：介绍责任护士，病区环境、设施、规章制度、基础护理服务项目 □ 询问病史，填写护理记录单首页 □ 观察病情 □ 测量基本生命体征 □ 抽血、留取标本 □ 心理与生活护理 □ 根据评估结果采取相应护理措施 □ 通知检查项目及注意事项	□ 观察病情 □ 测量基本生命体征 □ 心理与生活护理 □ 根据评估结果采取相应护理措施 □ 通知检查项目及注意事项	□ 观察病情 □ 测量基本生命体征 □ 术前患者准备（手术前沐浴、更衣、备皮） □ 检查术前物品准备 □ 心理与生活护理 □ 根据评估结果采取相应护理措施 □ 完成护理记录
	护理评估	□ 一般评估：生命体征、神志、皮肤、药物过敏史等 □ 专科评估：咳嗽、咳痰情况、一般活动情况 □ 风险评估：评估有无跌倒、坠床、褥疮风险 □ 心理评估 □ 营养评估 □ 疼痛评估 □ 康复评估	□ 心理评估 □ 营养评估 □ 疼痛评估 □ 康复评估	□ 心理评估 □ 营养评估 □ 疼痛评估 □ 康复评估
	专科护理	□ 协助指导患者咳嗽、咳痰、术后床上活动等 □ 指导功能锻炼 □ 指导患者戒烟	□ 协助指导患者咳嗽、咳痰、术后床上活动等 □ 指导功能锻炼 □ 指导患者戒烟	□ 协助指导患者咳嗽、咳痰、术后床上活动等 □ 指导功能锻炼 □ 指导患者戒烟

（续　表）

主要护理工作	饮食指导	□ 根据医嘱通知配餐员准备膳食 □ 协助进餐	□ 根据医嘱通知配餐员准备膳食 □ 协助进餐	□ 嘱患者清淡饮食 □ 协助进餐
	活动体位	□ 根据护理等级指导活动	□ 根据护理等级指导活动	□ 根据护理等级指导活动
	洗浴要求	□ 协助患者洗澡,更换病号服	□ 协助患者洗澡,更换病号服	□ 协助患者清洁备皮部位,更换病号服
病情变异记录		□ 无　　□ 有,原因: □ 患者　□ 疾病　□ 医疗 □ 护理　□ 保障　□ 管理	□ 无　　□ 有,原因: □ 患者　□ 疾病　□ 医疗 □ 护理　□ 保障　□ 管理	□ 无　　□ 有,原因: □ 患者　□ 疾病　□ 医疗 □ 护理　□ 保障　□ 管理
护士签名		白班　　小夜班　　大夜班	白班　　小夜班　　大夜班	白班　　小夜班　　大夜班
医师签名				

时间		住院第4天(手术日)	住院第5－12天(术后恢复)	住院第13－14天(出院日)
主要诊疗工作	制度落实	□ 手术 □ 上级医师查房 □ 麻醉医师查房 □ 观察有无术后并发症,并做相应处理	□ 术后三天连续查房 □ 术后手术医师查房 □ 三级医师查房 □ 观察有无术后并发症,并做相应处理	□ 上级医师查房,进行手术及伤口评估,确定有无手术并发症和伤口愈合不良情况,明确是否出院
	病情评估	□ 出血评估 □ 疼痛评估 □ 下肢静脉血栓风险评估	□ 咳痰能力评估 □ 出血评估 □ 疼痛评估 □ 下肢静脉血栓风险评估 □ 上级医师进行治疗效果、预后评估	□ 上级医师进行出院评估
	病历书写	□ 住院医师术后即刻完成术后病程 □ 术者或第一助手术后24小时内完成手术记录(术者签字)	□ 上级医师查房记录	□ 出院当天病程记录(由上级医师指示出院) □ 出院后24小时内完成出院记录 □ 出院后24小时内完成病案首页
	知情同意	□ 向患者和(或)家属交代手术情况及术后注意事项	□ 告知患者及其家属术后恢复情况	□ 告知患者及家属出院后注意事项(指导出院后功能锻炼,复诊时间、地点,发生紧急情况时的处理方法等)
	手术治疗	□ 实施手术(手术安全核查记录、手术清点记录) □ 术后止痛、止血、止咳、止吐等对症治疗	□ 术后止痛、止血、止咳、止吐等对症治疗 □ 手术切口换药	□ 手术切口换药

（续　表）

主要诊疗工作	其他	□ 监测患者生命体征 □ 观察手术切口及周围情况 □ 观察胸腔闭式引流管引流情况	□ 观察患者咳嗽、咳痰情况 □ 观察手术切口及周围情况 □ 观察胸腔闭式引流管引流情况,情况允许时拔除 □ 定期复查血常规、血生化 □ 及时通知上级医师检诊	□ 通知出院 □ 开具出院介绍信 □ 开具诊断证明书 □ 出院带药 □ 预约门诊复诊时间
重点医嘱	长期医嘱 护理医嘱	□ 按胸外科术后护理常规 □ 一级护理	□ 二级护理	
	长期医嘱 处置医嘱	□ 持续吸氧 □ 留置导尿 □ 持续心电、血压、呼吸、血氧饱和度监测 □ 胸腔闭式引流管接无菌袋		
	长期医嘱 膳食医嘱	□ 禁食水	□ 半流食 □ 普食	
	长期医嘱 药物医嘱	□ 抗生素 □ 止痛、止吐、抑酸、化痰		
	临时医嘱 检查检验	□ 血常规 □ 凝血四项＋DIC 监测 □ 普通生化	□ 血常规 □ 凝血四项＋DIC 监测 □ 普通生化 □ 胸部正侧位片	
	临时医嘱 药物医嘱	□ 大静脉营养液	□ 止痛、止咳、缓泻药	
	临时医嘱 手术医嘱			
	临时医嘱 处置医嘱	□ 静脉抽血	□ 静脉抽血 □ 大换药	□ 大换药 □ 出院
主要护理工作	健康宣教	□ 术后心理疏导 □ 指导术后康复训练 □ 指导术后注意事项	□ 术后心理疏导 □ 指导术后康复训练 □ 指导术后注意事项	□ 出院宣教（康复训练方法,用药指导,换药时间及注意事项,复查时间等）
	护理处置	□ 检查术前物品准备 □ 与手术室护士交接 □ 术后观察病情 □ 测量基本生命体征 □ 遵医嘱用药 □ 抽血、留取标本 □ 心理与生活护理 □ 根据评估结果采取相应护理措施 □ 通知检查项目及注意事项	□ 术后观察病情 □ 测量基本生命体征 □ 心理与生活护理 □ 指导并监督患者治疗与康复训练 □ 遵医嘱用药 □ 根据评估结果采取相应护理措施 □ 完成护理记录	□ 观察患者情况 □ 核对患者医嘱费用 □ 协助患者办理出院手续 □ 指导并监督患者康复训练 □ 整理床单位

（续　表）

主要护理工作	护理评估	□ 评估伤口疼痛情况 □ 风险评估：评估有无跌倒、坠床、褥疮、导管滑脱、液体外渗的风险 □ 心理评估 □ 营养评估	□ 评估患者咳嗽、咳痰情况 □ 评估伤口疼痛情况 □ 风险评估：评估有无跌倒、坠床、褥疮、导管滑脱、液体外渗的风险 □ 心理评估 □ 营养评估	□ 心理评估 □ 营养评估
	专科护理	□ 观察伤口敷料有无渗出 □ 指导患者咳嗽、咳痰、功能锻炼，协助患者床上活动 □ 术后心理与生活护理	□ 观察伤口敷料有无渗出 □ 指导患者咳嗽、咳痰、功能锻炼 □ 术后心理与生活护理	□ 告知患者出院后注意事项并附书面出院指导一份 □ 指导功能锻炼
	饮食指导	□ 禁食水	□ 根据医嘱通知配餐员准备膳食 □ 协助进餐	
	活动体位	□ 根据护理等级指导活动	□ 根据护理等级指导活动	
	洗浴要求	□ 协助患者晨晚间护理	□ 协助患者晨晚间护理	
病情变异记录		□ 无　　□ 有，原因： □ 患者　□ 疾病　□ 医疗 □ 护理　□ 保障　□ 管理	□ 无　　□ 有，原因： □ 患者　□ 疾病　□ 医疗 □ 护理　□ 保障　□ 管理	□ 无　　□ 有，原因： □ 患者　□ 疾病　□ 医疗 □ 护理　□ 保障　□ 管理
护士签名		白班　小夜班　大夜班	白班　小夜班　大夜班	白班　小夜班　大夜班
医师签名				

（李　捷　于　华）

第十二节　肺隔离症行胸腔镜下肺叶切除术临床路径

一、肺隔离症行胸腔镜下肺叶切除术临床路径标准住院流程

（一）适用对象

第一诊断为肺隔离症（ICD-10：Q33.201）拟行胸腔镜下肺叶切除术（ICD-9-CM-3：32.25）。

（二）诊断依据

根据《临床诊疗指南——胸外科分册》（中华医学会编著，人民卫生出版社）：

1. 病史及临床症状　多无症状。部分可有发热、胸痛、咳嗽、咯血或血性脓痰，经抗生素治疗症状暂时缓解，但常复发。

2. 临床体征　与支气管不相通的肺隔离症多数无阳性体征；当隔离肺与邻近肺叶相通，导致感染时，患侧呼吸音低并常伴啰音。

3. 辅助检查　胸片和（或）胸部 CT 平扫和（或）胸部 MR 检查和（或）血管造影。

（三）治疗方案的选择及依据

根据《临床诊疗指南——胸外科分册》（中华医学会编著，人民卫生出版社）：

1. 诊断明确且有症状者；无症状，但肺内阴影难与肺癌和肺囊肿等疾病鉴别者。

2. 全身状况允许手术。

3. 征得患者及家属的同意。

（四）标准住院日为 13～14 天

（五）进入路径标准

1. 第一诊断必须符合肺隔离症（ICD-10：Q33.201）。

2. 年龄，18－65 岁。

3. 怀疑肺隔离症，诊断不明确，又不能除外肺癌。

4. 心、肺、肝、肾等器官功能可以耐受全麻开胸手术。

5. 当患者同时具有其他疾病诊断，但在住院期间不需要特殊处理也不影响第一诊断的临床路径流程实施时，可以进入路径。

（六）术前准备（术前评估）1～3 天

1. 检验检查评估

（1）必须检查项目

1）血（尿、粪）常规、血生化、凝血功能、血型、血清四项筛查、肿瘤标志物。

2）胸片、心电图，胸部 CT 平扫＋增强扫描，腹部超声，肺功能等。

（2）根据患者病情可选择

1）血气分析、超声心动图。

2）24 小时动态心电图。

3）有相关疾病者必要时请相关科室会诊。

（3）营养评估：由护士根据《解放军总医院新入院患者营养风险筛查表（NRS-2002）》为新入院患者进行营养评估，评分＞3 分的告知医师，必要时申请营养科会诊。

（4）心理评估：由心理科医生根据病情需要实施评估。

（5）疼痛评估：由医师对于病情危重患者，或术前 24 小时、麻醉前的患者根据《VAS 评分》实施疼痛评估，评估结果及应用的特殊镇痛药物应当告知患者或其病情委托人，疼痛评估的结果应当记录在住院病历表格中。评分＞7 分、常规镇痛处理效果欠佳的顽固性疼痛患者应当及时请疼痛科医生会诊。

（6）康复评估：由护士根据《入院患者康复筛查和评估表》在新入院患者入院后 24 小时内进行康复筛查和评估。任何一项结果为"是"，均应告知医师，申请康复科医师会诊。

（7）深静脉血栓栓塞症风险评估：根据《下肢深静脉血栓形成及肺栓塞风险评估表》在新入院患者入院后 24 小时内进行风险筛查和评估。风险结果为"极高危"的，则申请血管外科或介入导管室医师会诊。

2. 术前准备

（1）术前评估：术前 24 小时内完成术前病情评估，完成必要的检查，做出术前小结、术前讨论。

（2）术前谈话：术者应在术前 1 天与患者及其家属谈话，告知手术方案、相关风险、用血计划、术后转归、手术费用，以及患者及亲属权益，并履行书面知情同意手续。告知高值耗材的使用及费用。

（3）通知手术室：准备手术间、手术药品、手术物品及特殊耗材。

（4）手术部位标识：术者、第一助手或经治医师在术前1天应对手术部位做体表标识，急诊手术由接诊医师或会诊外科医师标记，标记过程应有责任护士、患者及亲属共同参与，并记入手术安排表。

（5）术前一日麻醉医师访视：制订麻醉计划、完成评估、确定麻醉方式，并记入《麻醉术前访视记录》，告知患者及家属麻醉适应证、麻醉目的、风险、可能出现的情况及其处理原则、替代方案等，签署《麻醉知情同意书》并归入病历。

3. 主要护理工作　入院宣教，交代注意事项（如防褥疮、防跌倒等），指导患者戒烟，并进行术前宣教，心理护理。

（七）药品选择及使用时机

抗菌药物：参照《抗菌药物临床应用指导原则》［卫医发（2004）285号］，根据患者病情选择合适抗生素及抗生素应用的具体时间。使用时机：手术当日、术后预防性使用2天。

（八）手术日为入院第4天

1. 手术安全核对。患者入手术间后由手术医师、麻醉医师、巡回护士和患者本人共同核对患者身份、手术部位与标识、手术方式。手术医师、麻醉医帅、巡回护士三方按《手术安全核对表》逐项核对，共同签字。

（1）手术方式：胸腔镜下肺叶切除＋纵隔淋巴结清扫术。

（2）麻醉方式：全麻双腔气管插管。

（3）手术置入物：吻合钉。

（4）术中用药：麻醉常规用药，术中预防使用抗生素、术中镇痛等。

（5）输血及血液制品：根据术中情况选择。

（6）术中病理：根据术中情况酌情行快速冷冻病理检查。

2. 经治医师或手术医师应即刻完成术后首次病程记录，观察术后患者病情变化。

（九）术后住院恢复5～10天，必须复查的检查项目

1. 术后住院恢复

（1）术后给予持续心电、呼吸、血压、血氧饱和度监测至病情平稳。

（2）术后用药：预防使用抗菌药物，止咳药、止痛药等。

（3）术后换药：术后第一天及出院当日予以清洁换药；其他时间根据手术切口渗出情况予以清洁换药。

（4）术后护理：观察患者咳嗽咳痰状况、肺复张情况、引流管引流情况、伤口敷料有无渗出，并在异常时立即通知医生处理，指导并辅助患者术后咳嗽、咳痰及功能锻炼，给予防跌倒护理等。

2. 必须复查的项目　血常规、血生化、胸片。

（十）出院标准

1. 生命体征平稳，体温正常。

2. 正常进食普食。

3. 切口愈合良好。

4. 常规化验无明显异常；胸片示术侧肺膨胀良好，无明显感染征象。

5. 无与本病相关的其他并发症。

(十一)有无变异及原因分析

1. 医疗原因导致的变异　如改变诊疗方案、转科治疗、操作失误、误诊等。

2. 患者原因导致的变异　如不同意治疗方案、个人原因要求出(转)院、院外服用手术禁忌药、月经期、对诊疗计划不满要求出路径、相关检查检验院外(门诊)已做等。

3. 并发症原因导致的变异　如胸腔出血、肺部感染、呼吸衰竭、肺漏气延长、肺动脉栓塞、支气管胸膜瘘、切口感染等造成住院日延长和费用增加。

4. 病情原因导致的变异　部分患者常常存在很多内科并发症,如脑血管或心血管病、糖尿病、血栓等,手术可能导致这些疾病加重而需要治疗,从而延长治疗时间和增加住院费用。

5. 辅诊科室原因导致的变异　如检查、检验、手术、病理等检查(不及时、结果错报、操作部位/方式错误、标本不合格)、报告(不及时、结果错报、标本不合格)等原因延长住院天数、增加费用等。

6. 管理原因导致的变异　如系统暂不支持、系统瘫痪、需要修订流程、需要修订制度等。

7. 节假日　术前患者如住院后赶上节假日,使手术推迟,延长住院时间,增加费用。

二、肺隔离症行胸腔镜下肺叶切除术临床路径表单

适用对象	第一诊断为肺隔离症(ICD-10:Q33.201)行胸腔镜下肺叶切除术(ICD-9-CM-3:32.25)		
患者基本信息	姓名:_____　性别:_____　年龄:_____ 门诊号:_____　住院号:_____　过敏史:_____ 住院日期:____年__月__日　出院日期:____年__月__日		标准住院日:13～14 天
时间	住院第 1 天	住院第 2 天	住院第 3 天(术前日)
主要诊疗工作 制度落实	□ 经治医生或值班医生在患者入院 2 小时内到床旁接诊 □ 主管医生或二线值班医生在患者入院后 24 小时内完成检诊 □ 初步的诊断和治疗方案 □ 开具相关检查、化验单	□ 三级医师查房 □ 完成必要的相关科室会诊	□ 手术医师查房 □ 术前准备 □ 麻醉医师查房
病情评估	□ 经治医师询问病史与体格检查	□ 临床分期与术前评估	□ 术前评估 □ 下肢静脉血栓风险评估
病历书写	□ 入院 8 小时内完成首次病程记录 □ 入院 24 小时内完成入院记录 □ 完成主管医师查房记录	□ 住院医师完成上级医师查房记录、相关会诊记录	□ 完成术前手术医师查房记录、术前讨论、术前小结
知情同意	□ 患者或家属入院记录签字 □ 签署授权委托书、自费用品协议书(必要时)、军人目录外耗材审批单(必要时)	□ 向患者家属交代病情	□ 术前谈话,告知患者及家属病情和围术期注意事项并签署手术知情同意书 □ 麻醉医师与患者和(或)家属交代麻醉注意事项并签署麻醉知情同意书

（续　表）

主要诊疗工作	手术治疗		□ 患者既往内科疾病的用药	□ 患者既往内科疾病的用药	□ 患者既往内科疾病的用药 □ 术前准备 □ 交叉配血 □ 术区备皮
	其他		□ 及时通知上级医师检诊	□ 及时通知上级医师检诊	□ 经治医师检查整理病历资料
重点医嘱	长期医嘱	护理医嘱	□ 按胸外科护理常规 □ 三级护理	□ 按胸外科护理常规 □ 三级护理	□ 按胸外科护理常规 □ 三级护理
		处置医嘱	□ 测血压（必要时） □ 快速血糖测定（必要时）	□ 测血压 □ 快速血糖测定（必要时）	□ 测血压 □ 快速血糖测定（必要时）
		膳食医嘱	□ 普食		□ 术晨禁食水
		药物医嘱	□ 止咳药、止血药、自带药（必要时）	□ 止咳药、止血药、自带药（必要时）	□ 止咳药、止血药、自带药（必要时）
	临时医嘱	检查检验	□ 血常规 □ 尿常规 □ 粪常规 □ 血型 □ 凝血四项 □ 普通生化 □ 血清术前八项 □ 胸部正侧位片 □ 心电图检查（多导） □ 胸部 CT □ 肝胆胰脾＋肾上腺超声 □ 肺功能		
		药物医嘱			□ 预防使用抗生素 □ 镇静药 □ 肠道准备药
		手术医嘱			□ 常规明日在全麻下行肺叶切除术
		处置医嘱	□ 静脉抽血 □ 动脉抽血		□ 抗生素皮试 □ 备皮 □ 交叉配血 □ 术中导尿

（续　表）

主要护理工作	健康宣教	□ 入院宣教（住院环境、规章制度） □ 进行护理安全指导 □ 进行等级护理、活动范围指导 □ 进行饮食指导 □ 进行关于疾病知识的宣教 □ 检查、检验项目的目的和意义	□ 进行饮食指导 □ 进行关于疾病知识的宣教 □ 检查、检验项目的目的和意义	□ 术前宣教 □ 指导术后康复训练 □ 指导术后注意事项
	护理处置	□ 患者身份核对 □ 佩戴腕带 □ 建立入院病历，通知医生 □ 入院介绍：介绍责任护士，病区环境、设施、规章制度、基础护理服务项目 □ 询问病史，填写护理记录单首页 □ 观察病情 □ 测量基本生命体征 □ 抽血、留取标本 □ 心理与生活护理 □ 根据评估结果采取相应护理措施 □ 通知检查项目及注意事项	□ 观察病情 □ 测量基本生命体征 □ 心理与生活护理 □ 根据评估结果采取相应护理措施 □ 通知检查项目及注意事项	□ 观察病情 □ 测量基本生命体征 □ 术前患者准备（手术前沐浴、更衣、备皮） □ 检查术前物品准备 □ 心理与生活护理 □ 根据评估结果采取相应护理措施 □ 完成护理记录
	护理评估	□ 一般评估：生命体征、神志、皮肤、药物过敏史等 □ 专科评估：咳嗽、咳痰情况、一般活动情况 □ 风险评估：评估有无跌倒、坠床、褥疮风险 □ 心理评估 □ 营养评估 □ 疼痛评估 □ 康复评估	□ 心理评估 □ 营养评估 □ 疼痛评估 □ 康复评估	□ 心理评估 □ 营养评估 □ 疼痛评估 □ 康复评估
	专科护理	□ 协助指导患者咳嗽、咳痰、术后床上活动等 □ 指导功能锻炼 □ 指导患者戒烟	□ 协助指导患者咳嗽、咳痰、术后床上活动等 □ 指导功能锻炼 □ 指导患者戒烟	□ 协助指导患者咳嗽、咳痰、术后床上活动等 □ 指导功能锻炼 □ 指导患者戒烟
	饮食指导	□ 根据医嘱通知配餐员准备膳食 □ 协助进餐	□ 根据医嘱通知配餐员准备膳食 □ 协助进餐	□ 嘱患者清淡饮食 □ 协助进餐
	活动体位	□ 根据护理等级指导活动	□ 根据护理等级指导活动	□ 根据护理等级指导活动
	洗浴要求	□ 协助患者洗澡，更换病号服	□ 协助患者洗澡，更换病号服	□ 协助患者清洁备皮部位，更换病号服

（续　表）

病情变异记录	□ 无　　　□ 有,原因: □ 患者　□ 疾病　□ 医疗 □ 护理　□ 保障　□ 管理		□ 无　　　□ 有,原因: □ 患者　□ 疾病　□ 医疗 □ 护理　□ 保障　□ 管理		□ 无　　　□ 有,原因: □ 患者　□ 疾病　□ 医疗 □ 护理　□ 保障　□ 管理	
护士签名	白班	小夜班	大夜班	白班	小夜班	大夜班	白班	小夜班	大夜班
医师签名									

	时间	住院第 4 天(手术日)	住院第 5-12 天(术后恢复)	住院第 13-14 天(出院日)
主要诊疗工作	制度落实	□ 手术 □ 上级医师查房 □ 麻醉医师查房 □ 观察有无术后并发症,并做相应处理	□ 术后三天连续查房 □ 术后手术医师查房 □ 三级医师查房 □ 观察有无术后并发症,并做相应处理	□ 上级医师查房,进行手术及伤口评估,确定有无手术并发症和伤口愈合不良情况,明确是否出院
	病情评估	□ 出血评估 □ 疼痛评估 □ 下肢静脉血栓风险评估	□ 咳痰能力评估 □ 出血评估 □ 疼痛评估 □ 下肢静脉血栓风险评估 □ 上级医师进行治疗效果、预后评估	□ 上级医师进行出院评估
	病历书写	□ 住院医师术后即刻完成术后病程 □ 术者或第一助手术后 24 小时内完成手术记录(术者签字)	□ 上级医师查房记录	□ 出院当天病程记录(由上级医师指示出院) □ 出院后 24 小时内完成出院记录 □ 出院后 24 小时内完成病案首页
	知情同意	□ 向患者和(或)家属交代手术情况及术后注意事项	□ 告知患者及其家属术后恢复情况	□ 告知患者及家属出院后注意事项(指导出院后功能锻炼,复诊时间、地点,发生紧急情况时的处理方法等)
	手术治疗	□ 实施手术(手术安全核查记录、手术清点记录) □ 术后止痛、止血、止咳、止吐等对症治疗	□ 术后止痛、止血、止咳、止吐等对症治疗 □ 手术切口换药	□ 手术切口换药
	其他	□ 监测患者生命体征 □ 观察手术切口及周围情况 □ 观察胸腔闭式引流管引流情况	□ 观察患者咳嗽、咳痰情况 □ 观察手术切口及周围情况 □ 观察胸腔闭式引流管引流情况,情况允许时拔除 □ 定期复查血常规、血生化 □ 及时通知上级医师检诊	□ 通知出院 □ 开具出院介绍信 □ 开具诊断证明书 □ 出院带药 □ 预约门诊复诊时间

（续　表）

重点医嘱	长期医嘱	护理医嘱	□ 按胸外科术后护理常规 □ 一级护理	□ 二级护理	
		处置医嘱	□ 持续吸氧 □ 留置导尿 □ 持续心电、血压、呼吸、血氧饱和度监测 □ 胸腔闭式引流管接无菌袋		
		膳食医嘱	□ 禁食水	□ 半流食 □ 普食	
		药物医嘱	□ 抗生素 □ 止痛、止吐、抑酸、化痰		
	临时医嘱	检查检验	□ 血常规 □ 凝血四项＋DIC 监测 □ 普通生化	□ 血常规 □ 凝血四项＋DIC 监测 □ 普通生化 □ 胸部正侧位片	
		药物医嘱	□ 大静脉营养液	□ 止痛、止咳、缓泻药	
		手术医嘱			
		处置医嘱	□ 静脉抽血	□ 静脉抽血 □ 大换药	□ 大换药 □ 出院
主要护理工作		健康宣教	□ 术后心理疏导 □ 指导术后康复训练 □ 指导术后注意事项	□ 术后心理疏导 □ 指导术后康复训练 □ 指导术后注意事项	□ 出院宣教（康复训练方法，用药指导，换药时间及注意事项，复查时间等）
		护理处置	□ 检查术前物品准备 □ 与手术室护士交接 □ 术后观察病情 □ 测量基本生命体征 □ 遵医嘱用药 □ 抽血、留取标本 □ 心理与生活护理 □ 根据评估结果采取相应护理措施 □ 通知检查项目及注意事项	□ 术后观察病情 □ 测量基本生命体征 □ 心理与生活护理 □ 指导并监督患者治疗与康复训练 □ 遵医嘱用药 □ 根据评估结果采取相应护理措施 □ 完成护理记录	□ 观察患者情况 □ 核对患者医嘱费用 □ 协助患者办理出院手续 □ 指导并监督患者康复训练 □ 整理床单位
		护理评估	□ 评估伤口疼痛情况 □ 风险评估:评估有无跌倒、坠床、褥疮、导管滑脱、液体外渗的风险 □ 心理评估 □ 营养评估	□ 评估患者咳嗽、咳痰情况 □ 评估伤口疼痛情况 □ 风险评估:评估有无跌倒、坠床、褥疮、导管滑脱、液体外渗的风险 □ 心理评估 □ 营养评估	□ 心理评估 □ 营养评估

(续　表)

主要护理工作	专科护理	□ 观察伤口敷料有无渗出 □ 指导患者咳嗽、咳痰、功能锻炼,协助患者床上活动 □ 术后心理与生活护理	□ 观察伤口敷料有无渗出 □ 指导患者咳嗽、咳痰、功能锻炼 □ 术后心理与生活护理	□ 告知患者出院后注意事项并附书面出院指导一份 □ 指导功能锻炼
	饮食指导	□ 禁食水	□ 根据医嘱通知配餐员准备膳食 □ 协助进餐	
	活动体位	□ 根据护理等级指导活动	□ 根据护理等级指导活动	
	洗浴要求	□ 协助患者晨晚间护理	□ 协助患者晨晚间护理	
病情变异记录		□ 无　　□ 有,原因: □ 患者　□ 疾病　□ 医疗 □ 护理　□ 保障　□ 管理	□ 无　　□ 有,原因: □ 患者　□ 疾病　□ 医疗 □ 护理　□ 保障　□ 管理	□ 无　　□ 有,原因: □ 患者　□ 疾病　□ 医疗 □ 护理　□ 保障　□ 管理
护士签名		白班　小夜班　大夜班	白班　小夜班　大夜班	白班　小夜班　人夜班
医师签名				

(李　捷　于　华)

第十三节　肺气肿行肺减容术临床路径

一、肺气肿行肺减容术临床路径标准住院流程

(一)适用对象

第一诊断为肺气肿(ICD-10:J43)拟行肺减容术(ICD-9-CM-3:32.2202)。

(二)诊断依据

根据《临床诊疗指南——胸外科分册》(中华医学会编著,人民卫生出版社):

1. 病史及临床症状　患者临床症状发展十分缓慢,而小气道病理性改变及损害达到一定程度时,患者出现咳嗽、咳痰、气喘;多反复合并感染。

2. 临床体征　胸部呈桶状样改变,肋间隙增宽,呼吸运动减弱,呼气音明显延长。

3. 辅助检查　胸片和(或)胸部 CT 平扫最常用;肺功能检查、血气分析、放射线核素灌注肺显像对于患者呼吸功能评价及外科治疗指征均有指导意义。

(三)治疗方案的选择及依据

根据《临床诊疗指南——胸外科分册》(中华医学会编著,人民卫生出版社):

内科保守治疗无效,症状明显的患者可考虑手术治疗。

(四)标准住院日为 11~12 天

(五)进入路径标准

1. 第一诊断必须符合肺气肿(ICD-10:J43)。

2. 心、肺、肝、肾等器官功能可以耐受全麻开胸手术。

3. 当患者同时具有其他疾病诊断时,但在住院期间不需要特殊处理也不影响第一诊断的临床路径流程实施时,可以进入路径。

(六)术前准备(术前评估)3 天

1. 检验检查评估

(1)必须检查项目

1)血(尿、粪)常规、血生化、凝血功能、血型、血清四项筛查、血气分析、超声心动图。

2)胸片、心电图,胸部 CT 平扫＋增强扫描,腹部超声,肺功能等。

(2)根据患者病情可选择

1)24 小时动态心电图。

2)有相关疾病者必要时请相关科室会诊。

(3)营养评估:由护士根据《解放军总医院新入院患者营养风险筛查表(NRS-2002)》为新入院患者进行营养评估,评分＞3 分的告知医师,必要时申请营养科会诊。

(4)心理评估:由心理科医生根据病情需要实施评估。

(5)疼痛评估:由医师对于病情危重患者,或术前 24 小时、麻醉前的患者根据《VAS 评分》实施疼痛评估,评估结果及应用的特殊镇痛药物应当告知患者或其病情委托人,疼痛评估的结果应当记录在住院病历表格中。评分＞7 分、常规镇痛处理效果欠佳的顽固性疼痛患者应当及时请疼痛科医生会诊。

(6)康复评估:由护士根据《入院患者康复筛查和评估表》在新入院患者入院后 24 小时内进行康复筛查和评估。任何一项结果为"是",均应告知医师,申请康复科医师会诊。

(7)深静脉血栓栓塞症风险评估:根据《下肢深静脉血栓形成及肺栓塞风险评估表》在新入院患者入院后 24 小时内进行风险筛查和评估。风险结果为"极高危"的,则申请血管外科或介入导管室医师会诊。

2. 术前准备

(1)术前评估:术前 24 小时内完成术前病情评估,完成必要的检查,做出术前小结、术前讨论。

(2)术前谈话:术者应在术前 1 天与患者及其家属谈话,告知手术方案、相关风险、用血计划、术后转归、手术费用,以及患者及亲属权益,并履行书面知情同意手续。告知高值耗材的使用及费用。

(3)通知手术室:准备手术间、手术药品、手术物品及特殊耗材。

(4)手术部位标识:术者、第一助手或经治医师在术前 1 天应对手术部位做体表标识,急诊手术由接诊医师或会诊外科医师标记,标记过程应有责任护士、患者及亲属共同参与,并记入手术安排表。

(5)术前一日麻醉医师访视:制订麻醉计划、完成评估、确定麻醉方式,并记入《麻醉术前访视记录》,告知患者及家属麻醉适应证、麻醉目的、风险、可能出现的情况及其处理原则、替代方案等,签署《麻醉知情同意书》并归入病历。

3. **主要护理工作** 入院宣教,交代注意事项(如防褥疮、防跌倒等),指导患者戒烟,并进行术前宣教,心理护理。

(七)药品选择及使用时机

按照《抗菌药物临床应用指导原则(2015年版)》[国卫办医发(2015)43号]执行。

1. 预防性抗菌药物应用。第一、二代头孢菌素。

2. 预防性用药给药时间为皮肤、黏膜切开前0.5～1小时或麻醉开始时,如手术时间超过3小时或超过所用药物半衰期的2倍以上,或出血量超过1500ml,术中应追加一次。

3. 预防用药时间为24小时,污染手术必要时延长至48小时。

(八)手术日为入院第4天

1. 手术安全核对。患者入手术间后由手术医师、麻醉医师、巡回护士和患者本人共同核对患者身份、手术部位与标识、手术方式。手术医师、麻醉医师、巡回护士三方按《手术安全核对表》逐项核对,共同签字。

(1)手术方式:肺减容术。

(2)麻醉方式:全麻双腔气管插管。

(3)手术置入物:吻合钉。

(4)术中用药:麻醉常规用药,术中预防使用抗生素、术中镇痛等。

(5)输血及血液制品:根据术中情况选择。

2. 经治医师或手术医师应即刻完成术后首次病程记录,观察术后患者病情变化。

(九)术后住院恢复5～12天,必须复查的检查项目

1. 术后住院恢复

(1)术后给予持续心电、呼吸、血压、血氧饱和度监测至病情平稳。

(2)术后用药:预防使用抗菌药物,止咳药,止痛药等。

(3)术后换药:术后第一天及出院当日予以清洁换药;其他时间根据手术切口渗出情况予以清洁换药。

(4)术后护理:观察患者咳嗽、咳痰状况、肺复张情况、引流管引流情况、伤口敷料有无渗出,并在异常时立即通知医生处理,指导并辅助患者术后咳嗽咳痰及功能锻炼,给予防跌倒护理等。

2. 必须复查的项目　血常规、血生化、胸片。

(十)出院标准

1. 生命体征平稳,体温正常。

2. 正常进食普食。

3. 切口愈合良好。

4. 常规化验无明显异常;胸片示术侧肺膨胀良好,无明显感染征象。

5. 无与本病相关的其他并发症。

(十一)有无变异及原因分析

1. 医疗原因导致的变异　如改变诊疗方案、转科治疗、操作失误、误诊等。

2. 患者原因导致的变异　如不同意治疗方案、个人原因要求出(转)院、院外服用手术禁忌药、月经期、对诊疗计划不满要求出路径、相关检查检验院外(门诊)已做等。

3. 并发症原因导致的变异　如胸腔出血、肺部感染、呼吸衰竭、肺漏气延长、肺动脉栓塞、支气管胸膜瘘、切口感染等造成住院日延长和费用增加。

4. 病情原因导致的变异　部分患者常常存在很多内科并发症,如脑血管或心血管病、糖

尿病、血栓等,手术可能导致这些疾病加重而需要治疗,从而延长治疗时间和增加住院费用。

　　5. 辅诊科室原因导致的变异　如检查、检验、手术、病理等检查(不及时、结果错报、操作部位/方式错误、标本不合格)、报告(不及时、结果错报、标本不合格)等原因延长住院天数、增加费用等。

　　6. 管理原因导致的变异　如系统暂不支持、系统瘫痪、需要修订流程、需要修订制度等。

　　7. 节假日　术前患者如住院后赶上节假日,使手术推迟,延长住院时间,增加费用。

二、肺气肿行肺减容术临床路径表单

适用对象	第一诊断为肺气肿(ICD-10:J43)行肺减容术(ICD-9-CM-3:32.2202)		
患者基本信息	姓名:_____　性别:____　年龄:____ 门诊号:_____　住院号:_____　过敏史:_____ 住院日期:____年__月__日　出院日期:____年__月__日		标准住院日:11～12 天
时间	住院第 1 天	住院第 2 天	住院第 3 天(术前日)
主要诊疗工作　制度落实	□ 经治医生或值班医生在患者入院 2 小时内到床旁接诊 □ 主管医生或二线值班医生在患者入院后 24 小时内完成检诊 □ 初步的诊断和治疗方案 □ 开具相关检查、化验单	□ 三级医师查房 □ 完成必要的相关科室会诊	□ 手术医师查房 □ 术前准备 □ 麻醉医师查房
病情评估	□ 经治医师询问病史与体格检查 □ 心理评估 □ 营养评估 □ 疼痛评估 □ 康复评估 □ 深静脉血栓栓塞症评估	□ 临床分期与术前评估	□ 术前评估 □ 下肢静脉血栓风险评估
病历书写	□ 入院 8 小时内完成首次病程记录 □ 入院 24 小时内完成入院记录 □ 完成主管医师查房记录	□ 住院医师完成上级医师查房记录、相关会诊记录	□ 完成术前手术医师查房记录、术前讨论、术前小结
知情同意	□ 患者或家属入院记录签字 □ 签署授权委托书、自费用品协议书(必要时)、军人目录外耗材审批单(必要时)	□ 向患者家属交代病情	□ 术前谈话,告知患者及家属病情和围术期注意事项并签署手术知情同意书 □ 麻醉医师与患者和(或)家属交代麻醉注意事项并签署麻醉知情同意书

（续　表）

			□ 患者既往内科疾病的用药	□ 患者既往内科疾病的用药	□ 患者既往内科疾病的用药 □ 术前准备 □ 交叉配血 □ 术区备皮
主要诊疗工作	手术治疗				
	其他		□ 及时通知上级医师检诊	□ 及时通知上级医师检诊	经治医师检查整理病历资料
重点医嘱	长期医嘱	护理医嘱	□ 按胸外科护理常规 □ 三级护理	□ 按胸外科护理常规 □ 三级护理	□ 按胸外科护理常规 □ 三级护理
		处置医嘱	□ 测血压（必要时） □ 快速血糖测定（必要时）	□ 测血压 □ 快速血糖测定（必要时）	□ 测血压 □ 快速血糖测定（必要时）
		膳食医嘱	□ 普食		□ 术晨禁食水
		药物医嘱	□ 止咳药、止血药、自带药（必要时）	□ 止咳药、止血药、自带药（必要时）	□ 止咳药、止血药、自带药（必要时）
	临时医嘱	检查检验	□ 血常规 □ 尿常规 □ 粪常规 □ 血型 □ 凝血四项 □ 普通生化 □ 血清术前八项 □ 血气分析 □ 胸部正侧位片 □ 心电图检查（多导） □ 胸部 CT □ 肝胆胰脾＋肾上腺超声 □ 肺功能		
		药物医嘱			□ 预防使用抗生素 □ 镇静药 □ 肠道准备药
		手术医嘱			□ 常规明日在全麻下行肺减容术
		处置医嘱	□ 静脉抽血 □ 动脉抽血		□ 抗生素皮试 □ 备皮 □ 交叉配血 □ 术中导尿

主要护理工作	健康宣教	□ 入院宣教（住院环境、规章制度） □ 进行护理安全指导 □ 进行等级护理、活动范围指导 □ 进行饮食指导 □ 进行关于疾病知识的宣教 □ 检查、检验项目的目的和意义	□ 进行饮食指导 □ 进行关于疾病知识的宣教 □ 检查、检验项目的目的和意义	□ 术前宣教 □ 指导术后康复训练 □ 指导术后注意事项
	护理处置	□ 患者身份核对 □ 佩戴腕带 □ 建立入院病历，通知医生 □ 入院介绍：介绍责任护士，病区环境、设施、规章制度、基础护理服务项目 □ 询问病史，填写护理记录单首页 □ 观察病情 □ 测量基本生命体征 □ 抽血、留取标本 □ 心理与生活护理 □ 根据评估结果采取相应护理措施 □ 通知检查项目及注意事项	□ 观察病情 □ 测量基本生命体征 □ 心理与生活护理 □ 根据评估结果采取相应护理措施 □ 通知检查项目及注意事项	□ 观察病情 □ 测量基本生命体征 □ 术前患者准备（手术前沐浴、更衣、备皮） □ 检查术前物品准备 □ 心理与生活护理 □ 根据评估结果采取相应护理措施 □ 完成护理记录
	护理评估	□ 一般评估：生命体征、神志、皮肤、药物过敏史等 □ 专科评估：咳嗽、咳痰情况、一般活动情况 □ 风险评估：评估有无跌倒、坠床、褥疮风险 □ 心理评估 □ 营养评估 □ 疼痛评估 □ 康复评估	□ 心理评估 □ 营养评估 □ 疼痛评估 □ 康复评估	□ 心理评估 □ 营养评估 □ 疼痛评估 □ 康复评估
	专科护理	□ 协助指导患者咳嗽、咳痰、术后床上活动等 □ 指导功能锻炼 □ 指导患者戒烟	□ 协助指导患者咳嗽、咳痰、术后床上活动等 □ 指导功能锻炼 □ 指导患者戒烟	□ 协助指导患者咳嗽、咳痰、术后床上活动等 □ 指导功能锻炼 □ 指导患者戒烟

（续　表）

主要护理工作	饮食指导	□ 根据医嘱通知配餐员准备膳食 □ 协助进餐	□ 根据医嘱通知配餐员准备膳食 □ 协助进餐	□ 嘱患者清淡饮食 □ 协助进餐
	活动体位	□ 根据护理等级指导活动	□ 根据护理等级指导活动	□ 根据护理等级指导活动
	洗浴要求	□ 协助患者洗澡，更换病号服	□ 协助患者洗澡，更换病号服	□ 协助患者清洁备皮部位，更换病号服
病情变异记录		□ 无　　□ 有,原因： □ 患者　□ 疾病　□ 医疗 □ 护理　□ 保障　□ 管理	□ 无　　□ 有,原因： □ 患者　□ 疾病　□ 医疗 □ 护理　□ 保障　□ 管理	□ 无　　□ 有,原因： □ 患者　□ 疾病　□ 医疗 □ 护理　□ 保障　□ 管理
护士签名		白班　小夜班　大夜班	白班　小夜班　大夜班	白班　小夜班　大夜班
医师签名				

	时间	住院第 4 天（手术日）	住院第 5—10 天（术后恢复）	住院第 11—12 天（出院日）
主要诊疗工作	制度落实	□ 手术 □ 上级医师查房 □ 麻醉医师查房 □ 观察有无术后并发症,并做相应处理	□ 术后三天连续查房 □ 术后手术医师查房 □ 三级医师查房 □ 观察有无术后并发症,并做相应处理	□ 上级医师查房,进行手术及伤口评估,确定有无手术并发症和伤口愈合不良情况,明确是否出院
	病情评估	□ 出血评估 □ 疼痛评估 □ 下肢静脉血栓风险评估	□ 咳痰能力评估 □ 出血评估 □ 疼痛评估 □ 下肢静脉血栓风险评估 □ 上级医师进行治疗效果、预后评估	□ 上级医师进行出院评估
	病历书写	□ 住院医师术后即刻完成术后病程 □ 术者或第一助手术后 24 小时内完成手术记录（术者签字）	□ 上级医师查房记录	□ 出院当天病程记录（由上级医师指示出院） □ 出院后 24 小时内完成出院记录 □ 出院后 24 小时内完成病案首页
	知情同意	□ 向患者和（或）家属交代手术情况及术后注意事项	□ 告知患者及其家属术后恢复情况	□ 告知患者及家属出院后注意事项（指导出院后功能锻炼,复诊时间、地点,发生紧急情况时的处理方法等）
	手术治疗	□ 实施手术（手术安全核查记录、手术清点记录） □ 术后止痛、止血、止咳、止吐等对症治疗	□ 术后止痛、止血、止咳、止吐等对症治疗 □ 手术切口换药	□ 手术切口换药

主要诊疗工作	其他	□ 监测患者生命体征 □ 观察手术切口及周围情况 □ 观察胸腔闭式引流管引流情况	□ 观察患者咳嗽、咳痰情况 □ 观察手术切口及周围情况 □ 观察胸腔闭式引流管引流情况,情况允许时拔除 □ 定期复查血常规、血生化 □ 及时通知上级医师检诊	□ 通知出院 □ 开具出院介绍信 □ 开具诊断证明书 □ 出院带药 □ 预约门诊复诊时间
重点医嘱	长期医嘱 护理医嘱	□ 按胸外科术后护理常规 □ 一级护理	□ 二级护理	
	长期医嘱 处置医嘱	□ 持续吸氧 □ 留置导尿 □ 持续心电、血压、呼吸、血氧饱和度监测 □ 胸腔闭式引流管接无菌袋		
	长期医嘱 膳食医嘱	□ 禁食水	□ 半流食 □ 普食	
	长期医嘱 药物医嘱	□ 抗生素 □ 止痛、止吐、抑酸、化痰		
	临时医嘱 检查检验	□ 血常规 □ 凝血四项＋DIC 监测 □ 普通生化	□ 血常规 □ 凝血四项＋DIC 监测 □ 普通生化 □ 胸部正侧位片	
	临时医嘱 药物医嘱	□ 大静脉营养液	□ 止痛、止咳、缓泻药	
	临时医嘱 手术医嘱			
	临时医嘱 处置医嘱	□ 静脉抽血	□ 静脉抽血 □ 大换药	□ 大换药 □ 出院
主要护理工作	健康宣教	□ 术后心理疏导 □ 指导术后康复训练 □ 指导术后注意事项	□ 术后心理疏导 □ 指导术后康复训练 □ 指导术后注意事项	□ 出院宣教（康复训练方法,用药指导,换药时间及注意事项,复查时间等）
	护理处置	□ 检查术前物品准备 □ 与手术室护士交接 □ 术后观察病情 □ 测量基本生命体征 □ 遵医嘱用药 □ 抽血、留取标本 □ 心理与生活护理 □ 根据评估结果采取相应护理措施 □ 通知检查项目及注意事项	□ 术后观察病情 □ 测量基本生命体征 □ 心理与生活护理 □ 指导并监督患者治疗与康复训练 □ 遵医嘱用药 □ 根据评估结果采取相应护理措施 □ 完成护理记录	□ 观察患者情况 □ 核对患者医嘱费用 □ 协助患者办理出院手续 □ 指导并监督患者康复训练 □ 整理床单位

（续　表）

主要护理工作	护理评估	□ 评估伤口疼痛情况 □ 风险评估：评估有无跌倒、坠床、褥疮、导管滑脱、液体外渗的风险 □ 心理评估 □ 营养评估	□ 评估患者咳嗽、咳痰情况 □ 评估伤口疼痛情况 □ 风险评估：评估有无跌倒、坠床、褥疮、导管滑脱、液体外渗的风险 □ 心理评估 □ 营养评估	□ 心理评估 □ 营养评估
	专科护理	□ 观察伤口敷料有无渗出 □ 指导患者咳嗽、咳痰、功能锻炼，协助患者床上活动 □ 术后心理与生活护理	□ 观察伤口敷料有无渗出 □ 指导患者咳嗽、咳痰、功能锻炼 □ 术后心理与生活护理	□ 告知患者出院后注意事项并附书面出院指导一份 □ 指导功能锻炼
	饮食指导	□ 禁食水	□ 根据医嘱通知配餐员准备膳食 □ 协助进餐	
	活动体位	□ 根据护理等级指导活动	□ 根据护理等级指导活动	
	洗浴要求	□ 协助患者晨晚间护理	□ 协助患者晨晚间护理	
病情变异记录		□ 无　　□ 有，原因： □ 患者　□ 疾病　□ 医疗 □ 护理　□ 保障　□ 管理	□ 无　　□ 有，原因： □ 患者　□ 疾病　□ 医疗 □ 护理　□ 保障　□ 管理	□ 无　　□ 有，原因： □ 患者　□ 疾病　□ 医疗 □ 护理　□ 保障　□ 管理
护士签名		白班　小夜班　大夜班	白班　小夜班　大夜班	白班　小夜班　大夜班
医师签名				

（李　捷　于　华）

第十四节　肺气肿行胸腔镜下肺减容术临床路径

一、肺气肿行胸腔镜下肺减容术临床路径标准住院流程

(一)适用对象

第一诊断为肺气肿(ICD-10：J43)拟行胸腔镜下肺减容术(ICD-9-CM-3：32.2203)。

(二)诊断依据

根据《临床诊疗指南——胸外科分册》(中华医学会编著,人民卫生出版社)：

1. 病史及临床症状　患者临床症状发展十分缓慢,而小气道病理性改变及损害达到一定程度时,患者出现咳嗽、咳痰、气喘；多反复合并感染。

2. 临床体征　胸部呈桶状样改变,肋间隙增宽,呼吸运动减弱,呼气音明显延长。

3. 辅助检查　胸片和(或)胸部CT平扫最常用；肺功能检查、血气分析、放射线核素灌注

肺显像对于患者呼吸功能评价及外科治疗指征均有指导意义。

(三)治疗方案的选择及依据

根据《临床诊疗指南——胸外科分册》(中华医学会编著,人民卫生出版社):

内科保守治疗无效,症状明显的患者可考虑手术治疗。

(四)标准住院日为 11～12 天

(五)进入路径标准

1. 第一诊断必须符合肺气肿(ICD-10:J43)。

2. 心、肺、肝、肾等器官功能可以耐受全麻开胸手术。

3. 当患者同时具有其他疾病诊断,但在住院期间不需要特殊处理也不影响第一诊断的临床路径流程实施时,可以进入路径。

(六)术前准备(术前评估)3 天

1. 检验检查评估

(1)必须检查项目

1)血(尿、粪)常规、血生化、凝血功能、血型、血清四项筛查、血气分析、超声心动图。

2)胸片、心电图,胸部 CT 平扫＋增强扫描,腹部超声,肺功能等。

(2)根据患者病情可选择

1)24 小时动态心电图。

2)有相关疾病者必要时请相关科室会诊。

(3)营养评估:由护士根据《解放军总医院新入院患者营养风险筛查表(NRS-2002)》为新入院患者进行营养评估,评分＞3 分的告知医师,必要时申请营养科会诊。

(4)心理评估:由心理科医生根据病情需要实施评估。

(5)疼痛评估:由医师对于病情危重者,或术前 24 小时、麻醉前的患者根据《VAS 评分》实施疼痛评估,评估结果及应用的特殊镇痛药物应当告知患者或其病情委托人,疼痛评估的结果应当记录在住院病历表格中。评分＞7 分、常规镇痛处理效果欠佳的顽固性疼痛患者应当及时请疼痛科医生会诊。

(6)康复评估:由护士根据《入院患者康复筛查和评估表》在新入院患者入院后 24 小时内进行康复筛查和评估。任何一项结果为"是",均应告知医师,申请康复科医师会诊。

(7)深静脉血栓栓塞症风险评估:根据《下肢深静脉血栓形成及肺栓塞风险评估表》在新入院患者入院后 24 小时内进行风险筛查和评估。风险结果为"极高危"的,则申请血管外科或介入导管室医师会诊。

2. 术前准备

(1)术前评估:术前 24 小时内完成术前病情评估,完成必要的检查,做出术前小结、术前讨论。

(2)术前谈话:术者应在术前 1 天与患者及其家属谈话,告知手术方案、相关风险、用血计划、术后转归、手术费用,以及患者及亲属权益,并履行书面知情同意手续。告知高值耗材的使用及费用。

(3)通知手术室:准备手术间、手术药品、手术物品及特殊耗材。

(4)手术部位标识:术者、第一助手或经治医师在术前 1 天应对手术部位做体表标识,急诊手术由接诊医师或会诊外科医师标记,标记过程应有责任护士、患者及亲属共同参与,并记入手术安排表。

(5)术前一日麻醉医师访视:制订麻醉计划、完成评估、确定麻醉方式,并记入《麻醉术前访视记录》,告知患者及家属麻醉适应证、麻醉目的、风险、可能出现的情况及其处理原则、替代方案等,签署《麻醉知情同意书》并归入病历。

3. 主要护理工作　入院宣教,交代注意事项(如防褥疮、防跌倒等),指导患者戒烟,并进行术前宣教,心理护理。

(七)药品选择及使用时机

按照《抗菌药物临床应用指导原则(2015 年版)》[国卫办医发(2015)43 号]执行。

1. 预防性抗菌药物应用。第一、二代头孢菌素。

2. 预防性用药给药时间为皮肤、黏膜切开前 0.5～1 小时或麻醉开始时,如手术时间超过 3 小时或超过所用药物半衰期的 2 倍以上,或出血量超过 1500ml,术中应追加一次。

3. 预防用药时间为 24 小时,污染手术必要时延长至 48 小时。

(八)手术日为入院第 4 天

1. 手术安全核对。患者入手术间后由手术医师、麻醉医师、巡回护士和患者本人共同核对患者身份、手术部位与标识、手术方式。手术医师、麻醉医师、巡回护士三方按《手术安全核对表》逐项核对,共同签字。

(1)手术方式:胸腔镜下肺减容术。

(2)麻醉方式:全麻双腔气管插管。

(3)手术置入物:吻合钉。

(4)术中用药:麻醉常规用药、术中预防使用抗生素、术中镇痛等。

(5)输血及血液制品:根据术中情况选择。

2. 经治医师或手术医师应即刻完成术后首次病程记录,观察术后患者病情变化。

(九)术后住院恢复 5～12 天,必须复查的检查项目

1. 术后住院恢复

(1)术后给予持续心电、呼吸、血压、血氧饱和度监测至病情平稳。

(2)术后用药:预防使用抗菌药物,止咳药、止痛药等。

(3)术后换药:术后第一天及出院当日予以清洁换药;其他时间根据手术切口渗出情况予以清洁换药。

(4)术后护理:观察患者咳嗽咳痰状况、肺复张情况、引流管引流情况、伤口敷料有无渗出,并在异常时立即通知医生处理,指导并辅助患者术后咳嗽咳痰及功能锻炼,给予防跌倒护理等。

2. 必须复查的项目　血常规、血生化、胸片。

(十)出院标准

1. 生命体征平稳,体温正常。

2. 正常进食普食。

3. 切口愈合良好。

4. 常规化验无明显异常;胸片示术侧肺膨胀良好,无明显感染征象。

5. 无与本病相关的其他并发症。

(十一)有无变异及原因分析

1. 医疗原因导致的变异　如改变诊疗方案、转科治疗、操作失误、误诊等。

2. **患者原因导致的变异**　如不同意治疗方案、个人原因要求出(转)院、院外服用手术禁忌药、月经期、对诊疗计划不满要求出路径、相关检查检验院外(门诊)已做等。

3. **并发症原因导致的变异**　如胸腔出血、肺部感染、呼吸衰竭、肺漏气延长、肺动脉栓塞、支气管胸膜瘘、切口感染等造成住院日延长和费用增加。

4. **病情原因导致的变异**　部分患者常常存在很多内科并发症,如脑血管或心血管病、糖尿病、血栓等,手术可能导致这些疾病加重而需要治疗,从而延长治疗时间和增加住院费用。

5. **辅诊科室原因导致的变异**　如检查、检验、手术、病理等检查(不及时、结果错报、操作部位/方式错误、标本不合格)、报告(不及时、结果错报、标本不合格)等原因延长住院天数、增加费用等。

6. **管理原因导致的变异**　如系统暂不支持、系统瘫痪、需要修订流程、需要修订制度等。

7. **节假日**　术前患者如住院后赶上节假日,使手术推迟,延长住院时间,增加费用。

二、肺气肿行胸腔镜下肺减容术临床路径表单

适用对象	第一诊断为肺气肿(ICD-10:J43)行胸腔镜下肺减容术(ICD-9-CM-3:32.2203)		
患者基本信息	姓名:_____　性别:____　年龄:____ 门诊号:_____　住院号:_____　过敏史:_____ 住院日期:____年__月__日　出院日期:____年__月__日		标准住院日:11~12天
时间	住院第 1 天	住院第 2 天	住院第 3 天(术前日)
主要诊疗工作 制度落实	□ 经治医生或值班医生在患者入院 2 小时内到床旁接诊 □ 主管医生或二线值班医生在患者入院后 24 小时内完成检诊 □ 初步的诊断和治疗方案 □ 开具相关检查、化验单	□ 三级医师查房 □ 完成必要的相关科室会诊	□ 手术医师查房 □ 术前准备 □ 麻醉医师查房
病情评估	□ 经治医师询问病史与体格检查 □ 心理评估 □ 营养评估 □ 疼痛评估 □ 康复评估 □ 深静脉血栓栓塞症评估	□ 临床分期与术前评估	□ 术前评估 □ 下肢静脉血栓风险评估
病历书写	□ 入院 8 小时内完成首次病程记录 □ 入院 24 小时内完成入院记录 □ 完成主管医师查房记录	□ 住院医师完成上级医师查房记录、相关会诊记录	□ 完成术前手术医师查房记录、术前讨论、术前小结

（续　表）

主要诊疗工作	知情同意	□ 患者或家属入院记录签字 □ 签署授权委托书、自费用品协议书（必要时）、军人目录外耗材审批单（必要时）	□ 向患者家属交代病情	□ 术前谈话，告知患者及家属病情和围术期注意事项并签署手术知情同意书 □ 麻醉医师与患者和（或）家属交代麻醉注意事项并签署麻醉知情同意书
	手术治疗	□ 患者既往内科疾病的用药	□ 患者既往内科疾病的用药	□ 患者既往内科疾病的用药 □ 术前准备 □ 交叉配血 □ 术区备皮
	其他	□ 及时通知上级医师检诊	□ 及时通知上级医师检诊	经治医师检查整理病历资料
重点医嘱	长期医嘱 护理医嘱	□ 按胸外科护理常规 □ 三级护理	□ 按胸外科护理常规 □ 三级护理	□ 按胸外科护理常规 □ 三级护理
	处置医嘱	□ 测血压（必要时） □ 快速血糖测定（必要时）	□ 测血压 □ 快速血糖测定（必要时）	□ 测血压 □ 快速血糖测定（必要时）
	膳食医嘱	□ 普食		□ 术晨禁食水
	药物医嘱	□ 止咳药、止血药、自带药（必要时）	□ 止咳药、止血药、自带药（必要时）	□ 止咳药、止血药、自带药（必要时）
	临时医嘱 检查检验	□ 血常规 □ 尿常规 □ 粪常规 □ 血型 □ 凝血四项 □ 普通生化 □ 血清术前八项 □ 血气分析 □ 胸部正侧位片 □ 心电图检查（多导） □ 胸部CT □ 肝胆胰脾＋肾上腺超声 □ 肺功能		
	药物医嘱			□ 预防使用抗生素 □ 镇静药 □ 肠道准备药
	手术医嘱			□ 常规明日在全麻下行肺减容术
	处置医嘱	□ 静脉抽血 □ 动脉抽血		□ 抗生素皮试 □ 备皮 □ 交叉配血 □ 术中导尿

主要护理工作	健康宣教	□ 入院宣教（住院环境、规章制度） □ 进行护理安全指导 □ 进行等级护理、活动范围指导 □ 进行饮食指导 □ 进行关于疾病知识的宣教 □ 检查、检验项目的目的和意义	□ 进行饮食指导 □ 进行关于疾病知识的宣教 □ 检查、检验项目的目的和意义	□ 术前宣教 □ 指导术后康复训练 □ 指导术后注意事项
	护理处置	□ 患者身份核对 □ 佩戴腕带 □ 建立入院病历，通知医生 □ 入院介绍：介绍责任护士，病区环境、设施、规章制度、基础护理服务项目 □ 询问病史，填写护理记录单首页 □ 观察病情 □ 测量基本生命体征 □ 抽血、留取标本 □ 心理与生活护理 □ 根据评估结果采取相应护理措施 □ 通知检查项目及注意事项	□ 观察病情 □ 测量基本生命体征 □ 心理与生活护理 □ 根据评估结果采取相应护理措施 □ 通知检查项目及注意事项	□ 观察病情 □ 测量基本生命体征 □ 术前患者准备（手术前沐浴、更衣、备皮） □ 检查术前物品准备 □ 心理与生活护理 □ 根据评估结果采取相应护理措施 □ 完成护理记录
	护理评估	□ 一般评估：生命体征、神志、皮肤、药物过敏史等 □ 专科评估：咳嗽、咳痰情况、一般活动情况 □ 风险评估：评估有无跌倒、坠床、褥疮风险 □ 心理评估 □ 营养评估 □ 疼痛评估 □ 康复评估	□ 心理评估 □ 营养评估 □ 疼痛评估 □ 康复评估	□ 心理评估 □ 营养评估 □ 疼痛评估 □ 康复评估
	专科护理	□ 协助指导患者咳嗽、咳痰、术后床上活动等 □ 指导功能锻炼 □ 指导患者戒烟	□ 协助指导患者咳嗽、咳痰、术后床上活动等 □ 指导功能锻炼 □ 指导患者戒烟	□ 协助指导患者咳嗽、咳痰、术后床上活动等 □ 指导功能锻炼 □ 指导患者戒烟

（续　表）

主要护理工作	饮食指导	□ 根据医嘱通知配餐员准备膳食 □ 协助进餐	□ 根据医嘱通知配餐员准备膳食 □ 协助进餐	□ 嘱患者清淡饮食 □ 协助进餐
	活动体位	□ 根据护理等级指导活动	□ 根据护理等级指导活动	□ 根据护理等级指导活动
	洗浴要求	□ 协助患者洗澡,更换病号服	□ 协助患者洗澡,更换病号服	□ 协助患者清洁备皮部位,更换病号服
病情变异记录		□ 无　　□ 有,原因: □ 患者　□ 疾病　□ 医疗 □ 护理　□ 保障　□ 管理	□ 无　　□ 有,原因: □ 患者　□ 疾病　□ 医疗 □ 护理　□ 保障　□ 管理	□ 无　　□ 有,原因: □ 患者　□ 疾病　□ 医疗 □ 护理　□ 保障　□ 管理
护士签名		白班　小夜班　大夜班	白班　小夜班　大夜班	白班　小夜班　大夜班
医师签名				

时间		住院第4天(手术日)	住院第5-10天(术后恢复)	住院第11-12天(出院日)
主要诊疗工作	制度落实	□ 手术 □ 上级医师查房 □ 麻醉医师查房 □ 观察有无术后并发症,并做相应处理	□ 术后三天连续查房 □ 术后手术医师查房 □ 三级医师查房 □ 观察有无术后并发症,并做相应处理	□ 上级医师查房,进行手术及伤口评估,确定有无手术并发症和伤口愈合不良情况,明确是否出院
	病情评估	□ 出血评估 □ 疼痛评估 □ 下肢静脉血栓风险评估	□ 咳痰能力评估 □ 出血评估 □ 疼痛评估 □ 下肢静脉血栓风险评估 □ 上级医师进行治疗效果、预后评估	□ 上级医师进行出院评估
	病历书写	□ 住院医师术后即刻完成术后病程 □ 术者或第一助手术后24小时内完成手术记录(术者签字)	□ 上级医师查房记录	□ 出院当天病程记录(由上级医师指示出院) □ 出院后24小时内完成出院记录 □ 出院后24小时内完成病案首页
	知情同意	□ 向患者和(或)家属交代手术情况及术后注意事项	□ 告知患者及其家属术后恢复情况	□ 告知患者及家属出院后注意事项(指导出院后功能锻炼,复诊时间、地点,发生紧急情况时的处理方法等)
	手术治疗	□ 实施手术(手术安全核查记录、手术清点记录) □ 术后止痛、止血、止咳、止吐等对症治疗	□ 术后止痛、止血、止咳、止吐等对症治疗 □ 手术切口换药	□ 手术切口换药

（续　表）

主要诊疗工作	其他	□ 监测患者生命体征 □ 观察手术切口及周围情况 □ 观察胸腔闭式引流管引流情况	□ 观察患者咳嗽、咳痰情况 □ 观察手术切口及周围情况 □ 观察胸腔闭式引流管引流情况，情况允许时拔除 □ 定期复查血常规、血生化 □ 及时通知上级医师检诊	□ 通知出院 □ 开具出院介绍信 □ 开具诊断证明书 □ 出院带药 □ 预约门诊复诊时间
重点医嘱	长期医嘱 护理医嘱	□ 按胸外科术后护理常规 □ 一级护理	□ 二级护理	
	长期医嘱 处置医嘱	□ 持续吸氧 □ 留置导尿 □ 持续心电、血压、呼吸、血氧饱和度监测 □ 胸腔闭式引流管接无菌袋		
	长期医嘱 膳食医嘱	□ 禁食水	□ 半流食 □ 普食	
	长期医嘱 药物医嘱	□ 抗生素 □ 止痛、止吐、抑酸、化痰		
	临时医嘱 检查检验	□ 血常规 □ 凝血四项＋DIC 监测 □ 普通生化	□ 血常规 □ 凝血四项＋DIC 监测 □ 普通生化 □ 胸部正侧位片	
	临时医嘱 药物医嘱	□ 大静脉营养液	□ 止痛、止咳、缓泻药	
	临时医嘱 手术医嘱			
	临时医嘱 处置医嘱	□ 静脉抽血	□ 静脉抽血 □ 大换药	□ 大换药 □ 出院
主要护理工作	健康宣教	□ 术后心理疏导 □ 指导术后康复训练 □ 指导术后注意事项	□ 术后心理疏导 □ 指导术后康复训练 □ 指导术后注意事项	□ 出院宣教（康复训练方法，用药指导，换药时间及注意事项，复查时间等）
	护理处置	□ 检查术前物品准备 □ 与手术室护士交接 □ 术后观察病情 □ 测量基本生命体征 □ 遵医嘱用药 □ 抽血、留取标本 □ 心理与生活护理 □ 根据评估结果采取相应护理措施 □ 通知检查项目及注意事项	□ 术后观察病情 □ 测量基本生命体征 □ 心理与生活护理 □ 指导并监督患者治疗与康复训练 □ 遵医嘱用药 □ 根据评估结果采取相应护理措施 □ 完成护理记录	□ 观察患者情况 □ 核对患者医嘱费用 □ 协助患者办理出院手续 □ 指导并监督患者康复训练 □ 整理床单位

（续　表）

主要护理工作	护理评估	□ 评估伤口疼痛情况 □ 风险评估:评估有无跌倒、坠床、褥疮、导管滑脱、液体外渗的风险 □ 心理评估 □ 营养评估	□ 评估患者咳嗽、咳痰情况 □ 评估伤口疼痛情况 □ 风险评估:评估有无跌倒、坠床、褥疮、导管滑脱、液体外渗的风险 □ 心理评估 □ 营养评估	□ 心理评估 □ 营养评估
	专科护理	□ 观察伤口敷料有无渗出 □ 指导患者咳嗽、咳痰、功能锻炼,协助患者床上活动 □ 术后心理与生活护理	□ 观察伤口敷料有无渗出 □ 指导患者咳嗽、咳痰、功能锻炼 □ 术后心理与生活护理	□ 告知患者出院后注意事项并附书面出院指导一份 □ 指导功能锻炼
	饮食指导	□ 禁食水	□ 根据医嘱通知配餐员准备膳食 □ 协助进餐	
	活动体位	□ 根据护理等级指导活动	□ 根据护理等级指导活动	
	洗浴要求	□ 协助患者晨晚间护理	□ 协助患者晨晚间护理	
病情变异记录		□ 无　　□ 有,原因: □ 患者　□ 疾病　□ 医疗 □ 护理　□ 保障　□ 管理	□ 无　　□ 有,原因: □ 患者　□ 疾病　□ 医疗 □ 护理　□ 保障　□ 管理	□ 无　　□ 有,原因: □ 患者　□ 疾病　□ 医疗 □ 护理　□ 保障　□ 管理
护士签名		白班　小夜班　大夜班	白班　小夜班　大夜班	白班　小夜班　大夜班
医师签名				

（李　捷　于　华）

第十五节　肺恶性肿瘤行肺局部切除术临床路径

一、肺恶性肿瘤行肺局部切除术临床路径标准住院流程

(一)适用对象

第一诊断为肺恶性肿瘤(ICD-10:C34)拟行肺局部切除术(ICD-9-CM-3:32.2)。

(二)诊断依据

根据《美国国家癌症综合网非小细胞肺癌治疗指南(中国版)》《临床诊疗指南——胸外科分册》(中华医学会编著,人民卫生出版社):

1. **高危因素**　吸烟指数>400,年龄>45岁,环境与职业因素。

2. **病史**　刺激性咳嗽;痰中带血或咯血;胸痛;查体发现肺部阴影。

3. **辅助检查**　胸部CT证实肺部阴影;支气管镜下取活检或CT引导下穿刺活检证实为

肺癌。

(三)治疗方案的选择及依据

根据《美国国家癌症综合网非小细胞肺癌治疗指南(中国版)》《临床诊疗指南——胸外科分册》(中华医学会编著,人民卫生出版社):

1. 符合肺恶性肿瘤诊断。

2. 全身状况允许手术。

3. 征得患者及家属的同意。

(四)标准住院日为 11～12 天

(五)进入路径标准

1. 第一诊断必须符合肺恶性肿瘤(ICD-10:C34),手术指征符合拟行肺局部切除术(ICD-9-CM-3:32.2)的患者。

2. 年龄,18－65 岁。

3. 影像学表现为纯磨玻璃结节,直径≤2cm 且临床分期(UICC 2009)为Ⅰ期的非小细胞肺癌患者;临床分期(UICC 2009)为Ⅱ期、Ⅲa 期及孤立性脑或肾上腺转移的非小细胞肺癌和临床分期(UICC 2009)为 $T_{1～2}$、N_0 的小细胞肺癌但肺功能较差,无法耐受肺叶切除术的患者。

4. 心、肺、肝、肾等器官功能可以耐受全麻开胸手术。

5. 当患者同时具有其他疾病诊断,但在住院期间不需要特殊处理也不影响第一诊断的临床路径流程实施时,可以进入路径。

(六)术前准备(术前评估)3 天

1. 检验检查评估

(1)必须检查的项目

1)血(尿、粪)常规、血生化、凝血功能、血型、血清四项筛查、肿瘤标志物(CEA、SCC、CY-FRA21-1)。

2)胸片、心电图、肺 CT 平扫、增强扫描、头颅 CT 或 MRI、全身骨扫描、腹部超声、肺功能等。

(2)根据患者病情可选择

1)血气分析、超声心动图、纤维支气管镜、活检、CT/超声引导下经皮肺穿刺活检。

2)24 小时动态心电图、PET-CT。

3)有相关疾病者必要时请相关科室会诊或院内联合会诊。

(3)营养评估:由护士根据《解放军总医院新入院患者营养风险筛查表(NRS-2002)》为新入院患者进行营养评估,评分＞3 分的告知医师,必要时申请营养科会诊。

(4)心理评估:医生根据新入院患者情况申请心理科会诊评估。

(5)疼痛评估:由医师对于病情危重患者,或术前 24 小时、麻醉前的患者根据《VAS 评分》实施疼痛评估,评估结果及应用的特殊镇痛药物应当告知患者或其病情委托人,疼痛评估的结果应当记录在住院病历表格中。评分＞7 分、常规镇痛处理效果欠佳的顽固性疼痛患者应当及时请疼痛科医生会诊。

(6)康复评估:由护士根据《入院患者康复筛查和评估表》在新入院患者入院后 24 小时内进行康复筛查和评估。任何一项结果为"是",均应告知医师,申请康复科医师会诊。

(7)深静脉血栓栓塞症风险评估:根据《下肢深静脉血栓形成及肺栓塞风险评估表》在新入

院患者入院后 24 小时内进行风险筛查和评估。风险结果为"极高危"的,则申请血管外科或介入导管室医师会诊。

2. 术前准备

(1)术前评估:术前 24 小时内完成术前病情评估,完成必要的检查,做出术前小结、术前讨论。

(2)术前谈话:术者应在术前 1 天与患者及其家属谈话,告知手术方案、相关风险、用血计划、术后转归、手术费用,以及患者及亲属权益,并履行书面知情同意手续。告知高值耗材的使用及费用。

(3)通知手术室:准备手术间、手术药品、手术物品及特殊耗材。

(4)手术部位标识:术者、第一助手或经治医师在术前 1 天应对手术部位做体表标识,急诊手术由接诊医师或会诊外科医师标记,标记过程应有责任护士、患者及亲属共同参与,并记入手术安排表。

(5)术前一日麻醉医师访视:制订麻醉计划、完成评估、确定麻醉方式,并记入《麻醉术前访视记录》,告知患者及家属麻醉适应证、麻醉目的、风险、可能出现的情况及其处理原则、替代方案等,签署《麻醉知情同意书》并归入病历。

3. 主要护理工作　入院宣教,交代注意事项(如防褥疮、防跌倒等),指导患者戒烟,并进行术前宣教,心理护理。

(七)药品选择及使用时机

按照《抗菌药物临床应用指导原则(2015 年版)》[国卫办医发(2015)43 号]执行。

1. 预防性抗菌药物应用。第一、二代头孢菌素。

2. 预防性用药给药时间为皮肤、黏膜切开前 0.5～1 小时或麻醉开始时,如手术时间超过 3 小时或超过所用药物半衰期的 2 倍以上,或出血量超过 1500ml,术中应追加一次。

3. 预防用药时间为 24 小时,污染手术必要时延长至 48 小时。

(八)手术日为入院第 4 天

1. 手术安全核对。患者入手术间后由手术医师、麻醉医师、巡回护士和患者本人共同核对患者身份、手术部位与标识、手术方式。手术医师、麻醉医师、巡回护士三方按《手术安全核对表》逐项核对,共同签字。

(1)手术方式:肺局部切除术。

(2)麻醉方式:全麻双腔气管插管。

(3)手术置入物:吻合钉。

(4)术中用药:麻醉常规用药,术中预防使用抗生素、术中镇痛等。

(5)输血及血液制品:根据术中情况选择。

(6)术中病理:根据术中情况酌情行快速冷冻病理检查。

2. 经治医师或手术医师应即刻完成术后首次病程记录,观察术后患者病情变化。

(九)术后住院恢复 5～8 天,必须复查的检查项目

1. 术后住院恢复

(1)术后给予持续心电、呼吸、血压、血氧饱和度监测至病情平稳。

(2)术后用药:预防使用抗菌药物,止咳药、止痛药等。

(3)术后换药:术后第一天及出院当日予以清洁换药;其他时间根据手术切口渗出情况予

以清洁换药。

(4)术后护理:观察患者咳嗽咳痰状况、肺复张情况、引流管引流情况、伤口敷料有无渗出,并在异常时立即通知医生处理,指导并辅助患者术后咳嗽、咳痰及功能锻炼,给予防跌倒护理等。

2. 必须复查的项目 血常规、血生化、胸片。

(十)出院标准

1. 生命体征平稳,体温正常。

2. 正常进食普食。

3. 切口愈合良好。

4. 常规化验无明显异常;胸片示术侧肺膨胀良好,无明显感染征象。

5. 无与本病相关的其他并发症。

(十一)有无变异及原因分析

1. 医疗原因导致的变异 如改变诊疗方案、转科治疗、操作失误、误诊等。

2. 患者原因导致的变异 如不同意治疗方案、个人原因要求出(转)院、院外服用手术禁忌药、月经期、对诊疗计划不满要求出路径、相关检查检验院外(门诊)已做等。

3. 并发症原因导致的变异 如胸腔出血、肺部感染、呼吸衰竭、肺漏气延长、肺动脉栓塞、支气管胸膜瘘、切口感染等造成住院日延长和费用增加。

4. 病情原因导致的变异 部分患者常常存在很多内科并发症,如脑血管或心血管病、糖尿病、血栓等,手术可能导致这些疾病加重而需要治疗,从而延长治疗时间和增加住院费用。

5. 辅诊科室原因导致的变异 如检查、检验、手术、病理等检查(不及时、结果错报、操作部位/方式错误、标本不合格)、报告(不及时、结果错报、标本不合格)等原因延长住院天数、增加费用等。

6. 管理原因导致的变异 如系统暂不支持、系统瘫痪、需要修订流程、需要修订制度等。

7. 节假日 术前患者如住院后赶上节假日,使手术推迟,延长住院时间,增加费用。

二、肺恶性肿瘤行肺局部切除术临床路径表单

适用对象	第一诊断为肺恶性肿瘤(ICD-10:C34)行肺局部切除术(ICD-9-CM-3:32.2)		
患者基本信息	姓名:_____ 性别:____ 年龄:____ 门诊号:_____ 住院号:_____ 过敏史:_____ 住院日期:____年__月__日 出院日期:____年__月__日		标准住院日:11~12 天
时间		住院第 1 天	住院第 2 天	住院第 3 天(术前日)
主要诊疗工作	制度落实	□ 经治医生或值班医生在患者入院 2 小时内到床旁接诊 □ 主管医生或二线值班医生在患者入院后 24 小时内完成检诊 □ 初步的诊断和治疗方案 □ 开具相关检查、化验单	□ 三级医师查房 □ 完成必要的相关科室会诊	□ 手术医师查房 □ 术前准备 □ 麻醉医师查房

（续　表）

主要诊疗工作	病情评估	□ 经治医师询问病史与体格检查 □ 心理评估 □ 营养评估 □ 疼痛评估 □ 康复评估 □ 深静脉血栓栓塞症评估	□ 临床分期与术前评估	□ 术前评估 □ 下肢静脉血栓风险评估
	病历书写	□ 入院 8 小时内完成首次病程记录 □ 入院 24 小时内完成入院记录 □ 完成主管医师查房记录	□ 住院医师完成上级医师查房记录、相关会诊记录	□ 完成术前手术医师查房记录、术前讨论、术前小结
	知情同意	□ 患者或家属入院记录签字 □ 签署授权委托书、自费用品协议书（必要时）、军人目录外耗材审批单（必要时）	□ 向患者家属交代病情	□ 术前谈话，告知患者及家属病情和围术期注意事项并签署手术知情同意书 □ 麻醉医师与患者和（或）家属交代麻醉注意事项并签署麻醉知情同意书
	手术治疗	□ 患者既往内科疾病的用药	□ 患者既往内科疾病的用药	□ 患者既往内科疾病的用药 □ 术前准备 □ 交叉配血 □ 术区备皮
	其他	□ 及时通知上级医师检诊	□ 及时通知上级医师检诊	□ 经治医师检查整理病历资料
重点医嘱	长期医嘱 护理医嘱	□ 按胸外科护理常规 □ 三级护理	□ 按胸外科护理常规 □ 三级护理	□ 按胸外科护理常规 □ 三级护理
	长期医嘱 处置医嘱	□ 测血压（必要时） □ 快速血糖测定（必要时）	□ 测血压 □ 快速血糖测定（必要时）	□ 测血压 □ 快速血糖测定（必要时）
	长期医嘱 膳食医嘱	□ 普食		□ 术晨禁食水
	长期医嘱 药物医嘱	□ 止咳药、止血药、自带药（必要时）	□ 止咳药、止血药、自带药（必要时）	□ 止咳药、止血药、自带药（必要时）
	临时医嘱 检查检验	□ 血常规 □ 尿常规 □ 粪常规 □ 血型 □ 凝血四项 □ 普通生化		

（续　表）

重点医嘱	临时医嘱	检查检验	□ 血清术前八项 □ 胸部正侧位片 □ 心电图检查（多导） □ 胸部 CT □ 肝胆胰脾、肾上腺超声 □ 颈部淋巴结及锁骨上淋巴结超声 □ 头颅 MRI □ 全身骨扫描 □ 肺功能		
		药物医嘱			□ 预防使用抗生素 □ 镇静药 □ 肠道准备药
		手术医嘱			□ 常规明日在全麻下行肺局部切除术
		处置医嘱	□ 静脉抽血 □ 动脉抽血		□ 抗生素皮试 □ 备皮 □ 交叉配血 □ 术中导尿
主要护理工作	健康宣教		□ 入院宣教（住院环境、规章制度） □ 进行护理安全指导 □ 进行等级护理、活动范围指导 □ 进行饮食指导 □ 进行关于疾病知识的宣教 □ 检查、检验项目的目的和意义	□ 进行饮食指导 □ 进行关于疾病知识的宣教 □ 检查、检验项目的目的和意义	□ 术前宣教 □ 指导术后康复训练 □ 指导术后注意事项
	护理处置		□ 患者身份核对 □ 佩戴腕带 □ 建立入院病历，通知医生 □ 入院介绍：介绍责任护士，病区环境、设施、规章制度、基础护理服务项目 □ 询问病史，填写护理记录单首页 □ 观察病情 □ 测量基本生命体征 □ 抽血、留取标本 □ 心理与生活护理 □ 根据评估结果采取相应护理措施 □ 通知检查项目及注意事项	□ 观察病情 □ 测量基本生命体征 □ 心理与生活护理 □ 根据评估结果采取相应护理措施 □ 通知检查项目及注意事项	□ 观察病情 □ 测量基本生命体征 □ 术前患者准备（手术前沐浴、更衣、备皮） □ 检查术前物品准备 □ 心理与生活护理 □ 根据评估结果采取相应护理措施 □ 完成护理记录

(续　表)

主要护理工作	护理评估	□ 一般评估：生命体征、神志、皮肤、药物过敏史等 □ 专科评估：咳嗽、咳痰情况、一般活动情况 □ 风险评估：评估有无跌倒、坠床、褥疮风险 □ 心理评估 □ 营养评估 □ 疼痛评估 □ 康复评估	□ 心理评估 □ 营养评估 □ 疼痛评估 □ 康复评估	□ 心理评估 □ 营养评估 □ 疼痛评估 □ 康复评估
	专科护理	□ 协助指导患者咳嗽、咳痰、术后床上活动等 □ 指导功能锻炼 □ 指导患者戒烟	□ 协助指导患者咳嗽、咳痰、术后床上活动等 □ 指导功能锻炼 □ 指导患者戒烟	□ 协助指导患者咳嗽、咳痰、术后床上活动等 □ 指导功能锻炼 □ 指导患者戒烟
	饮食指导	□ 根据医嘱通知配餐员准备膳食 □ 协助进餐	□ 根据医嘱通知配餐员准备膳食 □ 协助进餐	□ 嘱患者清淡饮食 □ 协助进餐
	活动体位	□ 根据护理等级指导活动	□ 根据护理等级指导活动	□ 根据护理等级指导活动
	洗浴要求	□ 协助患者洗澡，更换病号服	□ 协助患者洗澡，更换病号服	□ 协助患者清洁备皮部位，更换病号服
病情变异记录		□ 无　　□ 有，原因： □ 患者　□ 疾病　□ 医疗 □ 护理　□ 保障　□ 管理	□ 无　　□ 有，原因： □ 患者　□ 疾病　□ 医疗 □ 护理　□ 保障　□ 管理	□ 无　　□ 有，原因： □ 患者　□ 疾病　□ 医疗 □ 护理　□ 保障　□ 管理

护士签名	白班	小夜班	大夜班	白班	小夜班	大夜班	白班	小夜班	大夜班

医师签名			

时间		住院第 4-5 天（手术日）	住院第 5-10 天（术后恢复）	住院第 11-12 天（出院日）
主要诊疗工作	制度落实	□ 手术 □ 上级医师查房 □ 麻醉医师查房 □ 观察有无术后并发症，并做相应处理	□ 术后三天连续查房 □ 术后手术医师查房 □ 三级医师查房 □ 观察有无术后并发症，并做相应处理	□ 上级医师查房，进行手术及伤口评估，确定有无手术并发症和伤口愈合不良情况，明确是否出院
	病情评估	□ 出血评估 □ 疼痛评估 □ 下肢静脉血栓风险评估	□ 咳痰能力评估 □ 出血评估 □ 疼痛评估 □ 下肢静脉血栓风险评估 □ 上级医师进行治疗效果、预后评估	□ 上级医师进行出院评估

（续　表）

主要诊疗工作	病历书写	☐ 住院医师术后即刻完成术后病程 ☐ 术者或第一助手术后 24 小时内完成手术记录（术者签字）	☐ 上级医师查房记录	☐ 出院当天病程记录（由上级医师指示出院） ☐ 出院后 24 小时内完成出院记录 ☐ 出院后 24 小时内完成病案首页	
	知情同意	☐ 向患者和（或）家属交代手术情况及术后注意事项	☐ 告知患者及其家属术后恢复情况	☐ 告知患者及家属出院后注意事项（指导出院后功能锻炼，复诊时间、地点，发生紧急情况时的处理方法等）	
	手术治疗	☐ 实施手术（手术安全核查记录、手术清点记录） ☐ 术后止痛、止血、止咳、止吐等对症治疗	☐ 术后止痛、止血、止咳、止吐等对症治疗 ☐ 手术切口换药	☐ 手术切口换药	
	其他	☐ 监测患者生命体征 ☐ 观察手术切口及周围情况 ☐ 观察胸腔闭式引流管引流情况	☐ 观察患者咳嗽、咳痰情况 ☐ 观察手术切口及周围情况 ☐ 观察胸腔闭式引流管引流情况，情况允许时拔除 ☐ 定期复查血常规、血生化 ☐ 及时通知上级医师检诊	☐ 通知出院 ☐ 开具出院介绍信 ☐ 开具诊断证明书 ☐ 出院带药 ☐ 预约门诊复诊时间 ☐ 告知随访时间	
重点医嘱	长期医嘱	护理医嘱	☐ 按胸外科术后护理常规 ☐ 一级护理	☐ 二级护理	
		处置医嘱	☐ 持续吸氧 ☐ 留置导尿 ☐ 持续心电、血压、呼吸、血氧饱和度监测 ☐ 胸腔闭式引流管接无菌袋		
		膳食医嘱	☐ 禁食水	☐ 半流食 ☐ 普食	
		药物医嘱	☐ 抗生素 ☐ 止痛、止吐、抑酸、化痰		
	临时医嘱	检查检验	☐ 血常规 ☐ 凝血四项、DIC 监测 ☐ 普通生化	☐ 血常规 ☐ 凝血四项、DIC 监测 ☐ 普通生化 ☐ 胸部正侧位片	
		药物医嘱	☐ 大静脉营养液	☐ 止痛、止咳、缓泻药	
		手术医嘱			
		处置医嘱	☐ 静脉抽血	☐ 静脉抽血 ☐ 大换药	☐ 大换药 ☐ 出院

（续　表）

主要护理工作	健康宣教	□ 术后心理疏导 □ 指导术后康复训练 □ 指导术后注意事项	□ 术后心理疏导 □ 指导术后康复训练 □ 指导术后注意事项	□ 出院宣教（康复训练方法，用药指导，换药时间及注意事项，复查时间等）
	护理处置	□ 检查术前物品准备 □ 与手术室护士交接 □ 术后观察病情 □ 测量基本生命体征 □ 遵医嘱用药 □ 抽血、留取标本 □ 心理与生活护理 □ 根据评估结果采取相应护理措施 □ 通知检查项目及注意事项	□ 术后观察病情 □ 测量基本生命体征 □ 心理与生活护理 □ 指导并监督患者治疗与康复训练 □ 遵医嘱用药 □ 根据评估结果采取相应护理措施 □ 完成护理记录	□ 观察患者情况 □ 核对患者医嘱费用 □ 协助患者办理出院手续 □ 指导并监督患者康复训练 □ 整理床单位
	护理评估	□ 评估伤口疼痛情况 □ 风险评估：评估有无跌倒、坠床、褥疮、导管滑脱、液体外渗的风险 □ 心理评估 □ 营养评估	□ 评估患者咳嗽、咳痰情况 □ 评估伤口疼痛情况 □ 风险评估：评估有无跌倒、坠床、褥疮、导管滑脱、液体外渗的风险 □ 心理评估 □ 营养评估	□ 心理评估 □ 营养评估
	专科护理	□ 观察伤口敷料有无渗出 □ 指导患者咳嗽、咳痰、功能锻炼，协助患者床上活动 □ 术后心理与生活护理	□ 观察伤口敷料有无渗出 □ 指导患者咳嗽、咳痰、功能锻炼 □ 术后心理与生活护理	□ 告知患者出院后注意事项并附书面出院指导一份 □ 指导功能锻炼
	饮食指导	□ 禁食水	□ 根据医嘱通知配餐员准备膳食 □ 协助进餐	
	活动体位	□ 根据护理等级指导活动	□ 根据护理等级指导活动	
	洗浴要求	□ 协助患者晨晚间护理	□ 协助患者晨晚间护理	
病情变异记录		□ 无　　□ 有，原因： □ 患者　□ 疾病　□ 医疗 □ 护理　□ 保障　□ 管理	□ 无　　□ 有，原因： □ 患者　□ 疾病　□ 医疗 □ 护理　□ 保障　□ 管理	□ 无　　□ 有，原因： □ 患者　□ 疾病　□ 医疗 □ 护理　□ 保障　□ 管理
护士签名		白班　小夜班　大夜班	白班　小夜班　大夜班	白班　小夜班　大夜班
医师签名				

（张连斌　王　彬）

第十六节　肺恶性肿瘤行胸腔镜下肺局部切除术临床路径

一、肺恶性肿瘤行胸腔镜下肺局部切除术临床路径标准住院流程

（一）适用对象

第一诊断为肺恶性肿瘤（ICD-10：C34）拟行胸腔镜下肺局部切除术（ICD-9-CM-3：32.25）。

（二）诊断依据

根据《美国国家癌症综合网非小细胞肺癌治疗指南（中国版）》《临床诊疗指南——胸外科分册》（中华医学会编著，人民卫生出版社）：

1. 高危因素　吸烟指数＞400，年龄＞45岁，环境与职业因素。

2. 病史　刺激性咳嗽；痰中带血或咯血；胸痛；查体发现肺部阴影。

3. 辅助检查　胸部CT证实肺部阴影；支气管镜下取活检或CT引导下穿刺活检证实为肺癌。

（三）治疗方案的选择及依据

根据《美国国家癌症综合网非小细胞肺癌治疗指南（中国版）》、《临床诊疗指南——胸外科分册》（中华医学会编著，人民卫生出版社）：

1. 符合肺恶性肿瘤诊断。

2. 全身状况允许手术。

3. 征得患者及家属的同意。

（四）标准住院日为 11～12 天

（五）进入路径标准

1. 第一诊断必须符合肺恶性肿瘤（ICD-10：C34）。

2. 年龄，18－65岁。

3. 影像学表现为纯磨玻璃结节，直径≤2cm且临床分期（UICC 2009）为Ⅰ期的非小细胞肺癌患者；临床分期（UICC 2009）为Ⅱ期、Ⅲa期及孤立性脑或肾上腺转移的非小细胞肺癌和临床分期（UICC 2009）为T1～2、N0的小细胞肺癌但肺功能较差，无法耐受肺叶切除术的患者。

4. 心、肺、肝、肾等器官功能可以耐受全麻开胸（胸腔镜下肺局部切除）手术。

5. 当患者同时具有其他疾病诊断，但在住院期间不需要特殊处理也不影响第一诊断的临床路径流程实施时，可以进入路径。

（六）术前准备（术前评估）3 天

1. 检验检查评估

（1）必须检查项目

1）血（尿、粪）常规、血生化、凝血功能、血型、血清四项筛查、肿瘤标志物（CEA、SCC、CY-FRA21-1）。

2）胸片、心电图、肺CT平扫、增强扫描、头颅CT或MRI、全身骨扫描、腹部超声、肺功

能等。

(2)根据患者病情可选择：

1)血气分析、超声心动图、纤维支气管镜、活检、CT/超声引导下经皮肺穿刺活检。

2)24 小时动态心电图、PET-CT。

3)有相关疾病者必要时请相关科室会诊或院内联合会诊。

(3)营养评估：由护士根据《解放军总医院新入院患者营养风险筛查表（NRS-2002）》为新入院患者进行营养评估，评分＞3 分的告知医师，必要时申请营养科会诊。

(4)心理评估：医生根据新入院患者情况申请心理科会诊评估。

(5)疼痛评估：由医师对于病情危重患者，或术前 24 小时、麻醉前的患者根据《VAS 评分》实施疼痛评估，评估结果及应用的特殊镇痛药物应当告知患者或其病情委托人，疼痛评估的结果应当记录在住院病历表格中。评分＞7 分、常规镇痛处理效果欠佳的顽固性疼痛患者应当及时请疼痛科医生会诊。

(6)康复评估：由护士根据《入院患者康复筛查和评估表》在新入院患者入院后 24 小时内进行康复筛查和评估。任何一项结果为"是"，均应告知医师，申请康复医师会诊。

(7)深静脉血栓栓塞症风险评估：根据《下肢深静脉血栓形成及肺栓塞风险评估表》在新入院患者入院后 24 小时内进行风险筛查和评估。风险结果为"极高危"的，则申请血管外科或介入导管室医师会诊。

2. 术前准备

(1)术前评估：术前 24 小时内完成术前病情评估，完成必要的检查，做出术前小结、术前讨论。

(2)术前谈话：术者应在术前 1 天与患者及其家属谈话，告知手术方案、相关风险、用血计划、术后转归、手术费用，以及患者及亲属权益，并履行书面知情同意手续。告知高值耗材的使用及费用。

(3)通知手术室：准备手术间、手术药品、手术物品及特殊耗材。

(4)手术部位标识：术者、第一助手或经治医师在术前 1 天应对手术部位做体表标识，急诊手术由接诊医师或会诊外科医师标记，标记过程应有责任护士、患者及亲属共同参与，并记入手术安排表。

(5)术前一日麻醉医师访视：制订麻醉计划、完成评估、确定麻醉方式，并记入《麻醉术前访视记录》，告知患者及家属麻醉适应证、麻醉目的、风险、可能出现的情况及其处理原则、替代方案等，签署《麻醉知情同意书》并归入病历。

3. 主要护理工作　入院宣教，交代注意事项（如防褥疮、防跌倒等），指导患者戒烟，并进行术前宣教，心理护理。

(七)药品选择及使用时机

按照《抗菌药物临床应用指导原则（2015 年版）》［国卫办医发（2015）43 号］执行。

1. 预防性抗菌药物应用。第一、二代头孢菌素。

2. 预防性用药给药时间为皮肤、黏膜切开前 0.5～1 小时或麻醉开始时，如手术时间超过 3 小时或超过所用药物半衰期的 2 倍以上，或出血量超过 1500ml，术中应追加一次。

3. 预防用药时间为 24 小时，污染手术必要时延长至 48 小时。

(八)手术日为入院第 4 天

1. 手术安全核对。患者入手术间后由手术医师、麻醉医师、巡回护士和患者本人共同核对患者身份、手术部位与标识、手术方式。手术医师、麻醉医师、巡回护士三方按《手术安全核对表》逐项核对,共同签字。

(1)手术方式:胸腔镜下肺局部切除术。

(2)麻醉方式:全麻双腔气管插管。

(3)手术置入物:吻合钉。

(4)术中用药:麻醉常规用药,术中预防使用抗生素、术中镇痛等。

(5)输血及血液制品:根据术中情况选择。

(6)术中病理:根据术中情况酌情行快速冷冻病理检查。

2. 经治医师或手术医师应即刻完成术后首次病程记录,观察术后患者病情变化。

(九)术后住院恢复 5～8 天,必须复查的检查项目

1. 术后住院恢复

(1)术后给予持续心电、呼吸、血压、血氧饱和度监测至病情平稳。

(2)术后用药:预防使用抗菌药物,止咳药、止痛药等。

(3)术后换药:术后第一天及出院当日予以清洁换药;其他时间根据手术切口渗出情况予以清洁换药。

(4)术后护理:观察患者咳嗽、咳痰状况、肺复张情况、引流管引流情况、伤口敷料有无渗出,并在异常时立即通知医生处理,指导并辅助患者术后咳嗽、咳痰及功能锻炼,给予防跌倒护理等。

2. 必须复查的项目　血常规、血生化、胸片。

(十)出院标准

1. 生命体征平稳,体温正常。

2. 正常进食普食。

3. 切口愈合良好。

4. 常规化验无明显异常;胸片示术侧肺膨胀良好,无明显感染征象。

5. 无与本病相关的其他并发症。

(十一)有无变异及原因分析

1. 医疗原因导致的变异　如改变诊疗方案、转科治疗、操作失误、误诊等。

2. 患者原因导致的变异　如不同意治疗方案、个人原因要求出(转)院、院外服用手术禁忌药、月经期、对诊疗计划不满要求出路径、相关检查检验院外(门诊)已做等。

3. 并发症原因导致的变异　如胸腔出血、肺部感染、呼吸衰竭、肺漏气延长、肺动脉栓塞、支气管胸膜瘘、切口感染等造成住院日延长和费用增加。

4. 病情原因导致的变异　部分患者常常存在很多内科并发症,如脑血管或心血管病、糖尿病、血栓等,手术可能导致这些疾病加重而需要治疗,从而延长治疗时间和增加住院费用。

5. 辅诊科室原因导致的变异　如检查、检验、手术、病理等检查(不及时、结果错报、操作部位/方式错误、标本不合格)、报告(不及时、结果错报、标本不合格)等原因延长住院天数、增加费用等。

6. 管理原因导致的变异　如系统暂不支持、系统瘫痪、需要修订流程、需要修订制度等。

7. 节假日　术前患者如住院后赶上节假日,使手术推迟,延长住院时间,增加费用。

二、肺恶性肿瘤行胸腔镜下肺局部切除术临床路径表单

适用对象	第一诊断为肺恶性肿瘤(ICD-10:C34)拟行胸腔镜下肺局部切除术(ICD-9-CM-3:32.25)		
患者基本信息	姓名:_____　性别:____　年龄:____ 门诊号:_____　住院号:_____　过敏史:_____ 住院日期:____年__月__日　出院日期:____年__月__日		标准住院日:11~12天
时间	住院第1天	住院第2天	住院第3天(术前日)
主要诊疗工作 制度落实	□ 经治医生或值班医生在患者入院2小时内到床旁接诊 □ 主管医生或二线值班医生在患者入院后24小时内完成检诊 □ 初步的诊断和治疗方案 □ 开具相关检查、化验单	□ 三级医师查房 □ 完成必要的相关科室会诊	□ 手术医师查房 □ 术前准备 □ 麻醉医师查房
病情评估	□ 经治医师询问病史与体格检查 □ 心理评估 □ 营养评估 □ 疼痛评估 □ 康复评估 □ 深静脉血栓栓塞症评估	□ 临床分期与术前评估	□ 术前评估 □ 下肢静脉血栓风险评估
病历书写	□ 入院8小时内完成首次病程记录 □ 入院24小时内完成入院记录 □ 完成主管医师查房记录	□ 住院医师完成上级医师查房记录、相关会诊记录	□ 完成术前手术医师查房记录、术前讨论、术前小结
知情同意	□ 患者或家属入院记录签字 □ 签署授权委托书、自费用品协议书(必要时)、军人目录外耗材审批单(必要时)	□ 向患者家属交代病情	□ 术前谈话,告知患者及家属病情和围术期注意事项并签署手术知情同意书 □ 麻醉医师与患者和(或)家属交代麻醉注意事项并签署麻醉知情同意书
手术治疗	□ 患者既往内科疾病的用药	□ 患者既往内科疾病的用药	□ 患者既往内科疾病的用药 □ 术前准备 □ 交叉配血 □ 术区备皮
其他	□ 及时通知上级医师检诊	□ 及时通知上级医师检诊	□ 经治医师检查整理病历资料

（续　表）

长期医嘱	护理医嘱	□ 按胸外科护理常规 □ 三级护理	□ 按胸外科护理常规 □ 三级护理	□ 按胸外科护理常规 □ 三级护理	
	处置医嘱	□ 测血压（必要时） □ 快速血糖测定（必要时）	□ 测血压 □ 快速血糖测定（必要时）	□ 测血压 □ 快速血糖测定（必要时）	
	膳食医嘱	□ 普食		□ 术晨禁食水	
	药物医嘱	□ 止咳药、止血药、自带药 （必要时）	□ 止咳药、止血药、自带药 （必要时）	□ 止咳药、止血药、自带药 （必要时）	
重点医嘱	临时医嘱	检查检验	□ 血常规 □ 尿常规 □ 粪常规 □ 血型 □ 凝血四项 □ 普通生化 □ 血清术前八项 □ 胸部正侧位片 □ 心电图检查（多导） □ 胸部 CT □ 肝胆胰脾、肾上腺超声 □ 颈部淋巴结及锁骨上淋巴结超声 □ 头颅 MRI □ 全身骨扫描 □ 肺功能		
		药物医嘱			□ 预防使用抗生素 □ 镇静药 □ 肠道准备药
		手术医嘱			□ 常规明日在全麻下行肺局部切除术
		处置医嘱	□ 静脉抽血 □ 动脉抽血		□ 抗生素皮试 □ 备皮 □ 交叉配血 □ 术中导尿
主要护理工作	健康宣教		□ 入院宣教（住院环境、规章制度） □ 进行护理安全指导 □ 进行等级护理、活动范围指导 □ 进行饮食指导 □ 进行关于疾病知识的宣教 □ 检查、检验项目的目的和意义	□ 进行饮食指导 □ 进行关于疾病知识的宣教 □ 检查、检验项目的目的和意义	□ 术前宣教 □ 指导术后康复训练 □ 指导术后注意事项

主要护理工作	护理处置	□ 患者身份核对 □ 佩戴腕带 □ 建立入院病历,通知医生 □ 入院介绍:介绍责任护士,病区环境、设施、规章制度、基础护理服务项目 □ 询问病史,填写护理记录单首页 □ 观察病情 □ 测量基本生命体征 □ 抽血、留取标本 □ 心理与生活护理 □ 根据评估结果采取相应护理措施 □ 通知检查项目及注意事项	□ 观察病情 □ 测量基本生命体征 □ 心理与生活护理 □ 根据评估结果采取相应护理措施 □ 通知检查项目及注意事项	□ 观察病情 □ 测量基本生命体征 □ 术前患者准备(手术前沐浴、更衣、备皮) □ 检查术前物品准备 □ 心理与生活护理 □ 根据评估结果采取相应护理措施 □ 完成护理记录
	护理评估	□ 一般评估:生命体征、神志、皮肤、药物过敏史等 □ 专科评估:咳嗽、咳痰情况、一般活动情况 □ 风险评估:评估有无跌倒、坠床、褥疮风险 □ 心理评估 □ 营养评估 □ 疼痛评估 □ 康复评估	□ 心理评估 □ 营养评估 □ 疼痛评估 □ 康复评估	□ 心理评估 □ 营养评估 □ 疼痛评估 □ 康复评估
	专科护理	□ 协助指导患者咳嗽、咳痰、术后床上活动等 □ 指导功能锻炼 □ 指导患者戒烟	□ 协助指导患者咳嗽、咳痰、术后床上活动等 □ 指导功能锻炼 □ 指导患者戒烟	□ 协助指导患者咳嗽、咳痰、术后床上活动等 □ 指导功能锻炼 □ 指导患者戒烟
	饮食指导	□ 根据医嘱通知配餐员准备膳食 □ 协助进餐	□ 根据医嘱通知配餐员准备膳食 □ 协助进餐	□ 嘱患者清淡饮食 □ 协助进餐
	活动体位	□ 根据护理等级指导活动	□ 根据护理等级指导活动	□ 根据护理等级指导活动
	洗浴要求	□ 协助患者洗澡,更换病号服	□ 协助患者洗澡,更换病号服	□ 协助患者清洁备皮部位,更换病号服
病情变异记录		□ 无　　□ 有,原因: □ 患者　□ 疾病　□ 医疗 □ 护理　□ 保障　□ 管理	□ 无　　□ 有,原因: □ 患者　□ 疾病　□ 医疗 □ 护理　□ 保障　□ 管理	□ 无　　□ 有,原因: □ 患者　□ 疾病　□ 医疗 □ 护理　□ 保障　□ 管理
护士签名		白班　小夜班　大夜班	白班　小夜班　大夜班	白班　小夜班　大夜班
医师签名				

时间	住院第 4—5 天(手术日)	住院第 5—10 天(术后恢复)	住院第 11—12 天(出院日)
主要诊疗工作 制度落实	□ 手术 □ 上级医师查房 □ 麻醉医师查房 □ 观察有无术后并发症,并做相应处理	□ 术后三天连续查房 □ 术后手术医师查房 □ 三级医师查房 □ 观察有无术后并发症,并做相应处理	□ 上级医师查房,进行手术及伤口评估,确定有无手术并发症和伤口愈合不良情况,明确是否出院
病情评估	□ 出血评估 □ 疼痛评估 □ 下肢静脉血栓风险评估	□ 咳痰能力评估 □ 出血评估 □ 疼痛评估 □ 下肢静脉血栓风险评估 □ 上级医师进行治疗效果、预后评估	□ 上级医师进行出院评估
病历书写	□ 住院医师术后即刻完成术后病程 □ 术者或第一助手术后 24 小时内完成手术记录(术者签字)	□ 上级医师查房记录	□ 出院当天病程记录(由上级医师指示出院) □ 出院后 24 小时内完成出院记录 □ 出院后 24 小时内完成病案首页
知情同意	□ 向患者和(或)家属交代手术情况及术后注意事项	□ 告知患者及其家属术后恢复情况	□ 告知患者及家属出院后注意事项(指导出院后功能锻炼,复诊时间、地点,发生紧急情况时的处理方法等)
手术治疗	□ 实施手术(手术安全核查记录、手术清点记录) □ 术后止痛、止血、止咳、止吐等对症治疗	□ 术后止痛、止血、止咳、止吐等对症治疗 □ 手术切口换药	□ 手术切口换药
其他	□ 监测患者生命体征 □ 观察手术切口及周围情况 □ 观察胸腔闭式引流管引流情况	□ 观察患者咳嗽、咳痰情况 □ 观察手术切口及周围情况 □ 观察胸腔闭式引流管引流情况,情况允许时拔除 □ 定期复查血常规、血生化 □ 及时通知上级医师检诊	□ 通知出院 □ 开具出院介绍信 □ 开具诊断证明书 □ 出院带药 □ 预约门诊复诊时间 □ 告知随访时间
重点医嘱 长期医嘱 护理医嘱	□ 按胸外科术后护理常规 □ 一级护理	□ 二级护理	
处置医嘱	□ 持续吸氧 □ 留置导尿 □ 持续心电、血压、呼吸、血氧饱和度监测 □ 胸腔闭式引流管接无菌袋		

（续　表）

重点医嘱	长期医嘱	膳食医嘱	□ 禁食水	□ 半流食 □ 普食	
		药物医嘱	□ 抗生素 □ 止痛、止吐、抑酸、化痰		
	临时医嘱	检查检验	□ 血常规 □ 凝血四项、DIC 监测 □ 普通生化	□ 血常规 □ 凝血四项、DIC 监测 □ 普通生化 □ 胸部正侧位片	
		药物医嘱	□ 大静脉营养液	□ 止痛、止咳、缓泻药	
		手术医嘱			
		处置医嘱	□ 静脉抽血	□ 静脉抽血 □ 大换药	□ 大换药 □ 出院
主要护理工作		健康宣教	□ 术后心理疏导 □ 指导术后康复训练 □ 指导术后注意事项	□ 术后心理疏导 □ 指导术后康复训练 □ 指导术后注意事项	□ 出院宣教（康复训练方法，用药指导，换药时间及注意事项，复查时间等）
		护理处置	□ 检查术前物品准备 □ 与手术室护士交接 □ 术后观察病情 □ 测量基本生命体征 □ 遵医嘱用药 □ 抽血、留取标本 □ 心理与生活护理 □ 根据评估结果采取相应护理措施 □ 通知检查项目及注意事项	□ 术后观察病情 □ 测量基本生命体征 □ 心理与生活护理 □ 指导并监督患者治疗与康复训练 □ 遵医嘱用药 □ 根据评估结果采取相应护理措施 □ 完成护理记录	□ 观察患者情况 □ 核对患者医嘱费用 □ 协助患者办理出院手续 □ 指导并监督患者康复训练 □ 整理床单位
		护理评估	□ 评估伤口疼痛情况 □ 风险评估：评估有无跌倒、坠床、褥疮、导管滑脱、液体外渗的风险 □ 心理评估 □ 营养评估	□ 评估患者咳嗽、咳痰情况 □ 评估伤口疼痛情况 □ 风险评估：评估有无跌倒、坠床、褥疮、导管滑脱、液体外渗的风险 □ 心理评估 □ 营养评估	□ 心理评估 □ 营养评估
		专科护理	□ 观察伤口敷料有无渗出 □ 指导患者咳嗽、咳痰、功能锻炼，协助患者床上活动 □ 术后心理与生活护理	□ 观察伤口敷料有无渗出 □ 指导患者咳嗽、咳痰、功能锻炼 □ 术后心理与生活护理	□ 告知患者出院后注意事项并附书面出院指导一份 □ 指导功能锻炼

（续 表）

主要护理工作	饮食指导	□ 禁食水	□ 根据医嘱通知配餐员准备膳食 □ 协助进餐	
	活动体位	□ 根据护理等级指导活动	□ 根据护理等级指导活动	
	洗浴要求	□ 协助患者晨晚间护理	□ 协助患者晨晚间护理	
病情变异记录		□ 无　　□ 有,原因: □ 患者　□ 疾病　□ 医疗 □ 护理　□ 保障　□ 管理	□ 无　　□ 有,原因: □ 患者　□ 疾病　□ 医疗 □ 护理　□ 保障　□ 管理	□ 无　　□ 有,原因: □ 患者　□ 疾病　□ 医疗 □ 护理　□ 保障　□ 管理
护士签名		白班　小夜班　大夜班	白班　小夜班　大夜班	白班　小夜班　大夜班
医师签名				

（张连斌　王　彬）

第十七节　肺恶性肿瘤行肺段切除术临床路径

一、肺恶性肿瘤行肺段切除术临床路径标准住院流程

(一)适用对象

第一诊断为肺恶性肿瘤(ICD-10:C34)拟行肺段切除术(ICD-9-CM-3:32.3 01)。

(二)诊断依据

根据《美国国家癌症综合网非小细胞肺癌治疗指南(中国版)》《临床诊疗指南——胸外科分册》(中华医学会编著,人民卫生出版社):

1. 高危因素　吸烟指数>400,年龄>45 岁,环境与职业因素。

2. 病史　刺激性咳嗽;痰中带血或咯血;胸痛;查体发现肺部阴影。

3. 辅助检查　胸部 CT 证实肺部阴影;支气管镜下取活检或 CT 引导下穿刺活检证实为肺癌。

(三)治疗方案的选择及依据

根据《美国国家癌症综合网非小细胞肺癌治疗指南(中国版)》《临床诊疗指南——胸外科分册》(中华医学会编著,人民卫生出版社):

1. 符合肺恶性肿瘤诊断。

2. 全身状况允许手术。

3. 征得患者及家属的同意。

(四)标准住院日为 12～14 天

(五)进入路径标准

1. 第一诊断必须符合肺恶性肿瘤(ICD-10:C34),手术指征符合拟行肺段切除术(ICD-9-CM-3:32.3 01)的患者。

2.年龄,18—65岁。

3.临床分期(UICC 2009)为Ⅰ期的非小细胞肺癌的患者;临床分期(UICC 2009)为Ⅱ期、Ⅲa期及孤立性脑或肾上腺转移的非小细胞肺癌和临床分期(UICC 2009)为T1～2、N0的小细胞肺癌但肺功能较差,无法耐受肺叶切除术的患者。

4.心、肺、肝、肾等器官功能可以耐受全麻开胸手术。

5.当患者同时具有其他疾病诊断,但在住院期间不需要特殊处理也不影响第一诊断的临床路径流程实施时,可以进入路径。

(六)术前准备(术前评估)3天

1.检验检查评估

(1)必须检查项目

1)血(尿、粪)常规、血生化、凝血功能、血型、血清四项筛查、肿瘤标志物(CEA、SCC、CY-FRA21-1)。

2)胸片、心电图、肺CT平扫+增强扫描、头颅CT或MRI、全身骨扫描、腹部超声、肺功能等。

(2)根据患者病情可选择:

1)血气分析、超声心动图、纤维支气管镜+活检、CT/超声引导下经皮肺穿刺活检。

2)24小时动态心电图、PET-CT。

3)有相关疾病者必要时请相关科室会诊或院内联合会诊。

(3)营养评估:由护士根据《解放军总医院新入院患者营养风险筛查表(NRS-2002)》为新入院患者进行营养评估,评分>3分的告知医师,必要时申请营养科会诊。

(4)心理评估:医生根据新入院患者情况申请心理科会诊评估。

(5)疼痛评估:由医师对于病情危重患者,或术前24小时、麻醉前的患者根据《VAS评分》实施疼痛评估,评估结果及应用的特殊镇痛药物应当告知患者或其病情委托人,疼痛评估的结果应当记录在住院病历表格中。评分>7分、常规镇痛处理效果欠佳的顽固性疼痛患者应当及时请疼痛科医生会诊。

(6)康复评估:由护士根据《入院患者康复筛查和评估表》在新入院患者入院后24小时内进行康复筛查和评估。任何一项结果为"是",均应告知医师,申请康复医师会诊。

(7)深静脉血栓栓塞症风险评估:根据《下肢深静脉血栓形成及肺栓塞风险评估表》在新入院患者入院后24小时内进行风险筛查和评估。风险结果为"极高危"的,则申请血管外科或介入导管室医师会诊。

2.术前准备

(1)术前评估:术前24小时内完成术前病情评估,完成必要的检查,做出术前小结、术前讨论。

(2)术前谈话:术者应在术前1天与患者及其家属谈话,告知手术方案、相关风险、用血计划、术后转归、手术费用,以及患者及亲属权益,并履行书面知情同意手续。告知高值耗材的使用及费用。

(3)通知手术室:准备手术间、手术药品、手术物品及特殊耗材。

(4)手术部位标识:术者、第一助手或经治医师在术前1天应对手术部位做体表标识,急诊手术由接诊医师或会诊外科医师标记,标记过程应有责任护士、患者及亲属共同参与,并记入手术安排表。

（5）术前一日麻醉医师访视：制订麻醉计划、完成评估、确定麻醉方式，并记入《麻醉术前访视记录》，告知患者及家属麻醉适应证、麻醉目的、风险、可能出现的情况及其处理原则、替代方案等，签署《麻醉知情同意书》并归入病历。

3. 主要护理工作　入院宣教，交代注意事项（如防褥疮、防跌倒等），指导患者戒烟，并进行术前宣教，心理护理。

（七）药品选择及使用时机

按照《抗菌药物临床应用指导原则（2015 年版）》[国卫办医发（2015）43 号]执行。

1. 预防性抗菌药物应用。第一、二代头孢菌素。

2. 预防性用药给药时间为皮肤、黏膜切开前 0.5～1 小时或麻醉开始时，如手术时间超过 3 小时或超过所用药物半衰期的 2 倍以上，或出血量超过 1500ml，术中应追加一次。

3. 预防用药时间为 24 小时，污染手术必要时延长至 48 小时。

（八）手术日为入院第 4 天

1. 手术安全核对。患者入手术间后由手术医师、麻醉医师、巡回护士和患者本人共同核对患者身份、手术部位与标识、手术方式。手术医师、麻醉医师、巡回护士三方按《手术安全核对表》逐项核对，共同签字。

（1）手术方式：肺段切除＋纵隔淋巴结采样术。

（2）麻醉方式：全麻双腔气管插管。

（3）手术置入物：吻合钉。

（4）术中用药：麻醉常规用药，术中预防使用抗生素、术中镇痛等。

（5）输血及血液制品：根据术中情况选择。

（6）术中病理：根据术中情况酌情行快速冷冻病理检查。

2. 经治医师或手术医师应即刻完成术后首次病程记录，观察术后患者病情变化。

（九）术后住院恢复 6～12 天，必须复查的检查项目

1. 术后住院恢复

（1）术后给予持续心电、呼吸、血压、血氧饱和度监测至病情平稳。

（2）术后用药：预防使用抗菌药物，止咳药、止痛药等。

（3）术后换药：术后第一天及出院当日予以清洁换药；其他时间根据手术切口渗出情况予以清洁换药。

（4）术后护理：观察患者咳嗽、咳痰状况、肺复张情况、引流管引流情况、伤口敷料有无渗出，并在异常时立即通知医生处理，指导并辅助患者术后咳嗽咳痰及功能锻炼，给予防跌倒护理等。

2. 必须复查的项目　血常规、血生化、胸片。

（十）出院标准

1. 生命体征平稳，体温正常。

2. 正常进食普食。

3. 切口愈合良好。

4. 常规化验无明显异常；胸片示术侧肺膨胀良好，无明显感染征象。

5. 无与本病相关的其他并发症。

（十一）有无变异及原因分析

1. 医疗原因导致的变异 如改变诊疗方案、转科治疗、操作失误、误诊等。

2. 患者原因导致的变异 如不同意治疗方案、个人原因要求出（转）院、院外服用手术禁忌药、月经期、对诊疗计划不满要求出路径、相关检查检验院外（门诊）已做等。

3. 并发症原因导致的变异 如胸腔出血、肺部感染、呼吸衰竭、肺漏气延长、肺动脉栓塞、支气管胸膜瘘、切口感染等造成住院日延长和费用增加。

4. 病情原因导致的变异 部分患者常常存在很多内科并发症，如脑血管或心血管病、糖尿病、血栓等，手术可能导致这些疾病加重而需要治疗，从而延长治疗时间和增加住院费用。

5. 辅诊科室原因导致的变异 如检查、检验、手术、病理等检查（不及时、结果错报、操作部位/方式错误、标本不合格）、报告（不及时、结果错报、标本不合格）等原因延长住院天数、增加费用等。

6. 管理原因导致的变异 如系统暂不支持、系统瘫痪、需要修订流程、需要修订制度等。

7. 节假日 术前患者如住院后赶上节假日，使手术推迟，延长住院时间，增加费用。

二、肺恶性肿瘤行肺段切除术临床路径表单

适用对象	第一诊断为肺恶性肿瘤（ICD-10：C34）拟行肺段切除术（ICD-9-CM-3：32.3 01）		
患者基本信息	姓名：_____ 性别：____ 年龄：____ 门诊号：_____ 住院号：_____ 过敏史：_____ 住院日期：___年__月__日 出院日期：___年__月__日		标准住院日：12～14 天
时间		住院第 1 天	住院第 2 天	住院第 3 天（术前日）
主要诊疗工作	制度落实	□ 经治医生或值班医生在患者入院 2 小时内到床旁接诊 □ 主管医生或二线值班医生在患者入院后 24 小时内完成检诊 □ 初步的诊断和治疗方案 □ 开具相关检查、化验单	□ 三级医师查房 □ 完成必要的相关科室会诊	□ 手术医师查房 □ 术前准备 □ 麻醉医师查房
	病情评估	□ 经治医师询问病史与体格检查 □ 心理评估 □ 营养评估 □ 疼痛评估 □ 康复评估 □ 深静脉血栓栓塞症评估	□ 临床分期与术前评估	□ 术前评估 □ 下肢静脉血栓风险评估
	病历书写	□ 入院 8 小时内完成首次病程记录 □ 入院 24 小时内完成入院记录 □ 完成主管医师查房记录	□ 住院医师完成上级医师查房记录、相关会诊记录	□ 完成术前手术医师查房记录、术前讨论、术前小结

（续　表）

主要诊疗工作	知情同意	□ 患者或家属入院记录签字 □ 签署授权委托书、自费用品协议书（必要时）、军人目录外耗材审批单（必要时）	□ 向患者家属交代病情	□ 术前谈话，告知患者及家属病情和围术期注意事项并签署手术知情同意书 □ 麻醉医师与患者和（或）家属交代麻醉注意事项并签署麻醉知情同意书
	手术治疗	□ 患者既往内科疾病的用药	□ 患者既往内科疾病的用药	□ 患者既往内科疾病的用药 □ 术前准备 □ 交叉配血 □ 术区备皮
	其他	□ 及时通知上级医师检诊	□ 及时通知上级医师检诊	经治医师检查整理病历资料
重点医嘱	长期医嘱　护理医嘱	□ 按胸外科护理常规 □ 三级护理	□ 按胸外科护理常规 □ 三级护理	□ 按胸外科护理常规 □ 三级护理
	长期医嘱　处置医嘱	□ 测血压（必要时） □ 快速血糖测定（必要时）	□ 测血压 □ 快速血糖测定（必要时）	□ 测血压 □ 快速血糖测定（必要时）
	长期医嘱　膳食医嘱	□ 普食		□ 术晨禁食水
	长期医嘱　药物医嘱	□ 止咳药、止血药、自带药（必要时）	□ 止咳药、止血药、自带药（必要时）	□ 止咳药、止血药、自带药（必要时）
	临时医嘱　检查检验	□ 血常规 □ 尿常规 □ 粪常规 □ 血型 □ 凝血四项 □ 普通生化 □ 血清术前八项 □ 胸部正侧位片 □ 心电图检查（多导） □ 胸部 CT □ 肝胆胰脾＋肾上腺超声 □ 颈部淋巴结及锁骨上淋巴结超声 □ 头颅 MRI □ 全身骨扫描 □ 肺功能		
	临时医嘱　药物医嘱			□ 预防使用抗生素 □ 镇静药 □ 肠道准备药

（续　表）

重点医嘱	临时医嘱	手术医嘱			☐ 常规明日在全麻下行肺段切除＋纵隔淋巴结清扫术
		处置医嘱	☐ 静脉抽血 ☐ 动脉抽血		☐ 抗生素皮试 ☐ 备皮 ☐ 交叉配血 ☐ 术中导尿
主要护理工作		健康宣教	☐ 入院宣教（住院环境、规章制度） ☐ 进行护理安全指导 ☐ 进行等级护理、活动范围指导 ☐ 进行饮食指导 ☐ 进行关于疾病知识的宣教 ☐ 检查、检验项目的目的和意义	☐ 进行饮食指导 ☐ 进行关于疾病知识的宣教 ☐ 检查、检验项目的目的和意义	☐ 术前宣教 ☐ 指导术后康复训练 ☐ 指导术后注意事项
		护理处置	☐ 患者身份核对 ☐ 佩戴腕带 ☐ 建立入院病历，通知医生 ☐ 入院介绍：介绍责任护士，病区环境、设施、规章制度、基础护理服务项目 ☐ 询问病史，填写护理记录单首页 ☐ 观察病情 ☐ 测量基本生命体征 ☐ 抽血、留取标本 ☐ 心理与生活护理 ☐ 根据评估结果采取相应护理措施 ☐ 通知检查项目及注意事项	☐ 观察病情 ☐ 测量基本生命体征 ☐ 心理与生活护理 ☐ 根据评估结果采取相应护理措施 ☐ 通知检查项目及注意事项	☐ 观察病情 ☐ 测量基本生命体征 ☐ 术前患者准备（手术前沐浴、更衣、备皮） ☐ 检查术前物品准备 ☐ 心理与生活护理 ☐ 根据评估结果采取相应护理措施 ☐ 完成护理记录
		护理评估	☐ 一般评估：生命体征、神志、皮肤、药物过敏史等 ☐ 专科评估：咳嗽、咳痰情况、一般活动情况 ☐ 风险评估：评估有无跌倒、坠床、褥疮风险 ☐ 心理评估 ☐ 营养评估 ☐ 疼痛评估 ☐ 康复评估	☐ 心理评估 ☐ 营养评估 ☐ 疼痛评估 ☐ 康复评估	☐ 心理评估 ☐ 营养评估 ☐ 疼痛评估 ☐ 康复评估

（续　表）

主要护理工作	专科护理	□ 协助指导患者咳嗽、咳痰、术后床上活动等 □ 指导功能锻炼 □ 指导患者戒烟	□ 协助指导患者咳嗽、咳痰、术后床上活动等 □ 指导功能锻炼 □ 指导患者戒烟	□ 协助指导患者咳嗽、咳痰、术后床上活动等 □ 指导功能锻炼 □ 指导患者戒烟
	饮食指导	□ 根据医嘱通知配餐员准备膳食 □ 协助进餐	□ 根据医嘱通知配餐员准备膳食 □ 协助进餐	□ 嘱患者清淡饮食 □ 协助进餐
	活动体位	□ 根据护理等级指导活动	□ 根据护理等级指导活动	□ 根据护理等级指导活动
	洗浴要求	□ 协助患者洗澡,更换病号服	□ 协助患者洗澡,更换病号服	□ 协助患者清洁备皮部位,更换病号服
病情变异记录		□ 无　　□ 有,原因: □ 患者　□ 疾病　□ 医疗 □ 护理　□ 保障　□ 管理	□ 无　　□ 有,原因: □ 患者　□ 疾病　□ 医疗 □ 护理　□ 保障　□ 管理	□ 无　　□ 有,原因: □ 患者　□ 疾病　□ 医疗 □ 护理　□ 保障　□ 管理
护士签名		白班　　小夜班　　大夜班	白班　　小夜班　　大夜班	白班　　小夜班　　大夜班
医师签名				

时间		住院第 4 天(手术日)	住院第 5—12 天(术后恢复)	住院第 13—14 天(出院日)
主要诊疗工作	制度落实	□ 手术 □ 上级医师查房 □ 麻醉医师查房 □ 观察有无术后并发症,并做相应处理	□ 术后三天连续查房 □ 术后手术医师查房 □ 三级医师查房 □ 观察有无术后并发症,并做相应处理	□ 上级医师查房,进行手术及伤口评估,确定有无手术并发症和伤口愈合不良情况,明确是否出院
	病情评估	□ 出血评估 □ 疼痛评估 □ 下肢静脉血栓风险评估	□ 咳痰能力评估 □ 出血评估 □ 疼痛评估 □ 下肢静脉血栓风险评估 □ 上级医师进行治疗效果、预后评估	□ 上级医师进行出院评估
	病历书写	□ 住院医师术后即刻完成术后病程 □ 术者或第一助手术后 24 小时内完成手术记录(术者签字)	□ 上级医师查房记录	□ 出院当天病程记录(由上级医师指示出院) □ 出院后 24 小时内完成出院记录 □ 出院后 24 小时内完成病案首页
	知情同意	□ 向患者和(或)家属交代手术情况及术后注意事项	□ 告知患者及其家属术后恢复情况	□ 告知患者及家属出院后注意事项(指导出院后功能锻炼,复诊时间、地点,发生紧急情况时的处理方法等)

（续　表）

主要诊疗工作	手术治疗	□ 实施手术（手术安全核查记录、手术清点记录） □ 术后止痛、止血、止咳、止吐等对症治疗	□ 术后止痛、止血、止咳、止吐等对症治疗 □ 手术切口换药	□ 手术切口换药
	其他	□ 监测患者生命体征 □ 观察手术切口及周围情况 □ 观察胸腔闭式引流管引流情况	□ 观察患者咳嗽、咳痰情况 □ 观察手术切口及周围情况 □ 观察胸腔闭式引流管引流情况，情况允许时拔除 □ 定期复查血常规、血生化 □ 及时通知上级医师检诊	□ 通知出院 □ 开具出院介绍信 □ 开具诊断证明书 □ 出院带药 □ 预约门诊复诊时间
重点医嘱	长期医嘱 护理医嘱	□ 按胸外科术后护理常规 □ 一级护理	□ 二级护理	
	长期医嘱 处置医嘱	□ 持续吸氧 □ 留置导尿 □ 持续心电、血压、呼吸、血氧饱和度监测 □ 胸腔闭式引流管接无菌袋		
	长期医嘱 膳食医嘱	□ 禁食水	□ 半流食 □ 普食	
	长期医嘱 药物医嘱	□ 抗生素 □ 止痛、止吐、抑酸、化痰		
	临时医嘱 检查检验	□ 血常规 □ 凝血四项＋DIC 监测 □ 普通生化	□ 血常规 □ 凝血四项＋DIC 监测 □ 普通生化 □ 胸部正侧位片	
	临时医嘱 药物医嘱	□ 大静脉营养液	□ 止痛、止咳、缓泻药	
	临时医嘱 手术医嘱			
	临时医嘱 处置医嘱	□ 静脉抽血	□ 静脉抽血 □ 大换药	□ 大换药 □ 出院
主要护理工作	健康宣教	□ 术后心理疏导 □ 指导术后康复训练 □ 指导术后注意事项	□ 术后心理疏导 □ 指导术后康复训练 □ 指导术后注意事项	□ 出院宣教（康复训练方法，用药指导，换药时间及注意事项，复查时间等）

（续　表）

主要护理工作	护理处置	□ 检查术前物品准备 □ 与手术室护士交接 □ 术后观察病情 □ 测量基本生命体征 □ 遵医嘱用药 □ 抽血、留取标本 □ 心理与生活护理 □ 根据评估结果采取相应护理措施 □ 通知检查项目及注意事项	□ 术后观察病情 □ 测量基本生命体征 □ 心理与生活护理 □ 指导并监督患者治疗与康复训练 □ 遵医嘱用药 □ 根据评估结果采取相应护理措施 □ 完成护理记录	□ 观察患者情况 □ 核对患者医嘱费用 □ 协助患者办理出院手续 □ 指导并监督患者康复训练 □ 整理床单位
	护理评估	□ 评估伤口疼痛情况 □ 风险评估：评估有无跌倒、坠床、褥疮、导管滑脱、液体外渗的风险 □ 心理评估 □ 营养评估	□ 评估患者咳嗽、咳痰情况 □ 评估伤口疼痛情况 □ 风险评估：评估有无跌倒、坠床、褥疮、导管滑脱、液体外渗的风险 □ 心理评估 □ 营养评估	□ 心理评估 □ 营养评估
	专科护理	□ 观察伤口敷料有无渗出 □ 指导患者咳嗽、咳痰、功能锻炼，协助患者床上活动 □ 术后心理与生活护理	□ 观察伤口敷料有无渗出 □ 指导患者咳嗽、咳痰、功能锻炼 □ 术后心理与生活护理	□ 告知患者出院后注意事项并附书面出院指导一份 □ 指导功能锻炼
	饮食指导	□ 禁食水	□ 根据医嘱通知配餐员准备膳食 □ 协助进餐	
	活动体位	□ 根据护理等级指导活动	□ 根据护理等级指导活动	
	洗浴要求	□ 协助患者晨晚间护理	□ 协助患者晨晚间护理	
病情变异记录		□ 无　　□ 有，原因： □ 患者　□ 疾病　□ 医疗 □ 护理　□ 保障　□ 管理	□ 无　　□ 有，原因： □ 患者　□ 疾病　□ 医疗 □ 护理　□ 保障　□ 管理	□ 无　　□ 有，原因： □ 患者　□ 疾病　□ 医疗 □ 护理　□ 保障　□ 管理
护士签名		白班　小夜班　大夜班 	白班　小夜班　大夜班 	白班　小夜班　大夜班
医师签名				

（初向阳　王　波）

第十八节 肺恶性肿瘤行胸腔镜下肺段切除术临床路径

一、肺恶性肿瘤行胸腔镜下肺段切除术临床路径标准住院流程

(一)适用对象

第一诊断为肺恶性肿瘤(ICD-10:C34)拟行胸腔镜下肺段切除术(ICD-9-CM-3:32.3 04)。

(二)诊断依据

根据《美国国家癌症综合网非小细胞肺癌治疗指南(中国版)》《临床诊疗指南——胸外科分册》(中华医学会编著,人民卫生出版社):

1. 高危因素 吸烟指数>400,年龄>45岁,环境与职业因素。

2. 病史 刺激性咳嗽;痰中带血或咯血;胸痛;查体发现肺部阴影。

3. 辅助检查 胸部CT证实肺部阴影;支气管镜下取活检或CT引导下穿刺活检证实为肺癌。

(三)治疗方案的选择及依据

根据《美国国家癌症综合网非小细胞肺癌治疗指南(中国版)》《临床诊疗指南——胸外科分册》(中华医学会编著,人民卫生出版社):

1. 符合肺恶性肿瘤诊断。

2. 全身状况允许手术。

3. 征得患者及家属的同意。

(四)标准住院日为 12~14 天

(五)进入路径标准

1. 第一诊断必须符合肺恶性肿瘤(ICD-10:C34)。

2. 年龄,18-65岁。

3. 临床分期(UICC 2009)为Ⅰ期的非小细胞肺癌的患者;临床分期(UICC 2009)为Ⅱ期、Ⅲa期及孤立性脑或肾上腺转移的非小细胞肺癌和临床分期(UICC 2009)为T1~2,N0的小细胞肺癌但肺功能较差,无法耐受肺叶切除术的患者。

4. 心、肺、肝、肾等器官功能可以耐受全麻(胸腔镜下肺段切除)手术。

5. 当患者同时具有其他疾病诊断,但在住院期间不需要特殊处理也不影响第一诊断的临床路径流程实施时,可以进入路径。

(六)术前准备(术前评估)3 天

1. 检验检查评估

(1)必须检查项目

1)血(尿、粪)常规、血生化、凝血功能、血型、血清四项筛查、肿瘤标志物(CEA、SCC、CY-FRA21-1)。

2)胸片、心电图、肺CT平扫+增强扫描、头颅CT或MRI、全身骨扫描、腹部超声、肺功能等。

(2)根据患者病情可选择:

1)血气分析、超声心动图、纤维支气管镜+活检、CT/超声引导下经皮肺穿刺活检。

2)24 小时动态心电图、PET-CT。

3)有相关疾病者必要时请相关科室会诊或院内联合会诊。

(3)营养评估:由护士根据《解放军总医院新入院患者营养风险筛查表(NRS-2002)》为新入院患者进行营养评估,评分>3 分的告知医师,必要时申请营养科会诊。

(4)心理评估:医生根据新入院患者情况申请心理科会诊评估。

(5)疼痛评估:由医师对于病情危重患者,或术前 24 小时、麻醉前的患者根据《VAS 评分》实施疼痛评估,评估结果及应用的特殊镇痛药物应当告知患者或其病情委托人,疼痛评估的结果应当记录在住院病历表格中。评分>7 分、常规镇痛处理效果欠佳的顽固性疼痛患者应当及时请疼痛科医生会诊。

(6)康复评估:由护士根据《入院患者康复筛查和评估表》在新入院患者入院后 24 小时内进行康复筛查和评估。任何一项结果为"是",均应告知医师,申请康复医师会诊。

(7)深静脉血栓栓塞症风险评估:根据《下肢深静脉血栓形成及肺栓塞风险评估表》在新入院患者入院后 24 小时内进行风险筛查和评估。风险结果为"极高危"的,则申请血管外科或介入导管室医师会诊。

2. 术前准备

(1)术前评估:术前 24 小时内完成术前病情评估,完成必要的检查,做出术前小结、术前讨论。

(2)术前谈话:术者应在术前 1 天与患者及其家属谈话,告知手术方案、相关风险、用血计划、术后转归、手术费用,以及患者及亲属权益,并履行书面知情同意手续。告知高值耗材的使用及费用。

(3)通知手术室:准备手术间、手术药品、手术物品及特殊耗材。

(4)手术部位标识:术者、第一助手或经治医师在术前 1 天应对手术部位做体表标识,急诊手术由接诊医师或会诊外科医师标记,标记过程应有责任护士、患者及亲属共同参与,并记入手术安排表。

(5)术前一日麻醉医师访视:制订麻醉计划、完成评估、确定麻醉方式,并记入《麻醉术前访视记录》,告知患者及家属麻醉适应证、麻醉目的、风险、可能出现的情况及其处理原则、替代方案等,签署《麻醉知情同意书》并归入病历。

3. 主要护理工作　入院宣教,交代注意事项(如防褥疮、防跌倒等),指导患者戒烟,并进行术前宣教,心理护理。

(七)药品选择及使用时机

按照《抗菌药物临床应用指导原则(2015 年版)》[国卫办医发(2015)43 号]执行。

1. 预防性抗菌药物应用。第一、二代头孢菌素。

2. 预防性用药给药时间为皮肤、黏膜切开前 0.5~1 小时或麻醉开始时,如手术时间超过 3 小时或超过所用药物半衰期的 2 倍以上,或出血量超过 1500ml,术中应追加一次。

3. 预防用药时间为 24 小时,污染手术必要时延长至 48 小时。

(八)手术日为入院第 4 天

1. 手术安全核对。患者入手术间后由手术医师、麻醉医师、巡回护士和患者本人共同核对患者身份、手术部位与标识、手术方式。手术医师、麻醉医师、巡回护士三方按《手术安全核对表》逐项核对,共同签字。

（1）手术方式：胸腔镜下肺段切除＋纵隔淋巴结采样术。

（2）麻醉方式：全麻双腔气管插管。

（3）手术置入物：吻合钉。

（4）术中用药：麻醉常规用药，术中预防使用抗生素、术中镇痛等。

（5）输血及血液制品：根据术中情况选择。

（6）术中病理：根据术中情况酌情行快速冷冻病理检查。

2. 经治医师或手术医师应即刻完成术后首次病程记录，观察术后患者病情变化。

（九）术后住院恢复 6～12 天，必须复查的检查项目

1. 术后住院恢复

（1）术后给予持续心电、呼吸、血压、血氧饱和度监测至病情平稳。

（2）术后用药：预防使用抗菌药物，止咳药、止痛药等。

（3）术后换药：术后第一天及出院当日予以清洁换药；其他时间根据手术切口渗出情况予以清洁换药。

（4）术后护理：观察患者咳嗽、咳痰状况、肺复张情况、引流管引流情况、伤口敷料有无渗出，并在异常时立即通知医生处理，指导并辅助患者术后咳嗽咳痰及功能锻炼，给予防跌倒护理等。

2. 必须复查的项目　血常规、血生化、胸片。

（十）出院标准

1. 生命体征平稳，体温正常。

2. 正常进食普食。

3. 切口愈合良好。

4. 常规化验无明显异常；胸片示术侧肺膨胀良好，无明显感染征象。

5. 无与本病相关的其他并发症。

（十一）有无变异及原因分析

1. 医疗原因导致的变异　如改变诊疗方案、转科治疗、操作失误、误诊等。

2. 患者原因导致的变异　如不同意治疗方案、个人原因要求出（转）院、院外服用手术禁忌药、月经期、对诊疗计划不满要求出路径、相关检查检验院外（门诊）已做等。

3. 并发症原因导致的变异　如胸腔出血、肺部感染、呼吸衰竭、肺漏气延长、肺动脉栓塞、支气管胸膜瘘、切口感染等造成住院日延长和费用增加。

4. 病情原因导致的变异　部分患者常常存在很多内科并发症，如脑血管或心血管病、糖尿病、血栓等，手术可能导致这些疾病加重而需要治疗，从而延长治疗时间和增加住院费用。

5. 辅诊科室原因导致的变异　如检查、检验、手术、病理等检查（不及时、结果错报、操作部位/方式错误、标本不合格）、报告（不及时、结果错报、标本不合格）等原因延长住院天数、增加费用等。

6. 管理原因导致的变异　如系统暂不支持、系统瘫痪、需要修订流程、需要修订制度等。

7. 节假日　术前患者如住院后赶上节假日，使手术推迟，延长住院时间，增加费用。

二、肺恶性肿瘤行胸腔镜下肺段切除术临床路径表单

适用对象	第一诊断为肺恶性肿瘤(ICD-10:C34)行胸腔镜下肺段切除术(ICD-9-CM-3:32.3 04)		
患者基本信息	姓名:_____ 性别:____ 年龄:___ 门诊号:_____ 住院号:_____ 过敏史:_____ 住院日期:___年__月__日 出院日期:___年__月__日		标准住院日:13~14 天
时间	住院第 1 天	住院第 2 天	住院第 3 天(术前日)
主要诊疗工作 制度落实	□ 经治医生或值班医生在患者入院 2 小时内到床旁接诊 □ 主管医生或二线值班医生在患者入院后 24 小时内完成检诊 □ 初步的诊断和治疗方案 □ 开具相关检查、化验单	□ 三级医师查房 □ 完成必要的相关科室会诊	□ 手术医师查房 □ 术前准备 □ 麻醉医师查房
病情评估	□ 经治医师询问病史与体格检查 □ 心理评估 □ 营养评估 □ 疼痛评估 □ 康复评估 □ 深静脉血栓栓塞症评估	□ 临床分期与术前评估	□ 术前评估 □ 下肢静脉血栓风险评估
病历书写	□ 入院 8 小时内完成首次病程记录 □ 入院 24 小时内完成入院记录 □ 完成主管医师查房记录	□ 住院医师完成上级医师查房记录、相关会诊记录	□ 完成术前手术医师查房记录、术前讨论、术前小结
知情同意	□ 患者或家属入院记录签字 □ 签署授权委托书、自费用品协议书(必要时)、军人目录外耗材审批单(必要时)	□ 向患者家属交代病情	□ 术前谈话,告知患者及家属病情和围术期注意事项并签署手术知情同意书 □ 麻醉医师与患者和(或)家属交代麻醉注意事项并签署麻醉知情同意书
手术治疗	□ 患者既往内科疾病的用药	□ 患者既往内科疾病的用药	□ 患者既往内科疾病的用药 □ 术前准备 □ 交叉配血 □ 术区备皮
其他	□ 及时通知上级医师检诊	□ 及时通知上级医师检诊	□ 经治医师检查整理病历资料

（续　表）

重点医嘱	长期医嘱	护理医嘱	□ 按胸外科护理常规 □ 三级护理	□ 按胸外科护理常规 □ 三级护理	□ 按胸外科护理常规 □ 三级护理
		处置医嘱	□ 测血压（必要时） □ 快速血糖测定（必要时）	□ 测血压 □ 快速血糖测定（必要时）	□ 测血压 □ 快速血糖测定（必要时）
		膳食医嘱	□ 普食		□ 术晨禁食水
		药物医嘱	□ 止咳药、止血药、自带药 （必要时）	□ 止咳药、止血药、自带药 （必要时）	□ 止咳药、止血药、自带药 （必要时）
	临时医嘱	检查检验	□ 血常规 □ 尿常规 □ 粪常规 □ 血型 □ 凝血四项 □ 普通生化 □ 血清术前八项 □ 胸部正侧位片 □ 心电图检查（多导） □ 胸部 CT □ 肝胆胰脾＋肾上腺超声 □ 颈部淋巴结及锁骨上淋巴结超声 □ 头颅 MRI □ 全身骨扫描 □ 肺功能		
		药物医嘱			□ 预防使用抗生素 □ 镇静药 □ 肠道准备药
		手术医嘱			□ 常规明日在全麻下行肺段切除＋纵隔淋巴结清扫术
		处置医嘱	□ 静脉抽血 □ 动脉抽血		□ 抗生素皮试 □ 备皮 □ 交叉配血 □ 术中导尿
主要护理工作		健康宣教	□ 入院宣教（住院环境、规章制度） □ 进行护理安全指导 □ 进行等级护理、活动范围指导 □ 进行饮食指导 □ 进行关于疾病知识的宣教 □ 检查、检验项目的目的和意义	□ 进行饮食指导 □ 进行关于疾病知识的宣教 □ 检查、检验项目的目的和意义	□ 术前宣教 □ 指导术后康复训练 □ 指导术后注意事项

主要护理工作	护理处置	□ 患者身份核对 □ 佩戴腕带 □ 建立入院病历,通知医生 □ 入院介绍:介绍责任护士,病区环境、设施、规章制度、基础护理服务项目 □ 询问病史,填写护理记录单首页 □ 观察病情 □ 测量基本生命体征 □ 抽血、留取标本 □ 心理与生活护理 □ 根据评估结果采取相应护理措施 □ 通知检查项目及注意事项	□ 观察病情 □ 测量基本生命体征 □ 心理与生活护理 □ 根据评估结果采取相应护理措施 □ 通知检查项目及注意事项	□ 观察病情 □ 测量基本生命体征 □ 术前患者准备(手术前沐浴、更衣、备皮) □ 检查术前物品准备 □ 心理与生活护理 □ 根据评估结果采取相应护理措施 □ 完成护理记录
	护理评估	□ 一般评估:生命体征、神志、皮肤、药物过敏史等 □ 专科评估:咳嗽、咳痰情况、一般活动情况 □ 风险评估:评估有无跌倒、坠床、褥疮风险 □ 心理评估 □ 营养评估 □ 疼痛评估 □ 康复评估	□ 心理评估 □ 营养评估 □ 疼痛评估 □ 康复评估	□ 心理评估 □ 营养评估 □ 疼痛评估 □ 康复评估
	专科护理	□ 协助指导患者咳嗽、咳痰、术后床上活动等 □ 指导功能锻炼 □ 指导患者戒烟	□ 协助指导患者咳嗽、咳痰、术后床上活动等 □ 指导功能锻炼 □ 指导患者戒烟	□ 协助指导患者咳嗽、咳痰、术后床上活动等 □ 指导功能锻炼 □ 指导患者戒烟
	饮食指导	□ 根据医嘱通知配餐员准备膳食 □ 协助进餐	□ 根据医嘱通知配餐员准备膳食 □ 协助进餐	□ 嘱患者清淡饮食 □ 协助进餐
	活动体位	□ 根据护理等级指导活动	□ 根据护理等级指导活动	□ 根据护理等级指导活动
	洗浴要求	□ 协助患者洗澡,更换病号服	□ 协助患者洗澡,更换病号服	□ 协助患者清洁备皮部位,更换病号服
病情变异记录		□ 无　　□ 有,原因: □ 患者　□ 疾病　□ 医疗 □ 护理　□ 保障　□ 管理	□ 无　　□ 有,原因: □ 患者　□ 疾病　□ 医疗 □ 护理　□ 保障　□ 管理	□ 无　　□ 有,原因: □ 患者　□ 疾病　□ 医疗 □ 护理　□ 保障　□ 管理
护士签名		白班　｜小夜班｜大夜班	白班　｜小夜班｜大夜班	白班　｜小夜班｜大夜班
医师签名				

时间		住院第4天(手术日)	住院第5—12天(术后恢复)	住院第13—14天(出院日)
主要诊疗工作	制度落实	□ 手术 □ 上级医师查房 □ 麻醉医师查房 □ 观察有无术后并发症,并做相应处理	□ 术后三天连续查房 □ 术后手术医师查房 □ 三级医师查房 □ 观察有无术后并发症,并做相应处理	□ 上级医师查房,进行手术及伤口评估,确定有无手术并发症和伤口愈合不良情况,明确是否出院
	病情评估	□ 出血评估 □ 疼痛评估 □ 下肢静脉血栓风险评估	□ 咳痰能力评估 □ 出血评估 □ 疼痛评估 □ 下肢静脉血栓风险评估 □ 上级医师进行治疗效果、预后评估	□ 上级医师进行出院评估
	病历书写	□ 住院医师术后即刻完成术后病程 □ 术者或第一助手术后24小时内完成手术记录(术者签字)	□ 上级医师查房记录	□ 出院当天病程记录(由上级医师指示出院) □ 出院后24小时内完成出院记录 □ 出院后24小时内完成病案首页
	知情同意	□ 向患者和(或)家属交代手术情况及术后注意事项	□ 告知患者及其家属术后恢复情况	□ 告知患者及家属出院后注意事项(指导出院后功能锻炼,复诊时间、地点,发生紧急情况时的处理方法等)
	手术治疗	□ 实施手术(手术安全核查记录、手术清点记录) □ 术后止痛、止血、止咳、止吐等对症治疗	□ 术后止痛、止血、止咳、止吐等对症治疗 □ 手术切口换药	□ 手术切口换药
	其他	□ 监测患者生命体征 □ 观察手术切口及周围情况 □ 观察胸腔闭式引流管引流情况	□ 观察患者咳嗽、咳痰情况 □ 观察手术切口及周围情况 □ 观察胸腔闭式引流管引流情况,情况允许时拔除 □ 定期复查血常规、血生化 □ 及时通知上级医师检诊	□ 通知出院 □ 开具出院介绍信 □ 开具诊断证明书 □ 出院带药 □ 预约门诊复诊时间
重点医嘱	长期医嘱 护理医嘱	□ 按胸外科术后护理常规 □ 一级护理	□ 二级护理	
	处置医嘱	□ 持续吸氧 □ 留置导尿 □ 持续心电、血压、呼吸、血氧饱和度监测 □ 胸腔闭式引流管接无菌袋		

（续　表）

重点医嘱	长期医嘱	膳食医嘱	□ 禁食水	□ 半流食 □ 普食	
		药物医嘱	□ 抗生素 □ 止痛、止吐、抑酸、化痰		
	临时医嘱	检查检验	□ 血常规 □ 凝血四项＋DIC 监测 □ 普通生化	□ 血常规 □ 凝血四项＋DIC 监测 □ 普通生化 □ 胸部正侧位片	
		药物医嘱	□ 大静脉营养液	□ 止痛、止咳、缓泻药	
		手术医嘱			
		处置医嘱	□ 静脉抽血	□ 静脉抽血 □ 大换药	□ 大换药 □ 出院
主要护理工作		健康宣教	□ 术后心理疏导 □ 指导术后康复训练 □ 指导术后注意事项	□ 术后心理疏导 □ 指导术后康复训练 □ 指导术后注意事项	□ 出院宣教（康复训练方法，用药指导，换药时间及注意事项，复查时间等）
		护理处置	□ 检查术前物品准备 □ 与手术室护士交接 □ 术后观察病情 □ 测量基本生命体征 □ 遵医嘱用药 □ 抽血、留取标本 □ 心理与生活护理 □ 根据评估结果采取相应护理措施 □ 通知检查项目及注意事项	□ 术后观察病情 □ 测量基本生命体征 □ 心理与生活护理 □ 指导并监督患者治疗与康复训练 □ 遵医嘱用药 □ 根据评估结果采取相应护理措施 □ 完成护理记录	□ 观察患者情况 □ 核对患者医嘱费用 □ 协助患者办理出院手续 □ 指导并监督患者康复训练 □ 整理床单位
		护理评估	□ 评估伤口疼痛情况 □ 风险评估：评估有无跌倒、坠床、褥疮、导管滑脱、液体外渗的风险 □ 心理评估 □ 营养评估	□ 评估患者咳嗽、咳痰情况 □ 评估伤口疼痛情况 □ 风险评估：评估有无跌倒、坠床、褥疮、导管滑脱、液体外渗的风险 □ 心理评估 □ 营养评估	□ 心理评估 □ 营养评估
		专科护理	□ 观察伤口敷料有无渗出 □ 指导患者咳嗽、咳痰、功能锻炼，协助患者床上活动 □ 术后心理与生活护理	□ 观察伤口敷料有无渗出 □ 指导患者咳嗽、咳痰、功能锻炼 □ 术后心理与生活护理	□ 告知患者出院后注意事项并附书面出院指导一份 □ 指导功能锻炼

(续 表)

主要护理工作	饮食指导	□ 禁食水	□ 根据医嘱通知配餐员准备膳食 □ 协助进餐	
	活动体位	□ 根据护理等级指导活动	□ 根据护理等级指导活动	
	洗浴要求	□ 协助患者晨晚间护理	□ 协助患者晨晚间护理	
病情变异记录		□ 无　　□ 有,原因: □ 患者　□ 疾病　□ 医疗 □ 护理　□ 保障　□ 管理	□ 无　　□ 有,原因: □ 患者　□ 疾病　□ 医疗 □ 护理　□ 保障　□ 管理	□ 无　　□ 有,原因: □ 患者　□ 疾病　□ 医疗 □ 护理　□ 保障　□ 管理

护士签名	白班	小夜班	大夜班	白班	小夜班	大夜班	白班	小夜班	大夜班
医师签名									

(初向阳　王　波)

第十九节　肺恶性肿瘤行机器人肺段切除术临床路径

一、肺恶性肿瘤行机器人肺段切除术临床路径标准住院流程

(一)适用对象

第一诊断为肺恶性肿瘤(ICD-10:C34)拟行机器人肺段切除术(ICD-9-CM-3:32.3 01 伴 00.3504)。

(二)诊断依据

根据《美国国家癌症综合网非小细胞肺癌治疗指南(中国版)》《临床诊疗指南——胸外科分册》(中华医学会编著,人民卫生出版社):

1. 高危因素　吸烟指数>400,年龄>45 岁,环境与职业因素。

2. 病史　刺激性咳嗽;痰中带血或咯血;胸痛;查体发现肺部阴影。

3. 辅助检查　胸部 CT 证实肺部阴影;支气管镜下取活检或 CT 引导下穿刺活检证实为肺癌。

(三)治疗方案的选择及依据

根据《美国国家癌症综合网非小细胞肺癌治疗指南(中国版)》《临床诊疗指南——胸外科分册》(中华医学会编著,人民卫生出版社):

1. 符合肺恶性肿瘤诊断。

2. 全身状况允许手术。

3. 征得患者及家属的同意。

(四)标准住院日为 13~14 天

(五)进入路径标准

1. 第一诊断必须符合肺恶性肿瘤(ICD-10:C34),手术指征符合拟行机器人肺段切除术

(ICD-9-CM-3:32.3 01 伴 00.3504)的患者。

2. 年龄,18－65 岁。

3. 临床分期(UICC 2009)为Ⅰ期的非小细胞肺癌的患者;临床分期(UICC 2009)为Ⅱ期、Ⅲa 期及孤立性脑或肾上腺转移的非小细胞肺癌和临床分期(UICC 2009)为 T1～2、N0 的小细胞肺癌但肺功能较差,无法耐受肺叶切除术的患者。

4. 心、肺、肝、肾等器官功能可以耐受全麻开胸手术。

5. 当患者同时具有其他疾病诊断,但在住院期间不需要特殊处理也不影响第一诊断的临床路径流程实施时,可以进入路径。

(六)术前准备(术前评估)3 天

1. 检验检查评估

(1)必须检查项目

1)血(尿、粪)常规、血生化、凝血功能、血型、血清四项筛查、肿瘤标志物(CEA、SCC、CY-FRA21-1)。

2)胸片、心电图、肺 CT 平扫＋增强扫描、头颅 CT 或 MRI、全身骨扫描、腹部超声、肺功能等。

(2)根据患者病情可选择:

1)血气分析、超声心动图、纤维支气管镜＋活检、CT/超声引导下经皮肺穿刺活检。

2)24 小时动态心电图、PET-CT。

3)有相关疾病者必要时请相关科室会诊或院内联合会诊。

(3)营养评估:由护士根据《解放军总医院新入院患者营养风险筛查表(NRS-2002)》为新入院患者进行营养评估,评分＞3 分的告知医师,必要时申请营养科会诊。

(4)心理评估:医生根据新入院患者情况申请心理科会诊评估。

(5)疼痛评估:由医师对于病情危重患者,或术前 24 小时、麻醉前的患者根据《VAS 评分》实施疼痛评估,评估结果及应用的特殊镇痛药物应当告知患者或其病情委托人,疼痛评估的结果应当记录在住院病历表格中。评分＞7 分、常规镇痛处理效果欠佳的顽固性疼痛患者应当及时请疼痛科医生会诊。

(6)康复评估:由护士根据《入院患者康复筛查和评估表》在新入院患者入院后 24 小时内进行康复筛查和评估。任何一项结果为“是”,均应告知医师,申请康复医师会诊。

(7)深静脉血栓栓塞症风险评估:根据《下肢深静脉血栓形成及肺栓塞风险评估表》在新入院患者入院后 24 小时内进行风险筛查和评估。风险结果为“极高危”的,则申请血管外科或介入导管室医师会诊。

2. 术前准备

(1)术前评估:术前 24 小时内完成术前病情评估,完成必要的检查,做出术前小结、术前讨论。

(2)术前谈话:术者应在术前 1 天与患者及其家属谈话,告知手术方案、相关风险、用血计划、术后转归、手术费用,以及患者及家属权益,并履行书面知情同意手续。告知高值耗材的使用及费用。

(3)通知手术室:准备手术间、手术药品、手术物品及特殊耗材。

(4)手术部位标识:术者、第一助手或经治医师在术前 1 天应对手术部位做体表标识,急诊手术由接诊医师或会诊外科医师标记,标记过程应有责任护士、患者及家属共同参与,并记入手术安排表。

(5)术前一日麻醉医师访视:制订麻醉计划、完成评估、确定麻醉方式,并记入《麻醉术前访视记录》,告知患者及家属麻醉适应证、麻醉目的、风险、可能出现的情况及其处理原则、替代方案等,签署《麻醉知情同意书》并归入病历。

3. 主要护理工作　入院宣教,交代注意事项(如防褥疮、防跌倒等),指导患者戒烟,并进行术前宣教、心理护理。

(七)药品选择及使用时机

按照《抗菌药物临床应用指导原则(2015 年版)》[国卫办医发(2015)43 号]执行。

1. 预防性抗菌药物应用。第一、二代头孢菌素。

2. 预防性用药给药时间为皮肤、黏膜切开前 0.5～1 小时或麻醉开始时,如手术时间超过 3 小时或超过所用药物半衰期的 2 倍以上,或出血量超过 1500ml,术中应追加一次。

3. 预防用药时间为 24 小时,污染手术必要时延长至 48 小时。

(八)手术日为入院第 4 天

1. 手术安全核对。患者入手术间后由手术医师、麻醉医师、巡回护士和患者本人共同核对患者身份、手术部位与标识、手术方式。手术医师、麻醉医师、巡回护士三方按《手术安全核对表》逐项核对,共同签字。

(1)手术方式:机器人肺段切除+纵隔淋巴结采样术。

(2)麻醉方式:全麻双腔气管插管。

(3)手术置入物:吻合钉。

(4)术中用药:麻醉常规用药,术中预防使用抗生素、术中镇痛等。

(5)输血及血液制品:根据术中情况选择。

(6)术中病理:根据术中情况酌情行快速冷冻病理检查。

2. 经治医师或手术医师应即刻完成术后首次病程记录,观察术后患者病情变化。

(九)术后住院恢复 7～10 天,必须复查的检查项目

1. 术后住院恢复

(1)术后给予持续心电、呼吸、血压、血氧饱和度监测至病情平稳。

(2)术后用药:预防使用抗菌药物、止咳药、止痛药等。

(3)术后换药:术后第一天及出院当日予以清洁换药;其他时间根据手术切口渗出情况予以清洁换药。

(4)术后护理:观察患者咳嗽、咳痰状况、肺复张情况、引流管引流情况、伤口敷料有无渗出,并在异常时立即通知医生处理,指导并辅助患者术后咳嗽咳痰及功能锻炼,给予防跌倒护理等。

2. 必须复查的项目　血常规、血生化、胸部 X 线片。

(十)出院标准

1. 生命体征平稳,体温正常。

2. 正常进食普食。

3. 切口愈合良好。

4. 常规化验无明显异常;胸片示术侧肺膨胀良好,无明显感染征象。

5. 无与本病相关的其他并发症。

（十一）有无变异及原因分析

1. 医疗原因导致的变异　如改变诊疗方案、转科治疗、操作失误、误诊等。

2. 患者原因导致的变异　如不同意治疗方案、个人原因要求出（转）院、院外服用手术禁忌药、月经期、对诊疗计划不满要求出路径、相关检查检验院外（门诊）已做等。

3. 并发症原因导致的变异　如胸腔出血、肺部感染、呼吸衰竭、肺漏气延长、肺动脉栓塞、支气管胸膜瘘、切口感染等造成住院日延长和费用增加。

4. 病情原因导致的变异　部分患者常常存在很多内科并发症，如脑血管或心血管病、糖尿病、血栓等，手术可能导致这些疾病加重而需要治疗，从而延长治疗时间和增加住院费用。

5. 辅诊科室原因导致的变异　如检查、检验、手术、病理等检查（不及时、结果错报、操作部位/方式错误、标本不合格）、报告（不及时、结果错报、标本不合格）等原因延长住院天数、增加费用等。

6. 管理原因导致的变异　如系统暂不支持、系统瘫痪、需要修订流程、需要修订制度等。

7. 节假日　术前患者如住院后赶上节假日，使手术推迟，延长住院时间，增加费用。

二、肺恶性肿瘤行机器人肺段切除术临床路径表单

适用对象	第一诊断为肺恶性肿瘤(ICD-10：C34)行机器人肺段切除术(ICD-9-CM-3：32.3 01 伴 00.3504)		
患者基本信息	姓名：_____　性别：____　年龄：____ 门诊号：_____　住院号：_____　过敏史：_____ 住院日期：____年__月__日　出院日期：____年__月__日		标准住院日：13～14 天
时间		住院第 1 天	住院第 2 天	住院第 3 天（术前日）
主要诊疗工作	制度落实	□ 经治医生或值班医生在患者入院 2 小时内到床旁接诊 □ 主管医生或二线值班医生在患者入院后 24 小时内完成检诊 □ 初步的诊断和治疗方案 □ 开具相关检查、化验单	□ 三级医师查房 □ 完成必要的相关科室会诊	□ 手术医师查房 □ 术前准备 □ 麻醉医师查房
	病情评估	□ 经治医师询问病史与体格检查 □ 心理评估 □ 营养评估 □ 疼痛评估 □ 康复评估 □ 深静脉血栓栓塞症评估	□ 临床分期与术前评估 □ 出血评估	□ 术前评估 □ 下肢静脉血栓风险评估
	病历书写	□ 入院 8 小时内完成首次病程记录 □ 入院 24 小时内完成入院记录 □ 完成主管医师查房记录	□ 住院医师完成上级医师查房记录、相关会诊记录	□ 完成术前手术医师查房记录、术前讨论、术前小结

（续 表）

主要诊疗工作	知情同意	□ 患者或家属入院记录签字 □ 签署授权委托书、自费用品协议书（必要时）、军人目录外耗材审批单（必要时）	□ 向患者家属交代病情	□ 术前谈话，告知患者及家属病情和围术期注意事项并签署手术知情同意书 □ 麻醉医师与患者和（或）家属交代麻醉注意事项并签署麻醉知情同意书	
	手术治疗	□ 患者既往内科疾病的用药	□ 患者既往内科疾病的用药	□ 患者既往内科疾病的用药 □ 术前准备 □ 交叉配血 □ 术区备皮	
	其他	□ 及时通知上级医师检诊	□ 及时通知上级医师检诊	□ 经治医师检查整理病历资料	
重点医嘱	长期医嘱	护理医嘱	□ 按胸外科护理常规 □ 三级护理	□ 按胸外科护理常规 □ 三级护理	□ 按胸外科护理常规 □ 三级护理
		处置医嘱	□ 测血压（必要时） □ 快速血糖测定（必要时）	□ 测血压 □ 快速血糖测定（必要时）	□ 测血压 □ 快速血糖测定（必要时）
		膳食医嘱	□ 普食		□ 术晨禁食水
		药物医嘱	□ 止咳药、止血药、自带药（必要时）	□ 止咳药、止血药、自带药（必要时）	□ 止咳药、止血药、自带药（必要时）
	临时医嘱	检查检验	□ 血常规 □ 尿常规 □ 粪常规 □ 血型 □ 凝血四项 □ 普通生化 □ 血清术前八项 □ 胸部正侧位片 □ 心电图检查（多导） □ 胸部 CT □ 肝胆胰脾＋肾上腺超声 □ 颈部淋巴结及锁骨上淋巴结超声 □ 头颅 MRI □ 全身骨扫描 □ 肺功能		
		药物医嘱			□ 预防使用抗生素 □ 镇静药 □ 肠道准备药

（续　表）

重点医嘱	临时医嘱	手术医嘱			□ 常规明日在全麻下行肺段切除＋纵隔淋巴结清扫术
		处置医嘱	□ 静脉抽血 □ 动脉抽血		□ 抗生素皮试 □ 备皮 □ 交叉配血 □ 术中导尿
主要护理工作	健康宣教		□ 入院宣教(住院环境、规章制度) □ 进行护理安全指导 □ 进行等级护理、活动范围指导 □ 进行饮食指导 □ 进行关于疾病知识的宣教 □ 检查、检验项目的目的和意义	□ 进行饮食指导 □ 进行关于疾病知识的宣教 □ 检查、检验项目的目的和意义	□ 术前宣教 □ 指导术后康复训练 □ 指导术后注意事项
	护理处置		□ 患者身份核对 □ 佩戴腕带 □ 建立入院病历,通知医生 □ 入院介绍:介绍责任护士,病区环境、设施、规章制度、基础护理服务项目 □ 询问病史,填写护理记录单首页 □ 观察病情 □ 测量基本生命体征 □ 抽血、留取标本 □ 心理与生活护理 □ 根据评估结果采取相应护理措施 □ 通知检查项目及注意事项	□ 观察病情 □ 测量基本生命体征 □ 心理与生活护理 □ 根据评估结果采取相应护理措施 □ 通知检查项目及注意事项	□ 观察病情 □ 测量基本生命体征 □ 术前患者准备(手术前沐浴、更衣、备皮) □ 检查术前物品准备 □ 心理与生活护理 □ 根据评估结果采取相应护理措施 □ 完成护理记录
	护理评估		□ 一般评估:生命体征、神志、皮肤、药物过敏史等 □ 专科评估:咳嗽、咳痰情况、一般活动情况 □ 风险评估:评估有无跌倒、坠床、褥疮风险 □ 心理评估 □ 营养评估 □ 疼痛评估 □ 康复评估	□ 心理评估 □ 营养评估 □ 疼痛评估 □ 康复评估	□ 心理评估 □ 营养评估 □ 疼痛评估 □ 康复评估

（续　表）

主要护理工作	专科护理	□ 协助指导患者咳嗽、咳痰、术后床上活动等 □ 指导功能锻炼 □ 指导患者戒烟	□ 协助指导患者咳嗽、咳痰、术后床上活动等 □ 指导功能锻炼 □ 指导患者戒烟	□ 协助指导患者咳嗽、咳痰、术后床上活动等 □ 指导功能锻炼 □ 指导患者戒烟
	饮食指导	□ 根据医嘱通知配餐员准备膳食 □ 协助进餐	□ 根据医嘱通知配餐员准备膳食 □ 协助进餐	□ 嘱患者清淡饮食 □ 协助进餐
	活动体位	□ 根据护理等级指导活动	□ 根据护理等级指导活动	□ 根据护理等级指导活动
	洗浴要求	□ 协助患者洗澡,更换病号服	□ 协助患者洗澡,更换病号服	□ 协助患者清洁备皮部位,更换病号服
病情变异记录		□ 无　　□ 有,原因: □ 患者　□ 疾病　□ 医疗 □ 护理　□ 保障　□ 管理	□ 无　　□ 有,原因: □ 患者　□ 疾病　□ 医疗 □ 护理　□ 保障　□ 管理	□ 无　　□ 有,原因: □ 患者　□ 疾病　□ 医疗 □ 护理　□ 保障　□ 管理
护士签名		白班　小夜班　大夜班	白班　小夜班　大夜班	白班　小夜班　大夜班
医师签名				

时间		住院第 4 天(手术日)	住院第 5—12 天(术后恢复)	住院第 13—14 天(出院日)
主要诊疗工作	制度落实	□ 手术 □ 上级医师查房 □ 麻醉医师查房 □ 观察有无术后并发症,并做相应处理	□ 术后三天连续查房 □ 术后手术医师查房 □ 三级医师查房 □ 观察有无术后并发症,并做相应处理	□ 上级医师查房,进行手术及伤口评估,确定有无手术并发症和伤口愈合不良情况,明确是否出院
	病情评估	□ 出血评估 □ 疼痛评估 □ 下肢静脉血栓风险评估	□ 咳痰能力评估 □ 出血评估 □ 疼痛评估 □ 下肢静脉血栓风险评估 □ 上级医师进行治疗效果、预后评估	□ 上级医师进行出院评估
	病历书写	□ 住院医师术后即刻完成术后病程 □ 术者或第一助手术后 24 小时内完成手术记录(术者签字)	□ 上级医师查房记录	□ 出院当天病程记录(由上级医师指示出院) □ 出院后 24 小时内完成出院记录 □ 出院后 24 小时内完成病案首页
	知情同意	□ 向患者和(或)家属交代手术情况及术后注意事项	□ 告知患者及其家属术后恢复情况	□ 告知患者及家属出院后注意事项(指导出院后功能锻炼,复诊时间、地点,发生紧急情况时的处理方法等)

（续　表）

主要诊疗工作	手术治疗	□ 实施手术（手术安全核查记录、手术清点记录） □ 术后止痛、止血、止咳、止吐等对症治疗	□ 术后止痛、止血、止咳、止吐等对症治疗 □ 手术切口换药	□ 手术切口换药
	其他	□ 监测患者生命体征 □ 观察手术切口及周围情况 □ 观察胸腔闭式引流管引流情况	□ 观察患者咳嗽、咳痰情况 □ 观察手术切口及周围情况 □ 观察胸腔闭式引流管引流情况，情况允许时拔除 □ 定期复查血常规、血生化 □ 及时通知上级医师检诊	□ 通知出院 □ 开具出院介绍信 □ 开具诊断证明书 □ 出院带药 □ 预约门诊复诊时间
重点医嘱	长期医嘱 护理医嘱	□ 按胸外科术后护理常规 □ 一级护理	□ 二级护理	
	长期医嘱 处置医嘱	□ 持续吸氧 □ 留置导尿 □ 持续心电、血压、呼吸、血氧饱和度监测 □ 胸腔闭式引流管接无菌袋		
	长期医嘱 膳食医嘱	□ 禁食水	□ 半流食 □ 普食	
	长期医嘱 药物医嘱	□ 抗生素 □ 止痛、止吐、抑酸、化痰		
	临时医嘱 检查检验	□ 血常规 □ 凝血四项＋DIC 监测 □ 普通生化	□ 血常规 □ 凝血四项＋DIC 监测 □ 普通生化 □ 胸部正侧位片	
	临时医嘱 药物医嘱	□ 大静脉营养液	□ 止痛、止咳、缓泻药	
	临时医嘱 手术医嘱			
	临时医嘱 处置医嘱	□ 静脉抽血	□ 静脉抽血 □ 大换药	□ 大换药 □ 出院
主要护理工作	健康宣教	□ 术后心理疏导 □ 指导术后康复训练 □ 指导术后注意事项	□ 术后心理疏导 □ 指导术后康复训练 □ 指导术后注意事项	□ 出院宣教（康复训练方法，用药指导，换药时间及注意事项，复查时间等）

（续　表）

主要护理工作	护理处置	□ 检查术前物品准备 □ 与手术室护士交接 □ 术后观察病情 □ 测量基本生命体征 □ 遵医嘱用药 □ 抽血、留取标本 □ 心理与生活护理 □ 根据评估结果采取相应护理措施 □ 通知检查项目及注意事项	□ 术后观察病情 □ 测量基本生命体征 □ 心理与生活护理 □ 指导并监督患者治疗与康复训练 □ 遵医嘱用药 □ 根据评估结果采取相应护理措施 □ 完成护理记录	□ 观察患者情况 □ 核对患者医嘱费用 □ 协助患者办理出院手续 □ 指导并监督患者康复训练 □ 整理床单位
	护理评估	□ 评估伤口疼痛情况 □ 风险评估：评估有无跌倒、坠床、褥疮、导管滑脱、液体外渗的风险 □ 心理评估 □ 营养评估	□ 评估患者咳嗽、咳痰情况 □ 评估伤口疼痛情况 □ 风险评估：评估有无跌倒、坠床、褥疮、导管滑脱、液体外渗的风险 □ 心理评估 □ 营养评估	□ 心理评估 □ 营养评估
	专科护理	□ 观察伤口敷料有无渗出 □ 指导患者咳嗽、咳痰、功能锻炼，协助患者床上活动 □ 术后心理与生活护理	□ 观察伤口敷料有无渗出 □ 指导患者咳嗽、咳痰、功能锻炼 □ 术后心理与生活护理	□ 告知患者出院后注意事项并附书面出院指导一份 □ 指导功能锻炼
	饮食指导	□ 禁食水	□ 根据医嘱通知配餐员准备膳食 □ 协助进餐	
	活动体位	□ 根据护理等级指导活动	□ 根据护理等级指导活动	
	洗浴要求	□ 协助患者晨晚间护理	□ 协助患者晨晚间护理	
病情变异记录		□ 无　　□ 有,原因： □ 患者　□ 疾病　□ 医疗 □ 护理　□ 保障　□ 管理	□ 无　　□ 有,原因： □ 患者　□ 疾病　□ 医疗 □ 护理　□ 保障　□ 管理	□ 无　　□ 有,原因： □ 患者　□ 疾病　□ 医疗 □ 护理　□ 保障　□ 管理

护士签名	白班	小夜班	大夜班	白班	小夜班	大夜班	白班	小夜班	大夜班
医师签名									

（初向阳　王　波）

第二十节　肺恶性肿瘤行肺叶切除术临床路径

一、肺恶性肿瘤行肺叶切除术临床路径标准住院流程

(一)适用对象

第一诊断为肺恶性肿瘤(ICD-10:C34)拟行肺叶切除术(ICD-9-CM-3:32.4)。

(二)诊断依据

根据《美国国家癌症综合网非小细胞肺癌治疗指南(中国版)》、《临床诊疗指南——胸外科分册》(中华医学会编著,人民卫生出版社):

1. 高危因素　吸烟指数>400,年龄>45 岁,环境与职业因素。

2. 病史　刺激性咳嗽;痰中带血或咯血;胸痛;查体发现肺部阴影。

3. 辅助检查　胸部 CT 证实肺部阴影;支气管镜下取活检或 CT 引导下穿刺活检证实为肺癌。

(三)治疗方案的选择及依据

根据《美国国家癌症综合网非小细胞肺癌治疗指南(中国版)》、《临床诊疗指南——胸外科分册》(中华医学会编著,人民卫生出版社):

1. 符合肺恶性肿瘤诊断。

2. 全身状况允许手术。

3. 征得患者及家属的同意。

(四)标准住院日为 14~15 天

(五)进入路径标准

1. 第一诊断必须符合肺恶性肿瘤(ICD-10:C34),手术指征符合拟行肺叶切除术(ICD-9-CM-3:32.4)的患者。

2. 年龄,18−60 岁。

3. 临床分期(UICC 2009)为Ⅰ期、Ⅱ期和Ⅲa 期及孤立性脑或肾上腺转移的非小细胞肺癌或临床分期(UICC 2009)为 T1~2、N0 的小细胞肺癌。

4. 心、肺、肝、肾等器官功能可以耐受全麻开胸手术。

5. 当患者同时具有其他疾病诊断,但在住院期间不需要特殊处理也不影响第一诊断的临床路径流程实施时,可以进入路径。

(六)术前准备(术前评估)3 天

1. 检验检查评估

(1)必须检查项目

1)血(尿、粪)常规、血生化、凝血功能、血型、血清四项筛查、肿瘤标志物(CEA、SCC、CY-FRA21-1)。

2)胸片、心电图、肺 CT 平扫+增强扫描、头颅 CT 或 MRI、全身骨扫描、腹部超声、肺功能等。

(2)根据患者病情可选择:

1)血气分析、超声心动图、纤维支气管镜+活检、CT/超声引导下经皮肺穿刺活检。

2)24 小时动态心电图、PET-CT。

3)有相关疾病者必要时请相关科室会诊或院内联合会诊。

(3)营养评估:由护士根据《解放军总医院新入院患者营养风险筛查表(NRS-2002)》为新入院患者进行营养评估,评分＞3 分的告知医师,必要时申请营养科会诊。

(4)心理评估:医生根据新入院患者情况申请心理科会诊评估。

(5)疼痛评估:由医师对于病情危重患者,或术前 24 小时、麻醉前的患者根据《VAS 评分》实施疼痛评估,评估结果及应用的特殊镇痛药物应当告知患者或其病情委托人,疼痛评估的结果应当记录在住院病历表格中。评分＞7 分、常规镇痛处理效果欠佳的顽固性疼痛患者应当及时请疼痛科医师会诊。

(6)康复评估:由护士根据《入院患者康复筛查和评估表》在新入院患者入院后 24 小时内进行康复筛查和评估。任何一项结果为"是",均应告知医师,申请康复医师会诊。

(7)深静脉血栓栓塞症风险评估:根据《下肢深静脉血栓形成及肺栓塞风险评估表》在新入院患者入院后 24 小时内进行风险筛查和评估。风险结果为"极高危"的,则申请血管外科或介入导管室医师会诊。

2. 术前准备

(1)术前评估:术前 24 小时内完成术前病情评估,完成必要的检查,做出术前小结、术前讨论。

(2)术前谈话:术者应在术前 1 天与患者及其家属谈话,告知手术方案、相关风险、用血计划、术后转归、手术费用,以及患者及其家属权益,并履行书面知情同意手续。告知高值耗材的使用及费用。

(3)通知手术室:准备手术间、手术药品、手术物品及特殊耗材。

(4)手术部位标识:术者、第一助手或经治医师在术前 1 天应对手术部位做体表标识,急诊手术由接诊医师或会诊外科医师标记,标记过程应有责任护士、患者及其家属共同参与,并记入手术安排表。

(5)术前一日麻醉医师访视:制订麻醉计划、完成评估、确定麻醉方式,并记入《麻醉术前访视记录》,告知患者及家属麻醉适应证、麻醉目的、风险、可能出现的情况及其处理原则、替代方案等,签署《麻醉知情同意书》并归入病历。

3. 主要护理工作　入院宣教,交代注意事项(如防褥疮、防跌倒等),指导患者戒烟,并进行术前宣教,心理护理。

(七)药品选择及使用时机

按照《抗菌药物临床应用指导原则(2015 年版)》[国卫办医发(2015)43 号]执行。

1. 预防性抗菌药物应用。第一、二代头孢菌素。

2. 预防性用药给药时间为皮肤、黏膜切开前 0.5～1 小时或麻醉开始时,如手术时间超过 3 小时或超过所用药物半衰期的 2 倍以上,或出血量超过 1500ml,术中应追加一次。

3. 预防用药时间为 24 小时,污染手术必要时延长至 48 小时。

(八)手术日为入院第 4 天

1. 手术安全核对。患者入手术间后由手术医师、麻醉医师、巡回护士和患者本人共同核对患者身份、手术部位与标识、手术方式。手术医师、麻醉医师、巡回护士三方按《手术安全核对表》逐项核对,共同签字。

（1）手术方式:肺叶切除＋纵隔淋巴结清扫术。

（2）麻醉方式:全麻双腔气管插管。

（3）手术置入物:吻合钉。

（4）术中用药:麻醉常规用药,术中预防使用抗生素、术中镇痛等。

（5）输血及血液制品:根据术中情况选择。

（6）术中病理:根据术中情况酌情行快速冷冻病理检查。

2. 经治医师或手术医师应即刻完成术后首次病程记录,观察术后患者病情变化。

（九）术后住院恢复 5～14 天,必须复查的检查项目

1. 术后住院恢复

（1）术后给予持续心电、呼吸、血压、血氧饱和度监测至病情平稳。

（2）术后用药:预防使用抗菌药物,止咳药、镇痛药等。

（3）术后换药:术后第一天及出院当日予以清洁换药;其他时间根据手术切口渗出情况予以清洁换药。

（4）术后护理:观察患者咳嗽、咳痰状况、肺复张情况、引流管引流情况、伤口敷料有无渗出并在异常时立即通知医生处理,指导并辅助患者术后咳嗽咳痰及功能锻炼、防跌倒护理等。

2. 必须复查的项目　血常规、血生化、胸片。

（十）出院标准

1. 生命体征平稳,体温正常。

2. 正常进食普食。

3. 切口愈合良好。

4. 常规化验无明显异常;胸片示术侧肺膨胀良好,无明显感染征象。

5. 无与本病相关的其他并发症。

（十一）有无变异及原因分析

1. 医疗原因导致的变异　如改变诊疗方案、转科治疗、操作失误、误诊等。

2. 患者原因导致的变异　如不同意治疗方案、个人原因要求出(转)院、院外服用手术禁忌药、月经期、对诊疗计划不满要求出路径、相关检查检验院外(门诊)已做等。

3. 并发症原因导致的变异　如胸腔出血、肺部感染、呼吸衰竭、肺漏气延长、肺动脉栓塞、支气管胸膜瘘、切口感染等造成住院日延长和费用增加。

4. 病情原因导致的变异　部分患者常常存在很多内科并发症,如脑血管或心血管病、糖尿病、血栓等,手术可能会导致这些疾病加重而需要治疗,从而延长治疗时间和增加住院费用。

5. 辅诊科室原因导致的变异　如检查、检验、手术、病理等检查(不及时、结果错报、操作部位/方式错误、标本不合格)、报告(不及时、结果错报、标本不合格)等原因延长住院天数、增加费用等。

6. 管理原因导致的变异　如系统暂不支持、系统瘫痪、需要修订流程、需要修订制度等。

7. 节假日　术前患者如住院后赶上节假日,使手术推迟,延长住院时间,增加费用。

二、肺恶性肿瘤行肺叶切除术临床路径表单

适用对象	第一诊断为肺恶性肿瘤(ICD-10:C34)行肺叶切除术(ICD-9-CM-3:32.4)		
患者基本信息	姓名:_____ 性别:____ 年龄:____ 门诊号:_____ 住院号:_____ 过敏史:_____ 住院日期:____年__月__日 出院日期:____年__月__日		标准住院日:14～15 天

	时间	住院第 1 天	住院第 2 天	住院第 3 天(术前日)
主要诊疗工作	制度落实	□ 经治医生或值班医生在患者入院 2 小时内到床旁接诊 □ 主管医生或二线值班医生在患者入院后 24 小时内完成检诊 □ 初步的诊断和治疗方案 □ 开具相关检查、化验单	□ 三级医师查房 □ 完成必要的相关科室会诊	□ 手术医师查房 □ 术前准备 □ 麻醉医师查房
	病情评估	□ 经治医师询问病史与体格检查 □ 心理评估 □ 营养评估 □ 疼痛评估 □ 康复评估 □ 深静脉血栓栓塞症评估	□ 临床分期与术前评估	□ 术前评估 □ 下肢静脉血栓风险评估
	病历书写	□ 入院 8 小时内完成首次病程记录 □ 入院 24 小时内完成入院记录 □ 完成主管医师查房记录	□ 住院医师完成上级医师查房记录、相关会诊记录	□ 完成术前手术医师查房记录、术前讨论、术前小结
	知情同意	□ 患者或家属入院记录签字 □ 签署授权委托书、自费用品协议书(必要时)、军人目录外耗材审批单(必要时)	□ 向患者家属交代病情	□ 术前谈话,告知患者及家属病情和围术期注意事项并签署手术知情同意书 □ 麻醉医师与患者和(或)家属交代麻醉注意事项并签署麻醉知情同意书
	手术治疗	□ 患者既往内科疾病的用药	□ 患者既往内科疾病的用药	□ 患者既往内科疾病的用药 □ 术前准备 □ 交叉配血 □ 术区备皮
	其他	□ 及时通知上级医师检诊	□ 及时通知上级医师检诊	□ 经治医师检查整理病历资料

（续　表）

重点医嘱	长期医嘱	护理医嘱	□ 按胸外科护理常规 □ 三级护理	□ 按胸外科护理常规 □ 三级护理	□ 按胸外科护理常规 □ 三级护理
		处置医嘱	□ 测血压（必要时） □ 快速血糖测定（必要时）	□ 测血压 □ 快速血糖测定（必要时）	□ 测血压 □ 快速血糖测定（必要时）
		膳食医嘱	□ 普食		□ 术晨禁食水
		药物医嘱	□ 止咳药、止血药、自带药 （必要时）	□ 止咳药、止血药、自带药 （必要时）	□ 止咳药、止血药、自带药 （必要时）
	临时医嘱	检查检验	□ 血常规 □ 尿常规 □ 粪常规 □ 血型 □ 凝血四项 □ 普通生化 □ 血清术前八项 □ 胸部正侧位片 □ 心电图检查（多导） □ 胸部 CT □ 肝胆胰脾＋肾上腺超声 □ 颈部淋巴结及锁骨上淋 　 巴结超声 □ 头颅 MRI □ 全身骨扫描 □ 肺功能		
		药物医嘱			□ 预防使用抗生素 □ 镇静药 □ 肠道准备药
		手术医嘱			□ 常规明日在全麻下行肺 　 叶切除＋纵隔淋巴结清 　 扫术
		处置医嘱	□ 静脉抽血 □ 动脉抽血		□ 抗生素皮试 □ 备皮 □ 交叉配血 □ 术中导尿
主要护理工作	健康宣教		□ 入院宣教（住院环境、规 　 章制度） □ 进行护理安全指导 □ 进行等级护理、活动范 　 围指导 □ 进行饮食指导 □ 进行关于疾病知识的宣教 □ 检查、检验项目的目的 　 和意义	□ 进行饮食指导 □ 进行关于疾病知识的宣 　 教 □ 检查、检验项目的目的 　 和意义	□ 术前宣教 □ 指导术后康复训练 □ 指导术后注意事项

(续　表)

主要护理工作	护理处置	□ 患者身份核对 □ 佩戴腕带 □ 建立入院病历,通知医生 □ 入院介绍:介绍责任护士,病区环境、设施、规章制度、基础护理服务项目 □ 询问病史,填写护理记录单首页 □ 观察病情 □ 测量基本生命体征 □ 抽血、留取标本 □ 心理与生活护理 □ 根据评估结果采取相应护理措施 □ 通知检查项目及注意事项	□ 观察病情 □ 测量基本生命体征 □ 心理与生活护理 □ 根据评估结果采取相应护理措施 □ 通知检查项目及注意事项	□ 观察病情 □ 测量基本生命体征 □ 术前患者准备(手术前沐浴、更衣、备皮) □ 检查术前物品准备 □ 心理与生活护理 □ 根据评估结果采取相应护理措施 □ 完成护理记录
	护理评估	□ 一般评估:生命体征、神志、皮肤、药物过敏史等 □ 专科评估:咳嗽、咳痰情况、一般活动情况 □ 风险评估:评估有无跌倒、坠床、褥疮风险 □ 心理评估 □ 营养评估 □ 疼痛评估 □ 康复评估	□ 心理评估 □ 营养评估 □ 疼痛评估 □ 康复评估	□ 心理评估 □ 营养评估 □ 疼痛评估 □ 康复评估
	专科护理	□ 协助指导患者咳嗽、咳痰、术后床上活动等 □ 指导功能锻炼 □ 指导患者戒烟	□ 协助指导患者咳嗽、咳痰、术后床上活动等 □ 指导功能锻炼 □ 指导患者戒烟	□ 协助指导患者咳嗽、咳痰、术后床上活动等 □ 指导功能锻炼 □ 指导患者戒烟
	饮食指导	□ 根据医嘱通知配餐员准备膳食 □ 协助进餐	□ 根据医嘱通知配餐员准备膳食 □ 协助进餐	□ 嘱患者清淡饮食 □ 协助进餐
	活动体位	□ 根据护理等级指导活动	□ 根据护理等级指导活动	□ 根据护理等级指导活动
	洗浴要求	□ 协助患者洗澡,更换病号服	□ 协助患者洗澡,更换病号服	□ 协助患者清洁备皮部位,更换病号服
病情变异记录		□ 无　　□ 有,原因: □ 患者　□ 疾病　□ 医疗 □ 护理　□ 保障　□ 管理	□ 无　　□ 有,原因: □ 患者　□ 疾病　□ 医疗 □ 护理　□ 保障　□ 管理	□ 无　　□ 有,原因: □ 患者　□ 疾病　□ 医疗 □ 护理　□ 保障　□ 管理
护士签名		白班　小夜班　大夜班	白班　小夜班　大夜班	白班　小夜班　大夜班
医师签名				

时间		住院第 4 天(手术日)	住院第 5—13 天(术后恢复)	住院第 14—15 天(出院日)
主要诊疗工作	制度落实	□ 手术 □ 上级医师查房 □ 麻醉医师查房 □ 观察有无术后并发症,并做相应处理	□ 术后三天连续查房 □ 术后手术医师查房 □ 三级医师查房 □ 观察有无术后并发症,并做相应处理	□ 上级医师查房,进行手术及伤口评估,确定有无手术并发症和伤口愈合不良情况,明确是否出院
	病情评估	□ 出血评估 □ 疼痛评估 □ 下肢静脉血栓风险评估	□ 咳痰能力评估 □ 出血评估 □ 疼痛评估 □ 下肢静脉血栓风险评估 □ 上级医师进行治疗效果、预后评估	□ 上级医师进行出院评估
	病历书写	□ 住院医师术后即刻完成术后病程 □ 术者或第一助手术后 24 小时内完成手术记录(术者签字)	□ 上级医师查房记录	□ 出院当天病程记录(由上级医师指示出院) □ 出院后 24 小时内完成出院记录 □ 出院后 24 小时内完成病案首页
	知情同意	□ 向患者和(或)家属交代手术情况及术后注意事项	□ 告知患者及其家属术后恢复情况	□ 告知患者及家属出院后注意事项(指导出院后功能锻炼,复诊时间、地点,发生紧急情况时的处理方法等)
	手术治疗	□ 实施手术(手术安全核查记录、手术清点记录) □ 术后止痛、止血、止咳、止吐等对症治疗	□ 术后止痛、止血、止咳、止吐等对症治疗 □ 手术切口换药	□ 手术切口换药
	其他	□ 监测患者生命体征 □ 观察手术切口及周围情况 □ 观察胸腔闭式引流管引流情况	□ 观察患者咳嗽、咳痰情况 □ 观察手术切口及周围情况 □ 观察胸腔闭式引流管引流情况,情况允许时拔除 □ 定期复查血常规、血生化 □ 及时通知上级医师检诊	□ 通知出院 □ 开具出院介绍信 □ 开具诊断证明书 □ 出院带药 □ 预约门诊复诊时间
重点医嘱	护理医嘱(长期医嘱)	□ 按胸外科术后护理常规 □ 一级护理	□ 二级护理	
	处置医嘱(长期医嘱)	□ 持续吸氧 □ 留置导尿 □ 持续心电、血压、呼吸、血氧饱和度监测 □ 胸腔闭式引流管接无菌袋		

（续　表）

重点医嘱	长期医嘱	膳食医嘱	□ 禁食水	□ 半流食 □ 普食	
		药物医嘱	□ 抗生素 □ 止痛、止吐、抑酸、化痰		
	临时医嘱	检查检验	□ 血常规 □ 凝血四项＋DIC 监测 □ 普通生化	□ 血常规 □ 凝血四项＋DIC 监测 □ 普通生化 □ 胸部正侧位片	
		药物医嘱	□ 大静脉营养液	□ 止痛、止咳、缓泻药	
		手术医嘱			
		处置医嘱	□ 静脉抽血	□ 静脉抽血 □ 大换药	□ 大换药 □ 出院
主要护理工作		健康宣教	□ 术后心理疏导 □ 指导术后康复训练 □ 指导术后注意事项	□ 术后心理疏导 □ 指导术后康复训练 □ 指导术后注意事项	□ 出院宣教（康复训练方法，用药指导，换药时间及注意事项，复查时间等）
		护理处置	□ 检查术前物品准备 □ 与手术室护士交接 □ 术后观察病情 □ 测量基本生命体征 □ 遵医嘱用药 □ 抽血、留取标本 □ 心理与生活护理 □ 根据评估结果采取相应护理措施 □ 通知检查项目及注意事项	□ 术后观察病情 □ 测量基本生命体征 □ 心理与生活护理 □ 指导并监督患者治疗与康复训练 □ 遵医嘱用药 □ 根据评估结果采取相应护理措施 □ 完成护理记录	□ 观察患者情况 □ 核对患者医嘱费用 □ 协助患者办理出院手续 □ 指导并监督患者康复训练 □ 整理床单位
		护理评估	□ 评估伤口疼痛情况 □ 风险评估：评估有无跌倒、坠床、褥疮、导管滑脱、液体外渗的风险 □ 心理评估 □ 营养评估	□ 评估患者咳嗽、咳痰情况 □ 评估伤口疼痛情况 □ 风险评估：评估有无跌倒、坠床、褥疮、导管滑脱、液体外渗的风险 □ 心理评估 □ 营养评估	□ 心理评估 □ 营养评估
		专科护理	□ 观察伤口敷料有无渗出 □ 指导患者咳嗽、咳痰、功能锻炼，协助患者床上活动 □ 术后心理与生活护理	□ 观察伤口敷料有无渗出 □ 指导患者咳嗽、咳痰、功能锻炼 □ 术后心理与生活护理	□ 告知患者出院后注意事项并附书面出院指导一份 □ 指导功能锻炼

（续　表）

主要护理工作	饮食指导	□ 禁食水	□ 根据医嘱通知配餐员准备膳食 □ 协助进餐	
	活动体位	□ 根据护理等级指导活动	□ 根据护理等级指导活动	
	洗浴要求	□ 协助患者晨晚间护理	□ 协助患者晨晚间护理	
病情变异记录		□ 无　　□ 有,原因: □ 患者　□ 疾病　□ 医疗 □ 护理　□ 保障　□ 管理	□ 无　　□ 有,原因: □ 患者　□ 疾病　□ 医疗 □ 护理　□ 保障　□ 管理	□ 无　　□ 有,原因: □ 患者　□ 疾病　□ 医疗 □ 护理　□ 保障　□ 管理
护士签名		白班　小夜班　大夜班	白班　小夜班　大夜班	白班　小夜班　大夜班
医师签名				

（初向阳　王　波）

第二十一节　肺恶性肿瘤行胸腔镜下肺叶切除术临床路径

一、肺恶性肿瘤行胸腔镜下肺叶切除术临床路径标准住院流程

（一）适用对象

第一诊断为肺恶性肿瘤（ICD-10:C34）拟行胸腔镜下肺叶切除术（ICD-9-CM-3:32.25）。

（二）诊断依据

根据《美国国家癌症综合网非小细胞肺癌治疗指南（中国版）》《临床诊疗指南——胸外科分册》（中华医学会编著,人民卫生出版社）:

1. 高危因素　吸烟指数＞400,年龄＞45 岁,环境与职业因素。

2. 病史　刺激性咳嗽;痰中带血或咯血;胸痛;查体发现肺部阴影。

3. 辅助检查　胸部 CT 证实肺部阴影;支气管镜下取活检或 CT 引导下穿刺活检证实为肺癌。

（三）治疗方案的选择及依据

根据《美国国家癌症综合网非小细胞肺癌治疗指南（中国版）》、《临床诊疗指南——胸外科分册》（中华医学会编著,人民卫生出版社）:

1. 符合肺恶性肿瘤诊断。

2. 全身状况允许手术。

3. 征得患者及家属的同意。

（四）标准住院日为 14～15 天

（五）进入路径标准

1. 第一诊断必须符合肺恶性肿瘤（ICD-10:C34）。

2. 年龄,18－60 岁。

3. 临床分期(UICC 2009)为Ⅰ期、Ⅱ期和Ⅲa期及孤立性脑或肾上腺转移的非小细胞肺癌或临床分期(UICC 2009)为T1～2、N0的小细胞肺癌。

4. 心、肺、肝、肾等器官功能可以耐受全麻开胸手术。

5. 当患者同时具有其他疾病诊断,但在住院期间不需要特殊处理也不影响第一诊断的临床路径流程实施时,可以进入路径。

(六)术前准备(术前评估)3天

1. 检验检查评估

(1)必须检查项目

1)血(尿、粪)常规、血生化、凝血功能、血型、血清四项筛查、肿瘤标志物(CEA、SCC、CY-FRA21-1)。

2)胸片、心电图、肺CT平扫+增强扫描、头颅CT或MRI、全身骨扫描、腹部超声、肺功能等。

(2)根据患者病情可选择:

1)血气分析、超声心动图、纤维支气管镜+活检、CT/超声引导下经皮肺穿刺活检。

2)24小时动态心电图、PET-CT。

3)有相关疾病者必要时请相关科室会诊或院内联合会诊。

(3)营养评估:由护士根据《解放军总医院新入院患者营养风险筛查表(NRS-2002)》为新入院患者进行营养评估,评分>3分的告知医师,必要时申请营养科会诊。

(4)心理评估:医生根据新入院患者情况申请心理科会诊评估。

(5)疼痛评估:由医师对于病情危重患者,或术前24小时、麻醉前的患者根据《VAS评分》实施疼痛评估,评估结果及应用的特殊镇痛药物应当告知患者或其病情委托人,疼痛评估的结果应当记录在住院病历表格中。评分>7分、常规镇痛处理效果欠佳的顽固性疼痛患者应当及时请疼痛科医生会诊。

(6)康复评估:由护士根据《入院患者康复筛查和评估表》在新入院患者入院后24小时内进行康复筛查和评估。任何一项结果为"是",均应告知医师,申请康复医师会诊。

(7)深静脉血栓栓塞症风险评估:根据《下肢深静脉血栓形成及肺栓塞风险评估表》在新入院患者入院后24小时内进行风险筛查和评估。风险结果为"极高危"的,则申请血管外科或介入导管室医师会诊。

2. 术前准备

(1)术前评估:术前24小时内完成术前病情评估,完成必要的检查,做出术前小结、术前讨论。

(2)术前谈话:术者应在术前1天与患者及其家属谈话,告知手术方案、相关风险、用血计划、术后转归、手术费用,以及患者及亲属权益,并履行书面知情同意手续。告知高值耗材的使用及费用。

(3)通知手术室:准备手术间、手术药品、手术物品及特殊耗材。

(4)手术部位标识:术者、第一助手或经治医师在术前1天应对手术部位做体表标识,急诊手术由接诊医师或会诊外科医师标记,标记过程应有责任护士、患者及亲属共同参与,并记入手术安排表。

(5)术前一日麻醉医师访视:制订麻醉计划、完成评估、确定麻醉方式,并记入《麻醉术前访视记录》,告知患者及家属麻醉适应证、麻醉目的、风险、可能出现的情况及其处理原则、替代方案等,签署《麻醉知情同意书》并归入病历。

3. 主要护理工作　入院宣教,交代注意事项(如防褥疮、防跌倒等),指导患者戒烟,并进行术前宣教,心理护理。

(七)药品选择及使用时机

按照《抗菌药物临床应用指导原则(2015 年版)》[国卫办医发(2015)43 号]执行。

1. 预防性抗菌药物应用。第一、二代头孢菌素。

2. 预防性用药给药时间为皮肤、黏膜切开前 0.5~1 小时或麻醉开始时,如手术时间超过 3 小时或超过所用药物半衰期的 2 倍以上,或出血量超过 1500ml,术中应追加一次。

3. 预防用药时间为 24 小时,污染手术必要时延长至 48 小时。

(八)手术日为入院第 4 天

1. 手术安全核对。患者入手术间后由手术医师、麻醉医师、巡回护士和患者本人共同核对患者身份、手术部位与标识、手术方式。手术医师、麻醉医师、巡回护士三方按《手术安全核对表》逐项核对,共同签字。

(1)手术方式:胸腔镜下肺叶切除＋纵隔淋巴结清扫术。

(2)麻醉方式:全麻双腔气管插管。

(3)手术置入物:吻合钉。

(4)术中用药:麻醉常规用药,术中预防使用抗生素、术中镇痛等。

(5)输血及血液制品:根据术中情况选择。

(6)术中病理:根据术中情况酌情行快速冷冻病理检查。

2. 经治医师或手术医师应即刻完成术后首次病程记录,观察术后患者病情变化。

(九)术后住院恢复 5~14 天,必须复查的检查项目

1. 术后住院恢复

(1)术后给予持续心电、呼吸、血压、血氧饱和度监测至病情平稳。

(2)术后用药:预防使用抗菌药物,止咳药、止痛药等。

(3)术后换药:术后第一天及出院当日予以清洁换药;其他时间根据手术切口渗出情况予以清洁换药。

(4)术后护理:观察患者咳嗽、咳痰状况、肺复张情况、引流管引流情况、伤口敷料有无渗出,并在异常时立即通知医生处理,指导并辅助患者术后咳嗽咳痰及功能锻炼,给予防跌倒护理等。

2. 必须复查的项目　血常规、血生化、胸片。

(十)出院标准

1. 生命体征平稳,体温正常。

2. 正常进食普食。

3. 切口愈合良好。

4. 常规化验无明显异常;胸片示术侧肺膨胀良好,无明显感染征象。

5. 无与本病相关的其他并发症。

(十一)有无变异及原因分析

1. 医疗原因导致的变异　如改变诊疗方案、转科治疗、操作失误、误诊等。

2. 患者原因导致的变异　如不同意治疗方案、个人原因要求出(转)院、院外服用手术禁忌药、月经期、对诊疗计划不满要求出路径、相关检查检验院外(门诊)已做等。

3. 并发症原因导致的变异　如胸腔出血、肺部感染、呼吸衰竭、肺漏气延长、肺动脉栓塞、支气管胸膜瘘、切口感染等造成住院日延长和费用增加。

4. 病情原因导致的变异　部分患者常常存在很多内科并发症,如脑血管或心血管病、糖尿病、血栓等,手术可能导致这些疾病加重而需要治疗,从而延长治疗时间和增加住院费用。

5. 辅诊科室原因导致的变异　如检查、检验、手术、病理等检查(不及时、结果错报、操作部位/方式错误、标本不合格)、报告(不及时、结果错报、标本不合格)等原因延长住院天数、增加费用等。

6. 管理原因导致的变异　如系统暂不支持、系统瘫痪、需要修订流程、需要修订制度等。

7. 节假日　术前患者如住院后赶上节假日,使手术推迟,延长住院时间,增加费用。

二、肺恶性肿瘤行胸腔镜下肺叶切除术临床路径表单

适用对象	第一诊断为肺恶性肿瘤(ICD-10:C34)行胸腔镜下肺叶切除术(ICD-9-CM-3:32.25)		
患者基本信息	姓名:＿＿＿＿　性别:＿＿＿　年龄:＿＿＿ 门诊号:＿＿＿＿　住院号:＿＿＿＿　过敏史:＿＿＿＿ 住院日期:＿＿＿年＿＿月＿＿日　出院日期:＿＿＿年＿＿月＿＿日		标准住院日:14～15天
时间		住院第1天	住院第2天	住院第3天(术前日)
主要诊疗工作	制度落实	□ 经治医生或值班医生在患者入院2小时内到床旁接诊 □ 主管医生或二线值班医生在患者入院后24小时内完成检诊 □ 初步的诊断和治疗方案 □ 开具相关检查、化验单	□ 三级医师查房 □ 完成必要的相关科室会诊	□ 手术医师查房 □ 术前准备 □ 麻醉医师查房
	病情评估	□ 经治医师询问病史与体格检查 □ 心理评估 □ 营养评估 □ 疼痛评估 □ 康复评估 □ 深静脉血栓栓塞症评估	□ 临床分期与术前评估	□ 术前评估 □ 下肢静脉血栓风险评估
	病历书写	□ 入院8小时内完成首次病程记录 □ 入院24小时内完成入院记录 □ 完成主管医师查房记录	□ 住院医师完成上级医师查房记录、相关会诊记录	□ 完成术前手术医师查房记录、术前讨论、术前小结

（续 表）

主要诊疗工作	知情同意	□ 患者或家属入院记录签字 □ 签署授权委托书、自费用品协议书（必要时）、军人目录外耗材审批单（必要时）	□ 向患者家属交代病情	□ 术前谈话,告知患者及家属病情和围术期注意事项并签署手术知情同意书 □ 麻醉医师与患者和（或）家属交代麻醉注意事项并签署麻醉知情同意书
	手术治疗	□ 患者既往内科疾病的用药	□ 患者既往内科疾病的用药	□ 患者既往内科疾病的用药 □ 术前准备 □ 交叉配血 □ 术区备皮
	其他	□ 及时通知上级医师检诊	□ 及时通知上级医师检诊	□ 经治医师检查整理病历资料
重点医嘱	长期医嘱 护理医嘱	□ 按胸外科护理常规 □ 三级护理	□ 按胸外科护理常规 □ 三级护理	□ 按胸外科护理常规 □ 三级护理
	长期医嘱 处置医嘱	□ 测血压（必要时） □ 快速血糖测定（必要时）	□ 测血压 □ 快速血糖测定（必要时）	□ 测血压 □ 快速血糖测定（必要时）
	长期医嘱 膳食医嘱	□ 普食		□ 术晨禁食水
	长期医嘱 药物医嘱	□ 止咳药、止血药、自带药（必要时）	□ 止咳药、止血药、自带药（必要时）	□ 止咳药、止血药、自带药（必要时）
	临时医嘱 检查检验	□ 血常规 □ 尿常规 □ 粪常规 □ 血型 □ 凝血四项 □ 普通生化 □ 血清术前八项 □ 胸部正侧位片 □ 心电图检查（多导） □ 胸部 CT □ 肝胆胰脾＋肾上腺超声 □ 颈部淋巴结及锁骨上淋巴结超声 □ 头颅 MRI □ 全身骨扫描 □ 肺功能		
	临时医嘱 药物医嘱			□ 预防使用抗生素 □ 镇静药 □ 肠道准备药

（续　表）

重点医嘱	**临时医嘱**	手术医嘱		☐ 常规明日在全麻下行肺叶切除＋纵隔淋巴结清扫术
		处置医嘱	☐ 静脉抽血 ☐ 动脉抽血		☐ 抗生素皮试 ☐ 备皮 ☐ 交叉配血 ☐ 术中导尿
主要护理工作	健康宣教	☐ 入院宣教（住院环境、规章制度） ☐ 进行护理安全指导 ☐ 进行等级护理、活动范围指导 ☐ 进行饮食指导 ☐ 进行关于疾病知识的宣教 ☐ 检查、检验项目的目的和意义	☐ 进行饮食指导 ☐ 进行关于疾病知识的宣教 ☐ 检查、检验项目的目的和意义	☐ 术前宣教 ☐ 指导术后康复训练 ☐ 指导术后注意事项
	护理处置	☐ 患者身份核对 ☐ 佩戴腕带 ☐ 建立入院病历，通知医生 ☐ 入院介绍：介绍责任护士，病区环境、设施、规章制度、基础护理服务项目 ☐ 询问病史，填写护理记录单首页 ☐ 观察病情 ☐ 测量基本生命体征 ☐ 抽血、留取标本 ☐ 心理与生活护理 ☐ 根据评估结果采取相应护理措施 ☐ 通知检查项目及注意事项	☐ 观察病情 ☐ 测量基本生命体征 ☐ 心理与生活护理 ☐ 根据评估结果采取相应护理措施 ☐ 通知检查项目及注意事项	☐ 观察病情 ☐ 测量基本生命体征 ☐ 术前患者准备（手术前沐浴、更衣、备皮） ☐ 检查术前物品准备 ☐ 心理与生活护理 ☐ 根据评估结果采取相应护理措施 ☐ 完成护理记录
	护理评估	☐ 一般评估：生命体征、神志、皮肤、药物过敏史等 ☐ 专科评估：咳嗽、咳痰情况、一般活动情况 ☐ 风险评估：评估有无跌倒、坠床、褥疮风险 ☐ 心理评估 ☐ 营养评估 ☐ 疼痛评估 ☐ 康复评估	☐ 心理评估 ☐ 营养评估 ☐ 疼痛评估 ☐ 康复评估	☐ 心理评估 ☐ 营养评估 ☐ 疼痛评估 ☐ 康复评估

（续　表）

主要护理工作	专科护理	☐ 协助指导患者咳嗽、咳痰、术后床上活动等 ☐ 指导功能锻炼 ☐ 指导患者戒烟	☐ 协助指导患者咳嗽、咳痰、术后床上活动等 ☐ 指导功能锻炼 ☐ 指导患者戒烟	☐ 协助指导患者咳嗽、咳痰、术后床上活动等 ☐ 指导功能锻炼 ☐ 指导患者戒烟
	饮食指导	☐ 根据医嘱通知配餐员准备膳食 ☐ 协助进餐	☐ 根据医嘱通知配餐员准备膳食 ☐ 协助进餐	☐ 嘱患者清淡饮食 ☐ 协助进餐
	活动体位	☐ 根据护理等级指导活动	☐ 根据护理等级指导活动	☐ 根据护理等级指导活动
	洗浴要求	☐ 协助患者洗澡,更换病号服	☐ 协助患者洗澡,更换病号服	☐ 协助患者清洁备皮部位,更换病号服
病情变异记录		☐ 无　　☐ 有,原因: ☐ 患者　☐ 疾病　☐ 医疗 ☐ 护理　☐ 保障　☐ 管理	☐ 无　　☐ 有,原因: ☐ 患者　☐ 疾病　☐ 医疗 ☐ 护理　☐ 保障　☐ 管理	☐ 无　　☐ 有,原因: ☐ 患者　☐ 疾病　☐ 医疗 ☐ 护理　☐ 保障　☐ 管理

护士签名	白班	小夜班	大夜班	白班	小夜班	大夜班	白班	小夜班	大夜班
医师签名									

时间		住院第 4 天(手术日)	住院第 5—13 天(术后恢复)	住院第 14—15 天(出院日)
主要诊疗工作	制度落实	☐ 手术 ☐ 上级医师查房 ☐ 麻醉医师查房 ☐ 观察有无术后并发症,并做相应处理	☐ 术后三天连续查房 ☐ 术后手术医师查房 ☐ 三级医师查房 ☐ 观察有无术后并发症,并做相应处理	☐ 上级医师查房,进行手术及伤口评估,确定有无手术并发症和伤口愈合不良情况,明确是否出院
	病情评估	☐ 出血评估 ☐ 疼痛评估 ☐ 下肢静脉血栓风险评估	☐ 咳痰能力评估 ☐ 出血评估 ☐ 疼痛评估 ☐ 下肢静脉血栓风险评估 ☐ 上级医师进行治疗效果、预后评估	☐ 上级医师进行出院评估
	病历书写	☐ 住院医师术后即刻完成术后病程 ☐ 术者或第一助手术后 24 小时内完成手术记录(术者签字)	☐ 上级医师查房记录	☐ 出院当天病程记录(由上级医师指示出院) ☐ 出院后 24 小时内完成出院记录 ☐ 出院后 24 小时内完成病案首页
	知情同意	☐ 向患者和(或)家属交代手术情况及术后注意事项	☐ 告知患者及其家属术后恢复情况	☐ 告知患者及家属出院后注意事项(指导出院后功能锻炼,复诊时间、地点,发生紧急情况时的处理方法等)

（续　表）

主要诊疗工作	手术治疗	□ 实施手术（手术安全核查记录、手术清点记录） □ 术后止痛、止血、止咳、止吐等对症治疗	□ 术后止痛、止血、止咳、止吐等对症治疗 □ 手术切口换药	□ 手术切口换药
	其他	□ 监测患者生命体征 □ 观察手术切口及周围情况 □ 观察胸腔闭式引流管引流情况	□ 观察患者咳嗽、咳痰情况 □ 观察手术切口及周围情况 □ 观察胸腔闭式引流管引流情况，情况允许时拔除 □ 定期复查血常规、血生化 □ 及时通知上级医师检诊	□ 通知出院 □ 开具出院介绍信 □ 开具诊断证明书 □ 出院带药 □ 预约门诊复诊时间
重点医嘱	长期医嘱 — 护理医嘱	□ 按胸外科术后护理常规 □ 一级护理	二级护理	
	长期医嘱 — 处置医嘱	□ 持续吸氧 □ 留置导尿 □ 持续心电、血压、呼吸、血氧饱和度监测 □ 胸腔闭式引流管接无菌袋		
	长期医嘱 — 膳食医嘱	□ 禁食水	□ 半流食 □ 普食	
	长期医嘱 — 药物医嘱	□ 抗生素 □ 止痛、止吐、抑酸、化痰		
	临时医嘱 — 检查检验	□ 血常规 □ 凝血四项＋DIC 监测 □ 普通生化	□ 血常规 □ 凝血四项＋DIC 监测 □ 普通生化 □ 胸部正侧位片	
	临时医嘱 — 药物医嘱	□ 大静脉营养液	□ 止痛、止咳、缓泻药	
	临时医嘱 — 手术医嘱			
	临时医嘱 — 处置医嘱	□ 静脉抽血	□ 静脉抽血 □ 大换药	□ 大换药 □ 出院
主要护理工作	健康宣教	□ 术后心理疏导 □ 指导术后康复训练 □ 指导术后注意事项	□ 术后心理疏导 □ 指导术后康复训练 □ 指导术后注意事项	□ 出院宣教（康复训练方法，用药指导，换药时间及注意事项，复查时间等）

（续　表）

主要护理工作	护理处置	☐ 检查术前物品准备 ☐ 与手术室护士交接 ☐ 术后观察病情 ☐ 测量基本生命体征 ☐ 遵医嘱用药 ☐ 抽血、留取标本 ☐ 心理与生活护理 ☐ 根据评估结果采取相应护理措施 ☐ 通知检查项目及注意事项	☐ 术后观察病情 ☐ 测量基本生命体征 ☐ 心理与生活护理 ☐ 指导并监督患者治疗与康复训练 ☐ 遵医嘱用药 ☐ 根据评估结果采取相应护理措施 ☐ 完成护理记录	☐ 观察患者情况 ☐ 核对患者医嘱费用 ☐ 协助患者办理出院手续 ☐ 指导并监督患者康复训练 ☐ 整理床单位
	护理评估	☐ 评估伤口疼痛情况 ☐ 风险评估：评估有无跌倒、坠床、褥疮、导管滑脱、液体外渗的风险 ☐ 心理评估 ☐ 营养评估	☐ 评估患者咳嗽、咳痰情况 ☐ 评估伤口疼痛情况 ☐ 风险评估：评估有无跌倒、坠床、褥疮、导管滑脱、液体外渗的风险 ☐ 心理评估 ☐ 营养评估	☐ 心理评估 ☐ 营养评估
	专科护理	☐ 观察伤口敷料有无渗出 ☐ 指导患者咳嗽、咳痰、功能锻炼，协助患者床上活动 ☐ 术后心理与生活护理	☐ 观察伤口敷料有无渗出 ☐ 指导患者咳嗽、咳痰、功能锻炼 ☐ 术后心理与生活护理	☐ 告知患者出院后注意事项并附书面出院指导一份 ☐ 指导功能锻炼
	饮食指导	☐ 禁食水	☐ 根据医嘱通知配餐员准备膳食 ☐ 协助进餐	
	活动体位	☐ 根据护理等级指导活动	☐ 根据护理等级指导活动	
	洗浴要求	☐ 协助患者晨晚间护理	☐ 协助患者晨晚间护理	
病情变异记录		☐ 无　　☐ 有,原因: ☐ 患者　☐ 疾病　☐ 医疗 ☐ 护理　☐ 保障　☐ 管理	☐ 无　　☐ 有,原因: ☐ 患者　☐ 疾病　☐ 医疗 ☐ 护理　☐ 保障　☐ 管理	☐ 无　　☐ 有,原因: ☐ 患者　☐ 疾病　☐ 医疗 ☐ 护理　☐ 保障　☐ 管理
护士签名		白班　小夜班　大夜班	白班　小夜班　大夜班	白班　小夜班　大夜班
医师签名				

（初向阳　王　波）

第二十二节　肺恶性肿瘤行机器人肺叶切除术临床路径

一、肺恶性肿瘤行机器人肺叶切除术临床路径标准住院流程

(一)适用对象

第一诊断为肺恶性肿瘤(ICD-10:C34)拟行机器人肺叶切除术(ICD-9-CM-3:32.4 伴00.3504)。

(二)诊断依据

根据《美国国家癌症综合网非小细胞肺癌治疗指南(中国版)》、《临床诊疗指南——胸外科分册》(中华医学会编著,人民卫生出版社):

1. 高危因素　吸烟指数>400,年龄>45 岁,环境与职业因素。

2. 病史　刺激性咳嗽;痰中带血或咯血;胸痛;查体发现肺部阴影。

3. 辅助检查　胸部 CT 证实肺部阴影;支气管镜下取活检或 CT 引导下穿刺活检证实为肺癌。

(三)治疗方案的选择及依据

根据《美国国家癌症综合网非小细胞肺癌治疗指南(中国版)》、《临床诊疗指南——胸外科分册》(中华医学会编著,人民卫生出版社):

1. 符合肺恶性肿瘤诊断。

2. 全身状况允许手术。

3. 征得患者及家属的同意。

(四)标准住院日为 13～14 天

(五)进入路径标准

1. 第一诊断必须符合肺恶性肿瘤(ICD-10:C34)。

2. 年龄,18－60 岁。

3. 临床分期(UICC 2009)为Ⅰ期、Ⅱ期和Ⅲa 期及孤立性脑或肾上腺转移的非小细胞肺癌或临床分期(UICC 2009)为 T1～2、N0 的小细胞肺癌。

4. 心、肺、肝、肾等器官功能可以耐受全麻开胸手术。

5. 当患者同时具有其他疾病诊断,但在住院期间不需要特殊处理也不影响第一诊断的临床路径流程实施时,可以进入路径。

(六)术前准备(术前评估)3 天

1. 检验检查评估

(1)必须检查项目

1)血(尿、粪)常规、血生化、凝血功能、血型、血清四项筛查、肿瘤标志物(CEA、SCC、CY-FRA21-1)。

2)胸片、心电图、肺 CT 平扫＋增强扫描、头颅 CT 或 MRI、全身骨扫描、腹部超声、肺功能等。

(2)根据患者病情可选择:

1)血气分析、超声心动图、纤维支气管镜＋活检、CT/超声引导下经皮肺穿刺活检。

2）24 小时动态心电图、PET-CT。

3）有相关疾病者必要时请相关科室会诊或院内联合会诊。

（3）营养评估：由护士根据《解放军总医院新入院患者营养风险筛查表（NRS-2002）》为新入院患者进行营养评估，评分＞3 分的告知医师，必要时申请营养科会诊。

（4）心理评估：医生根据新入院患者情况申请心理科会诊评估。

（5）疼痛评估：由医师对于病情危重患者，或术前 24 小时、麻醉前的患者根据《VAS 评分》实施疼痛评估，评估结果及应用的特殊镇痛药物应当告知患者或其病情委托人，疼痛评估的结果应当记录在住院病历表格中。评分＞7 分、常规镇痛处理效果欠佳的顽固性疼痛患者应当及时请疼痛科医生会诊。

（6）康复评估：由护士根据《入院患者康复筛查和评估表》在新入院患者入院后 24 小时内进行康复筛查和评估。任何一项结果为"是"，均应告知医师，申请康复医师会诊。

（7）深静脉血栓栓塞症风险评估：根据《下肢深静脉血栓形成及肺栓塞风险评估表》在新入院患者入院后 24 小时内进行风险筛查和评估。风险结果为"极高危"的，则申请血管外科或介入导管室医师会诊。

2. 术前准备

（1）术前评估：术前 24 小时内完成术前病情评估，完成必要的检查，做出术前小结、术前讨论。

（2）术前谈话：术者应在术前 1 天与患者及其家属谈话，告知手术方案、相关风险、用血计划、术后转归、手术费用，以及患者及亲属权益，并履行书面知情同意手续。告知高值耗材的使用及费用。

（3）通知手术室：准备手术间、手术药品、手术物品及特殊耗材。

（4）手术部位标识：术者、第一助手或经治医师在术前 1 天应对手术部位做体表标识，急诊手术由接诊医师或会诊外科医师标记，标记过程应有责任护士、患者及亲属共同参与，并记入手术安排表。

（5）术前一日麻醉医师访视：制订麻醉计划、完成评估、确定麻醉方式，并记入《麻醉术前访视记录》，告知患者及家属麻醉适应证、麻醉目的、风险、可能出现的情况及其处理原则、替代方案等，签署《麻醉知情同意书》并归入病历。

3. 主要护理工作　入院宣教，交代注意事项（如防褥疮、防跌倒等），指导患者戒烟，并进行术前宣教，心理护理。

（七）药品选择及使用时机

按照《抗菌药物临床应用指导原则（2015 年版）》[国卫办医发（2015）43 号]执行。

1. 预防性抗菌药物应用。第一、二代头孢菌素。

2. 预防性用药给药时间为皮肤、黏膜切开前 0.5～1 小时或麻醉开始时，如手术时间超过 3 小时或超过所用药物半衰期的 2 倍以上，或出血量超过 1500ml，术中应追加一次。

3. 预防用药时间为 24 小时，污染手术必要时延长至 48 小时。

（八）手术日为入院第 4 天

1. 手术安全核对。患者入手术间后由手术医师、麻醉医师、巡回护士和患者本人共同核对患者身份、手术部位与标识、手术方式。手术医师、麻醉医师、巡回护士三方按《手术安全核对表》逐项核对，共同签字。

（1）手术方式：机器人肺叶切除＋纵隔淋巴结清扫术。

（2）麻醉方式：全麻双腔气管插管。

（3）手术置入物：吻合钉。

（4）术中用药：麻醉常规用药，术中预防使用抗生素、术中镇痛等。

（5）输血及血液制品：根据术中情况选择。

（6）术中病理：根据术中情况酌情行快速冷冻病理检查。

2. 经治医师或手术医师应即刻完成术后首次病程记录，观察术后患者病情变化。

（九）术后住院恢复5～8天，必须复查的检查项目

1. 术后住院恢复

（1）术后给予持续心电、呼吸、血压、血氧饱和度监测至病情平稳。

（2）术后用药：预防使用抗菌药物，止咳药、止痛药等。

（3）术后换药：术后第一天及出院当日予以清洁换药；其他时间根据手术切口渗出情况予以清洁换药。

（4）术后护理：观察患者咳嗽、咳痰状况、肺复张情况、引流管引流情况、伤口敷料有无渗出，并在异常时立即通知医生处理，指导并辅助患者术后咳嗽、咳痰及功能锻炼，给予防跌倒护理等。

2. 必须复查的项目　血常规、血生化、胸片。

（十）出院标准

1. 生命体征平稳，体温正常。

2. 正常进食普食。

3. 切口愈合良好。

4. 常规化验无明显异常；胸片示术侧肺膨胀良好，无明显感染征象。

5. 无与本病相关的其他并发症。

（十一）有无变异及原因分析

1. 医疗原因导致的变异　如改变诊疗方案、转科治疗、操作失误、误诊等。

2. 患者原因导致的变异　如不同意治疗方案、个人原因要求出（转）院、院外服用手术禁忌药、月经期、对诊疗计划不满要求出路径、相关检查检验院外（门诊）已做等。

3. 并发症原因导致的变异　如胸腔出血、肺部感染、呼吸衰竭、肺漏气延长、肺动脉栓塞、支气管胸膜瘘、切口感染等造成住院日延长和费用增加。

4. 病情原因导致的变异　部分患者常常存在很多内科并发症，如脑血管或心血管病、糖尿病、血栓等，手术可能导致这些疾病加重而需要治疗，从而延长治疗时间和增加住院费用。

5. 辅诊科室原因导致的变异　如检查、检验、手术、病理等检查（不及时、结果错报、操作部位/方式错误、标本不合格）、报告（不及时、结果错报、标本不合格）等原因延长住院天数、增加费用等。

6. 管理原因导致的变异　如系统暂不支持、系统瘫痪、需要修订流程、需要修订制度等。

7. 节假日　术前患者如住院后赶上节假日，使手术推迟，延长住院时间，增加费用。

二、肺恶性肿瘤行机器人肺叶切除术临床路径表单

适用对象	第一诊断为肺恶性肿瘤(ICD-10:C34)行机器人肺叶切除术(ICD-9-CM-3:32.4 伴 00.3504)	
患者基本信息	姓名:_____　性别:___　年龄:___ 门诊号:_____　住院号:_____　过敏史:_____ 住院日期:___年__月__日　出院日期:___年__月__日	标准住院日:13～14 天

	时间	住院第 1 天	住院第 2 天	住院第 3 天(术前日)
主要诊疗工作	制度落实	□ 经治医生或值班医生在患者入院 2 小时内到床旁接诊 □ 主管医生或二线值班医生在患者入院后 24 小时内完成检诊 □ 初步的诊断和治疗方案 □ 开具相关检查、化验单	□ 三级医师查房 □ 完成必要的相关科室会诊	□ 手术医师查房 □ 术前准备 □ 麻醉医师查房
	病情评估	□ 经治医师询问病史与体格检查 □ 心理评估 □ 营养评估 □ 疼痛评估 □ 康复评估 □ 深静脉血栓栓塞症评估	□ 临床分期与术前评估	□ 术前评估 □ 下肢静脉血栓风险评估
	病历书写	□ 入院 8 小时内完成首次病程记录 □ 入院 24 小时内完成入院记录 □ 完成主管医师查房记录	□ 住院医师完成上级医师查房记录、相关会诊记录	□ 完成术前手术医师查房记录、术前讨论、术前小结
	知情同意	□ 患者或家属入院记录签字 □ 签署授权委托书、自费用品协议书(必要时)、军人目录外耗材审批单(必要时)	□ 向患者家属交代病情	□ 术前谈话,告知患者及家属病情和围术期注意事项并签署手术知情同意书 □ 麻醉医师与患者和(或)家属交代麻醉注意事项并签署麻醉知情同意书
	手术治疗	□ 患者既往内科疾病的用药	□ 患者既往内科疾病的用药	□ 患者既往内科疾病的用药 □ 术前准备 □ 交叉配血 □ 术区备皮
	其他	□ 及时通知上级医师检诊	□ 及时通知上级医师检诊	□ 经治医师检查整理病历资料

（续　表）

重点医嘱	长期医嘱	护理医嘱	□ 按胸外科护理常规 □ 三级护理	□ 按胸外科护理常规 □ 三级护理	□ 按胸外科护理常规 □ 三级护理
		处置医嘱	□ 测血压（必要时） □ 快速血糖测定（必要时）	□ 测血压 □ 快速血糖测定（必要时）	□ 测血压 □ 快速血糖测定（必要时）
		膳食医嘱	□ 普食		□ 术晨禁食水
		药物医嘱	□ 止咳药、止血药、自带药 （必要时）	□ 止咳药、止血药、自带药 （必要时）	□ 止咳药、止血药、自带药 （必要时）
	临时医嘱	检查检验	□ 血常规 □ 尿常规 □ 粪常规 □ 血型 □ 凝血四项 □ 普通生化 □ 血清术前八项 □ 胸部正侧位片 □ 心电图检查（多导） □ 胸部 CT □ 肝胆胰脾＋肾上腺超声 □ 颈部淋巴结及锁骨上淋巴结超声 □ 头颅 MRI □ 全身骨扫描 □ 肺功能		
		药物医嘱			□ 预防使用抗生素 □ 镇静药 □ 肠道准备药
		手术医嘱			□ 常规明日在全麻下行肺叶切除＋纵隔淋巴结清扫术
		处置医嘱	□ 静脉抽血 □ 动脉抽血		□ 抗生素皮试 □ 备皮 □ 交叉配血 □ 术中导尿
主要护理工作		健康宣教	□ 入院宣教（住院环境、规章制度） □ 进行护理安全指导 □ 进行等级护理、活动范围指导 □ 进行饮食指导 □ 进行关于疾病知识的宣教 □ 检查、检验项目的目的和意义	□ 进行饮食指导 □ 进行关于疾病知识的宣教 □ 检查、检验项目的目的和意义	□ 术前宣教 □ 指导术后康复训练 □ 指导术后注意事项

（续　表）

主要护理工作	护理处置	☐ 患者身份核对 ☐ 佩戴腕带 ☐ 建立入院病历,通知医生 ☐ 入院介绍:介绍责任护士,病区环境、设施、规章制度、基础护理服务项目 ☐ 询问病史,填写护理记录单首页 ☐ 观察病情 ☐ 测量基本生命体征 ☐ 抽血、留取标本 ☐ 心理与生活护理 ☐ 根据评估结果采取相应护理措施 ☐ 通知检查项目及注意事项	☐ 观察病情 ☐ 测量基本生命体征 ☐ 心理与生活护理 ☐ 根据评估结果采取相应护理措施 ☐ 通知检查项目及注意事项	☐ 观察病情 ☐ 测量基本生命体征 ☐ 术前患者准备(手术前沐浴、更衣、备皮) ☐ 检查术前物品准备 ☐ 心理与生活护理 ☐ 根据评估结果采取相应护理措施 ☐ 完成护理记录
	护理评估	☐ 一般评估:生命体征、神志、皮肤、药物过敏史等 ☐ 专科评估:咳嗽、咳痰情况、一般活动情况 ☐ 风险评估:评估有无跌倒、坠床、褥疮风险 ☐ 心理评估 ☐ 营养评估 ☐ 疼痛评估 ☐ 康复评估	☐ 心理评估 ☐ 营养评估 ☐ 疼痛评估 ☐ 康复评估	☐ 心理评估 ☐ 营养评估 ☐ 疼痛评估 ☐ 康复评估
	专科护理	☐ 协助指导患者咳嗽、咳痰、术后床上活动等 ☐ 指导功能锻炼 ☐ 指导患者戒烟	☐ 协助指导患者咳嗽、咳痰、术后床上活动等 ☐ 指导功能锻炼 ☐ 指导患者戒烟	☐ 协助指导患者咳嗽、咳痰、术后床上活动等 ☐ 指导功能锻炼 ☐ 指导患者戒烟
	饮食指导	☐ 根据医嘱通知配餐员准备膳食 ☐ 协助进餐	☐ 根据医嘱通知配餐员准备膳食 ☐ 协助进餐	☐ 嘱患者清淡饮食 ☐ 协助进餐
	活动体位	☐ 根据护理等级指导活动	☐ 根据护理等级指导活动	☐ 根据护理等级指导活动
	洗浴要求	☐ 协助患者洗澡,更换病号服	☐ 协助患者洗澡,更换病号服	☐ 协助患者清洁备皮部位,更换病号服
病情变异记录		☐ 无　☐ 有,原因: ☐ 患者 ☐ 疾病 ☐ 医疗 ☐ 护理 ☐ 保障 ☐ 管理	☐ 无　☐ 有,原因: ☐ 患者 ☐ 疾病 ☐ 医疗 ☐ 护理 ☐ 保障 ☐ 管理	☐ 无　☐ 有,原因: ☐ 患者 ☐ 疾病 ☐ 医疗 ☐ 护理 ☐ 保障 ☐ 管理
护士签名		白班 小夜班 大夜班	白班 小夜班 大夜班	白班 小夜班 大夜班
医师签名				

301

时间		住院第 4 天（手术日）	住院第 5－12 天（术后恢复）	住院第 13－14 天（出院日）
主要诊疗工作	制度落实	□ 手术 □ 上级医师查房 □ 麻醉医师查房 □ 观察有无术后并发症，并做相应处理	□ 术后三天连续查房 □ 术后手术医师查房 □ 三级医师查房 □ 观察有无术后并发症，并做相应处理	□ 上级医师查房，进行手术及伤口评估，确定有无手术并发症和伤口愈合不良情况，明确是否出院
	病情评估	□ 出血评估 □ 疼痛评估 □ 下肢静脉血栓风险评估	□ 咳痰能力评估 □ 出血评估 □ 疼痛评估 □ 下肢静脉血栓风险评估 □ 上级医师进行治疗效果、预后评估	□ 上级医师进行出院评估
	病历书写	□ 住院医师术后即刻完成术后病程 □ 术者或第一助手术后 24 小时内完成手术记录（术者签字）	□ 上级医师查房记录	□ 出院当天病程记录（由上级医师指示出院） □ 出院后 24 小时内完成出院记录 □ 出院后 24 小时内完成病案首页
	知情同意	□ 向患者和（或）家属交代手术情况及术后注意事项	□ 告知患者及其家属术后恢复情况	□ 告知患者及家属出院后注意事项（指导出院后功能锻炼，复诊时间、地点，发生紧急情况时的处理方法等）
	手术治疗	□ 实施手术（手术安全核查记录、手术清点记录） □ 术后止痛、止血、止咳、止吐等对症治疗	□ 术后止痛、止血、止咳、止吐等对症治疗 □ 手术切口换药	□ 手术切口换药
	其他	□ 监测患者生命体征 □ 观察手术切口及周围情况 □ 观察胸腔闭式引流管引流情况	□ 观察患者咳嗽、咳痰情况 □ 观察手术切口及周围情况 □ 观察胸腔闭式引流管引流情况，情况允许时拔除 □ 定期复查血常规、血生化 □ 及时通知上级医师检诊	□ 通知出院 □ 开具出院介绍信 □ 开具诊断证明书 □ 出院带药 □ 预约门诊复诊时间
重点医嘱	长期医嘱 护理医嘱	□ 按胸外科术后护理常规 □ 一级护理	□ 二级护理	
	长期医嘱 处置医嘱	□ 持续吸氧 □ 留置导尿 □ 持续心电、血压、呼吸、血氧饱和度监测 □ 胸腔闭式引流管接无菌袋		

（续　表）

重点医嘱	长期医嘱	膳食医嘱	□ 禁食水	□ 半流食 □ 普食	
		药物医嘱	□ 抗生素 □ 止痛、止吐、抑酸、化痰		
	临时医嘱	检查检验	□ 血常规 □ 凝血四项＋DIC 监测 □ 普通生化	□ 血常规 □ 凝血四项＋DIC 监测 □ 普通生化 □ 胸部正侧位片	
		药物医嘱	□ 大静脉营养液	□ 止痛、止咳、缓泻药	
		手术医嘱			
		处置医嘱	□ 静脉抽血	□ 静脉抽血 □ 大换药	□ 大换药 □ 出院
主要护理工作		健康宣教	□ 术后心理疏导 □ 指导术后康复训练 □ 指导术后注意事项	□ 术后心理疏导 □ 指导术后康复训练 □ 指导术后注意事项	□ 出院宣教（康复训练方法，用药指导，换药时间及注意事项，复查时间等）
		护理处置	□ 检查术前物品准备 □ 与手术室护士交接 □ 术后观察病情 □ 测量基本生命体征 □ 遵医嘱用药 □ 抽血、留取标本 □ 心理与生活护理 □ 根据评估结果采取相应护理措施 □ 通知检查项目及注意事项	□ 术后观察病情 □ 测量基本生命体征 □ 心理与生活护理 □ 指导并监督患者治疗与康复训练 □ 遵医嘱用药 □ 根据评估结果采取相应护理措施 □ 完成护理记录	□ 观察患者情况 □ 核对患者医嘱费用 □ 协助患者办理出院手续 □ 指导并监督患者康复训练 □ 整理床单位
		护理评估	□ 评估伤口疼痛情况 □ 风险评估：评估有无跌倒、坠床、褥疮、导管滑脱、液体外渗的风险 □ 心理评估 □ 营养评估	□ 评估患者咳嗽、咳痰情况 □ 评估伤口疼痛情况 □ 风险评估：评估有无跌倒、坠床、褥疮、导管滑脱、液体外渗的风险 □ 心理评估 □ 营养评估	□ 心理评估 □ 营养评估
		专科护理	□ 观察伤口敷料有无渗出 □ 指导患者咳嗽、咳痰、功能锻炼，协助患者床上活动 □ 术后心理与生活护理	□ 观察伤口敷料有无渗出 □ 指导患者咳嗽、咳痰、功能锻炼 □ 术后心理与生活护理	□ 告知患者出院后注意事项并附书面出院指导一份 □ 指导功能锻炼

（续　表）

主要护理工作	饮食指导	□ 禁食水	□ 根据医嘱通知配餐员准备膳食 □ 协助进餐	
	活动体位	□ 根据护理等级指导活动	□ 根据护理等级指导活动	
	洗浴要求	□ 协助患者晨晚间护理	□ 协助患者晨晚间护理	
病情变异记录		□ 无　　　□ 有,原因： □ 患者　□ 疾病　□ 医疗 □ 护理　□ 保障　□ 管理	□ 无　　　□ 有,原因： □ 患者　□ 疾病　□ 医疗 □ 护理　□ 保障　□ 管理	□ 无　　　□ 有,原因： □ 患者　□ 疾病　□ 医疗 □ 护理　□ 保障　□ 管理
护士签名		白班　｜小夜班　｜大夜班	白班　｜小夜班　｜大夜班	白班　｜小夜班　｜大夜班
医师签名				

（初向阳　王　波）

第二十三节　肺恶性肿瘤行全肺切除术临床路径

一、肺恶性肿瘤行全肺切除术临床路径标准住院流程

(一)适用对象

第一诊断为肺恶性肿瘤(ICD-10:C34)拟行全肺切除术(ICD-9-CM-3:32.5)。

(二)诊断依据

根据《美国国家癌症综合网非小细胞肺癌治疗指南(中国版)》《临床诊疗指南——胸外科分册》(中华医学会编著,人民卫生出版社)：

1. 高危因素　吸烟指数＞400,年龄＞45 岁,环境与职业因素。

2. 病史　刺激性咳嗽;痰中带血或咯血;胸痛;查体发现肺部阴影。

3. 辅助检查　胸部 CT 证实肺部阴影;支气管镜下取活检或 CT 引导下穿刺活检证实为肺癌。

(三)治疗方案的选择及依据

根据《美国国家癌症综合网非小细胞肺癌治疗指南(中国版)》《临床诊疗指南——胸外科分册》(中华医学会编著,人民卫生出版社)：

1. 符合肺恶性肿瘤诊断。

2. 全身状况允许手术。

3. 征得患者及家属的同意。

(四)标准住院日为 16～17 天

(五)进入路径标准

1. 第一诊断必须符合肺恶性肿瘤(ICD-10:C34)。

2. 年龄,18－60 岁。

3. 临床分期(UICC 2009)为Ⅰ期、Ⅱ期的非小细胞肺癌或临床分期(UICC 2009)为 T1～2、N0 的小细胞肺癌。

4. 心、肺、肝、肾等器官功能可以耐受全麻开胸手术。

5. 当患者同时具有其他疾病诊断,但在住院期间不需要特殊处理也不影响第一诊断的临床路径流程实施时,可以进入路径。

(六)术前准备(术前评估)3 天

1. 检验检查评估

(1)必须检查项目

1)血(尿、粪)常规、血生化、血气分析、凝血功能、血型、血清四项筛查、肿瘤标志物(CEA、SCC、CYFRA21-1)。

2)胸片、心电图、超声心动图,胸部 CT 平扫＋增强扫描,头颅 CT 或 MRI,全身骨扫描,腹部超声,肺功能等。

(2)根据患者病情可选择:

1)纤维支气管镜＋活检、CT/超声引导下经皮肺穿刺活检。

2)24 小时动态心电图、PET-CT。

3)有相关疾病者必要时请相关科室会诊。

(3)营养评估:由护士根据《解放军总医院新入院患者营养风险筛查表(NRS-2002)》为新入院患者进行营养评估,评分＞3 分的告知医师,必要时申请营养科会诊。

(4)心理评估:由心理科医生根据病情需要实施评估。

(5)疼痛评估:由医师对于病情危重患者,或术前 24 小时、麻醉前的患者根据《VAS 评分》实施疼痛评估,评估结果及应用的特殊镇痛药物应当告知患者或其病情委托人,疼痛评估的结果应当记录在住院病历表格中。评分＞7 分、常规镇痛处理效果欠佳的顽固性疼痛患者应当及时请疼痛科医生会诊。

(6)康复评估:由护士根据《入院患者康复筛查和评估表》在新入院患者入院后 24 小时内进行康复筛查和评估。任何一项结果为"是",均应告知医师,申请康复医师会诊。

(7)深静脉血栓栓塞症风险评估:根据《下肢深静脉血栓形成及肺栓塞风险评估表》在新入院患者入院后 24 小时内进行风险筛查和评估。风险结果为"极高危"的,则申请血管外科或介入导管室医师会诊。

2. 术前准备

(1)术前评估:术前 24 小时内完成术前病情评估,完成必要的检查,做出术前小结、术前讨论。

(2)术前谈话:术者应在术前 1 天与患者及其家属谈话,告知手术方案、相关风险、用血计划、术后转归、手术费用,以及患者及亲属权益,并履行书面知情同意手续。告知高值耗材的使用及费用。

(3)通知手术室:准备手术间、手术药品、手术物品及特殊耗材。

(4)手术部位标识:术者、第一助手或经治医师在术前 1 天应对手术部位做体表标识,急诊手术由接诊医师或会诊外科医师标记,标记过程应有责任护士、患者及亲属共同参与,并记入手术安排表。

(5)术前一日麻醉医师访视:制订麻醉计划、完成评估、确定麻醉方式,并记入《麻醉术前访视记录》,告知患者及家属麻醉适应证、麻醉目的、风险、可能出现的情况及其处理原则、替代方案等,签署《麻醉知情同意书》并归入病历。

3. 主要护理工作 入院宣教,交代注意事项(如防褥疮、防跌倒等),指导患者戒烟,并进行术前宣教,心理护理。

(七)药品选择及使用时机

按照《抗菌药物临床应用指导原则(2015年版)》[国卫办医发(2015)43号]执行。

1. 预防性抗菌药物应用:第一、二代头孢菌素。

2. 预防性用药给药时间为皮肤、黏膜切开前0.5～1小时或麻醉开始时,如手术时间超过3小时或超过所用药物半衰期的2倍以上,或出血量超过1500ml,术中应追加一次。

3. 预防用药时间为24小时,污染手术必要时延长至48小时。

(八)手术日为入院第4天

1. 手术安全核对。患者入手术间后由手术医师、麻醉医师、巡回护士和患者本人共同核对患者身份、手术部位与标识、手术方式。手术医师、麻醉医师、巡回护士三方按《手术安全核对表》逐项核对,共同签字。

(1)手术方式:全肺切除＋纵隔淋巴结清扫术。

(2)麻醉方式:全麻双腔气管插管。

(3)手术置入物:吻合钉。

(4)术中用药:麻醉常规用药,术中预防使用抗生素、术中镇痛等。

(5)输血及血液制品:根据术中情况选择。

(6)术中病理:根据术中情况酌情行快速冷冻病理检查。

2. 经治医师或手术医师应即刻完成术后首次病程记录,观察术后患者病情变化。

(九)术后住院恢复5～17天,必须复查的检查项目

1. 术后住院恢复

(1)术后给予持续心电、呼吸、血压、血氧饱和度监测至病情平稳。

(2)术后用药:预防使用抗菌药物,止咳药、止痛药等。

(3)术后换药:术后第一天及出院当日予以清洁换药;其他时间根据手术切口渗出情况予以清洁换药。

(4)术后护理:观察患者咳嗽、咳痰状况、引流管引流情况、伤口敷料有无渗出,并在异常时立即通知医生处理,指导并辅助患者术后咳嗽、咳痰及功能锻炼,给予防跌倒护理等。

2. 必须复查的项目 血常规、血生化。

(十)出院标准

1. 生命体征平稳,体温正常。

2. 正常进食普食。

3. 切口愈合良好。

4. 常规化验无明显异常,无明显感染征象。

5. 无与本病相关的其他并发症。

(十一)有无变异及原因分析

1. 医疗原因导致的变异 如改变诊疗方案、转科治疗、操作失误、误诊等。

2. 患者原因导致的变异 如不同意治疗方案、个人原因要求出(转)院、院外服用手术禁忌药、月经期、对诊疗计划不满要求出路径、相关检查检验院外(门诊)已做等。

3. 并发症原因导致的变异 如胸腔出血、肺部感染、呼吸衰竭、肺漏气延长、肺动脉栓塞、支气管胸膜瘘、切口感染等造成住院日延长和费用增加。

4. 病情原因导致的变异 部分患者常常存在很多内科并发症,如脑血管或心血管病、糖尿病、血栓等,手术可能导致这些疾病加重而需要治疗,从而延长治疗时间和增加住院费用。

5. 辅诊科室原因导致的变异 如检查、检验、手术、病理等检查(不及时、结果错报、操作部位/方式错误、标本不合格)、报告(不及时、结果错报、标本不合格)等原因延长住院天数、增加费用等。

6. 管理原因导致的变异 如系统暂不支持、系统瘫痪、需要修订流程、需要修订制度等。

7. 节假日 术前患者如住院后赶上节假日,使手术推迟,延长住院时间,增加费用。

二、肺恶性肿瘤行全肺切除术临床路径表单

适用对象	第一诊断为肺恶性肿瘤(ICD-10:C34)行全肺切除术(ICD-9-CM-3:32.5)		
患者基本信息	姓名:_____ 性别:____ 年龄:____ 门诊号:_____ 住院号:_____ 过敏史:_____ 住院日期:____年__月__日 出院日期:____年__月__日		标准住院日:16～17 天
时间	住院第 1 天	住院第 2 天	住院第 3 天(术前日)
主要诊疗工作 制度落实	□ 经治医生或值班医生在患者入院 2 小时内到床旁接诊 □ 主管医生在患者入院后24 小时内完成检诊 □ 初步的诊断和治疗方案 □ 开具相关检查、化验单	□ 三级医师查房 □ 完成必要的相关科室会诊	□ 手术医师查房 □ 术前准备 □ 麻醉医师查房
病情评估	□ 经治医师询问病史与体格检查 □ 心理评估 □ 营养评估 □ 疼痛评估 □ 康复评估 □ 深静脉血栓栓塞症评估	□ 临床分期与术前评估	□ 术前评估 □ 下肢静脉血栓风险评估
病历书写	□ 入院 8 小时内完成首次病程记录 □ 入院 24 小时内完成入院记录 □ 完成主管医师查房记录	□ 住院医师完成上级医师查房记录、相关会诊记录	□ 完成术前手术医师查房记录、术前讨论、术前小结
知情同意	□ 患者或家属入院记录签字 □ 签署授权委托书、自费用品协议书(必要时)、军人目录外耗材审批单(必要时)	□ 向患者家属交代病情	□ 告知患者及家属病情和围术期注意事项并签署手术知情同意书 □ 麻醉医师与患者和(或)家属交代麻醉注意事项并签署麻醉知情同意书

主要诊疗工作	手术治疗	□ 患者既往内科疾病的用药	□ 患者既往内科疾病的用药	□ 患者既往内科疾病的用药 □ 术前准备 □ 交叉配血 □ 术区备皮
	其他	□ 及时通知上级医师检诊	□ 及时通知上级医师检诊	□ 经治医师检查整理病历资料
重点医嘱	长期医嘱	护理医嘱	□ 按胸外科护理常规 □ 三级护理	□ 按胸外科护理常规 □ 三级护理	□ 按胸外科护理常规 □ 三级护理
		处置医嘱	□ 测血压(必要时) □ 快速血糖测定(必要时)	□ 测血压 □ 快速血糖测定(必要时)	□ 测血压 □ 快速血糖测定(必要时)
		膳食医嘱	□ 普食		□ 术晨禁食水
		药物医嘱	□ 止咳药、止血药、自带药(必要时)	□ 止咳药、止血药、自带药(必要时)	□ 止咳药、止血药、自带药(必要时)
	临时医嘱	检查检验	□ 血常规 □ 尿常规 □ 粪常规 □ 血型 □ 凝血四项 □ 普通生化 □ 血气分析 □ 血清术前八项 □ 胸部正侧位片 □ 心电图检查(多导) □ 超声心动图 □ 胸部 CT □ 肝胆胰脾＋肾上腺超声 □ 颈部淋巴结及锁骨上淋巴结超声 □ 头颅 MRI □ 全身骨扫描 □ 肺功能		
		药物医嘱			□ 预防使用抗生素 □ 镇静药 □ 肠道准备药
		手术医嘱			□ 常规明日在全麻下行全肺切除＋纵隔淋巴结清扫术
		处置医嘱	□ 静脉抽血 □ 动脉抽血		□ 抗生素皮试 □ 备皮 □ 交叉配血 □ 术中导尿

（续　表）

主要护理工作	健康宣教	□ 入院宣教（住院环境、规章制度） □ 进行护理安全指导 □ 进行等级护理、活动范围指导 □ 进行饮食指导 □ 进行关于疾病知识的宣教 □ 检查、检验项目的目的和意义	□ 进行饮食指导 □ 进行关于疾病知识的宣教 □ 检查、检验项目的目的和意义	□ 术前宣教 □ 指导术后康复训练 □ 指导术后注意事项
	护理处置	□ 患者身份核对 □ 佩戴腕带 □ 建立入院病历，通知医生 □ 入院介绍：介绍责任护士，病区环境、设施、规章制度、基础护理服务项目 □ 询问病史，填写护理记录单首页 □ 观察病情 □ 测量基本生命体征 □ 抽血、留取标本 □ 心理与生活护理 □ 根据评估结果采取相应护理措施 □ 通知检查项目及注意事项	□ 观察病情 □ 测量基本生命体征 □ 心理与生活护理 □ 根据评估结果采取相应护理措施 □ 通知检查项目及注意事项	□ 观察病情 □ 测量基本生命体征 □ 术前患者准备（手术前沐浴、更衣、备皮） □ 检查术前物品准备 □ 心理与生活护理 □ 根据评估结果采取相应护理措施 □ 完成护理记录
	护理评估	□ 一般评估：生命体征、神志、皮肤、药物过敏史等 □ 专科评估：咳嗽、咳痰情况、一般活动情况 □ 风险评估：评估有无跌倒、坠床、褥疮风险 □ 心理评估 □ 营养评估 □ 疼痛评估 □ 康复评估	□ 心理评估 □ 营养评估 □ 疼痛评估 □ 康复评估	□ 心理评估 □ 营养评估 □ 疼痛评估 □ 康复评估
	专科护理	□ 协助指导患者咳嗽、咳痰、术后床上活动等 □ 指导功能锻炼 □ 指导患者戒烟	□ 协助指导患者咳嗽、咳痰、术后床上活动等 □ 指导功能锻炼 □ 指导患者戒烟	□ 协助指导患者咳嗽、咳痰、术后床上活动等 □ 指导功能锻炼 □ 指导患者戒烟
	饮食指导	□ 根据医嘱通知配餐员准备膳食 □ 协助进餐	□ 根据医嘱通知配餐员准备膳食 □ 协助进餐	□ 嘱患者清淡饮食 □ 协助进餐
	活动体位	□ 根据护理等级指导活动	□ 根据护理等级指导活动	□ 根据护理等级指导活动
	洗浴要求	□ 协助患者洗澡，更换病号服	□ 协助患者洗澡，更换病号服	□ 协助患者清洁备皮部位，更换病号服

（续　表）

病情变异记录	□ 无　　□ 有,原因: □ 患者　□ 疾病　□ 医疗 □ 护理　□ 保障　□ 管理		□ 无　　□ 有,原因: □ 患者　□ 疾病　□ 医疗 □ 护理　□ 保障　□ 管理		□ 无　　□ 有,原因: □ 患者　□ 疾病　□ 医疗 □ 护理　□ 保障　□ 管理	
护士签名	白班	小夜班	大夜班	白班	小夜班	大夜班	白班	小夜班	大夜班
医师签名									

	时间	住院第 4 天(手术日)	住院第 5—15 天(术后恢复)	住院第 16—17 天(出院日)
主要诊疗工作	制度落实	□ 手术 □ 上级医师查房 □ 麻醉医师查房 □ 观察有无术后并发症,并做相应处理	□ 术后三天连续查房 □ 术后手术医师查房 □ 三级医师查房 □ 观察有无术后并发症,并做相应处理	□ 上级医师查房,进行手术及伤口评估,确定有无手术并发症和伤口愈合不良情况,明确是否出院
	病情评估	□ 出血评估 □ 疼痛评估 □ 下肢静脉血栓风险评估	□ 咳痰能力评估 □ 出血评估 □ 疼痛评估 □ 下肢静脉血栓风险评估 □ 上级医师进行治疗效果、预后评估	□ 上级医师进行出院评估
	病历书写	□ 住院医师术后即刻完成术后病程 □ 术者或第一助手术后 24 小时内完成手术记录(术者签字)	□ 上级医师查房记录	□ 出院当天病程记录(由上级医师指示出院) □ 出院后 24 小时内完成出院记录 □ 出院后 24 小时内完成病案首页
	知情同意	□ 向患者和(或)家属交代手术情况及术后注意事项	□ 告知患者及其家属术后恢复情况	□ 告知患者及家属出院后注意事项(指导出院后功能锻炼,复诊时间、地点,发生紧急情况时的处理方法等)
	手术治疗	□ 实施手术(手术安全核查记录、手术清点记录) □ 术后止痛、止血、止咳、止吐等对症治疗	□ 术后止痛、止血、止咳、止吐等对症治疗 □ 手术切口换药	□ 手术切口换药
	其他	□ 监测患者生命体征 □ 观察手术切口及周围情况 □ 观察胸腔闭式引流管引流情况	□ 观察患者咳嗽、咳痰情况 □ 观察手术切口及周围情况 □ 观察胸腔闭式引流管引流情况,情况允许时拔除 □ 定期复查血常规、血生化 □ 及时通知上级医师检诊	□ 通知出院 □ 开具出院介绍信 □ 开具诊断证明书 □ 出院带药 □ 预约门诊复诊时间

（续　表）

重点医嘱	长期医嘱	护理医嘱	□ 按胸外科术后护理常规 □ 一级护理	□ 二级护理	
		处置医嘱	□ 持续吸氧 □ 留置导尿 □ 持续心电、血压、呼吸、血氧饱和度监测 □ 胸腔闭式引流管接无菌袋		
		膳食医嘱	□ 禁食水	□ 半流食 □ 普食	
		药物医嘱	□ 抗生素 □ 止痛、止吐、抑酸、化痰		
	临时医嘱	检查检验	□ 血常规 □ 凝血四项＋DIC 监测 □ 普通生化	□ 血常规 □ 凝血四项＋DIC 监测 □ 普通生化	
		药物医嘱	□ 大静脉营养液	□ 止痛、止咳、缓泻药	
		手术医嘱			
		处置医嘱	□ 静脉抽血	□ 静脉抽血 □ 大换药	□ 大换药 □ 出院
主要护理工作		健康宣教	□ 术后心理疏导 □ 指导术后康复训练 □ 指导术后注意事项	□ 术后心理疏导 □ 指导术后康复训练 □ 指导术后注意事项	□ 出院宣教（康复训练方法，用药指导，换药时间及注意事项，复查时间等）
		护理处置	□ 检查术前物品准备 □ 与手术室护士交接 □ 术后观察病情 □ 测量基本生命体征 □ 遵医嘱用药 □ 抽血、留取标本 □ 心理与生活护理 □ 根据评估结果采取相应护理措施 □ 通知检查项目及注意事项	□ 术后观察病情 □ 测量基本生命体征 □ 心理与生活护理 □ 指导并监督患者治疗与康复训练 □ 遵医嘱用药 □ 根据评估结果采取相应护理措施 □ 完成护理记录	□ 观察患者情况 □ 核对患者医嘱费用 □ 协助患者办理出院手续 □ 指导并监督患者康复训练 □ 整理床单位
		护理评估	□ 评估伤口疼痛情况 □ 风险评估:评估有无跌倒、坠床、褥疮、导管滑脱、液体外渗的风险 □ 心理评估 □ 营养评估	□ 评估患者咳嗽、咳痰情况 □ 评估伤口疼痛情况 □ 风险评估:评估有无跌倒、坠床、褥疮、导管滑脱、液体外渗的风险 □ 心理评估 □ 营养评估	□ 心理评估 □ 营养评估

（续　表）

主要护理工作	专科护理	□ 观察伤口敷料有无渗出 □ 指导患者咳嗽、咳痰、功能锻炼，协助患者床上活动 □ 术后心理与生活护理	□ 观察伤口敷料有无渗出 □ 指导患者咳嗽、咳痰、功能锻炼 □ 术后心理与生活护理	□ 告知患者出院后注意事项并附书面出院指导一份 □ 指导功能锻炼
	饮食指导	□ 禁食水	□ 根据医嘱通知配餐员准备膳食 □ 协助进餐	
	活动体位	□ 根据护理等级指导活动	□ 根据护理等级指导活动	
	洗浴要求	□ 协助患者晨晚间护理	□ 协助患者晨晚间护理	
病情变异记录		□ 无　　□ 有，原因： □ 患者　□ 疾病　□ 医疗 □ 护理　□ 保障　□ 管理	□ 无　　□ 有，原因： □ 患者　□ 疾病　□ 医疗 □ 护理　□ 保障　□ 管理	□ 无　　□ 有，原因： □ 患者　□ 疾病　□ 医疗 □ 护理　□ 保障　□ 管理
护士签名		白班　小夜班　大夜班	白班　小夜班　大夜班	白班　小夜班　大夜班
医师签名				

（张连斌　王　彬）

第二十四节　肺恶性肿瘤行胸腔镜下全肺切除术临床路径

一、肺恶性肿瘤行胸腔镜下全肺切除术临床路径标准住院流程

（一）适用对象

第一诊断为肺恶性肿瘤（ICD-10：C34）拟行胸腔镜下全肺切除术（ICD-9-CM-3：32.5 03）。

（二）诊断依据

根据《美国国家癌症综合网非小细胞肺癌治疗指南（中国版）》、《临床诊疗指南——胸外科分册》（中华医学会编著，人民卫生出版社）：

1. 高危因素　吸烟指数＞400，年龄＞45 岁，环境与职业因素。

2. 病史　刺激性咳嗽；痰中带血或咯血；胸痛；查体发现肺部阴影。

3. 辅助检查　胸部 CT 证实肺部阴影；支气管镜下取活检或 CT 引导下穿刺活检证实为肺癌。

（三）治疗方案的选择及依据

根据《美国国家癌症综合网非小细胞肺癌治疗指南（中国版）》、《临床诊疗指南——胸外科分册》（中华医学会编著，人民卫生出版社）：

1. 符合肺恶性肿瘤诊断。

2. 全身状况允许手术。

3. 征得患者及家属的同意。

（四）标准住院日为 15～16 天

（五）进入路径标准

1. 第一诊断必须符合肺恶性肿瘤（ICD-10：C34）。

2. 年龄，18—60 岁。

3. 临床分期（UICC 2009）为Ⅰ期、Ⅱ期的非小细胞肺癌或临床分期（UICC 2009）为 T1～2、N0 的小细胞肺癌。

4. 心、肺、肝、肾等器官功能可以耐受全麻（胸腔镜下全肺切除）手术。

5. 当患者同时具有其他疾病诊断，但在住院期间不需要特殊处理也不影响第一诊断的临床路径流程实施时，可以进入路径。

（六）术前准备（术前评估）3 天

1. 检验检查评估

（1）必须检查项目

1）血（尿、粪）常规、血生化、血气分析、凝血功能、血型、血清四项筛查、肿瘤标志物（CEA、SCC、CYFRA21-1）。

2）胸片、心电图、超声心动图、胸部 CT 平扫＋增强扫描，头颅 CT 或 MRI，全身骨扫描，腹部超声，肺功能等。

（2）根据患者病情可选择：

1）纤维支气管镜＋活检、CT/超声引导下经皮肺穿刺活检。

2）24 小时动态心电图、PET-CT。

3）有相关疾病者必要时请相关科室会诊。

（3）营养评估：由护士根据《解放军总医院新入院患者营养风险筛查表（NRS-2002）》为新入院患者进行营养评估，评分＞3 分的告知医师，必要时申请营养科会诊。

（4）心理评估：由心理科医生根据病情需要实施评估。

（5）疼痛评估：由医师对于病情危重患者，或术前 24 小时、麻醉前的患者根据《VAS 评分》实施疼痛评估，评估结果及应用的特殊镇痛药物应当告知患者或其病情委托人，疼痛评估的结果应当记录在住院病历表格中。评分＞7 分、常规镇痛处理效果欠佳的顽固性疼痛患者应当及时请疼痛科医师会诊。

（6）康复评估：由护士根据《入院患者康复筛查和评估表》在新入院患者入院后 24 小时内进行康复筛查和评估。任何一项结果为"是"，均应告知医师，申请康复医师会诊。

（7）深静脉血栓栓塞症风险评估：根据《下肢深静脉血栓形成及肺栓塞风险评估表》在新入院患者入院后 24 小时内进行风险筛查和评估。风险结果为"极高危"的，则申请血管外科或介入导管室医师会诊。

2. 术前准备

（1）术前评估：术前 24 小时内完成术前病情评估，完成必要的检查，做出术前小结、术前讨论。

（2）术前谈话：术者应在术前 1 天与患者及其家属谈话，告知手术方案、相关风险、用血计划、术后转归、手术费用，以及患者及亲属权益，并履行书面知情同意手续。告知高值耗材的使用及费用。

（3）通知手术室：准备手术间、手术药品、手术物品及特殊耗材。

（4）手术部位标识：术者、第一助手或经治医师在术前 1 天应对手术部位做体表标识，急诊手术由接诊医师或会诊外科医师标记,标记过程应有责任护士、患者及亲属共同参与,并记入手术安排表。

(5)术前一日麻醉医师访视:制订麻醉计划、完成评估、确定麻醉方式,并记入《麻醉术前访视记录》,告知患者及家属麻醉适应证、麻醉目的、风险、可能出现的情况及其处理原则、替代方案等,签署《麻醉知情同意书》并归入病历。

3. 主要护理工作　入院宣教,交代注意事项(如防褥疮、防跌倒等),指导患者戒烟,并进行术前宣教,心理护理。

(七)药品选择及使用时机

按照《抗菌药物临床应用指导原则(2015 年版)》[国卫办医发(2015)43 号]执行。

1. 预防性抗菌药物应用。第一、二代头孢菌素。

2. 预防性用药给药时间为皮肤、黏膜切开前 0.5～1 小时或麻醉开始时,如手术时间超过 3 小时或超过所用药物半衰期的 2 倍以上,或出血量超过 1500ml,术中应追加一次。

3. 预防用药时间为 24 小时,污染手术必要时延长至 48 小时。

(八)手术日为入院第 4 天

1. 手术安全核对。患者入手术间后由手术医师、麻醉医师、巡回护士和患者本人共同核对患者身份、手术部位与标识、手术方式。手术医师、麻醉医师、巡回护士三方按《手术安全核对表》逐项核对,共同签字。

(1)手术方式:胸腔镜下全肺切除＋纵隔淋巴结清扫术。

(2)麻醉方式:全麻双腔气管插管。

(3)手术置入物:吻合钉。

(4)术中用药:麻醉常规用药,术中预防使用抗生素、术中镇痛等。

(5)输血及血液制品:根据术中情况选择。

(6)术中病理:根据术中情况酌情行快速冷冻病理检查。

2. 经治医师或手术医师应即刻完成术后首次病程记录,观察术后患者病情变化。

(九)术后住院恢复 5～17 天,必须复查的检查项目

1. 术后住院恢复

(1)术后给予持续心电、呼吸、血压、血氧饱和度监测至病情平稳。

(2)术后用药:预防使用抗菌药物,止咳药、止痛药等。

(3)术后换药:术后第一天及出院当日予以清洁换药;其他时间根据手术切口渗出情况予以清洁换药。

(4)术后护理:观察患者咳嗽、咳痰状况、引流管引流情况、伤口敷料有无渗出,并在异常时立即通知医生处理,指导并辅助患者术后咳嗽、咳痰及功能锻炼,给予防跌倒护理等。

2. 必须复查的项目　血常规、血生化。

(十)出院标准

1. 生命体征平稳,体温正常。

2. 正常进食普食。

3. 切口愈合良好。

4. 常规化验无明显异常,无明显感染征象。

5. 无与本病相关的其他并发症。

(十一)有无变异及原因分析

1. 医疗原因导致的变异　如改变诊疗方案、转科治疗、操作失误、误诊等。

2. 患者原因导致的变异　如不同意治疗方案、个人原因要求出(转)院、院外服用手术禁忌药、月经期、对诊疗计划不满要求出路径、相关检查检验院外(门诊)已做等。

3. 并发症原因导致的变异　如胸腔出血、肺部感染、呼吸衰竭、肺漏气延长、肺动脉栓塞、支气管胸膜瘘、切口感染等造成住院日延长和费用增加。

4. 病情原因导致的变异　部分患者常常存在很多内科并发症,如脑血管或心血管病、糖尿病、血栓等,手术可能导致这些疾病加重而需要治疗,从而延长治疗时间和增加住院费用。

5. 辅诊科室原因导致的变异　如检查、检验、手术、病理等检查(不及时、结果错报、操作部位/方式错误、标本不合格)、报告(不及时、结果错报、标本不合格)等原因延长住院天数、增加费用等。

6. 管理原因导致的变异　如系统暂不支持、系统瘫痪、需要修订流程、需要修订制度等。

7. 节假日　术前患者如住院后赶上节假日,使手术推迟,延长住院时间,增加费用。

二、肺恶性肿瘤行胸腔镜下全肺切除术临床路径表单

适用对象	第一诊断为肺恶性肿瘤(ICD-10:C34)行胸腔镜下全肺切除术(ICD-9-CM-3:32.5 03)		
患者基本信息	姓名:_____　性别:____　年龄:_____ 门诊号:_____　住院号:_____　过敏史:_____ 住院日期:____年__月__日　出院日期:____年__月__日		标准住院日:15～16 天
时间		住院第 1 天	住院第 2 天	住院第 3 天(术前日)
主要诊疗工作	制度落实	□ 经治医生或值班医生在患者入院 2 小时内到床旁接诊 □ 主管医生在患者入院后 24 小时内完成检诊 □ 初步的诊断和治疗方案 □ 开具相关检查、化验单	□ 三级医师查房 □ 完成必要的相关科室会诊	□ 手术医师查房 □ 术前准备 □ 麻醉医师查房
	病情评估	□ 经治医师询问病史与体格检查 □ 心理评估 □ 营养评估 □ 疼痛评估 □ 康复评估 □ 深静脉血栓栓塞症评估	□ 临床分期与术前评估	□ 术前评估 □ 下肢静脉血栓风险评估
	病历书写	□ 入院 8 小时内完成首次病程记录 □ 入院 24 小时内完成入院记录 □ 完成主管医师查房记录	□ 住院医师完成上级医师查房记录、相关会诊记录	□ 完成术前手术医师查房记录、术前讨论、术前小结

主要诊疗工作	知情同意		□ 患者或家属入院记录签字 □ 签署授权委托书、自费用品协议书（必要时）、军人目录外耗材审批单（必要时）	□ 向患者家属交代病情	□ 告知患者及家属病情和围术期注意事项并签署手术知情同意书 □ 麻醉医师与患者和（或）家属交代麻醉注意事项并签署麻醉知情同意书
	手术治疗		□ 患者既往内科疾病的用药	□ 患者既往内科疾病的用药	□ 患者既往内科疾病的用药 □ 术前准备 □ 交叉配血 □ 术区备皮
	其他		□ 及时通知上级医师检诊	□ 及时通知上级医师检诊	□ 经治医师检查整理病历资料
重点医嘱	长期医嘱	护理医嘱	□ 按胸外科护理常规 □ 三级护理	□ 按胸外科护理常规 □ 三级护理	□ 按胸外科护理常规 □ 三级护理
		处置医嘱	□ 测血压（必要时） □ 快速血糖测定（必要时）	□ 测血压 □ 快速血糖测定（必要时）	□ 测血压 □ 快速血糖测定（必要时）
		膳食医嘱	普食		□ 术晨禁食水
		药物医嘱	□ 止咳药、止血药、自带药（必要时）	□ 止咳药、止血药、自带药（必要时）	□ 止咳药、止血药、自带药（必要时）
	临时医嘱	检查检验	□ 血常规 □ 尿常规 □ 粪常规 □ 血型 □ 凝血四项 □ 普通生化 □ 血气分析 □ 血清术前八项 □ 胸部正侧位片 □ 心电图检查（多导） □ 超声心动图 □ 胸部CT □ 肝胆胰脾＋肾上腺超声 □ 颈部淋巴结及锁骨上淋巴结超声 □ 头颅MRI □ 全身骨扫描 □ 肺功能		
		药物医嘱			□ 预防使用抗生素 □ 镇静药 □ 肠道准备药

（续　表）

重点医嘱	**临时医嘱**	手术医嘱			□ 常规明日在全麻下行全肺切除＋纵隔淋巴结清扫术
		处置医嘱	□ 静脉抽血 □ 动脉抽血		□ 抗生素皮试 □ 备皮 □ 交叉配血 □ 术中导尿
主要护理工作	健康宣教		□ 入院宣教(住院环境、规章制度) □ 进行护理安全指导 □ 进行等级护理、活动范围指导 □ 进行饮食指导 □ 进行关于疾病知识的宣教 □ 检查、检验项目的目的和意义	□ 进行饮食指导 □ 进行关于疾病知识的宣教 □ 检查、检验项目的目的和意义	□ 术前宣教 □ 指导术后康复训练 □ 指导术后注意事项
	护理处置		□ 患者身份核对 □ 佩戴腕带 □ 建立入院病历,通知医生 □ 入院介绍:介绍责任护士,病区环境、设施、规章制度、基础护理服务项目 □ 询问病史,填写护理记录单首页 □ 观察病情 □ 测量基本生命体征 □ 抽血、留取标本 □ 心理与生活护理 □ 根据评估结果采取相应护理措施 □ 通知检查项目及注意事项	□ 观察病情 □ 测量基本生命体征 □ 心理与生活护理 □ 根据评估结果采取相应护理措施 □ 通知检查项目及注意事项	□ 观察病情 □ 测量基本生命体征 □ 术前患者准备(手术前沐浴、更衣、备皮) □ 检查术前物品准备 □ 心理与生活护理 □ 根据评估结果采取相应护理措施 □ 完成护理记录
	护理评估		□ 一般评估:生命体征、神志、皮肤、药物过敏史等 □ 专科评估:咳嗽、咳痰情况、一般活动情况 □ 风险评估:评估有无跌倒、坠床、褥疮风险 □ 心理评估 □ 营养评估 □ 疼痛评估 □ 康复评估	□ 心理评估 □ 营养评估 □ 疼痛评估 □ 康复评估	□ 心理评估 □ 营养评估 □ 疼痛评估 □ 康复评估

（续　表）

主要护理工作	专科护理	□ 协助指导患者咳嗽、咳痰、术后床上活动等 □ 指导功能锻炼 □ 指导患者戒烟	□ 协助指导患者咳嗽、咳痰、术后床上活动等 □ 指导功能锻炼 □ 指导患者戒烟	□ 协助指导患者咳嗽、咳痰、术后床上活动等 □ 指导功能锻炼 □ 指导患者戒烟
	饮食指导	□ 根据医嘱通知配餐员准备膳食 □ 协助进餐	□ 根据医嘱通知配餐员准备膳食 □ 协助进餐	□ 嘱患者清淡饮食 □ 协助进餐
	活动体位	□ 根据护理等级指导活动	□ 根据护理等级指导活动	□ 根据护理等级指导活动
	洗浴要求	□ 协助患者洗澡,更换病号服	□ 协助患者洗澡,更换病号服	□ 协助患者清洁备皮部位,更换病号服
病情变异记录		□ 无　　□ 有,原因: □ 患者　□ 疾病　□ 医疗 □ 护理　□ 保障　□ 管理	□ 无　　□ 有,原因: □ 患者　□ 疾病　□ 医疗 □ 护理　□ 保障　□ 管理	□ 无　　□ 有,原因: □ 患者　□ 疾病　□ 医疗 □ 护理　□ 保障　□ 管理
护士签名		白班　小夜班　大夜班	白班　小夜班　大夜班	白班　小夜班　大夜班
医师签名				

	时间	住院第 4 天(手术日)	住院第 5—14 天(术后恢复)	住院第 15—16 天(出院日)
主要诊疗工作	制度落实	□ 手术 □ 上级医师查房 □ 麻醉医师查房 □ 观察有无术后并发症,并做相应处理	□ 术后三天连续查房 □ 术后手术医师查房 □ 三级医师查房 □ 观察有无术后并发症,并做相应处理	□ 上级医师查房,进行手术及伤口评估,确定有无手术并发症和伤口愈合不良情况,明确是否出院
	病情评估	□ 出血评估 □ 疼痛评估 □ 下肢静脉血栓风险评估	□ 咳痰能力评估 □ 出血评估 □ 疼痛评估 □ 下肢静脉血栓风险评估 □ 上级医师进行治疗效果、预后评估	□ 上级医师进行出院评估
	病历书写	□ 住院医师术后即刻完成术后病程 □ 术者或第一助手术后 24 小时内完成手术记录(术者签字)	□ 上级医师查房记录	□ 出院当天病程记录(由上级医师指示出院) □ 出院后 24 小时内完成出院记录 □ 出院后 24 小时内完成病案首页
	知情同意	□ 向患者和(或)家属交代手术情况及术后注意事项	□ 告知患者及其家属术后恢复情况	□ 告知患者及家属出院后注意事项(指导出院后功能锻炼,复诊时间、地点,发生紧急情况时的处理方法等)

（续　表）

主要诊疗工作	手术治疗	□ 实施手术(手术安全核查记录、手术清点记录) □ 术后止痛、止血、止咳、止吐等对症治疗	□ 术后止痛、止血、止咳、止吐等对症治疗 □ 手术切口换药	□ 手术切口换药
	其他	□ 监测患者生命体征 □ 观察手术切口及周围情况 □ 观察胸腔闭式引流情况	□ 观察患者咳嗽、咳痰情况 □ 观察手术切口及周围情况 □ 观察胸腔闭式引流管引流情况,情况允许时拔除 □ 定期复查血常规、血生化 □ 及时通知上级医师检诊	□ 通知出院 □ 开具出院介绍信 □ 开具诊断证明书 □ 出院带药 □ 预约门诊复诊时间
重点医嘱	长期医嘱 护理医嘱	□ 按胸外科术后护理常规 □ 一级护理	□ 二级护理	
	长期医嘱 处置医嘱	□ 持续吸氧 □ 留置导尿 □ 持续心电、血压、呼吸、血氧饱和度监测 □ 胸腔闭式引流管接无菌袋		
	长期医嘱 膳食医嘱	□ 禁食水	□ 半流食 □ 普食	
	长期医嘱 药物医嘱	□ 抗生素 □ 止痛、止吐、抑酸、化痰		
	临时医嘱 检查检验	□ 血常规 □ 凝血四项＋DIC 监测 □ 普通生化	□ 血常规 □ 凝血四项＋DIC 监测 □ 普通生化	
	临时医嘱 药物医嘱	□ 大静脉营养液	□ 止痛、止咳、缓泻药	
	临时医嘱 手术医嘱			
	临时医嘱 处置医嘱	□ 静脉抽血	□ 静脉抽血 □ 大换药	□ 大换药 □ 出院
主要护理工作	健康宣教	□ 术后心理疏导 □ 指导术后康复训练 □ 指导术后注意事项	□ 术后心理疏导 □ 指导术后康复训练 □ 指导术后注意事项	□ 出院宣教(康复训练方法,用药指导,换药时间及注意事项,复查时间等)

(续　表)

主要护理工作	护理处置	□ 检查术前物品准备 □ 与手术室护士交接 □ 术后观察病情 □ 测量基本生命体征 □ 遵医嘱用药 □ 抽血、留取标本 □ 心理与生活护理 □ 根据评估结果采取相应护理措施 □ 通知检查项目及注意事项	□ 术后观察病情 □ 测量基本生命体征 □ 心理与生活护理 □ 指导并监督患者治疗与康复训练 □ 遵医嘱用药 □ 根据评估结果采取相应护理措施 □ 完成护理记录	□ 观察患者情况 □ 核对患者医嘱费用 □ 协助患者办理出院手续 □ 指导并监督患者康复训练 □ 整理床单位
	护理评估	□ 评估伤口疼痛情况 □ 风险评估:评估有无跌倒、坠床、褥疮、导管滑脱、液体外渗的风险 □ 心理评估 □ 营养评估	□ 评估患者咳嗽、咳痰情况 □ 评估伤口疼痛情况 □ 风险评估:评估有无跌倒、坠床、褥疮、导管滑脱、液体外渗的风险 □ 心理评估 □ 营养评估	□ 心理评估 □ 营养评估
	专科护理	□ 观察伤口敷料有无渗出 □ 指导患者咳嗽、咳痰、功能锻炼,协助患者床上活动 □ 术后心理与生活护理	□ 观察伤口敷料有无渗出 □ 指导患者咳嗽、咳痰、功能锻炼 □ 术后心理与生活护理	□ 告知患者出院后注意事项并附书面出院指导一份 □ 指导功能锻炼
	饮食指导	□ 禁食水	□ 根据医嘱通知配餐员准备膳食 □ 协助进餐	
	活动体位	□ 根据护理等级指导活动	□ 根据护理等级指导活动	
	洗浴要求	□ 协助患者晨晚间护理	□ 协助患者晨晚间护理	
病情变异记录		□ 无　　　□ 有,原因: □ 患者　□ 疾病　□ 医疗 □ 护理　□ 保障　□ 管理	□ 无　　　□ 有,原因: □ 患者　□ 疾病　□ 医疗 □ 护理　□ 保障　□ 管理	□ 无　　　□ 有,原因: □ 患者　□ 疾病　□ 医疗 □ 护理　□ 保障　□ 管理
护士签名		白班　小夜班　大夜班	白班　小夜班　大夜班	白班　小夜班　大夜班
医师签名				

(张连斌　王　彬)

第二十五节　肺恶性肿瘤行机器人全肺切除术临床路径

一、肺恶性肿瘤行机器人全肺切除术临床路径标准住院流程

(一)适用对象

第一诊断为肺恶性肿瘤(ICD-10:C34)拟行机器人全肺切除术(ICD-9-CM-3:32.5 伴 00.3504)。

(二)诊断依据

根据《美国国家癌症综合网非小细胞肺癌治疗指南(中国版)》《临床诊疗指南——胸外科分册》(中华医学会编著,人民卫生出版社):

1. 高危因素:吸烟指数>400,年龄>45 岁,环境与职业因素。

2. 病史:刺激性咳嗽;痰中带血或咯血;胸痛;查体发现肺部阴影。

3. 辅助检查:胸部 CT 证实肺部阴影;支气管镜下取活检或 CT 引导下穿刺活检证实为肺癌。

(三)治疗方案的选择及依据

根据《美国国家癌症综合网非小细胞肺癌治疗指南(中国版)》《临床诊疗指南——胸外科分册》(中华医学会编著,人民卫生出版社):

1. 符合肺恶性肿瘤诊断。

2. 全身状况允许手术。

3. 征得患者及家属的同意。

(四)标准住院日为 14～15 天

(五)进入路径标准

1. 第一诊断必须符合肺恶性肿瘤(ICD-10:C34)。

2. 年龄,18—60 岁。

3. 临床分期(UICC 2009)为Ⅰ期、Ⅱ期的非小细胞肺癌或临床分期(UICC 2009)为 T1～2、N0 的小细胞肺癌。

4. 心、肺、肝、肾等器官功能可以耐受全麻开胸手术。

5. 当患者同时具有其他疾病诊断,但在住院期间不需要特殊处理也不影响第一诊断的临床路径流程实施时,可以进入路径。

(六)术前准备(术前评估)3 天

1. 检验检查评估

(1)必须检查项目

1)血(尿、粪)常规、血生化、血气分析、凝血功能、血型、血清四项筛查、肿瘤标志物(CEA、SCC、CYFRA21-1)。

2)胸片、心电图、超声心动图,胸部 CT 平扫＋增强扫描,头颅 CT 或 MRI,全身骨扫描,腹部超声,肺功能等。

(2)根据患者病情可选择:

1)纤维支气管镜＋活检、CT/超声引导下经皮肺穿刺活检。

2)24 小时动态心电图、PET-CT。

3)有相关疾病者必要时请相关科室会诊。

(3)营养评估:由护士根据《解放军总医院新入院患者营养风险筛查表(NRS-2002)》为新入院患者进行营养评估,评分>3 分的告知医师,必要时申请营养科会诊。

(4)心理评估:由心理科医生根据病情需要实施评估。

(5)疼痛评估:由医师对于病情危重患者,或术前 24 小时、麻醉前的患者根据《VAS 评分》实施疼痛评估,评估结果及应用的特殊镇痛药物应当告知患者或其病情委托人,疼痛评估的结果应当记录在住院病历表格中。评分>7 分、常规镇痛处理效果欠佳的顽固性疼痛患者应当及时请疼痛科医生会诊。

(6)康复评估:由护士根据《入院患者康复筛查和评估表》在新入院患者入院后 24 小时内进行康复筛查和评估。任何一项结果为"是",均应告知医师,申请康复医师会诊。

(7)深静脉血栓栓塞症风险评估:根据《下肢深静脉血栓形成及肺栓塞风险评估表》在新入院患者入院后 24 小时内进行风险筛查和评估。风险结果为"极高危"的,则申请血管外科或介入导管室医师会诊。

2. 术前准备

(1)术前评估:术前 24 小时内完成术前病情评估,完成必要的检查,做出术前小结、术前讨论。

(2)术前谈话:术者应在术前 1 天与患者及其家属谈话,告知手术方案、相关风险、用血计划、术后转归、手术费用,以及患者及亲属权益,并履行书面知情同意手续。告知高值耗材的使用及费用。

(3)通知手术室:准备手术间、手术药品、手术物品及特殊耗材。

(4)手术部位标识:术者、第一助手或经治医师在术前 1 天应对手术部位做体表标识,急诊手术由接诊医师或会诊外科医师标记,标记过程应有责任护士、患者及亲属共同参与,并记入手术安排表。

(5)术前一日麻醉医师访视:制订麻醉计划、完成评估、确定麻醉方式,并记入《麻醉术前访视记录》,告知患者及家属麻醉适应证、麻醉目的、风险、可能出现的情况及其处理原则、替代方案等,签署《麻醉知情同意书》并归入病历。

3. 主要护理工作 　入院宣教,交代注意事项(如防褥疮、防跌倒等),指导患者戒烟,并进行术前宣教,心理护理。

(七)药品选择及使用时机

按照《抗菌药物临床应用指导原则(2015 年版)》[国卫办医发(2015)43 号]执行。

1. 预防性抗菌药物应用。第一、二代头孢菌素。

2. 预防性用药给药时间为皮肤、黏膜切开前 0.5～1 小时或麻醉开始时,如手术时间超过 3 小时或超过所用药物半衰期的 2 倍以上,或出血量超过 1500ml,术中应追加一次。

3. 预防用药时间为 24 小时,污染手术必要时延长至 48 小时。

(八)手术日为入院第 4 天

1. 手术安全核对。患者入手术间后由手术医师、麻醉医师、巡回护士和患者本人共同核对患者身份、手术部位与标识、手术方式。手术医师、麻醉医师、巡回护士三方按《手术安全核对表》逐项核对,共同签字。

(1)手术方式:机器人全肺切除＋纵隔淋巴结清扫术。

(2)麻醉方式:全麻双腔气管插管。

(3)手术置入物:吻合钉。

(4)术中用药:麻醉常规用药,术中预防使用抗生素、术中镇痛等。

(5)输血及血液制品:根据术中情况选择。

(6)术中病理:根据术中情况酌情行快速冷冻病理检查。

2. 经治医师或手术医师应即刻完成术后首次病程记录,观察术后患者病情变化。

(九)术后住院恢复 5～17 天,必须复查的检查项目

1. 术后住院恢复

(1)术后给予持续心电、呼吸、血压、血氧饱和度监测至病情平稳。

(2)术后用药:预防使用抗菌药物,止咳药、止痛药等。

(3)术后换药:术后第一天及出院当日予以清洁换药;其他时间根据手术切口渗出情况予以清洁换药。

(4)术后护理:观察患者咳嗽、咳痰状况、引流管引流情况、伤口敷料有无渗出,并在异常时立即通知医生处理,指导并辅助患者术后咳嗽、咳痰及功能锻炼,给予防跌倒护理等。

2. 必须复查的项目　血常规、血生化。

(十)出院标准

1. 生命体征平稳,体温正常。

2. 正常进食普食。

3. 切口愈合良好。

4. 常规化验无明显异常,无明显感染征象。

5. 无与本病相关的其他并发症。

(十一)有无变异及原因分析

1. 医疗原因导致的变异　如改变诊疗方案、转科治疗、操作失误、误诊等。

2. 患者原因导致的变异　如不同意治疗方案、个人原因要求出(转)院、院外服用手术禁忌药、月经期、对诊疗计划不满要求出路径、相关检查检验院外(门诊)已做等。

3. 并发症原因导致的变异　如胸腔出血、肺部感染、呼吸衰竭、肺漏气延长、肺动脉栓塞、支气管胸膜瘘、切口感染等造成住院日延长和费用增加。

4. 病情原因导致的变异　部分患者常常存在很多内科并发症,如脑血管或心血管病、糖尿病、血栓等,手术可能导致这些疾病加重而需要治疗,从而延长治疗时间和增加住院费用。

5. 辅诊科室原因导致的变异　如检查、检验、手术、病理等检查(不及时、结果错报、操作部位/方式错误、标本不合格)、报告(不及时、结果错报、标本不合格)等原因延长住院天数、增加费用等。

6. 管理原因导致的变异　如系统暂不支持、系统瘫痪、需要修订流程、需要修订制度等。

7. 节假日　术前患者如住院后赶上节假日,使手术推迟,延长住院时间,增加费用。

二、肺恶性肿瘤行机器人全肺切除术临床路径表单

适用对象	第一诊断为肺恶性肿瘤(ICD-10:C34)行机器人全肺切除术(ICD-9-CM-3:32.5 伴 00.3504)		
患者基本信息	姓名:_____ 性别:_____ 年龄:_____ 门诊号:_____ 住院号:_____ 过敏史:_____ 住院日期:____年__月__日 出院日期:____年__月__日		标准住院日:14~15 天

时间		住院第 1 天	住院第 2 天	住院第 3 天(术前日)
主要诊疗工作	制度落实	□ 经治医生或值班医生在患者入院 2 小时内到床旁接诊 □ 主管医生在患者入院后 24 小时内完成检诊 □ 初步的诊断和治疗方案 □ 开具相关检查、化验单	□ 三级医师查房 □ 完成必要的相关科室会诊	□ 手术医师查房 □ 术前准备 □ 麻醉医师查房
	病情评估	□ 经治医师询问病史与体格检查 □ 心理评估 □ 营养评估 □ 疼痛评估 □ 康复评估 □ 深静脉血栓栓塞症评估	□ 临床分期与术前评估	□ 术前评估 □ 下肢静脉血栓风险评估
	病历书写	□ 入院 8 小时内完成首次病程记录 □ 入院 24 小时内完成入院记录 □ 完成主管医师查房记录	□ 住院医师完成上级医师查房记录、相关会诊记录	□ 完成术前手术医师查房记录、术前讨论、术前小结
	知情同意	□ 患者或家属入院记录签字 □ 签署授权委托书、自费用品协议书(必要时)、军人目录外耗材审批单(必要时)	□ 向患者家属交代病情	□ 告知患者及家属病情和围术期注意事项并签署手术知情同意书 □ 麻醉医师与患者和(或)家属交代麻醉注意事项并签署麻醉知情同意书
	手术治疗	□ 患者既往内科疾病的用药	□ 患者既往内科疾病的用药	□ 患者既往内科疾病的用药 □ 术前准备 □ 交叉配血 □ 术区备皮
	其他	□ 及时通知上级医师检诊	□ 及时通知上级医师检诊	□ 经治医师检查整理病历资料

（续　表）

重点医嘱	长期医嘱	护理医嘱	□ 按胸外科护理常规 □ 三级护理	□ 按胸外科护理常规 □ 三级护理	□ 按胸外科护理常规 □ 三级护理
		处置医嘱	□ 测血压（必要时） □ 快速血糖测定（必要时）	□ 测血压 □ 快速血糖测定（必要时）	□ 测血压 □ 快速血糖测定（必要时）
		膳食医嘱	□ 普食		□ 术晨禁食水
		药物医嘱	□ 止咳药、止血药、自带药 （必要时）	□ 止咳药、止血药、自带药 （必要时）	□ 止咳药、止血药、自带药 （必要时）
	临时医嘱	检查检验	□ 血常规 □ 尿常规 □ 粪常规 □ 血型 □ 凝血四项 □ 普通生化 □ 血气分析 □ 血清术前八项 □ 胸部正侧位片 □ 心电图检查（多导） □ 超声心动图 □ 胸部 CT □ 肝胆胰脾＋肾上腺超声 □ 颈部淋巴结及锁骨上淋 　巴结超声 □ 头颅 MRI □ 全身骨扫描 □ 肺功能		
		药物医嘱			□ 预防使用抗生素 □ 镇静药 □ 肠道准备药
		手术医嘱			□ 常规明日在全麻下行全 　肺切除＋纵隔淋巴结清 　扫术
		处置医嘱	□ 静脉抽血 □ 动脉抽血		□ 抗生素皮试 □ 备皮 □ 交叉配血 □ 术中导尿

主要护理工作	健康宣教	□ 入院宣教（住院环境、规章制度） □ 进行护理安全指导 □ 进行等级护理、活动范围指导 □ 进行饮食指导 □ 进行关于疾病知识的宣教 □ 检查、检验项目的目的和意义	□ 进行饮食指导 □ 进行关于疾病知识的宣教 □ 检查、检验项目的目的和意义	□ 术前宣教 □ 指导术后康复训练 □ 指导术后注意事项
	护理处置	□ 患者身份核对 □ 佩戴腕带 □ 建立入院病历,通知医生 □ 入院介绍:介绍责任护士,病区环境、设施、规章制度、基础护理服务项目 □ 询问病史,填写护理记录单首页 □ 观察病情 □ 测量基本生命体征 □ 抽血、留取标本 □ 心理与生活护理 □ 根据评估结果采取相应护理措施 □ 通知检查项目及注意事项	□ 观察病情 □ 测量基本生命体征 □ 心理与生活护理 □ 根据评估结果采取相应护理措施 □ 通知检查项目及注意事项	□ 观察病情 □ 测量基本生命体征 □ 术前患者准备（手术前沐浴、更衣、备皮） □ 检查术前物品准备 □ 心理与生活护理 □ 根据评估结果采取相应护理措施 □ 完成护理记录
	护理评估	□ 一般评估:生命体征、神志、皮肤、药物过敏史等 □ 专科评估:咳嗽、咳痰情况、一般活动情况 □ 风险评估:评估有无跌倒、坠床、褥疮风险 □ 心理评估 □ 营养评估 □ 疼痛评估 □ 康复评估	□ 心理评估 □ 营养评估 □ 疼痛评估 □ 康复评估	□ 心理评估 □ 营养评估 □ 疼痛评估 □ 康复评估
	专科护理	□ 协助指导患者咳嗽、咳痰、术后床上活动等 □ 指导功能锻炼 □ 指导患者戒烟	□ 协助指导患者咳嗽、咳痰、术后床上活动等 □ 指导功能锻炼 □ 指导患者戒烟	□ 协助指导患者咳嗽、咳痰、术后床上活动等 □ 指导功能锻炼 □ 指导患者戒烟
	饮食指导	□ 根据医嘱通知配餐员准备膳食 □ 协助进餐	□ 根据医嘱通知配餐员准备膳食 □ 协助进餐	□ 嘱患者清淡饮食 □ 协助进餐
	活动体位	□ 根据护理等级指导活动	□ 根据护理等级指导活动	□ 根据护理等级指导活动
	洗浴要求	□ 协助患者洗澡,更换病号服	□ 协助患者洗澡,更换病号服	□ 协助患者清洁备皮部位,更换病号服

（续　表）

病情变异记录	□ 无　　□ 有,原因: □ 患者　□ 疾病　□ 医疗 □ 护理　□ 保障　□ 管理		□ 无　　□ 有,原因: □ 患者　□ 疾病　□ 医疗 □ 护理　□ 保障　□ 管理		□ 无　　□ 有,原因: □ 患者　□ 疾病　□ 医疗 □ 护理　□ 保障　□ 管理	
护士签名	白班	小夜班	大夜班	白班	小夜班	大夜班	白班	小夜班	大夜班
医师签名						

	时间	住院第 4 天(手术日)	住院第 5—13 天(术后恢复)	住院第 14—15 天(出院日)
主要诊疗工作	制度落实	□ 手术 □ 上级医师查房 □ 麻醉医师查房 □ 观察有无术后并发症,并做相应处理	□ 术后三天连续查房 □ 术后手术医师查房 □ 三级医师查房 □ 观察有无术后并发症,并做相应处理	□ 上级医师查房,进行手术及伤口评估,确定有无手术并发症和伤口愈合不良情况,明确是否出院
	病情评估	□ 出血评估 □ 疼痛评估 □ 下肢静脉血栓风险评估	□ 咳痰能力评估 □ 出血评估 □ 疼痛评估 □ 下肢静脉血栓风险评估 □ 上级医师进行治疗效果、预后评估	□ 上级医师进行出院评估
	病历书写	□ 住院医师术后即刻完成术后病程 □ 术者或第一助手术后 24 小时内完成手术记录(术者签字)	□ 上级医师查房记录	□ 出院当天病程记录(由上级医师指示出院) □ 出院后 24 小时内完成出院记录 □ 出院后 24 小时内完成病案首页
	知情同意	□ 向患者和(或)家属交代手术情况及术后注意事项	□ 告知患者及其家属术后恢复情况	□ 告知患者及家属出院后注意事项(指导出院后功能锻炼,复诊时间地点,发生紧急情况时的处理方法等)
	手术治疗	□ 实施手术(手术安全核查记录、手术清点记录) □ 术后止痛、止血、止咳、止吐等对症治疗	□ 术后止痛、止血、止咳、止吐等对症治疗 □ 手术切口换药	□ 手术切口换药
	其他	□ 监测患者生命体征 □ 观察手术切口及周围情况 □ 观察胸腔闭式引流管引流情况	□ 观察患者咳嗽、咳痰情况 □ 观察手术切口及周围情况 □ 观察胸腔闭式引流管引流情况,情况允许时拔除 □ 定期复查血常规、血生化 □ 及时通知上级医师检诊	□ 通知出院 □ 开具出院介绍信 □ 开具诊断证明书 □ 出院带药 □ 预约门诊复诊时间

（续　表）

重点医嘱	长期医嘱	护理医嘱	□ 按胸外科术后护理常规 □ 一级护理	□ 二级护理	
		处置医嘱	□ 持续吸氧 □ 留置导尿 □ 持续心电、血压、呼吸、血氧饱和度监测 □ 胸腔闭式引流管接无菌袋		
		膳食医嘱	□ 禁食水	□ 半流食 □ 普食	
		药物医嘱	□ 抗生素 □ 止痛、止吐、抑酸、化痰		
	临时医嘱	检查检验	□ 血常规 □ 凝血四项＋DIC 监测 □ 普通生化	□ 血常规 □ 凝血四项＋DIC 监测 □ 普通生化	
		药物医嘱	□ 大静脉营养液	□ 止痛、止咳、缓泻药	
		手术医嘱			
		处置医嘱	□ 静脉抽血	□ 静脉抽血 □ 大换药	□ 大换药 □ 出院
主要护理工作		健康宣教	□ 术后心理疏导 □ 指导术后康复训练 □ 指导术后注意事项	□ 术后心理疏导 □ 指导术后康复训练 □ 指导术后注意事项	□ 出院宣教（康复训练方法，用药指导，换药时间及注意事项，复查时间等）
		护理处置	□ 检查术前物品准备 □ 与手术室护士交接 □ 术后观察病情 □ 测量基本生命体征 □ 遵医嘱用药 □ 抽血、留取标本 □ 心理与生活护理 □ 根据评估结果采取相应护理措施 □ 通知检查项目及注意事项	□ 术后观察病情 □ 测量基本生命体征 □ 心理与生活护理 □ 指导并监督患者治疗与康复训练 □ 遵医嘱用药 □ 根据评估结果采取相应护理措施 □ 完成护理记录	□ 观察患者情况 □ 核对患者医嘱费用 □ 协助患者办理出院手续 □ 指导并监督患者康复训练 □ 整理床单位
		护理评估	□ 评估伤口疼痛情况 □ 风险评估：评估有无跌倒、坠床、褥疮、导管滑脱、液体外渗的风险 □ 心理评估 □ 营养评估	□ 评估患者咳嗽、咳痰情况 □ 评估伤口疼痛情况 □ 风险评估：评估有无跌倒、坠床、褥疮、导管滑脱、液体外渗的风险 □ 心理评估 □ 营养评估	□ 心理评估 □ 营养评估

（续　表）

主要护理工作	专科护理	□ 观察伤口敷料有无渗出 □ 指导患者咳嗽、咳痰、功能锻炼，协助患者床上活动 □ 术后心理与生活护理	□ 观察伤口敷料有无渗出 □ 指导患者咳嗽、咳痰、功能锻炼 □ 术后心理与生活护理	□ 告知患者出院后注意事项并附书面出院指导一份 □ 指导功能锻炼
	饮食指导	□ 禁食水	□ 根据医嘱通知配餐员准备膳食 □ 协助进餐	
	活动体位	□ 根据护理等级指导活动	□ 根据护理等级指导活动	
	洗浴要求	□ 协助患者晨晚间护理	□ 协助患者晨晚间护理	
病情变异记录		□ 无　　□ 有,原因： □ 患者　□ 疾病　□ 医疗 □ 护理　□ 保障　□ 管理	□ 无　　□ 有,原因： □ 患者　□ 疾病　□ 医疗 □ 护理　□ 保障　□ 管理	□ 无　　□ 有,原因： □ 患者　□ 疾病　□ 医疗 □ 护理　□ 保障　□ 管理
护士签名		白班　小夜班　大夜班	白班　小夜班　大夜班	白班　小夜班　大夜班
医师签名				

（张连斌　王　彬）

第4章 食管疾病

第一节 自发性食管破裂行食管穿孔修补术临床路径

一、自发性食管破裂行食管穿孔修补术临床路径标准住院流程

(一)适用对象

第一诊断为自发性食管破裂(ICD-10:K22.302)行食管穿孔修补术(ICD-9-CM-3:42.8905)。

(二)诊断依据

根据《临床诊疗指南——胸外科分册》(中华医学会编著,人民卫生出版社):

1. 病史　各种原因引起的剧烈呕吐等。

2. 辅助检查　胸部X线检查显示纵隔气肿及患侧胸腔积液,或造影证实。一般不需做内镜检查。

(三)治疗方案的选择及依据

根据《临床治疗指南——胸外科分册》(中华医学会编著,人民卫生出版社):

1. 符合自发性食管破裂诊断,且为颈段食管穿孔24小时以内者或胸段食管穿孔12小时以内者。

2. 全身状况允许手术。

3. 征得患者及家属的同意。

(四)标准住院日为13～14天

(五)进入路径标准

1. 第一诊断必须符合自发性食管破裂(ICD-10:K22.302),且为颈段食管穿孔24小时以内者或胸段食管穿孔12小时以内者。要符合行食管穿孔修补术(ICD-9-CM-3:42.8905)手术指征。

2. 年龄,18—60岁。

3. 心、肺、肝、肾等器官功能可以耐受全麻开胸手术。

4. 当患者同时具有其他疾病诊断,但在住院期间不需要特殊处理也不影响第一诊断的临床路径流程实施时,可以进入路径。

(六)术前准备(术前评估)1天

1. 检验检查评估

(1)必须检查项目

1）血（尿、粪）常规、血生化、凝血功能、血型、血清四项。

2）胸片、心电图，胸部 CT 平扫＋增强扫描，腹部超声，肺功能等。

（2）根据患者病情可选择：

1）血气分析、超声心动图、胃镜。

2）24 小时动态心电图。

3）有内科疾病者及时请相关科室会诊。

（3）营养评估：由护士根据《解放军总医院新入院患者营养风险筛查表（NRS-2002）》为新入院患者进行营养评估，评分＞3 分的告知医师，必要时申请营养科会诊。

（4）心理评估：由心理科医生根据病情需要实施评估。

（5）疼痛评估：由医师对于病情危重患者，或术前 24 小时、麻醉前的患者根据《VAS 评分》实施疼痛评估，评估结果及应用的特殊镇痛药物应当告知患者或其病情委托人，疼痛评估的结果应当记录在住院病历表格中。评分＞7 分、常规镇痛处理效果欠佳的顽固性疼痛患者应当及时请疼痛科医生会诊。

（6）康复评估：由护士根据《入院患者康复筛查和评估表》在新入院患者入院后 24 小时内进行康复筛查和评估。任何一项结果为"是"，均应告知医师，申请康复医师会诊。

（7）深静脉血栓栓塞症风险评估：根据《下肢深静脉血栓形成及肺栓塞风险评估表》在新入院患者入院后 24 小时内进行风险筛查和评估。风险结果为"极高危"的，则申请血管外科或介入导管室医师会诊。

2. 术前准备

（1）术前评估：术前 24 小时内完成术前病情评估，完成必要的检查，做出术前小结、术前讨论。

（2）术前谈话：术者应在术前 1 天与患者及其家属谈话，告知手术方案、相关风险、用血计划、术后转归、手术费用，以及患者及亲属权益，并履行书面知情同意手续。告知高值耗材的使用及费用。

（3）通知手术室：准备手术间、手术药品、手术物品及特殊耗材。

（4）手术部位标识：术者、第一助手或经治医师在术前 1 天应对手术部位做体表标识，急诊手术由接诊医师或会诊外科医师标记，标记过程应有责任护士、患者及亲属共同参与，并记入手术安排表。

（5）术前一日麻醉医师访视：制订麻醉计划、完成评估、确定麻醉方式，并记入《麻醉术前访视记录》，告知患者及家属麻醉适应证、麻醉目的、风险、可能出现的情况及其处理原则、替代方案等，签署《麻醉知情同意书》并归入病历。

3. 主要护理工作　入院宣教，交代注意事项（如防褥疮、防跌倒等），指导患者戒烟，并进行术前宣教、心理护理。

（七）药品选择及使用时机

按照《抗菌药物临床应用指导原则（2015 年版）》［国卫办医发（2015）43 号］执行。

明确诊断后即可根据患者感染程度、病原菌种类及药敏结果选用恰当的抗菌药物。

（八）手术日为入院第 2 天

1. 手术安全核对。患者入手术间后由手术医师、麻醉医师、巡回护士和患者本人共同核对患者身份、手术部位与标识、手术方式。手术医师、麻醉医师、巡回护士三方按《手术安全核对表》逐项核对,共同签字。

(1)手术方式:食管穿孔修补术。

(2)麻醉方式:全麻双腔气管插管。

(3)术中用药:麻醉常规用药,术中预防使用抗生素、术中镇痛等。

(4)输血及血液制品:根据术中情况选择。

2. 经治医师或手术医师应即刻完成术后首次病程记录,观察术后患者病情变化。

(九)术后住院恢复第 3～14 天,必须复查的检查项目

1. 术后住院恢复

(1)术后给予持续心电、呼吸、血压、血氧饱和度监测至病情平稳。

(2)术后用药:预防使用抗菌药物、静脉营养药物、止咳药、止痛药等。

(3)术后换药:术后第一天及出院当日予以清洁换药;其他时间根据手术切口渗出情况予以清洁换药。

(4)术后护理:观察患者咳嗽、咳痰状况、肺复张情况、引流管引流情况、胃管引流情况、伤口敷料有无渗出,并在异常时立即通知医生处理,指导患者术后咳嗽、咳痰及功能锻炼、防跌倒护理、饮食护理等。

2. 必须复查的项目　血常规、血生化、胸片。

(十)出院标准

1. 生命体征平稳,体温正常。

2. 进食半流食顺畅。

3. 切口愈合良好。

4. 常规化验无明显异常;胸片示术侧肺膨胀良好,无明显感染征象。

5. 无与本病相关的其他并发症。

(十一)有无变异及原因分析

1. 医疗原因导致的变异　如改变诊疗方案、转科治疗、操作失误、误诊等。

2. 患者原因导致的变异　如不同意治疗方案、个人原因要求出(转)院、院外服用手术禁忌药、月经期、对诊疗计划不满要求出路径、相关检查检验院外(门诊)已做等。

3. 并发症原因导致的变异　如胸腔出血、肺部感染、呼吸衰竭、心脏功能衰竭、肺动脉栓塞、吻合口瘘、切口感染等造成住院日延长和费用增加。

4. 病情原因导致的变异　部分患者常常存在很多内科并发症,如脑血管或心血管病、糖尿病、血栓等,手术可能导致这些疾病加重而需要治疗,从而延长治疗时间和增加住院费用。

5. 辅诊科室原因导致的变异　如检查、检验、手术、病理等检查(不及时、结果错报、操作部位/方式错误、标本不合格)、报告(不及时、结果错报、标本不合格)等原因延长住院天数、增加费用等。

6. 管理原因导致的变异　如系统暂不支持、系统瘫痪、需要修订流程、需要修订制度等。

7. 节假日　术前患者如住院后赶上节假日,使手术推迟,延长住院时间,增加费用。

二、自发性食管破裂行胸内食管胃吻合术临床路径表单

适用对象	第一诊断为自发性食管破裂（ICD-10：K22.302）行食管穿孔修补术（ICD-9-CM-3：42.8905）	
患者基本信息	姓名：_____ 性别：____ 年龄：____ 门诊号：_____ 住院号：_____ 过敏史：_____ 住院日期：____年__月__日 出院日期：____年__月__日	标准住院日：13～14 天

	时间	住院第 1 天（术前日）	住院第 2 天（手术日）
主要诊疗工作	制度落实	□ 经治医生或值班医生在患者入院 2 小时内到床旁接诊 □ 主管医生或二线值班医生在患者入院后 24 小时内完成检诊 □ 初步的诊断和治疗方案 □ 开具相关检查、化验单 □ 三级医师查房 □ 完成必要的相关科室会诊 □ 手术医师查房 □ 术前准备 □ 麻醉医师查房	□ 手术 □ 上级医师查房 □ 麻醉医师查房 □ 观察有无并发症并做相应处理
	病情评估	□ 经治医师询问病史与体格检查 □ 术前评估 □ 下肢静脉血栓风险评估	□ 出血评估 □ 疼痛评估 □ 下肢静脉血栓风险评估
	病历书写	□ 入院 8 小时内完成首次病程记录 □ 入院 24 小时内完成入院记录 □ 完成主管医师查房记录 □ 完成术前手术医师查房记录、术前讨论、术前小结	□ 住院医师术后即刻完成术后病程 □ 术者或第一助手术后 24 小时内完成手术记录（术者签字）
	知情同意	□ 患者或家属入院记录签字 □ 签署授权委托书、自费用品协议书（必要时）、军人目录外耗材审批单（必要时） □ 术前谈话，告知患者及其家属病情和围术期注意事项并签署手术知情同意书 □ 麻醉医师与患者和（或）家属交代麻醉注意事项并签署麻醉知情同意书	□ 向患者和（或）家属交代手术情况及术后注意事项
	手术治疗	□ 患者既往内科疾病的用药 □ 术前准备 □ 交叉配血 □ 术区备皮	□ 实施手术（手术安全核查记录、手术清点记录） □ 术后止痛、止血、止咳、止吐等对症治疗
	其他	□ 及时通知上级医师检诊 □ 经治医师检查整理病历资料	□ 监测患者生命体征 □ 观察手术切口及周围情况 □ 观察胸腔闭式引流管引流情况

（续　表）

重点医嘱	长期医嘱	护理医嘱	□ 按胸外科护理常规 □ 二级护理	□ 按胸外科术后护理常规 □ 一级护理
		处置医嘱	□ 测血压（必要时） □ 快速血糖测定（必要时）	□ 持续吸氧 □ 留置导尿 □ 留置胃管，持续胃肠减压 □ 持续心电、血压、呼吸、血氧饱和度监测 □ 胸腔闭式引流管接无菌袋
		膳食医嘱	□ 普食 □ 术晨禁食水	□ 禁食水
		药物医嘱		□ 抗生素 □ 营养、止痛、止吐、抑酸、化痰
	临时医嘱	检查检验	□ 血常规 □ 尿常规 □ 粪常规 □ 血型 □ 凝血四项 □ 普通生化 □ 血清术前八项 □ 胸部正侧位片 □ 心电图检查（多导） □ 胸部CT	□ 血常规 □ 凝血四项＋DIC监测 □ 普通生化
		药物医嘱	□ 预防使用抗生素 □ 镇静药 □ 肠道准备药	
		手术医嘱	□ 常规明日在全麻下行胸内食管胃吻合术	
		处置医嘱	□ 抗生素皮试 □ 备皮 □ 交叉配血 □ 术中导尿 □ 静脉抽血 □ 术前下胃管	□ 静脉抽血

主要护理工作	健康宣教	□ 入院宣教（住院环境、规章制度） □ 进行护理安全指导 □ 进行等级护理、活动范围指导 □ 进行饮食指导 □ 进行关于疾病知识的宣教 □ 检查、检验项目的目的和意义 □ 术前宣教 □ 指导术后康复训练 □ 指导术后注意事项	□ 术后心理疏导 □ 指导术后康复训练 □ 指导术后注意事项
	护理处置	□ 患者身份核对 □ 佩戴腕带 □ 建立入院病历，通知医生 □ 入院介绍：介绍责任护士，病区环境、设施、规章制度、基础护理服务项目 □ 询问病史，填写护理记录单首页 □ 观察病情 □ 测量基本生命体征 □ 抽血、留取标本 □ 心理与生活护理 □ 根据评估结果采取相应措施 □ 通知检查项目及注意事项 □ 术前患者准备（手术前沐浴、更衣、备皮） □ 检查术前物品准备 □ 心理与生活护理 □ 根据评估结果采取相应护理措施 □ 完成护理记录	□ 检查术前物品准备 □ 与手术室护士交接 □ 术后观察病情 □ 测量基本生命体征 □ 遵医嘱用药 □ 抽血、留取标本 □ 心理与生活护理 □ 根据评估结果采取相应护理措施 □ 通知检查项目及注意事项
	护理评估	□ 一般评估：生命体征、神志、皮肤、药物过敏史等 □ 专科评估：咳嗽、咳痰情况、一般活动情况 □ 风险评估：评估有无跌倒、坠床、褥疮风险 □ 心理评估 □ 营养评估 □ 疼痛评估 □ 康复评估	□ 评估伤口疼痛情况 □ 风险评估：评估有无跌倒、坠床、褥疮、导管滑脱、液体外渗的风险 □ 心理评估 □ 营养评估
	专科护理	□ 协助指导患者咳嗽、咳痰、术后床上活动等 □ 指导功能锻炼 □ 指导患者戒烟	□ 观察伤口敷料有无渗出 □ 指导患者咳嗽、咳痰、功能锻炼，协助患者床上活动 □ 术后心理与生活护理
	饮食指导	□ 嘱患者禁食水	□ 禁食水
	活动体位	□ 根据护理等级指导活动	□ 根据护理等级指导活动
	洗浴要求	□ 协助患者清洁备皮部位，更换病号服	□ 协助患者晨晚间护理

（续　表）

病情变异记录	☐ 无　　☐ 有,原因: ☐ 患者　☐ 疾病　☐ 医疗 ☐ 护理　☐ 保障　☐ 管理			☐ 无　　☐ 有,原因: ☐ 患者　☐ 疾病　☐ 医疗 ☐ 护理　☐ 保障　☐ 管理		
护士签名	白班	小夜班	大夜班	白班	小夜班	大夜班
医师签名						

时间		住院第 3-12 天（术后恢复）	住院第 13-14 天（出院日）
主要诊疗工作	制度落实	☐ 术后三天连续查房 ☐ 术后手术医师查房 ☐ 三级医师查房 ☐ 观察有无并发症并做相应处理	☐ 上级医师查房,进行手术及伤口评估,确定有无手术并发症和伤口愈合不良情况,明确是否出院
	病情评估	☐ 咳痰能力评估 ☐ 出血评估 ☐ 疼痛评估 ☐ 下肢静脉血栓风险评估 ☐ 上级医师进行治疗效果、预后评估	☐ 上级医师进行出院评估
	病历书写	☐ 上级医师查房记录	☐ 出院当天病程记录 ☐ 出院后 24 小时内完成出院记录 ☐ 出院后 24 小时内完成病案首页
	知情同意	☐ 告知患者及其家属术后恢复情况	☐ 告知患者及家属出院后注意事项（指导出院后功能锻炼、复诊时间、地点,发生紧急情况时的处理方法等）
	手术治疗	☐ 术后止痛、止血、止咳、止吐等对症治疗 ☐ 手术切口换药	☐ 手术切口换药
	其他	☐ 观察患者咳嗽、咳痰情况 ☐ 观察手术切口及周围情况 ☐ 观察胸腔闭式引流管引流情况,情况允许时拔除 ☐ 定期复查血常规、血生化 ☐ 及时通知上级医师检诊	☐ 通知出院 ☐ 开具出院介绍信 ☐ 开具诊断证明书 ☐ 出院带药 ☐ 预约门诊复诊时间
重点医嘱	长期医嘱　护理医嘱	☐ 二级护理	
	长期医嘱　处置医嘱	☐ 饮水	
	长期医嘱　膳食医嘱	☐ 清流食 ☐ 流食 ☐ 半流食	
	长期医嘱　药物医嘱		

重点医嘱	临时医嘱	检查检验	□ 血常规 □ 凝血四项＋DIC 监测 □ 普通生化 □ 胸部正侧位片	
		药物医嘱	□ 止痛、止咳、缓泻药	
		手术医嘱		
		处置医嘱	□ 静脉抽血 □ 大换药	□ 大换药 □ 出院
主要护理工作		健康宣教	□ 术后心理疏导 □ 指导术后康复训练 □ 指导术后注意事项	□ 出院宣教（康复训练方法，用药指导，换药时间及注意事项，复查时间等）
		护理处置	□ 术后观察病情 □ 测量基本生命体征 □ 心理与生活护理 □ 指导并监督患者治疗与康复训练 □ 遵医嘱用药 □ 根据评估结果采取相应护理措施 □ 完成护理记录	□ 观察患者情况 □ 核对患者医嘱费用 □ 协助患者办理出院手续 □ 指导并监督患者康复训练 □ 整理床单位
		护理评估	□ 评估患者咳嗽、咳痰情况 □ 评估伤口疼痛情况 □ 风险评估：评估有无跌倒、坠床、褥疮、导管滑脱、液体外渗的风险 □ 心理评估 □ 营养评估	□ 心理评估 □ 营养评估
		专科护理	□ 观察伤口敷料有无渗出 □ 指导患者咳嗽、咳痰、功能锻炼 □ 术后心理与生活护理	□ 告知患者出院后注意事项并附书面出院指导一份 □ 指导功能锻炼
		饮食指导	□ 根据医嘱通知配餐员准备膳食 □ 协助进餐	□ 指导出院后饮食：少食多餐，细嚼慢咽
		活动体位	□ 根据护理等级指导活动	
		洗浴要求	□ 协助患者晨晚间护理	
病情变异记录			□ 无　　□ 有，原因： □ 患者　□ 疾病　□ 医疗 □ 护理　□ 保障　□ 管理	□ 无　　□ 有，原因： □ 患者　□ 疾病　□ 医疗 □ 护理　□ 保障　□ 管理

护士签名	白班	小夜班	大夜班	白班	小夜班	大夜班
医师签名						

（刘　阳　马永富）

第二节　自发性食管破裂行食管大部切除、外置＋胃(空肠)造口术临床路径

一、自发性食管破裂行食管大部切除、外置＋胃(空肠)造口术临床路径标准住院流程

(一)适用对象

第一诊断为自发性食管破裂(ICD-10:K22.302)拟行食管大部切除外置术(含食管部分切除术 ICD-9-CM-3:42.4101、食管颈段外置术 ICD-9-CM-3:42.1102);胃(空肠)造口术(含胃造口术 ICD-9-CM-3:43.1903、空肠造口术 ICD-9-CM-3:46.3901)。

(二)诊断依据

根据《临床诊疗指南——胸外科分册》(中华医学会编著,人民卫生出版社):

1. 病史　各种原因引起的剧烈呕吐等。

2. 辅助检查　胸部 X 线检查显示纵隔气肿及患侧胸腔积液,或造影证实。

(三)治疗方案的选择及依据

根据《临床治疗指南——胸外科分册》(中华医学会编著,人民卫生出版社):

1. 符合自发性食管破裂诊断,且为颈段食管穿孔 24 小时以上者或胸段食管穿孔 12 小时上者。

2. 全身状况允许手术。

3. 征得患者及家属的同意。

(四)标准住院日为 15～18 天

(五)进入路径标准

1. 第一诊断必须符合自发性食管破裂(ICD-10:K22.302)诊断,且为颈段食管穿孔 24 小时以上者或胸段食管穿孔 12 小时以上者。

2. 年龄,18－60 岁。

3. 心、肺、肝、肾等器官功能可以耐受全麻开胸手术。

4. 当患者同时具有其他疾病诊断,但在住院期间不需要特殊处理也不影响第一诊断的临床路径流程实施时,可以进入路径。

(六)术前准备(术前评估)1～3 天

1. 检验检查评估

(1)必须检查项目

1)血(尿、粪)常规、血生化、凝血功能、血型、血清四项。

2)胸片、心电图,胸部 CT 平扫＋增强扫描,腹部超声,肺功能等。

(2)根据患者病情可选择:

1)血气分析、超声心动图、胃镜。

2)24 小时动态心电图。

3)有内科疾病者及时请相关科室会诊。

(3)营养评估:由护士根据《解放军总医院新入院患者营养风险筛查表(NRS-2002)》为新

入院患者进行营养评估,评分＞3 分的告知医师,必要时申请营养科会诊。

(4)心理评估:由心理科医生根据病情需要实施评估。

(5)疼痛评估:由医师对于病情危重患者,或术前 24 小时、麻醉前的患者根据《VAS 评分》实施疼痛评估,评估结果及应用的特殊镇痛药物应当告知患者或其病情委托人,疼痛评估的结果应当记录在住院病历表格中。评分＞7 分、常规镇痛处理效果欠佳的顽固性疼痛患者应当及时请疼痛科医生会诊。

(6)康复评估:由护士根据《入院患者康复筛查和评估表》在新入院患者入院后 24 小时内进行康复筛查和评估。任何一项结果为"是",均应告知医师,申请康复医师会诊。

(7)深静脉血栓栓塞症风险评估:根据《下肢深静脉血栓形成及肺栓塞风险评估表》在新入院患者入院后 24 小时内进行风险筛查和评估。风险结果为"极高危"的,则申请血管外科或介入导管室医师会诊。

2. 术前准备

(1)术前评估:术前 24 小时内完成术前病情评估,完成必要的检查,做出术前小结、术前讨论。

(2)术前谈话:术者应在术前 1 天与患者及其家属谈话,告知手术方案、相关风险、用血计划、术后转归、手术费用,以及患者及亲属权益,并履行书面知情同意手续。告知高值耗材的使用及费用。

(3)通知手术室:准备手术间、手术药品、手术物品及特殊耗材。

(4)手术部位标识:术者、第一助手或经治医师在术前 1 天应对手术部位做体表标识,急诊手术由接诊医师或会诊外科医师标记,标记过程应有责任护士、患者及亲属共同参与,并记入手术安排表。

(5)术前一日麻醉医师访视:制订麻醉计划、完成评估、确定麻醉方式,并记入《麻醉术前访视记录》,告知患者及家属麻醉适应证、麻醉目的、风险、可能出现的情况及其处理原则、替代方案等,签署《麻醉知情同意书》并归入病历。

3. 主要护理工作　入院宣教,交代注意事项(如防褥疮、防跌倒等),指导患者戒烟,并进行术前宣教,心理护理。

(七)药品选择及使用时机

按照《抗菌药物临床应用指导原则(2015 年版)》[国卫办医发(2015)43 号]执行。

明确诊断后即可根据患者感染程度、病原菌种类及药敏结果选用恰当的抗菌药物。

(八)手术日为入院第 3 天

1. 手术安全核对。患者入手术间后由手术医师、麻醉医师、巡回护士和患者本人共同核对患者身份、手术部位与标识、手术方式。手术医师、麻醉医师、巡回护士三方按《手术安全核对表》逐项核对,共同签字。

(1)手术方式:食管大部切除、外置＋胃(空肠)造口术。

(2)麻醉方式:全麻双腔气管插管。

(3)手术置入物:吻合钉。

(4)术中用药:麻醉常规用药,术中预防使用抗生素、术中镇痛等。

(5)输血及血液制品:根据术中情况选择。

2. 经治医师或手术医师应即刻完成术后首次病程记录,观察术后患者病情变化。

(九)术后住院恢复第 5-18 天,必须复查的检查项目

1. 术后住院恢复

(1)术后给予持续心电、呼吸、血压、血氧饱和度监测至病情平稳。

(2)术后用药:预防使用抗菌药物,静脉营养药物,止咳药、止痛药等。

(3)术后换药:术后第 1 天及出院当日予以清洁换药;其他时间根据手术切口渗出情况予以清洁换药。

(4)术后护理:观察患者咳嗽、咳痰状况、肺复张情况、引流管引流情况、胃管引流情况、伤口敷料有无渗出,并在异常时立即通知医生处理,指导患者术后咳嗽、咳痰及功能锻炼、防跌倒护理、饮食护理等。

2. 必须复查的项目　血常规、血生化、胸片。

(十)出院标准

1. 生命体征平稳,体温正常。

2. 进食半流食顺畅。

3. 切口愈合良好。

4. 常规化验无明显异常;胸片示术侧肺膨胀良好,无明显感染征象。

5. 无与本病相关的其他并发症。

(十一)有无变异及原因分析

1. 医疗原因导致的变异　如改变诊疗方案、转科治疗、操作失误、误诊等。

2. 患者原因导致的变异　如不同意治疗方案、个人原因要求出(转)院、院外服用手术禁忌药、月经期、对诊疗计划不满要求出路径、相关检查检验院外(门诊)已做等。

3. 并发症原因导致的变异　如胸腔出血、肺部感染、呼吸衰竭、心脏功能衰竭、肺动脉栓塞、吻合口瘘、切口感染等造成住院日延长和费用增加。

4. 病情原因导致的变异　部分患者常常存在很多内科并发症,如脑血管或心血管病、糖尿病、血栓等,手术可能导致这些疾病加重而需要治疗,从而延长治疗时间和增加住院费用。

5. 辅诊科室原因导致的变异　如检查、检验、手术、病理等检查(不及时、结果错报、操作部位/方式错误、标本不合格)、报告(不及时、结果错报、标本不合格)等原因延长住院天数、增加费用等。

6. 管理原因导致的变异　如系统暂不支持、系统瘫痪、需要修订流程、需要修订制度等。

7. 节假日　术前患者如住院后赶上节假日,使手术推迟,延长住院时间,增加费用。

二、自发性食管破裂行食管大部切除、外置＋ 胃(空肠)造口术临床路径表单

适用对象	第一诊断为自发性食管破裂(ICD-10:K22.302);行食管大部切除外置术(含食管部分切除术 ICD-9-CM-3:42.4101,食管颈段外置术 ICD-9-CM-3:42.1102);行胃(空肠)造口术(含胃造口术 ICD-9-CM-3:43.1903、空肠造口术 ICD-9-CM-3:46.3901)	
患者基本信息	姓名:_____　性别:____　年龄:____ 门诊号:_____　住院号:_____　过敏史:_____ 住院日期:____年__月__日　出院日期:____年__月__日	标准住院日:15～18 天

	时间	住院第 1 天	住院第 2 天	住院第 3 天(术前日)
主要诊疗工作	制度落实	□ 经治医生或值班医生在患者入院 2 小时内到床旁接诊 □ 主管医生或二线值班医生在患者入院后 24 小时内完成检诊 □ 初步的诊断和治疗方案 □ 开具相关检查、化验单	□ 三级医师查房 □ 完成必要的相关科室会诊	□ 手术医师查房 □ 术前准备 □ 麻醉医师查房
	病情评估	□ 经治医师询问病史与体格检查 □ 术前评估 □ 心理评估 □ 营养评估 □ 康复评估 □ 下肢静脉血栓风险评估	□ 临床分期与术前评估	□ 术前评估 □ 下肢静脉血栓风险评估
	病历书写	□ 入院 8 小时内完成首次病程记录 □ 入院 24 小时内完成入院记录 □ 完成主管医师查房记录	□ 住院医师完成上级医师查房记录、相关会诊记录	□ 完成术前手术医师查房记录、术前讨论、术前小结
	知情同意	□ 患者或家属入院记录签字 □ 签署授权委托书、自费用品协议书(必要时)、军人目录外耗材审批单(必要时)	□ 向患者家属交代病情	□ 术前谈话,告知患者及家属病情和围术期注意事项并签署手术知情同意书 □ 麻醉医师与患者和(或)家属交代麻醉注意事项并签署麻醉知情同意书
	手术治疗	□ 患者既往内科疾病的用药	□ 患者既往内科疾病的用药	□ 患者既往内科疾病的用药 □ 术前准备 □ 交叉配血 □ 术区备皮
	其他	□ 及时通知上级医师检诊	□ 及时通知上级医师检诊	□ 经治医师检查整理病历资料

（续　表）

重点医嘱	长期医嘱	护理医嘱	□ 按胸外科护理常规 □ 三级护理	□ 按胸外科护理常规 □ 三级护理	□ 按胸外科护理常规 □ 三级护理
		处置医嘱	□ 测血压（必要时） □ 快速血糖测定（必要时）	□ 测血压 □ 快速血糖测定（必要时）	□ 测血压 □ 快速血糖测定（必要时）
		膳食医嘱	□ 半流食		□ 术晨禁食水
		药物医嘱	□ 营养支持（必要时） □ 自带药（必要时）	□ 营养支持（必要时） □ 自带药（必要时）	□ 营养支持（必要时） □ 自带药（必要时）
	临时医嘱	检查检验	□ 血常规 □ 尿常规 □ 粪常规 □ 血型 □ 凝血四项 □ 普通生化 □ 血清术前八项 □ 胸部正侧位片 □ 心电图检查（多导） □ 胸部 CT □ 上消化道造影 □ 肝胆胰脾、肾上腺超声 □ 颈部淋巴结及锁骨上淋巴结超声 □ 头颅 MRI □ 全身骨扫描 □ 肺功能		
		药物医嘱			□ 预防使用抗生素 □ 镇静药 □ 肠道准备药
		手术医嘱			□ 常规明日在全麻下行食管大部切除、外置＋胃（空肠）造口术
		处置医嘱	□ 静脉抽血 □ 动脉抽血		□ 抗生素皮试 □ 备皮 □ 交叉配血 □ 术中导尿 □ 术前下胃管
主要护理工作		健康宣教	□ 入院宣教（住院环境、规章制度） □ 进行护理安全指导 □ 进行等级护理、活动范围指导 □ 进行饮食指导 □ 进行关于疾病知识的宣教 □ 检查、检验项目的目的和意义	□ 进行饮食指导 □ 进行关于疾病知识的宣教 □ 检查、检验项目的目的和意义	□ 术前宣教 □ 指导术后康复训练 □ 指导术后注意事项

(续 表)

<table>
<tr>
<td rowspan="6">主要护理工作</td>
<td>护理处置</td>
<td>□ 患者身份核对
□ 佩戴腕带
□ 建立入院病历,通知医生
□ 入院介绍:介绍责任护士,病区环境、设施、规章制度、基础护理服务项目
□ 询问病史,填写护理记录单首页
□ 观察病情
□ 测量基本生命体征
□ 抽血、留取标本
□ 心理与生活护理
□ 根据评估结果采取相应措施
□ 通知检查项目及注意事项</td>
<td>□ 观察病情
□ 测量基本生命体征
□ 心理与生活护理
□ 根据评估结果采取相应护理措施
□ 通知检查项目及注意事项</td>
<td>□ 观察病情
□ 测量基本生命体征
□ 术前患者准备(手术前沐浴、更衣、备皮)
□ 检查术前物品准备
□ 心理与生活护理
□ 根据评估结果采取相应护理措施
□ 完成护理记录</td>
</tr>
<tr>
<td>护理评估</td>
<td>□ 一般评估:生命体征、神志、皮肤、药物过敏史等
□ 专科评估:咳嗽、咳痰情况、一般活动情况
□ 风险评估:评估有无跌倒、坠床、褥疮风险
□ 心理评估
□ 营养评估
□ 疼痛评估
□ 康复评估</td>
<td>□ 心理评估
□ 营养评估
□ 疼痛评估
□ 康复评估</td>
<td>□ 心理评估
□ 营养评估
□ 疼痛评估
□ 康复评估</td>
</tr>
<tr>
<td>专科护理</td>
<td>□ 协助指导患者咳嗽、咳痰、术后床上活动等
□ 指导功能锻炼
□ 指导患者戒烟</td>
<td>□ 协助指导患者咳嗽、咳痰、术后床上活动等
□ 指导功能锻炼
□ 指导患者戒烟</td>
<td>□ 协助指导患者咳嗽、咳痰、术后床上活动等
□ 指导功能锻炼
□ 指导患者戒烟</td>
</tr>
<tr>
<td>饮食指导</td>
<td>□ 根据医嘱通知配餐员准备膳食
□ 协助进餐</td>
<td>□ 根据医嘱通知配餐员准备膳食
□ 协助进餐</td>
<td>□ 嘱患者清淡饮食
□ 协助进餐</td>
</tr>
<tr>
<td>活动体位</td>
<td>□ 根据护理等级指导活动</td>
<td>□ 根据护理等级指导活动</td>
<td>□ 根据护理等级指导活动</td>
</tr>
<tr>
<td>洗浴要求</td>
<td>□ 协助患者洗澡,更换病号服</td>
<td>□ 协助患者洗澡,更换病号服</td>
<td>□ 协助患者清洁备皮部位,更换病号服</td>
</tr>
<tr>
<td colspan="2">病情变异记录</td>
<td>□ 无　　□ 有,原因:
□ 患者　□ 疾病　□ 医疗
□ 护理　□ 保障　□ 管理</td>
<td>□ 无　　□ 有,原因:
□ 患者　□ 疾病　□ 医疗
□ 护理　□ 保障　□ 管理</td>
<td>□ 无　　□ 有,原因:
□ 患者　□ 疾病　□ 医疗
□ 护理　□ 保障　□ 管理</td>
</tr>
<tr>
<td colspan="2">护士签名</td>
<td>白班 | 小夜班 | 大夜班</td>
<td>白班 | 小夜班 | 大夜班</td>
<td>白班 | 小夜班 | 大夜班</td>
</tr>
<tr>
<td colspan="2">医师签名</td>
<td></td>
<td></td>
<td></td>
</tr>
</table>

时间		住院第3-4天（手术日）	住院第4-17天（术后恢复）	住院第15-18天（出院日）
主要诊疗工作	制度落实	□ 手术 □ 上级医师查房 □ 麻醉医师查房 □ 观察有无并发症并做相应处理	□ 术后三天连续查房 □ 术后手术医师查房 □ 三级医师查房 □ 观察有无并发症并做相应处理	□ 上级医师查房，进行手术及伤口评估，确定有无手术并发症和伤口愈合不良情况，明确是否出院
	病情评估	□ 出血评估 □ 疼痛评估 □ 下肢静脉血栓风险评估	□ 咳痰能力评估 □ 出血评估 □ 疼痛评估 □ 下肢静脉血栓风险评估 □ 上级医师进行治疗效果、预后评估	□ 上级医师进行出院评估
	病历书写	□ 住院医师术后即刻完成术后病程 □ 术者或第一助手术后24小时内完成手术记录（术者签字）	□ 上级医师查房记录	□ 出院当天病程记录 □ 出院后24小时内完成出院记录 □ 出院后24小时内完成病案首页
	知情同意	□ 向患者和（或）家属交代手术情况及术后注意事项	□ 告知患者及其家属术后恢复情况	□ 告知患者及家属出院后注意事项（指导出院后功能锻炼，复诊时间、地点，发生紧急情况时的处理方法等）
	手术治疗	□ 实施手术（手术安全核查记录、手术清点记录） □ 术后止痛、止血、止咳、止吐等对症治疗	□ 术后止痛、止血、止咳、止吐等对症治疗 □ 手术切口换药	□ 手术切口换药
	其他	□ 监测患者生命体征 □ 观察手术切口及周围情况 □ 观察胸腔闭式引流管引流情况	□ 观察患者咳嗽、咳痰情况 □ 观察手术切口及周围情况 □ 观察胸腔闭式引流管引流情况，情况允许时拔除 □ 定期复查血常规、血生化 □ 及时通知上级医师检诊	□ 通知出院 □ 开具出院介绍信 □ 开具诊断证明书 □ 出院带药 □ 预约门诊复诊时间
重点医嘱	长期医嘱 护理医嘱	□ 按胸外科术后护理常规 □ 一级护理	□ 二级护理	
	长期医嘱 处置医嘱	□ 持续吸氧 □ 留置导尿 □ 留置胃管，持续胃肠减压 □ 持续心电、血压、呼吸、血氧饱和度监测 □ 胸腔闭式引流管接无菌袋	□ 饮水	

重点医嘱	长期医嘱	膳食医嘱	□ 禁食水	□ 清流食 □ 流食 □ 半流食	
		药物医嘱	□ 抗生素 □ 止痛、止吐、抑酸、化痰		
	临时医嘱	检查检验	□ 血常规 □ 凝血四项、DIC 监测 □ 普通生化	□ 血常规 □ 凝血四项、DIC 监测 □ 普通生化 □ 胸部正侧位片	
		药物医嘱	□ 大静脉营养液	□ 止痛、止咳、缓泻药	
		手术医嘱			
		处置医嘱	□ 静脉抽血	□ 静脉抽血 □ 大换药	□ 大换药 □ 出院
主要护理工作		健康宣教	□ 术后心理疏导 □ 指导术后康复训练 □ 指导术后注意事项	□ 术后心理疏导 □ 指导术后康复训练 □ 指导术后注意事项	□ 出院宣教（康复训练方法，用药指导，换药时间及注意事项，复查时间等）
		护理处置	□ 检查术前物品准备 □ 与手术室护士交接 □ 术后观察病情 □ 测量基本生命体征 □ 遵医嘱用药 □ 抽血、留取标本 □ 心理与生活护理 □ 根据评估结果采取相应护理措施 □ 通知检查项目及注意事项	□ 术后观察病情 □ 测量基本生命体征 □ 心理与生活护理 □ 指导并监督患者治疗与康复训练 □ 遵医嘱用药 □ 根据评估结果采取相应护理措施 □ 完成护理记录	□ 观察患者情况 □ 核对患者医嘱费用 □ 协助患者办理出院手续 □ 指导并监督患者康复训练 □ 整理床单位
		护理评估	□ 评估伤口疼痛情况 □ 风险评估：评估有无跌倒、坠床、褥疮、导管滑脱、液体外渗的风险 □ 心理评估 □ 营养评估	□ 评估患者咳嗽、咳痰情况 □ 评估伤口疼痛情况 □ 风险评估：评估有无跌倒、坠床、褥疮、导管滑脱、液体外渗的风险 □ 心理评估 □ 营养评估	□ 心理评估 □ 营养评估
		专科护理	□ 观察伤口敷料有无渗出 □ 指导患者咳嗽、咳痰、功能锻炼，协助患者床上活动 □ 术后心理与生活护理	□ 观察伤口敷料有无渗出 □ 指导患者咳嗽、咳痰、功能锻炼 □ 术后心理与生活护理	□ 告知患者出院后注意事项并附书面出院指导一份 □ 指导功能锻炼

（续 表）

主要护理工作	饮食指导	□ 禁食水	□ 根据医嘱通知配餐员准备膳食 □ 协助进餐	□ 指导出院后饮食:少食多餐,细嚼慢咽
	活动体位	□ 根据护理等级指导活动	□ 根据护理等级指导活动	
	洗浴要求	□ 协助患者晨晚间护理	□ 协助患者晨晚间护理	
病情变异记录		□ 无 □ 有,原因: □ 患者 □ 疾病 □ 医疗 □ 护理 □ 保障 □ 管理	□ 无 □ 有,原因: □ 患者 □ 疾病 □ 医疗 □ 护理 □ 保障 □ 管理	□ 无 □ 有,原因: □ 患者 □ 疾病 □ 医疗 □ 护理 □ 保障 □ 管理
护士签名		白班	小夜班	大夜班	白班	小夜班	大夜班	白班	小夜班	大夜班
医师签名				

（刘 阳 马永富）

第三节 食管良性肿瘤行经胸食管肿物剥除术临床路径

一、食管良性肿瘤行经胸食管肿物剥除术临床路径标准住院流程

（一）适用对象

第一诊断为食管良性肿瘤（ICD-10:D13.001）行经胸食管肿物剥除术（ICD-9-CM-3:42.3201）。

（二）诊断依据

根据《临床治疗指南——胸外科分册》（中华医学会编著,人民卫生出版社）:

1. 临床症状 可有进食哽噎、胸骨后不适、反酸、反流表现,无特异性症状。

2. 辅助检查 上消化道钡餐造影、胸部 CT 和超声食管内镜。

（三）治疗方案的选择及依据

根据《临床治疗指南——胸外科分册》（中华医学会编著,人民卫生出版社）:

1. 符合食管良性肿瘤诊断。

2. 全身状况允许手术。

3. 征得患者及家属的同意。

（四）标准住院日为 13～14 天

（五）进入路径标准

1. 第一诊断必须符合食管良性肿瘤（ICD-10:D13.001）,符合行经胸食管肿物剥除术（ICD-9-CM-3:42.3201）手术指征。

2. 年龄,18—60 岁。

3. 心、肺、肝、肾等器官功能可以耐受全麻开胸手术。

4. 当患者同时具有其他疾病诊断,但在住院期间不需要特殊处理也不影响第一诊断的临床路径流程实施时,可以进入路径。

5. 若食管肿瘤巨大与食管黏膜关系密切,或不能除外恶性变者,需要行食管部分切除＋胃食管吻合术者,按食管癌临床路径执行。

(六)术前准备(术前评估)3 天

1. 检验检查评估

(1)必须检查项目

1)血(尿、粪)常规、血生化、感染性疾病筛查、凝血功能、血型。

2)心电图、超声食管内镜。

3)胸片、胸部 CT(平扫＋增强扫描)、上消化道造影、腹部 CT 或腹部超声。

(2)根据患者病情可选择:

1)肺功能、动脉血气分析、心脏超声。

2)有相关疾病者必要时请相关科室会诊。

(3)营养评估:由护士根据《解放军总医院新入院患者营养风险筛查表(NRS-2002)》为新入院患者进行营养评估,评分＞3 分的告知医师,必要时申请营养科会诊。

(4)心理评估:由心理科医生根据病情需要实施评估。

(5)疼痛评估:由医师对于病情危重患者,或术前 24 小时、麻醉前的患者根据《VAS 评分》实施疼痛评估,评估结果及应用的特殊镇痛药物应当告知患者或其病情委托人,疼痛评估的结果应当记录在住院病历表格中。评分＞7 分、常规镇痛处理效果欠佳的顽固性疼痛患者应当及时请疼痛科医生会诊。

(6)康复评估:由护士根据《入院患者康复筛查和评估表》在新入院患者入院后 24 小时内进行康复筛查和评估。任何一项结果为"是",均应告知医师,申请康复医师会诊。

(7)深静脉血栓栓塞症风险评估:根据《下肢深静脉血栓形成及肺栓塞风险评估表》在新入院患者入院后 24 小时内进行风险筛查和评估。风险结果为"极高危"的,则申请血管外科或介入导管室医师会诊。

2. 术前准备

(1)术前评估:术前 24 小时内完成术前病情评估,完成必要的检查,做出术前小结、术前讨论。

(2)术前谈话:术者应在术前 1 天与患者及其家属谈话,告知手术方案、相关风险、用血计划、术后转归、手术费用,以及患者及亲属权益,并履行书面知情同意手续。告知高值耗材的使用及费用。

(3)通知手术室:准备手术间、手术药品、手术物品及特殊耗材。

(4)手术部位标识:术者、第一助手或经治医师在术前 1 天应对手术部位做体表标识,急诊手术由接诊医师或会诊外科医师标记,标记过程应有责任护士、患者及亲属共同参与,并记入手术安排表。

(5)术前一日麻醉医师访视:制订麻醉计划、完成评估、确定麻醉方式,并记入《麻醉术前访视记录》,告知患者及家属麻醉适应证、麻醉目的、风险、可能出现的情况及其处理原则、替代方案等,签署《麻醉知情同意书》并归入病历。

3. 主要护理工作　入院宣教,交代注意事项(如防褥疮、防跌倒等),指导患者戒烟,并进行术前宣教、心理护理。

(七)药品选择及使用时机

按照《抗菌药物临床应用指导原则(2015 年版)》[国卫办医发(2015)43 号]执行。

1. 预防性抗菌药物应用。第一、二代头孢菌素。

2. 预防性用药给药时间为皮肤、黏膜切开前 0.5~1 小时或麻醉开始时,如手术时间超过 3 小时或超过所用药物半衰期的 2 倍以上,或出血量超过 1500ml,术中应追加一次。

3. 预防用药时间为 24 小时,污染手术必要时延长至 48 小时。

(八)手术日为入院第 4 天

1. 手术安全核对。患者入手术间后由手术医师、麻醉医师、巡回护士和患者本人共同核对患者身份、手术部位与标识、手术方式。手术医师、麻醉医师、巡回护士三方按《手术安全核对表》逐项核对,共同签字。

(1)手术方式:经胸食管肿物剥除术。

(2)麻醉方式:全麻双腔气管插管。

(3)术中用药:麻醉常规用药,术中预防使用抗生素、术中镇痛等。

(4)输血及血液制品:根据术中情况选择。

2. 经治医师或手术医师应即刻完成术后首次病程记录,观察术后患者病情变化。

(九)术后住院恢复 10~12 天,必须复查的检查项目

1. 术后住院恢复

(1)术后给予持续心电、呼吸、血压、血氧饱和度监测至病情平稳。

(2)术后用药:预防使用抗菌药物,静脉营养药物,止咳药、止痛药等。

(3)术后换药:术后第一天及出院当日予以清洁换药;其他时间根据手术切口渗出情况予以清洁换药。

(4)术后护理:观察患者咳嗽、咳痰状况、肺复张情况、引流管引流情况、胃管引流情况、伤口敷料有无渗出,并在异常时立即通知医生处理,指导患者术后咳嗽、咳痰及功能锻炼、防跌倒护理、饮食护理等。

2. 必须复查的项目 血常规、血生化、胸片。

(十)出院标准

1. 生命体征平稳,体温正常。

2. 进食半流食顺畅。

3. 切口愈合良好。

4. 常规化验无明显异常;胸片示术侧肺膨胀良好,无明显感染征象。

5. 无与本病相关的其他并发症。

(十一)有无变异及原因分析

1. 医疗原因导致的变异 如改变诊疗方案、转科治疗、操作失误、误诊等。

2. 患者原因导致的变异 如不同意治疗方案、个人原因要求出(转)院、院外服用手术禁忌药、月经期、对诊疗计划不满要求出路径、相关检查检验院外(门诊)已做等。

3. 并发症原因导致的变异 如胸腔出血、肺部感染、呼吸衰竭、心脏功能衰竭、肺动脉栓塞、吻合口瘘、切口感染等造成住院日延长和费用增加。

4. 病情原因导致的变异 部分患者常常存在很多内科并发症,如脑血管或心血管病、糖尿病、血栓等,手术可能导致这些疾病加重而需要治疗,从而延长治疗时间和增加住院费用。

5. 辅诊科室原因导致的变异 如检查、检验、手术、病理等检查(不及时、结果错报、操作部位/方式错误、标本不合格)、报告(不及时、结果错报、标本不合格)等原因延长住院天数、增

加费用等。

　　6. 管理原因导致的变异　如系统暂不支持、系统瘫痪、需要修订流程、需要修订制度等。

　　7. 节假日　术前患者如住院后赶上节假日，使手术推迟，延长住院时间，增加费用。

二、食管良性肿瘤行经胸食管肿物剥除术临床路径表单

适用对象	第一诊断为食管良性肿瘤（ICD-10：D13.001）行经胸食管肿物剥除术（ICD-9-CM-3：42.3201）		
患者基本信息	姓名：_____　性别：____　年龄：____ 门诊号：_____　住院号：_____　过敏史：_____ 住院日期：____年__月__日　出院日期：____年__月__日		标准住院日：13～14 天
时间	住院第 1 天	住院第 2 天	住院第 3 天（术前日）
主要诊疗工作　制度落实	□ 经治医生或值班医生在患者入院 2 小时内到床旁接诊 □ 主管医生或二线值班医生在患者入院后 24 小时内完成检诊 □ 初步的诊断和治疗方案 □ 开具相关检查、化验单	□ 三级医师查房 □ 完成必要的相关科室会诊	□ 手术医师查房 □ 术前准备 □ 麻醉医师查房
病情评估	□ 经治医师询问病史与体格检查 □ 疼痛评估 □ 下肢静脉血栓风险评估 □ 上级医师进行治疗效果、预后评估 □ 心理评估 □ 营养评估 □ 康复评估	□ 临床分期与术前评估 □ 出血评估	□ 术前评估 □ 下肢静脉血栓风险评估
病历书写	□ 入院 8 小时内完成首次病程记录 □ 入院 24 小时内完成入院记录 □ 完成主管医师查房记录	□ 住院医师完成上级医师查房记录、相关会诊记录	□ 完成术前手术医师查房记录、术前讨论、术前小结
知情同意	□ 患者或家属入院记录签字 □ 签署授权委托书、自费用品协议书（必要时）、军人目录外耗材审批单（必要时）	□ 向患者家属交代病情	□ 术前谈话，告知患者及家属病情和围术期注意事项并签署手术知情同意书 □ 麻醉医师与患者和（或）家属交代麻醉注意事项并签署麻醉知情同意书

（续 表）

主要诊疗工作	手术治疗	□ 患者既往内科疾病的用药	□ 患者既往内科疾病的用药	□ 患者既往内科疾病的用药 □ 术前准备 □ 交叉配血 □ 术区备皮
	其他	□ 及时通知上级医师检诊	□ 及时通知上级医师检诊	□ 经治医师检查整理病历资料
重点医嘱	长期医嘱	护理医嘱	□ 按胸外科护理常规 □ 三级护理	□ 按胸外科护理常规 □ 三级护理	□ 按胸外科护理常规 □ 三级护理
		处置医嘱	□ 测血压（必要时） □ 快速血糖测定（必要时）	□ 测血压 □ 快速血糖测定（必要时）	□ 测血压 □ 快速血糖测定（必要时）
		膳食医嘱	□ 半流食		□ 术晨禁食水
		药物医嘱	□ 营养支持（必要时） □ 自带药（必要时）	□ 营养支持（必要时） □ 自带药（必要时）	□ 营养支持（必要时） □ 自带药（必要时）
	临时医嘱	检查检验	□ 血常规 □ 尿常规 □ 粪常规 □ 血型 □ 凝血四项 □ 普通生化 □ 血清术前八项 □ 胸部正侧位片 □ 心电图检查（多导） □ 胸部 CT □ 上消化道造影 □ 肝胆胰脾＋肾上腺超声 □ 肺功能		
		药物医嘱			□ 预防使用抗生素 □ 镇静药 □ 肠道准备药
		手术医嘱			□ 常规明日在全麻下行经胸食管肿物剥除术
		处置医嘱	□ 静脉抽血 □ 动脉抽血		□ 抗生素皮试 □ 备皮 □ 交叉配血 □ 术中导尿 □ 术前下胃管

主要护理工作	健康宣教	☐ 入院宣教（住院环境、规章制度） ☐ 进行护理安全指导 ☐ 进行等级护理、活动范围指导 ☐ 进行饮食指导 ☐ 进行关于疾病知识的宣教 ☐ 检查、检验项目的目的和意义	☐ 进行饮食指导 ☐ 进行关于疾病知识的宣教 ☐ 检查、检验项目的目的和意义	☐ 术前宣教 ☐ 指导术后康复训练 ☐ 指导术后注意事项
	护理处置	☐ 患者身份核对 ☐ 佩戴腕带 ☐ 建立入院病历，通知医生 ☐ 入院介绍：介绍责任护士，病区环境、设施、规章制度、基础护理服务项目 ☐ 询问病史，填写护理记录单首页 ☐ 观察病情 ☐ 测量基本生命体征 ☐ 抽血、留取标本 ☐ 心理与生活护理 ☐ 根据评估结果采取相应措施 ☐ 通知检查项目及注意事项	☐ 观察病情 ☐ 测量基本生命体征 ☐ 心理与生活护理 ☐ 根据评估结果采取相应护理措施 ☐ 通知检查项目及注意事项	☐ 观察病情 ☐ 测量基本生命体征 ☐ 术前患者准备（手术前沐浴、更衣、备皮） ☐ 检查术前物品准备 ☐ 心理与生活护理 ☐ 根据评估结果采取相应护理措施 ☐ 完成护理记录
	护理评估	☐ 一般评估：生命体征、神志、皮肤、药物过敏史等 ☐ 专科评估：咳嗽、咳痰情况、一般活动情况 ☐ 风险评估：评估有无跌倒、坠床、褥疮风险 ☐ 心理评估 ☐ 营养评估 ☐ 疼痛评估 ☐ 康复评估	☐ 心理评估 ☐ 营养评估 ☐ 疼痛评估 ☐ 康复评估	☐ 心理评估 ☐ 营养评估 ☐ 疼痛评估 ☐ 康复评估
	专科护理	☐ 协助指导患者咳嗽、咳痰、术后床上活动等 ☐ 指导功能锻炼 ☐ 指导患者戒烟	☐ 协助指导患者咳嗽、咳痰、术后床上活动等 ☐ 指导功能锻炼 ☐ 指导患者戒烟	☐ 协助指导患者咳嗽、咳痰、术后床上活动等 ☐ 指导功能锻炼 ☐ 指导患者戒烟

(续　表)

主要护理工作	饮食指导	□ 根据医嘱通知配餐员准备膳食 □ 协助进餐	□ 根据医嘱通知配餐员准备膳食 □ 协助进餐	□ 嘱患者清淡饮食 □ 协助进餐
	活动体位	□ 根据护理等级指导活动	□ 根据护理等级指导活动	□ 根据护理等级指导活动
	洗浴要求	□ 协助患者洗澡,更换病号服	□ 协助患者洗澡,更换病号服	□ 协助患者清洁备皮部位,更换病号服
病情变异记录		□ 无　　□ 有,原因: □ 患者　□ 疾病　□ 医疗 □ 护理　□ 保障　□ 管理	□ 无　　□ 有,原因: □ 患者　□ 疾病　□ 医疗 □ 护理　□ 保障　□ 管理	□ 无　　□ 有,原因: □ 患者　□ 疾病　□ 医疗 □ 护理　□ 保障　□ 管理
护士签名		白班　小夜班　大夜班	白班　小夜班　大夜班	白班　小夜班　大夜班
医师签名				

时间		住院第 4 天(手术日)	住院第 5—12 天(术后恢复)	住院第 13—14 天(出院日)
主要诊疗工作	制度落实	□ 手术 □ 上级医师查房 □ 麻醉医师查房 □ 观察有无并发症并做相应处理	□ 术后三天连续查房 □ 术后手术医师查房 □ 三级医师查房 □ 观察有无并发症并做相应处理	□ 上级医师查房,进行手术及伤口评估,确定有无手术并发症和伤口愈合不良情况,明确是否出院
	病情评估	□ 出血评估 □ 疼痛评估 □ 下肢静脉血栓风险评估	□ 咳痰能力评估 □ 出血评估 □ 疼痛评估 □ 下肢静脉血栓风险评估 □ 上级医师进行治疗效果、预后评估	□ 上级医师进行出院评估
	病历书写	□ 住院医师术后即刻完成术后病程 □ 术者或第一助手术后24小时内完成手术记录(术者签字)	□ 上级医师查房记录	□ 出院当天病程记录 □ 出院后 24 小时内完成出院记录 □ 出院后 24 小时内完成病案首页
	知情同意	□ 向患者和(或)家属交代手术情况及术后注意事项	□ 告知患者及其家属术后恢复情况	□ 告知患者及家属出院后注意事项(指导出院后功能锻炼,复诊时间、地点,发生紧急情况时的处理方法等)
	手术治疗	□ 实施手术(手术安全核查记录、手术清点记录) □ 术后止痛、止血、止咳、止吐等对症治疗	□ 术后止痛、止血、止咳、止吐等对症治疗 □ 手术切口换药	□ 手术切口换药

（续　表）

主要诊疗工作	其他	□ 监测患者生命体征 □ 观察手术切口及周围情况 □ 观察胸腔闭式引流管引流情况	□ 观察患者咳嗽、咳痰情况 □ 观察手术切口及周围情况 □ 观察胸腔闭式引流管引流情况，情况允许时拔除 □ 定期复查血常规、血生化 □ 及时通知上级医师检诊	□ 通知出院 □ 开具出院介绍信 □ 开具诊断证明书 □ 出院带药 □ 预约门诊复诊时间
重点医嘱	长期医嘱 — 护理医嘱	□ 按胸外科术后护理常规 □ 一级护理	□ 二级护理	
	长期医嘱 — 处置医嘱	□ 持续吸氧 □ 留置导尿 □ 留置胃管，持续胃肠减压 □ 持续心电、血压、呼吸、血氧饱和度监测 □ 胸腔闭式引流管接无菌袋	□ 饮水	
	长期医嘱 — 膳食医嘱	□ 禁食水	□ 清流食 □ 流食 □ 半流食	
	长期医嘱 — 药物医嘱	□ 抗生素 □ 止痛、止吐、抑酸、化痰		
	临时医嘱 — 检查检验	□ 血常规 □ 凝血四项＋DIC 监测 □ 普通生化	□ 血常规 □ 凝血四项＋DIC 监测 □ 普通生化 □ 胸部正侧位片	
	临时医嘱 — 药物医嘱	□ 大静脉营养液	□ 止痛、止咳、缓泻药	
	临时医嘱 — 手术医嘱			
	临时医嘱 — 处置医嘱	□ 静脉抽血	□ 静脉抽血 □ 大换药	□ 大换药 □ 出院
主要护理工作	健康宣教	□ 术后心理疏导 □ 指导术后康复训练 □ 指导术后注意事项	□ 术后心理疏导 □ 指导术后康复训练 □ 指导术后注意事项	□ 出院宣教（康复训练方法，用药指导，换药时间及注意事项，复查时间等）
	护理处置	□ 检查术前物品准备 □ 与手术室护士交接 □ 术后观察病情 □ 测量基本生命体征 □ 遵医嘱用药 □ 抽血、留取标本 □ 心理与生活护理 □ 根据评估结果采取相应护理措施 □ 通知检查项目及注意事项	□ 术后观察病情 □ 测量基本生命体征 □ 心理与生活护理 □ 指导并监督患者治疗与康复训练 □ 遵医嘱用药 □ 根据评估结果采取相应护理措施 □ 完成护理记录	□ 观察患者情况 □ 核对患者医嘱费用 □ 协助患者办理出院手续 □ 指导并监督患者康复训练 □ 整理床单位

(续　表)

主要护理工作	护理评估	□ 评估伤口疼痛情况 □ 风险评估：评估有无跌倒、坠床、褥疮、导管滑脱、液体外渗的风险 □ 心理评估 □ 营养评估	□ 评估患者咳嗽、咳痰情况 □ 评估伤口疼痛情况 □ 风险评估：评估有无跌倒、坠床、褥疮、导管滑脱、液体外渗的风险 □ 心理评估 □ 营养评估	□ 心理评估 □ 营养评估
	专科护理	□ 观察伤口敷料有无渗出 □ 指导患者咳嗽、咳痰、功能锻炼，协助患者床上活动 □ 术后心理与生活护理	□ 观察伤口敷料有无渗出 □ 指导患者咳嗽、咳痰、功能锻炼 □ 术后心理与生活护理	□ 告知患者出院后注意事项并附书面出院指导一份 □ 指导功能锻炼
	饮食指导	□ 禁食水	□ 根据医嘱通知配餐员准备膳食 □ 协助进餐	□ 指导出院后饮食：少食多餐，细嚼慢咽
	活动体位	□ 根据护理等级指导活动	□ 根据护理等级指导活动	
	洗浴要求	□ 协助患者晨晚间护理	□ 协助患者晨晚间护理	
病情变异记录		□ 无　　□ 有，原因： □ 患者　□ 疾病　□ 医疗 □ 护理　□ 保障　□ 管理	□ 无　　□ 有，原因： □ 患者　□ 疾病　□ 医疗 □ 护理　□ 保障　□ 管理	□ 无　　□ 有，原因： □ 患者　□ 疾病　□ 医疗 □ 护理　□ 保障　□ 管理
护士签名		白班　小夜班　大夜班	白班　小夜班　大夜班	白班　小夜班　大夜班
医师签名				

（刘　阳　马永富）

第四节　食管良性肿瘤行经胸腔镜下食管肿物剥除术临床路径

一、食管良性肿瘤行胸腔镜下食管肿物剥除术临床路径标准住院流程

（一）适用对象

第一诊断为食管良性肿瘤(ICD-10：D13.001)行胸腔镜下食管肿物剥除术(ICD-9-CM-3：42.3314)。

（二）诊断依据

根据《临床治疗指南——胸外科分册》(中华医学会编著，人民卫生出版社)：

1. 临床症状：可有进食哽噎、胸骨后不适、反酸、反流表现，无特异性症状。

2. 辅助检查：上消化道钡餐造影、胸部 CT 和超声食管内镜。

(三)治疗方案的选择及依据

根据《临床治疗指南——胸外科分册》(中华医学会编著,人民卫生出版社):

1. 符合食管良性肿瘤诊断。

2. 全身状况允许手术。

3. 征得患者及家属的同意。

(四)标准住院日为 15～16 天

(五)进入路径标准

1. 第一诊断必须符合食管良性肿瘤(ICD-10:D13.001)。

2. 年龄,18－60 岁。

3. 心、肺、肝、肾等器官功能可以耐受全麻开胸手术。

4. 当患者同时具有其他疾病诊断,但在住院期间不需要特殊处理也不影响第一诊断的临床路径流程实施时,可以进入路径。

5. 若食管肿瘤巨大与食管黏膜关系密切,或不能除外恶性变者,需要行食管部分切除＋胃食管吻合者,按食管癌临床路径执行。

(六)术前准备(术前评估)3 天

1. 检验检查评估

(1)必须检查项目

1)血(尿、粪)常规、血生化、感染性疾病筛查、凝血功能、血型。

2)心电图、超声食管内镜。

3)胸片、胸部 CT(平扫＋增强扫描)、上消化道造影、腹部 CT 或腹部超声。

(2)根据患者病情可选择:

1)肺功能、动脉血气分析、心脏超声。

2)有相关疾病者必要时请相关科室会诊。

(3)营养评估:由护士根据《解放军总医院新入院患者营养风险筛查表(NRS-2002)》为新入院患者进行营养评估,评分＞3 分的告知医师,必要时申请营养科会诊。

(4)心理评估:由心理科医生根据病情需要实施评估。

(5)疼痛评估:由医师对于病情危重患者,或术前 24 小时、麻醉前的患者根据《VAS 评分》实施疼痛评估,评估结果及应用的特殊镇痛药物应当告知患者或其病情委托人,疼痛评估的结果应当记录在住院病历表格中。评分＞7 分、常规镇痛处理效果欠佳的顽固性疼痛患者应当及时请疼痛科医生会诊。

(6)康复评估:由护士根据《入院患者康复筛查和评估表》在新入院患者入院后 24 小时内进行康复筛查和评估。任何一项结果为"是",均应告知医师,申请康复医师会诊。

(7)深静脉血栓栓塞症风险评估:根据《下肢深静脉血栓形成及肺栓塞风险评估表》在新入院患者入院后 24 小时内进行风险筛查和评估。风险结果为"极高危"的,则申请血管外科或介入导管室医师会诊。

2. 术前准备

(1)术前评估:术前 24 小时内完成术前病情评估,完成必要的检查,做出术前小结、术前讨论。

(2)术前谈话:术者应在术前 1 天与患者及其家属谈话,告知手术方案、相关风险、用血计划、术后转归、手术费用,以及患者及亲属权益,并履行书面知情同意手续。告知高值耗材的使用及费用。

(3)通知手术室:准备手术间、手术药品、手术物品及特殊耗材。

(4)手术部位标识:术者、第一助手或经治医师在术前1天应对手术部位做体表标识,急诊手术由接诊医师或会诊外科医师标记,标记过程应有责任护士、患者及亲属共同参与,并记入手术安排表。

(5)术前一日麻醉医师访视:制订麻醉计划、完成评估、确定麻醉方式,并记入《麻醉术前访视记录》,告知患者及家属麻醉适应证、麻醉目的、风险、可能出现的情况及其处理原则、替代方案等,签署《麻醉知情同意书》并归入病历。

3. **主要护理工作**　入院宣教,交代注意事项(如防褥疮、防跌倒等),指导患者戒烟,并进行术前宣教,心理护理。

(七)药品选择及使用时机

按照《抗菌药物临床应用指导原则(2015年版)》[国卫办医发(2015)43号]执行。

1. 预防性抗菌药物应用。第一、二代头孢菌素。

2. 预防性用药给药时间为皮肤、黏膜切开前0.5～1小时或麻醉开始时,如手术时间超过3小时或超过所用药物半衰期的2倍以上,或出血量超过1500ml,术中应追加一次。

3. 预防用药时间为24小时,污染手术必要时延长至48小时。

(八)手术日为入院第4天

1. 手术安全核对。患者入手术间后由手术医师、麻醉医师、巡回护士和患者本人共同核对患者身份、手术部位与标识、手术方式。手术医师、麻醉医师、巡回护士三方按《手术安全核对表》逐项核对,共同签字。

(1)手术方式:胸腔镜下食管肿物剥除术。

(2)麻醉方式:全麻双腔气管插管。

(3)术中用药:麻醉常规用药,术中预防使用抗生素、术中镇痛等。

(4)输血及血液制品:根据术中情况选择。

2. 经治医师或手术医师应即刻完成术后首次病程记录,观察术后患者病情变化。

(九)术后住院恢复10～12天,必须复查的检查项目

1. 术后住院恢复

(1)术后给予持续心电、呼吸、血压、血氧饱和度监测至病情平稳。

(2)术后用药:预防使用抗菌药物,静脉营养药物,止咳药、止痛药等。

(3)术后换药:术后第一天及出院当日予以清洁换药;其他时间根据手术切口渗出情况予以清洁换药。

(4)术后护理:观察患者咳嗽、咳痰状况、肺复张情况、引流管引流情况、胃管引流情况、伤口敷料有无渗出,并在异常时立即通知医生处理,指导患者术后咳嗽、咳痰及功能锻炼、防跌倒护理、饮食护理等。

2. 必须复查的项目　血常规、血生化、胸片。

(十)出院标准

1. 生命体征平稳,体温正常。

2. 进食半流食顺畅。

3. 切口愈合良好。

4. 常规化验无明显异常;胸片示术侧肺膨胀良好,无明显感染征象。

5. 无与本病相关的其他并发症。

(十一)有无变异及原因分析

1. 医疗原因导致的变异　如改变诊疗方案、转科治疗、操作失误、误诊等。

2. 患者原因导致的变异　如不同意治疗方案、个人原因要求出(转)院、院外服用手术禁忌药、月经期、对诊疗计划不满要求出路径、相关检查检验院外(门诊)已做等。

3. 并发症原因导致的变异　如胸腔出血、肺部感染、呼吸衰竭、心脏功能衰竭、肺动脉栓塞、吻合口瘘、切口感染等造成住院日延长和费用增加。

4. 病情原因导致的变异　部分患者常常存在很多内科并发症,如脑血管或心血管病、糖尿病、血栓等,手术可能导致这些疾病加重而需要治疗,从而延长治疗时间和增加住院费用。

5. 辅诊科室原因导致的变异　如检查、检验、手术、病理等检查(不及时、结果错报、操作部位/方式错误、标本不合格)、报告(不及时、结果错报、标本不合格)等原因延长住院天数、增加费用等。

6. 管理原因导致的变异　如系统暂不支持、系统瘫痪、需要修订流程、需要修订制度等。

7. 节假日　术前患者如住院后赶上节假日,使手术推迟,延长住院时间,增加费用。

二、食管良性肿瘤行胸腔镜下食管肿物剥除术临床路径表单

适用对象	第一诊断为食管良性肿瘤(ICD-10:D13.001)行胸腔镜下食管肿物剥除术(ICD-9-CM-3:42 3314)			
患者基本信息	姓名:_____　性别:____　年龄:____ 门诊号:_____　住院号:_____　过敏史:_____ 住院日期:____年__月__日　出院日期:____年__月__日			标准住院日:15～16 天
时间		住院第 1 天	住院第 2 天	住院第 3 天(术前日)
主要诊疗工作	制度落实	□ 经治医生或值班医生在患者入院 2 小时内到床旁接诊 □ 主管医生或二线值班医生在患者入院后 24 小时内完成检诊 □ 初步的诊断和治疗方案 □ 开具相关检查、化验单	□ 三级医师查房 □ 完成必要的相关科室会诊	□ 手术医师查房 □ 术前准备 □ 麻醉医师查房
主要诊疗工作	病情评估	□ 经治医师询问病史与体格检查 □ 疼痛评估 □ 下肢静脉血栓风险评估 □ 上级医师进行治疗效果、预后评估 □ 心理评估 □ 营养评估 □ 康复评估	□ 临床分期与术前评估 □ 出血评估	□ 术前评估 □ 下肢静脉血栓风险评估

主要诊疗工作	病历书写	□ 入院 8 小时内完成首次病程记录 □ 入院 24 小时内完成入院记录 □ 完成主管医师查房记录	□ 住院医师完成上级医师查房记录、相关会诊记录	□ 完成术前手术医师查房记录、术前讨论、术前小结	
	知情同意	□ 患者或家属入院记录签字 □ 签署授权委托书、自费用品协议书（必要时）、军人目录外耗材审批单（必要时）	□ 向患者家属交代病情	□ 术前谈话，告知患者及家属病情和围术期注意事项并签署手术知情同意书 □ 麻醉医师与患者和（或）家属交代麻醉注意事项并签署麻醉知情同意书	
	手术治疗	□ 患者既往内科疾病的用药	□ 患者既往内科疾病的用药	□ 患者既往内科疾病的用药 □ 术前准备 □ 交叉配血 □ 术区备皮	
	其他	□ 及时通知上级医师检诊	□ 及时通知上级医师检诊	□ 经治医师检查整理病历资料	
重点医嘱	长期医嘱	护理医嘱	□ 按胸外科护理常规 □ 三级护理	□ 按胸外科护理常规 □ 三级护理	□ 按胸外科护理常规 □ 三级护理
		处置医嘱	□ 测血压（必要时） □ 快速血糖测定（必要时）	□ 测血压 □ 快速血糖测定（必要时）	□ 测血压 □ 快速血糖测定（必要时）
		膳食医嘱	□ 半流食		□ 术晨禁食水
		药物医嘱	□ 营养支持（必要时） □ 自带药（必要时）	□ 营养支持（必要时） □ 自带药（必要时）	□ 营养支持（必要时） □ 自带药（必要时）
	临时医嘱	检查检验	□ 血常规 □ 尿常规 □ 粪常规 □ 血型 □ 凝血四项 □ 普通生化 □ 血清术前八项 □ 胸部正侧位片 □ 心电图检查（多导） □ 胸部 CT □ 上消化道造影 □ 肝胆胰脾＋肾上腺超声 □ 肺功能		

（续　表）

重点医嘱	临时医嘱	药物医嘱			□ 预防使用抗生素 □ 镇静药 □ 肠道准备药
		手术医嘱			□ 常规明日在全麻下行经胸食管肿物剥除术
		处置医嘱	□ 静脉抽血 □ 动脉抽血		□ 抗生素皮试 □ 备皮 □ 交叉配血 □ 术中导尿 □ 术前下胃管
主要护理工作		健康宣教	□ 入院宣教（住院环境、规章制度） □ 进行护理安全指导 □ 进行等级护理、活动范围指导 □ 进行饮食指导 □ 进行关于疾病知识的宣教 □ 检查、检验项目的目的和意义	□ 进行饮食指导 □ 进行关于疾病知识的宣教 □ 检查、检验项目的目的和意义	□ 术前宣教 □ 指导术后康复训练 □ 指导术后注意事项
		护理处置	□ 患者身份核对 □ 佩戴腕带 □ 建立入院病历，通知医生 □ 入院介绍：介绍责任护士，病区环境、设施、规章制度、基础护理服务项目 □ 询问病史，填写护理记录单首页 □ 观察病情 □ 测量基本生命体征 □ 抽血、留取标本 □ 心理与生活护理 □ 根据评估结果采取相应措施 □ 通知检查项目及注意事项	□ 观察病情 □ 测量基本生命体征 □ 心理与生活护理 □ 根据评估结果采取相应护理措施 □ 通知检查项目及注意事项	□ 观察病情 □ 测量基本生命体征 □ 术前患者准备（手术前沐浴、更衣、备皮） □ 检查术前物品准备 □ 心理与生活护理 □ 根据评估结果采取相应护理措施 □ 完成护理记录

（续　表）

主要护理工作	护理评估	□ 一般评估:生命体征、神志、皮肤、药物过敏史等 □ 专科评估:咳嗽、咳痰情况、一般活动情况 □ 风险评估:评估有无跌倒、坠床、褥疮风险 □ 心理评估 □ 营养评估 □ 疼痛评估 □ 康复评估	□ 心理评估 □ 营养评估 □ 疼痛评估 □ 康复评估	□ 心理评估 □ 营养评估 □ 疼痛评估 □ 康复评估
	专科护理	□ 协助指导患者咳嗽、咳痰、术后床上活动等 □ 指导功能锻炼 □ 指导患者戒烟	□ 协助指导患者咳嗽、咳痰、术后床上活动等 □ 指导功能锻炼 □ 指导患者戒烟	□ 协助指导患者咳嗽、咳痰、术后床上活动等 □ 指导功能锻炼 □ 指导患者戒烟
	饮食指导	□ 根据医嘱通知配餐员准备膳食 □ 协助进餐	□ 根据医嘱通知配餐员准备膳食 □ 协助进餐	□ 嘱患者清淡饮食 □ 协助进餐
	活动体位	□ 根据护理等级指导活动	□ 根据护理等级指导活动	□ 根据护理等级指导活动
	洗浴要求	□ 协助患者洗澡,更换病号服	□ 协助患者洗澡,更换病号服	□ 协助患者清洁备皮部位,更换病号服
病情变异记录		□ 无　　□ 有,原因: □ 患者　□ 疾病　□ 医疗 □ 护理　□ 保障　□ 管理	□ 无　　□ 有,原因: □ 患者　□ 疾病　□ 医疗 □ 护理　□ 保障　□ 管理	□ 无　　□ 有,原因: □ 患者　□ 疾病　□ 医疗 □ 护理　□ 保障　□ 管理
护士签名		白班　小夜班　大夜班	白班　小夜班　大夜班	白班　小夜班　大夜班
医师签名				

	时间	住院第4天(手术日)	住院第5—14天(术后恢复)	住院第15—16天(出院日)
主要诊疗工作	制度落实	□ 手术 □ 上级医师查房 □ 麻醉医师查房 □ 观察有无并发症并做相应处理	□ 术后三天连续查房 □ 术后手术医师查房 □ 三级医师查房 □ 观察有无并发症并做相应处理	□ 上级医师查房,进行手术及伤口评估,确定有无手术并发症和伤口愈合不良情况,明确是否出院
	病情评估	□ 出血评估 □ 疼痛评估 □ 下肢静脉血栓风险评估	□ 咳痰能力评估 □ 出血评估 □ 疼痛评估 □ 下肢静脉血栓风险评估 □ 上级医师进行治疗效果、预后评估	□ 上级医师进行出院评估

（续 表）

主要诊疗工作	病历书写	□ 住院医师术后即刻完成术后病程 □ 术者或第一助手术后 24 小时内完成手术记录（术者签字）	□ 上级医师查房记录	□ 出院当天病程记录 □ 出院后 24 小时内完成出院记录 □ 出院后 24 小时内完成病案首页
	知情同意	□ 向患者和(或)家属交代手术情况及术后注意事项	□ 告知患者及其家属术后恢复情况	□ 告知患者及家属出院后注意事项（指导出院后功能锻炼，复诊时间、地点，发生紧急情况时的处理方法等）
	手术治疗	□ 实施手术（手术安全核查记录、手术清点记录） □ 术后止痛、止血、止咳、止吐等对症治疗	□ 术后止痛、止血、止咳、止吐等对症治疗 □ 手术切口换药	□ 手术切口换药
	其他	□ 监测患者生命体征 □ 观察手术切口及周围情况 □ 观察胸腔闭式引流管引流情况	□ 观察患者咳嗽、咳痰情况 □ 观察手术切口及周围情况 □ 观察胸腔闭式引流管引流情况，情况允许时拔除 □ 定期复查血常规、血生化 □ 及时通知上级医师检诊	□ 通知出院 □ 开具出院介绍信 □ 开具诊断证明书 □ 出院带药 □ 预约门诊复诊时间
重点医嘱	长期医嘱 护理医嘱	□ 按胸外科术后护理常规 □ 一级护理	□ 二级护理	
	长期医嘱 处置医嘱	□ 持续吸氧 □ 留置导尿 □ 留置胃管，持续胃肠减压 □ 持续心电、血压、呼吸、血氧饱和度监测 □ 胸腔闭式引流管接无菌袋	□ 饮水	
	长期医嘱 膳食医嘱	□ 禁食水	□ 清流食 □ 流食 □ 半流食	
	长期医嘱 药物医嘱	□ 抗生素 □ 止痛、止吐、抑酸、化痰		
	临时医嘱 检查检验	□ 血常规 □ 凝血四项＋DIC 监测 □ 普通生化	□ 血常规 □ 凝血四项＋DIC 监测 □ 普通生化 □ 胸部正侧位片	
	临时医嘱 药物医嘱	□ 大静脉营养液	□ 止痛、止咳、缓泻药	
	临时医嘱 手术医嘱			
	临时医嘱 处置医嘱	□ 静脉抽血	□ 静脉抽血 □ 大换药	□ 大换药 □ 出院

主要护理工作	健康宣教	□ 术后心理疏导 □ 指导术后康复训练 □ 指导术后注意事项	□ 术后心理疏导 □ 指导术后康复训练 □ 指导术后注意事项	□ 出院宣教（康复训练方法，用药指导，换药时间及注意事项，复查时间等）
	护理处置	□ 检查术前物品准备 □ 与手术室护士交接 □ 术后观察病情 □ 测量基本生命体征 □ 遵医嘱用药 □ 抽血、留取标本 □ 心理与生活护理 □ 根据评估结果采取相应护理措施 □ 通知检查项目及注意事项	□ 术后观察病情 □ 测量基本生命体征 □ 心理与生活护理 □ 指导并监督患者治疗与康复训练 □ 遵医嘱用药 □ 根据评估结果采取相应护理措施 □ 完成护理记录	□ 观察患者情况 □ 核对患者医嘱费用 □ 协助患者办理出院手续 □ 指导并监督患者康复训练 □ 整理床单位
	护理评估	□ 评估伤口疼痛情况 □ 风险评估：评估有无跌倒、坠床、褥疮、导管滑脱、液体外渗的风险 □ 心理评估 □ 营养评估	□ 评估患者咳嗽、咳痰情况 □ 评估伤口疼痛情况 □ 风险评估：评估有无跌倒、坠床、褥疮、导管滑脱、液体外渗的风险 □ 心理评估 □ 营养评估	□ 心理评估 □ 营养评估
	专科护理	□ 观察伤口敷料有无渗出 □ 指导患者咳嗽、咳痰、功能锻炼，协助患者床上活动 □ 术后心理与生活护理	□ 观察伤口敷料有无渗出 □ 指导患者咳嗽、咳痰、功能锻炼 □ 术后心理与生活护理	□ 告知患者出院后注意事项并附书面出院指导一份 □ 指导功能锻炼
	饮食指导	□ 禁食水	□ 根据医嘱通知配餐员准备膳食 □ 协助进餐	□ 指导出院后饮食：少食多餐，细嚼慢咽
	活动体位	□ 根据护理等级指导活动	□ 根据护理等级指导活动	
	洗浴要求	□ 协助患者晨晚间护理	□ 协助患者晨晚间护理	
病情变异记录		□ 无　　□ 有，原因： □ 患者　□ 疾病　□ 医疗 □ 护理　□ 保障　□ 管理	□ 无　　□ 有，原因： □ 患者　□ 疾病　□ 医疗 □ 护理　□ 保障　□ 管理	□ 无　　□ 有，原因： □ 患者　□ 疾病　□ 医疗 □ 护理　□ 保障　□ 管理
护士签名		白班　小夜班　大夜班	白班　小夜班　大夜班	白班　小夜班　大夜班
医师签名				

（刘　阳　马永富）

第五节 贲门失迟缓症行食管下段贲门肌层切开＋胃底折叠术临床路径

一、贲门失迟缓症行食管下段贲门肌层切开＋胃底折叠术临床路径标准住院流程

(一)适用对象

第一诊断为贲门失迟缓症(ICD-10:K22.001)行食管下段贲门肌层切开(ICD-9-CM-3:42.7)＋胃底折叠术(ICD-9-CM-3:44.6602)。

(二)诊断依据

根据《临床治疗指南——胸外科分册》(中华医学会编著,人民卫生出版社):

1. 病史:吞咽哽咽感,可伴有反胃或呕吐;病程长,症状时轻时重。

2. 辅助检查:上消化道造影可见贲门部鸟嘴样狭窄,贲门上段食管扩张钡剂存留;胃镜可见贲门上段食管食物潴留,黏膜充血水肿,贲门关闭但镜身可以通过;食管测压显示食管下段高压带,吞咽时压力无下降。

(三)治疗方案的选择及依据

根据《临床治疗指南——胸外科分册》(中华医学会编著,人民卫生出版社):

1. 符合贲门失迟缓症诊断,适用于诊断明确,症状明显的患者。

2. 全身状况允许手术。

3. 征得患者及家属的同意。

(四)标准住院日为 11～14 天

(五)进入路径标准

1. 第一诊断必须符合贲门失迟缓症(ICD-10:K22.001),经评估需要行食管下段贲门肌层切开术(ICD-9-CM-3:42.7)和胃底折叠术(ICD-9-CM-3:44.6602)的患者。

2. 年龄,18－60 岁。

3. 内科保守治疗无效,且症状较重者。

4. 心、肺、肝、肾等器官功能可以耐受全麻开胸手术。

5. 当患者同时具有其他疾病诊断,但在住院期间不需要特殊处理也不影响第一诊断的临床路径流程实施时,可以进入路径。

(六)术前准备(术前评估)3～4 天

1. 检验检查评估

(1)必须检查项目

1)血(尿、粪)常规、血生化、感染性疾病筛查、凝血功能、血型。

2)胸片、心电图、腹部 B 超。

3)上消化道造影,胃镜。

(2)根据患者病情可选择:

1)食管测压、肺功能、动脉血气分析、心脏超声。

2)有相关疾病者必要时请相关科室会诊。

（3）营养评估：由护士根据《解放军总医院新入院患者营养风险筛查表（NRS-2002）》为新入院患者进行营养评估，评分＞3分的告知医师，必要时申请营养科会诊。

（4）心理评估：由心理科医生根据病情需要实施评估。

（5）疼痛评估：由医师对于病情危重患者，或术前24小时、麻醉前的患者根据《VAS评分》实施疼痛评估，评估结果及应用的特殊镇痛药物应当告知患者或其病情委托人，疼痛评估的结果应当记录在住院病历表格中。评分＞7分、常规镇痛处理效果欠佳的顽固性疼痛患者应当及时请疼痛科医生会诊。

（6）康复评估：由护士根据《入院患者康复筛查和评估表》在新入院患者入院后24小时内进行康复筛查和评估。任何一项结果为"是"，均应告知医师，申请康复医师会诊。

（7）深静脉血栓栓塞症风险评估：根据《下肢深静脉血栓形成及肺栓塞风险评估表》在新入院患者入院后24小时内进行风险筛查和评估。风险结果为"极高危"的，则申请血管外科或介入导管室医师会诊。

2. 术前准备

（1）食道准备：术前3日开始进流食，并在餐后口服庆大霉素生理盐水和甲硝唑冲洗食管；术前1日禁食；手术日置胃管，以高渗盐水冲洗胃管，保留胃管；如食管内残留物多，可将禁食及食管冲洗时间延长1天。

（2）术前评估：术前24小时内完成术前病情评估，完成必要的检查，做出术前小结、术前讨论。

（3）术前谈话：术者应在术前1天与患者及其家属谈话，告知手术方案、相关风险、用血计划、术后转归、手术费用，以及患者及亲属权益，并履行书面知情同意手续。告知高值耗材的使用及费用。

（4）通知手术室：准备手术间、手术药品、手术物品及特殊耗材。

（5）手术部位标识：术者、第一助手或经治医师在术前1天应对手术部位做体表标识，急诊手术由接诊医师或会诊外科医师标记，标记过程应有责任护士、患者及亲属共同参与，并记入手术安排表。

（6）术前一日麻醉医师访视：制订麻醉计划、完成评估、确定麻醉方式，并记入《麻醉术前访视记录》，告知患者及家属麻醉适应证、麻醉目的、风险、可能出现的情况及其处理原则、替代方案等，签署《麻醉知情同意书》并归入病历。

3. **主要护理工作**　入院宣教，交代注意事项（如防褥疮、防跌倒等），指导患者戒烟，并进行术前宣教，心理护理。

（七）药品选择及使用时机

按照《抗菌药物临床应用指导原则（2015年版）》[国卫办医发（2015）43号]执行。

1. 预防性抗菌药物应用。第一、二代头孢菌素。

2. 预防性用药给药时间为皮肤、黏膜切开前0.5～1小时或麻醉开始时，如手术时间超过3小时或超过所用药物半衰期的2倍以上，或出血量超过1500ml，术中应追加一次。

3. 预防用药时间为24小时，污染手术必要时延长至48小时。

（八）手术日为入院第4-5天

1. **手术安全核对。**患者入手术间后由手术医师、麻醉医师、巡回护士和患者本人共同核对患者身份、手术部位与标识、手术方式。手术医师、麻醉医师、巡回护士三方按《手术安全核对表》逐项核对,共同签字。

(1)手术方式:食管下段贲门肌层切开术＋胃底折叠术。

(2)麻醉方式:全麻双腔气管插管。

(3)术中用药:麻醉常规用药,术中预防使用抗生素、术中镇痛等。

(4)输血及血液制品:根据术中情况选择。

2. 经治医师或手术医师应即刻完成术后首次病程记录,观察术后患者病情变化。

(九)术后住院恢复7～9天,必须复查的检查项目

1. 术后住院恢复

(1)术后给予持续心电、呼吸、血压、血氧饱和度监测至病情平稳。

(2)术后用药:预防使用抗菌药物,静脉营养药物,抑酸药、止咳药、止痛药等。

(3)术后换药:术后第一天及出院当日予以清洁换药;其他时间根据手术切口渗出情况予以清洁换药。

(4)术后护理:观察患者咳嗽、咳痰状况、肺复张情况、引流管引流情况、胃管引流情况、伤口敷料有无渗出,并在异常时立即通知医生处理,指导患者术后咳嗽、咳痰及功能锻炼、防跌倒护理、饮食护理等。

2. 必须复查的项目　血常规、血生化、胸片。

(十)出院标准

1. 生命体征平稳,体温正常。

2. 进食半流食顺畅。

3. 切口愈合良好。

4. 常规化验无明显异常;胸片示术侧肺膨胀良好,无明显感染征象。

5. 无与本病相关的其他并发症。

(十一)有无变异及原因分析

1. 医疗原因导致的变异　如改变诊疗方案、转科治疗、操作失误、误诊等。

2. 患者原因导致的变异　如不同意治疗方案、个人原因要求出(转)院、院外服用手术禁忌药、月经期、对诊疗计划不满要求出路径、相关检查检验院外(门诊)已做等。

3. 并发症原因导致的变异　如胸腔出血、肺部感染、呼吸衰竭、心脏功能衰竭、肺动脉栓塞、吻合口瘘、切口感染等造成住院日延长和费用增加。

4. 病情原因导致的变异　部分患者常常存在很多内科并发症,如脑血管或心血管病、糖尿病、血栓等,手术可能导致这些疾病加重而需要治疗,从而延长治疗时间和增加住院费用。

5. 辅诊科室原因导致的变异　如检查、检验、手术、病理等检查(不及时、结果错报、操作部位/方式错误、标本不合格)、报告(不及时、结果错报、标本不合格)等原因延长住院天数、增加费用等。

6. 管理原因导致的变异　如系统暂不支持、系统瘫痪、需要修订流程、需要修订制度等。

7. 节假日　术前患者如住院后赶上节假日,使手术推迟,延长住院时间,增加费用。

二、贲门失迟缓症行食管下段贲门肌层切开术＋
胃底折叠术临床路径表单

适用对象	第一诊断为贲门失迟缓症(ICD-10:K22.001)需行食管下段贲门肌层切开术(ICD-9-CM-3:42.7)＋胃底折叠术(ICD-9-CM-3:44.6602)	
患者基本信息	姓名:_____ 性别:___ 年龄:___ 门诊号:_____ 住院号:_____ 过敏史:_____ 住院日期:___年__月__日 出院日期:___年__月__日	标准住院日:11~14 天

	时间	住院第 1 天	住院第 2—3 天	住院第 3—4 天（术前日）
主要诊疗工作	制度落实	□ 经治医生或值班医生在患者入院 2 小时内到床旁接诊 □ 主管医生或二线值班医生在患者入院后 24 小时内完成检诊 □ 初步的诊断和治疗方案 □ 开具相关检查、化验单	□ 三级医师查房 □ 完成必要的相关科室会诊	□ 手术医师查房 □ 术前准备 □ 麻醉医师查房
	病情评估	□ 经治医师询问病史与体格检查	□ 临床分期与术前评估	□ 术前评估 □ 下肢静脉血栓风险评估
	病历书写	□ 入院 8 小时内完成首次病程记录 □ 入院 24 小时内完成入院记录 □ 完成主管医师查房记录	□ 住院医师完成上级医师查房记录、相关会诊记录	□ 完成术前手术医师查房记录、术前讨论、术前小结
	知情同意	□ 患者或家属入院记录签字 □ 签署授权委托书、自费用品协议书(必要时)、军人目录外耗材审批单(必要时)	□ 向患者家属交代病情	□ 术前谈话,告知患者及家属病情和围术期注意事项并签署手术知情同意书 □ 麻醉医师与患者和(或)家属交代麻醉注意事项并签署麻醉知情同意书
	手术治疗	□ 患者既往内科疾病的用药	□ 患者既往内科疾病的用药	□ 患者既往内科疾病的用药 □ 术前准备 □ 交叉配血 □ 术区备皮
	其他	□ 及时通知上级医师检诊	□ 及时通知上级医师检诊	□ 经治医师检查整理病历资料

（续　表）

长期医嘱		护理医嘱	□ 按胸外科护理常规 □ 三级护理	□ 按胸外科护理常规 □ 三级护理	□ 按胸外科护理常规 □ 三级护理
		处置医嘱	□ 测血压（必要时） □ 快速血糖测定（必要时）	□ 测血压（必要时） □ 快速血糖测定（必要时）	□ 测血压（必要时） □ 快速血糖测定（必要时）
		膳食医嘱	□ 流食		□ 禁食水
		药物医嘱	□ 餐后口服庆大霉素生理盐水 □ 营养支持（必要时） □ 自带药（必要时）	□ 营养支持（必要时） □ 自带药（必要时）	□ 营养支持（必要时） □ 自带药（必要时）
重点医嘱	临时医嘱	检查检验	□ 血常规 □ 尿常规 □ 粪常规 □ 血型 □ 凝血四项 □ 普通生化 □ 血清术前八项 □ 胸部正侧位片 □ 心电图检查（多导） □ 胸部 CT □ 上消化道造影 □ 肝胆胰脾、肾上腺超声 □ 肺功能	□ 食管测压（必要时） □ 肺功能（必要时） □ 动脉血气分析（必要时） □ 心脏超声（必要时）	
		药物医嘱			□ 预防使用抗生素 □ 镇静药 □ 肠道准备药
		手术医嘱			□ 常规明日在全麻下行食管下段贲门肌层切开术＋胃底折叠术
		处置医嘱	□ 静脉抽血 □ 动脉抽血		□ 抗生素皮试 □ 备皮 □ 交叉配血 □ 术中导尿 □ 术前下胃管

（续　表）

主要护理工作	健康宣教	□ 入院宣教（住院环境、规章制度） □ 进行护理安全指导 □ 进行等级护理、活动范围指导 □ 进行饮食指导 □ 进行关于疾病知识的宣教 □ 检查、检验项目的目的和意义	□ 进行饮食指导 □ 进行关于疾病知识的宣教 □ 检查、检验项目的目的和意义	□ 术前宣教 □ 指导术后康复训练 □ 指导术后注意事项
	护理处置	□ 患者身份核对 □ 佩戴腕带 □ 建立入院病历，通知医生 □ 入院介绍：介绍责任护士，病区环境、设施、规章制度、基础护理服务项目 □ 询问病史，填写护理记录单首页 □ 观察病情 □ 测量基本生命体征 □ 抽血、留取标本 □ 心理与生活护理 □ 根据评估结果采取相应措施 □ 通知检查项目及注意事项	□ 观察病情 □ 测量基本生命体征 □ 心理与生活护理 □ 根据评估结果采取相应护理措施 □ 通知检查项目及注意事项	□ 观察病情 □ 测量基本生命体征 □ 术前患者准备（手术前沐浴、更衣、备皮） □ 检查术前物品准备 □ 心理与生活护理 □ 根据评估结果采取相应护理措施 □ 完成护理记录
	护理评估	□ 一般评估：生命体征、神志、皮肤、药物过敏史等 □ 专科评估：咳嗽、咳痰情况、一般活动情况 □ 风险评估：评估有无跌倒、坠床、褥疮风险 □ 心理评估 □ 营养评估 □ 疼痛评估 □ 康复评估	□ 心理评估 □ 营养评估 □ 疼痛评估 □ 康复评估	□ 心理评估 □ 营养评估 □ 疼痛评估 □ 康复评估
	专科护理	□ 协助指导患者咳嗽、咳痰、术后床上活动等 □ 指导功能锻炼 □ 指导患者戒烟	□ 协助指导患者咳嗽、咳痰、术后床上活动等 □ 指导功能锻炼 □ 指导患者戒烟	□ 协助指导患者咳嗽、咳痰、术后床上活动等 □ 指导功能锻炼 □ 指导患者戒烟

（续　表）

主要护理工作	饮食指导	☐ 根据医嘱通知配餐员准备膳食 ☐ 协助进餐	☐ 根据医嘱通知配餐员准备膳食 ☐ 协助进餐	☐ 嘱患者清淡饮食 ☐ 协助进餐
	活动体位	☐ 根据护理等级指导活动	☐ 根据护理等级指导活动	☐ 根据护理等级指导活动
	洗浴要求	☐ 协助患者洗澡，更换病号服	☐ 协助患者洗澡，更换病号服	☐ 协助患者清洁备皮部位，更换病号服
病情变异记录		☐ 无　　☐ 有,原因: ☐ 患者　☐ 疾病　☐ 医疗 ☐ 护理　☐ 保障　☐ 管理	☐ 无　　☐ 有,原因: ☐ 患者　☐ 疾病　☐ 医疗 ☐ 护理　☐ 保障　☐ 管理	☐ 无　　☐ 有,原因: ☐ 患者　☐ 疾病　☐ 医疗 ☐ 护理　☐ 保障　☐ 管理
护士签名		白班　小夜班　大夜班	白班　小夜班　大夜班	白班　小夜班　大夜班
医师签名				

时间		住院第 4－5 天(手术日)	住院第 5－13 天(术后恢复)	住院第 11－14 天(出院日)
主要诊疗工作	制度落实	☐ 手术 ☐ 上级医师查房 ☐ 麻醉医师查房 ☐ 观察有无并发症并做相应处理	☐ 术后三天连续查房 ☐ 术后手术医师查房 ☐ 三级医师查房 ☐ 观察有无并发症并做相应处理	☐ 上级医师查房,进行手术及伤口评估,确定有无手术并发症和伤口愈合不良情况,明确是否出院
	病情评估	☐ 出血评估 ☐ 疼痛评估 ☐ 下肢静脉血栓风险评估	☐ 咳痰能力评估 ☐ 出血评估 ☐ 疼痛评估 ☐ 下肢静脉血栓风险评估 ☐ 上级医师进行治疗效果、预后评估	☐ 上级医师进行出院评估
	病历书写	☐ 住院医师术后即刻完成术后病程 ☐ 术者或第一助手术后 24 小时内完成手术记录(术者签字)	☐ 上级医师查房记录	☐ 出院当天病程记录 ☐ 出院后 24 小时内完成出院记录 ☐ 出院后 24 小时内完成病案首页
	知情同意	☐ 向患者和（或）家属交代手术情况及术后注意事项	☐ 告知患者及其家属术后恢复情况	☐ 告知患者及家属出院后注意事项(指导出院后功能锻炼,复诊时间、地点,发生紧急情况时的处理方法等)
	手术治疗	☐ 实施手术(手术安全核查记录、手术清点记录) ☐ 术后止痛、止血、止咳、止吐等对症治疗	☐ 术后止痛、止血、止咳、止吐等对症治疗 ☐ 手术切口换药	☐ 手术切口换药

（续　表）

主要诊疗工作	其他		☐ 监测患者生命体征 ☐ 观察手术切口及周围情况 ☐ 观察胸腔闭式引流管引流情况	☐ 观察患者咳嗽、咳痰情况 ☐ 观察手术切口及周围情况 ☐ 观察胸腔闭式引流管引流情况，情况允许时拔除 ☐ 定期复查血常规、血生化 ☐ 及时通知上级医师检诊	☐ 通知出院 ☐ 开具出院介绍信 ☐ 开具诊断证明书 ☐ 出院带药 ☐ 预约门诊复诊时间
重点医嘱	长期医嘱	护理医嘱	☐ 按胸外科术后护理常规 ☐ 一级护理	☐ 二级护理	
		处置医嘱	☐ 持续吸氧 ☐ 留置导尿 ☐ 留置胃管,持续胃肠减压 ☐ 持续心电、血压、呼吸、血氧饱和度监测 ☐ 胸腔闭式引流管接无菌袋	☐ 饮水	
		膳食医嘱	☐ 禁食水	☐ 清流食 ☐ 流食 ☐ 半流食	
		药物医嘱	☐ 抗生素 ☐ 止痛、止吐、抑酸、化痰		
	临时医嘱	检查检验	☐ 血常规 ☐ 凝血四项、DIC 监测 ☐ 普通生化	☐ 血常规 ☐ 凝血四项、DIC 监测 ☐ 普通生化 ☐ 胸部正侧位片	
		药物医嘱	☐ 大静脉营养液	☐ 止痛、止咳、缓泻药	
		手术医嘱			
		处置医嘱	☐ 静脉抽血	☐ 静脉抽血 ☐ 大换药	☐ 大换药 ☐ 出院
主要护理工作	健康宣教		☐ 术后心理疏导 ☐ 指导术后康复训练 ☐ 指导术后注意事项	☐ 术后心理疏导 ☐ 指导术后康复训练 ☐ 指导术后注意事项	☐ 出院宣教（康复训练方法，用药指导，换药时间及注意事项，复查时间等）
	护理处置		☐ 检查术前物品准备 ☐ 与手术室护士交接 ☐ 术后观察病情 ☐ 测量基本生命体征 ☐ 遵医嘱用药 ☐ 抽血、留取标本 ☐ 心理与生活护理 ☐ 根据评估结果采取相应护理措施 ☐ 通知检查项目及注意事项	☐ 术后观察病情 ☐ 测量基本生命体征 ☐ 心理与生活护理 ☐ 指导并监督患者治疗与康复训练 ☐ 遵医嘱用药 ☐ 根据评估结果采取相应护理措施 ☐ 完成护理记录	☐ 观察患者情况 ☐ 核对患者医嘱费用 ☐ 协助患者办理出院手续 ☐ 指导并监督患者康复训练 ☐ 整理床单位

（续 表）

主要护理工作	护理评估	☐ 评估伤口疼痛情况 ☐ 风险评估：评估有无跌倒、坠床、褥疮、导管滑脱、液体外渗的风险 ☐ 心理评估 ☐ 营养评估	☐ 评估患者咳嗽、咳痰情况 ☐ 评估伤口疼痛情况 ☐ 风险评估：评估有无跌倒、坠床、褥疮、导管滑脱、液体外渗的风险 ☐ 心理评估 ☐ 营养评估	☐ 心理评估 ☐ 营养评估
	专科护理	☐ 观察伤口敷料有无渗出 ☐ 指导患者咳嗽、咳痰、功能锻炼，协助患者床上活动 ☐ 术后心理与生活护理	☐ 观察伤口敷料有无渗出 ☐ 指导患者咳嗽、咳痰、功能锻炼 ☐ 术后心理与生活护理	☐ 告知患者出院后注意事项并附书面出院指导一份 ☐ 指导功能锻炼
	饮食指导	☐ 禁食水	☐ 根据医嘱通知配餐员准备膳食 ☐ 协助进餐	☐ 指导出院后饮食：少食多餐，细嚼慢咽
	活动体位	☐ 根据护理等级指导活动	☐ 根据护理等级指导活动	
	洗浴要求	☐ 协助患者晨晚间护理	☐ 协助患者晨晚间护理	
病情变异记录		☐ 无　　☐ 有，原因： ☐ 患者　☐ 疾病　☐ 医疗 ☐ 护理　☐ 保障　☐ 管理	☐ 无　　☐ 有，原因： ☐ 患者　☐ 疾病　☐ 医疗 ☐ 护理　☐ 保障　☐ 管理	☐ 无　　☐ 有，原因： ☐ 患者　☐ 疾病　☐ 医疗 ☐ 护理　☐ 保障　☐ 管理
护士签名		白班　小夜班　大夜班	白班　小夜班　大夜班	白班　小夜班　大夜班
医师签名				

（杨　博　范开杰）

第六节　贲门失迟缓症行胸腔镜下食管下段贲门肌层切开＋胃底折叠术临床路径

一、贲门失迟缓症行胸腔镜下食管下段贲门肌层切开术＋胃底折叠术临床路径标准住院流程

(一)适用对象

第一诊断为贲门失迟缓症(ICD-10:K22.001)胸腔镜下行食管下段贲门肌层切开术(ICD-9-CM-3:42.7 04)＋胃底折叠术(ICD-9-CM-3:44.6602)。

(二)诊断依据

根据《临床治疗指南——胸外科分册》(中华医学会编著,人民卫生出版社):

1. 病史　吞咽哽咽感,可伴有反胃或呕吐;病程长,症状时轻时重。

2. 辅助检查　上消化道造影可见贲门部鸟嘴样狭窄,贲门上段食管扩张钡剂存留;胃镜

可见贲门上段食管食物潴留,黏膜充血水肿,贲门关闭但镜身可以通过;食管测压显示食管下段高压带,吞咽时压力无下降。

(三)治疗方案的选择及依据

根据《临床治疗指南——胸外科分册》(中华医学会编著,人民卫生出版社):

1. 符合贲门失迟缓症诊断,适用于诊断明确,症状明显的患者。

2. 全身状况允许手术。

3. 征得患者及家属的同意。

(四)标准住院日为 13～14 天

(五)进入路径标准

1. 第一诊断必须符合贲门失迟缓症(ICD-10:K22.001)。

2. 年龄,18—60 岁。

3. 内科保守治疗无效,且症状较重者。

4. 心、肺、肝、肾等器官功能可以耐受全麻开胸手术。

5. 当患者同时具有其他疾病诊断,但在住院期间不需要特殊处理也不影响第一诊断的临床路径流程实施时,可以进入路径。

(六)术前准备(术前评估)3～4 天

1. 检验检查评估

(1)必须检查项目

1)血(尿、粪)常规、血生化、感染性疾病筛查、凝血功能、血型。

2)胸片、心电图、腹部 B 超。

3)上消化道造影,胃镜。

(2)根据患者病情可选择:

1)食管测压、肺功能、动脉血气分析、心脏超声。

2)有相关疾病者必要时请相关科室会诊。

(3)营养评估:由护士根据《解放军总医院新入院患者营养风险筛查表(NRS-2002)》为新入院患者进行营养评估,评分＞3 分的告知医师,必要时申请营养科会诊。

(4)心理评估:由心理科医生根据病情需要实施评估。

(5)疼痛评估:由医师对于病情危重患者,或术前 24 小时、麻醉前的患者根据《VAS 评分》实施疼痛评估,评估结果及应用的特殊镇痛药物应当告知患者或其病情委托人,疼痛评估的结果应当记录在住院病历表格中。评分＞7 分、常规镇痛处理效果欠佳的顽固性疼痛患者应当及时请疼痛科医生会诊。

(6)康复评估:由护士根据《入院患者康复筛查和评估表》在新入院患者入院后 24 小时内进行康复筛查和评估。任何一项结果为"是",均应告知医师,申请康复医师会诊。

(7)深静脉血栓栓塞症风险评估:根据《下肢深静脉血栓形成及肺栓塞风险评估表》在新入院患者入院后 24 小时内进行风险筛查和评估。风险结果为"极高危"的,则申请血管外科或介入导管室医师会诊。

2. 术前准备

(1)食道准备:术前 3 日开始进流食,并在餐后口服庆大霉素生理盐水和甲硝唑冲洗食管;术前 1 日禁食;手术日置胃管,以高渗盐水冲洗胃管,保留胃管;如食管内残留物多,可将禁食及食管冲洗时间延长 1 天。

（2）术前评估：术前 24 小时内完成术前病情评估，完成必要的检查，做出术前小结、术前讨论。

（3）术前谈话：术者应在术前 1 天与患者及其家属谈话，告知手术方案、相关风险、用血计划、术后转归、手术费用，以及患者及亲属权益，并履行书面知情同意手续。告知高值耗材的使用及费用。

（4）通知手术室：准备手术间、手术药品、手术物品及特殊耗材。

（5）手术部位标识：术者、第一助手或经治医师在术前 1 天应对手术部位做体表标识，急诊手术由接诊医师或会诊外科医师标记，标记过程应有责任护士、患者及亲属共同参与，并记入手术安排表。

（6）术前一日麻醉医师访视：制订麻醉计划、完成评估、确定麻醉方式，并记入《麻醉术前访视记录》，告知患者及家属麻醉适应证、麻醉目的、风险、可能出现的情况及其处理原则、替代方案等，签署《麻醉知情同意书》并归入病历。

3. **主要护理工作**　入院宣教，交代注意事项（如防褥疮、防跌倒等），指导患者戒烟，并进行术前宣教，心理护理。

（七）药品选择及使用时机

按照《抗菌药物临床应用指导原则（2015 年版）》[国卫办医发（2015）43 号]执行。

1. 预防性抗菌药物应用。第一、二代头孢菌素。

2. 预防性用药给药时间为皮肤、黏膜切开前 0.5～1 小时或麻醉开始时，如手术时间超过 3 小时或超过所用药物半衰期的 2 倍以上，或出血量超过 1500ml，术中应追加一次。

3. 预防用药时间为 24 小时，污染手术必要时延长至 48 小时。

（八）手术日为入院第 4－5 天

1. 手术安全核对。患者入手术间后由手术医师、麻醉医师、巡回护士和患者本人共同核对患者身份、手术部位与标识、手术方式。手术医师、麻醉医师、巡回护士三方按《手术安全核对表》逐项核对，共同签字。

（1）手术方式：胸腔镜下食管下段贲门肌层切开术＋胃底折叠术。

（2）麻醉方式：全麻双腔气管插管。

（3）术中用药：麻醉常规用药，术中预防使用抗生素、术中镇痛等。

（4）输血及血液制品：根据术中情况选择。

2. 经治医师或手术医师应即刻完成术后首次病程记录，观察术后患者病情变化。

（九）术后住院恢复 7～9 天，必须复查的检查项目

1. 术后住院恢复

（1）术后给予持续心电、呼吸、血压、血氧饱和度监测至病情平稳。

（2）术后用药：预防使用抗菌药物，静脉营养药物，抑酸药、止咳药、止痛药等。

（3）术后换药：术后第一天及出院当日予以清洁换药；其他时间根据手术切口渗出情况予以清洁换药。

（4）术后护理：观察患者咳嗽、咳痰状况、肺复张情况、引流管引流情况、胃管引流情况、伤口敷料有无渗出，并在异常时立即通知医生处理，指导患者术后咳嗽、咳痰及功能锻炼、防跌倒护理、饮食护理等。

2. 必须复查的项目　血常规、血生化、胸片。

(十)出院标准

1. 生命体征平稳,体温正常。

2. 进食半流食顺畅。

3. 切口愈合良好。

4. 常规化验无明显异常;胸片示术侧肺膨胀良好,无明显感染征象。

5. 无与本病相关的其他并发症。

(十一)有无变异及原因分析

1. 医疗原因导致的变异 如改变诊疗方案、转科治疗、操作失误、误诊等。

2. 患者原因导致的变异 如不同意治疗方案、个人原因要求出(转)院、院外服用手术禁忌药、月经期、对诊疗计划不满要求出路径、相关检查检验院外(门诊)已做等。

3. 并发症原因导致的变异 如胸腔出血、肺部感染、呼吸衰竭、心脏功能衰竭、肺动脉栓塞、吻合口瘘、切口感染等造成住院日延长和费用增加。

4. 病情原因导致的变异 部分患者常常存在很多内科并发症,如脑血管或心血管病、糖尿病、血栓等,手术可能导致这些疾病加重而需要治疗,从而延长治疗时间和增加住院费用。

5. 辅诊科室原因导致的变异 如检查、检验、手术、病理等检查(不及时、结果错报、操作部位/方式错误、标本不合格)、报告(不及时、结果错报、标本不合格)等原因延长住院天数、增加费用等。

6. 管理原因导致的变异 如系统暂不支持、系统瘫痪、需要修订流程、需要修订制度等。

7. 节假日 术前患者如住院后赶上节假日,使手术推迟,延长住院时间,增加费用。

二、贲门失迟缓症行胸腔镜下食管下段贲门肌层切开＋胃底折叠术临床路径表单

适用对象	第一诊断为贲门失迟缓症(ICD-10:K22.001)胸腔镜下行食管下段贲门肌层切开术(ICD-9-CM-3:42.7 04)＋胃底折叠术(ICD-9-CM-3:44.6602)		
患者基本信息	姓名:_____ 性别:____ 年龄:_____ 门诊号:_____ 住院号:_____ 过敏史:_____ 住院日期:____年__月__日 出院日期:____年__月__日		标准住院日:13～14 天
时间	住院第 1 天	住院第 2 天	住院第 3 天(术前日)
主要诊疗工作 制度落实	□ 经治医生或值班医生在患者入院 2 小时内到床旁接诊 □ 主管医生或二线值班医生在患者入院后 24 小时内完成检诊 □ 初步的诊断和治疗方案 □ 开具相关检查、化验单	□ 三级医师查房 □ 完成必要的相关科室会诊	□ 手术医师查房 □ 术前准备 □ 麻醉医师查房
病情评估	□ 经治医师询问病史与体格检查	□ 临床分期与术前评估	□ 术前评估 □ 下肢静脉血栓风险评估

主要诊疗工作	病历书写	□ 入院 8 小时内完成首次病程记录 □ 入院 24 小时内完成入院记录 □ 完成主管医师查房记录	□ 住院医师完成上级医师查房记录、相关会诊记录	□ 完成术前手术医师查房记录、术前讨论、术前小结
	知情同意	□ 患者或家属入院记录签字 □ 签署授权委托书、自费用品协议书（必要时）、军人目录外耗材审批单（必要时）	□ 向患者家属交代病情	□ 术前谈话，告知患者及家属病情和围术期注意事项并签署手术知情同意书 □ 麻醉医师与患者和（或）家属交代麻醉注意事项并签署麻醉知情同意书
	手术治疗	□ 患者既往内科疾病的用药	□ 患者既往内科疾病的用药	□ 患者既往内科疾病的用药 □ 术前准备 □ 交叉配血 □ 术区备皮
	其他	□ 及时通知上级医师检诊	□ 及时通知上级医师检诊	□ 经治医师检查整理病历资料
重点医嘱	长期医嘱　护理医嘱	□ 按胸外科护理常规 □ 三级护理	□ 按胸外科护理常规 □ 三级护理	□ 按胸外科护理常规 □ 三级护理
	长期医嘱　处置医嘱	□ 测血压（必要时） □ 快速血糖测定（必要时）	□ 测血压（必要时） □ 快速血糖测定（必要时）	□ 测血压（必要时） □ 快速血糖测定（必要时）
	长期医嘱　膳食医嘱	□ 流食		□ 禁食水
	长期医嘱　药物医嘱	□ 餐后口服庆大霉素生理盐水 □ 营养支持（必要时） □ 自带药（必要时）	□ 营养支持（必要时） □ 自带药（必要时）	□ 营养支持（必要时） □ 自带药（必要时）
	临时医嘱　检查检验	□ 血常规 □ 尿常规 □ 粪常规 □ 血型 □ 凝血四项 □ 普通生化 □ 血清术前八项 □ 胸部正侧位片 □ 心电图检查（多导） □ 胸部 CT □ 上消化道造影 □ 肝胆胰脾、肾上腺超声 □ 肺功能	□ 食管测压（必要时） □ 肺功能（必要时） □ 动脉血气分析（必要时） □ 心脏超声（必要时）	

重点医嘱	临时医嘱	药物医嘱			□ 预防使用抗生素 □ 镇静药 □ 肠道准备药
		手术医嘱			□ 常规明日在全麻下行食管下段贲门肌层切开术＋胃底折叠术
		处置医嘱	□ 静脉抽血 □ 动脉抽血		□ 抗生素皮试 □ 备皮 □ 交叉配血 □ 术中导尿 □ 术前下胃管
主要护理工作	健康宣教		□ 入院宣教（住院环境、规章制度） □ 进行护理安全指导 □ 进行等级护理、活动范围指导 □ 进行饮食指导 □ 进行关于疾病知识的宣教 □ 检查、检验项目的目的和意义	□ 进行饮食指导 □ 进行关于疾病知识的宣教 □ 检查、检验项目的目的和意义	□ 术前宣教 □ 指导术后康复训练 □ 指导术后注意事项
	护理处置		□ 患者身份核对 □ 佩戴腕带 □ 建立入院病历，通知医生 □ 入院介绍：介绍责任护士，病区环境、设施、规章制度、基础护理服务项目 □ 询问病史，填写护理记录单首页 □ 观察病情 □ 测量基本生命体征 □ 抽血、留取标本 □ 心理与生活护理 □ 根据评估结果采取相应措施 □ 通知检查项目及注意事项	□ 观察病情 □ 测量基本生命体征 □ 心理与生活护理 □ 根据评估结果采取相应护理措施 □ 通知检查项目及注意事项	□ 观察病情 □ 测量基本生命体征 □ 术前患者准备（手术前沐浴、更衣、备皮） □ 检查术前物品准备 □ 心理与生活护理 □ 根据评估结果采取相应护理措施 □ 完成护理记录

主要护理工作	护理评估	□ 一般评估:生命体征、神志、皮肤、药物过敏史等 □ 专科评估:咳嗽、咳痰情况、一般活动情况 □ 风险评估:评估有无跌倒、坠床、褥疮风险 □ 心理评估 □ 营养评估 □ 疼痛评估 □ 康复评估	□ 心理评估 □ 营养评估 □ 疼痛评估 □ 康复评估	□ 心理评估 □ 营养评估 □ 疼痛评估 □ 康复评估
	专科护理	□ 协助指导患者咳嗽、咳痰、术后床上活动等 □ 指导功能锻炼 □ 指导患者戒烟	□ 协助指导患者咳嗽、咳痰、术后床上活动等 □ 指导功能锻炼 □ 指导患者戒烟	□ 协助指导患者咳嗽、咳痰、术后床上活动等 □ 指导功能锻炼 □ 指导患者戒烟
	饮食指导	□ 根据医嘱通知配餐员准备膳食 □ 协助进餐	□ 根据医嘱通知配餐员准备膳食 □ 协助进餐	嘱患者清淡饮食 □ 协助进餐
	活动体位	□ 根据护理等级指导活动	□ 根据护理等级指导活动	□ 根据护理等级指导活动
	洗浴要求	□ 协助患者洗澡,更换病号服	□ 协助患者洗澡,更换病号服	□ 协助患者清洁备皮部位,更换病号服
病情变异记录		□ 无　　□ 有,原因: □ 患者　□ 疾病　□ 医疗 □ 护理　□ 保障　□ 管理	□ 无　　□ 有,原因: □ 患者　□ 疾病　□ 医疗 □ 护理　□ 保障　□ 管理	□ 无　　□ 有,原因: □ 患者　□ 疾病　□ 医疗 □ 护理　□ 保障　□ 管理
护士签名		白班　小夜班　大夜班	白班　小夜班　大夜班	白班　小夜班　大夜班
医师签名				

时间		住院第 4 天(手术日)	住院第 5—12 天(术后恢复)	住院第 13—14 天(出院日)
主要诊疗工作	制度落实	□ 手术 □ 上级医师查房 □ 麻醉医师查房 □ 观察有无并发症并做相应处理	□ 术后三天连续查房 □ 术后手术医师查房 □ 三级医师查房 □ 观察有无并发症并做相应处理	上级医师查房,进行手术及伤口评估,确定有无手术并发症和伤口愈合不良情况,明确是否出院
	病情评估	□ 出血评估 □ 疼痛评估 □ 下肢静脉血栓风险评估	□ 咳痰能力评估 □ 出血评估 □ 疼痛评估 □ 下肢静脉血栓风险评估 □ 上级医师进行治疗效果、预后评估	□ 上级医师进行出院评估

主要诊疗工作	病历书写		☐ 住院医师术后即刻完成术后病程 ☐ 术者或第一助手术后24小时内完成手术记录（术者签字）	☐ 上级医师查房记录	☐ 出院当天病程记录 ☐ 出院后24小时内完成出院记录 ☐ 出院后24小时内完成病案首页
	知情同意		☐ 向患者和（或）家属交代手术情况及术后注意事项	☐ 告知患者及其家属术后恢复情况	☐ 告知患者及家属出院后注意事项（指导出院后功能锻炼，复诊时间、地点，发生紧急情况时的处理方法等）
	手术治疗		☐ 实施手术（手术安全核查记录、手术清点记录） ☐ 术后止痛、止血、止咳、止吐等对症治疗	☐ 术后止痛、止血、止咳、止吐等对症治疗 ☐ 手术切口换药	☐ 手术切口换药
	其他		☐ 监测患者生命体征 ☐ 观察手术切口及周围情况 ☐ 观察胸腔闭式引流管引流情况	☐ 观察患者咳嗽、咳痰情况 ☐ 观察手术切口及周围情况 ☐ 观察胸腔闭式引流管引流情况，情况允许时拔除 ☐ 定期复查血常规、血生化 ☐ 及时通知上级医师检诊	☐ 通知出院 ☐ 开具出院介绍信 ☐ 开具诊断证明书 ☐ 出院带药 ☐ 预约门诊复诊时间
重点医嘱	长期医嘱	护理医嘱	☐ 按胸外科术后护理常规 ☐ 一级护理	☐ 二级护理	
		处置医嘱	☐ 持续吸氧 ☐ 留置导尿 ☐ 留置胃管，持续胃肠减压 ☐ 持续心电、血压、呼吸、血氧饱和度监测 ☐ 胸腔闭式引流管接无菌袋	☐ 饮水	
		膳食医嘱	☐ 禁食水	☐ 清流食 ☐ 流食 ☐ 半流食	
		药物医嘱	☐ 抗生素 ☐ 止痛、止吐、抑酸、化痰		
	临时医嘱	检查检验	☐ 血常规 ☐ 凝血四项、DIC监测 ☐ 普通生化	☐ 血常规 ☐ 凝血四项、DIC监测 ☐ 普通生化 ☐ 胸部正侧位片	
		药物医嘱	☐ 大静脉营养液	☐ 止痛、止咳、缓泻药	
		手术医嘱			
		处置医嘱	☐ 静脉抽血	☐ 静脉抽血 ☐ 大换药	☐ 大换药 ☐ 出院

（续　表）

主要护理工作	健康宣教	☐ 术后心理疏导 ☐ 指导术后康复训练 ☐ 指导术后注意事项	☐ 术后心理疏导 ☐ 指导术后康复训练 ☐ 指导术后注意事项	☐ 出院宣教（康复训练方法，用药指导，换药时间及注意事项，复查时间等）
	护理处置	☐ 检查术前物品准备 ☐ 与手术室护士交接 ☐ 术后观察病情 ☐ 测量基本生命体征 ☐ 遵医嘱用药 ☐ 抽血、留取标本 ☐ 心理与生活护理 ☐ 根据评估结果采取相应护理措施 ☐ 通知检查项目及注意事项	☐ 术后观察病情 ☐ 测量基本生命体征 ☐ 心理与生活护理 ☐ 指导并监督患者治疗与康复训练 ☐ 遵医嘱用药 ☐ 根据评估结果采取相应护理措施 ☐ 完成护理记录	☐ 观察患者情况 ☐ 核对患者医嘱费用 ☐ 协助患者办理出院手续 ☐ 指导并监督患者康复训练 ☐ 整理床单位
	护理评估	☐ 评估伤口疼痛情况 ☐ 风险评估：评估有无跌倒、坠床、褥疮、导管滑脱、液体外渗的风险 ☐ 心理评估 ☐ 营养评估	☐ 评估患者咳嗽、咳痰情况 ☐ 评估伤口疼痛情况 ☐ 风险评估：评估有无跌倒、坠床、褥疮、导管滑脱、液体外渗的风险 ☐ 心理评估 ☐ 营养评估	☐ 心理评估 ☐ 营养评估
	专科护理	☐ 观察伤口敷料有无渗出 ☐ 指导患者咳嗽、咳痰、功能锻炼，协助患者床上活动 ☐ 术后心理与生活护理	☐ 观察伤口敷料有无渗出 ☐ 指导患者咳嗽、咳痰、功能锻炼 ☐ 术后心理与生活护理	☐ 告知患者出院后注意事项并附书面出院指导一份 ☐ 指导功能锻炼
	饮食指导	☐ 禁食水	☐ 根据医嘱通知配餐员准备膳食 ☐ 协助进餐	☐ 指导出院后饮食：少食多餐，细嚼慢咽
	活动体位	☐ 根据护理等级指导活动	☐ 根据护理等级指导活动	
	洗浴要求	☐ 协助患者晨晚间护理	☐ 协助患者晨晚间护理	
病情变异记录		☐ 无　　☐ 有，原因： ☐ 患者　☐ 疾病　☐ 医疗 ☐ 护理　☐ 保障　☐ 管理	☐ 无　　☐ 有，原因： ☐ 患者　☐ 疾病　☐ 医疗 ☐ 护理　☐ 保障　☐ 管理	☐ 无　　☐ 有，原因： ☐ 患者　☐ 疾病　☐ 医疗 ☐ 护理　☐ 保障　☐ 管理
护士签名		白班　小夜班　大夜班 	白班　小夜班　大夜班 	白班　小夜班　大夜班
医师签名				

（杨　博　范开杰）

第七节　食管恶性肿瘤行食管癌切除＋ 食管胃胸内吻合术临床路径

一、食管恶性肿瘤行食管癌切除＋食管 胃胸内吻合术临床路径标准住院流程

（一）适用对象

第一诊断为食管恶性肿瘤（ICD-10：C15）拟行食管癌切除＋食管胃胸内吻合术（ICD-9-CM-3：42.4 伴 42.52）。

（二）诊断依据

根据《临床治疗指南——胸外科分册》（中华医学会编著，人民卫生出版社）：

1. 临床症状　进食性吞咽困难。

2. 辅助检查　上消化道钡餐造影、胸部 CT 和内镜检查及活检结果提示阳性。

（三）治疗方案的选择及依据

根据《临床治疗指南——胸外科分册》（中华医学会编著，人民卫生出版社）：

1. 符合食管癌诊断。

2. 全身状况允许手术。

3. 征得患者及家属的同意。

（四）标准住院日为 17～18 天

（五）进入路径标准

1. 第一诊断必须符合食管恶性肿瘤（ICD-10：C15）。

2. 年龄，18－60 岁。

3. 心、肺、肝、肾等器官功能可以耐受全麻开胸手术。

4. 当患者同时具有其他疾病诊断，但在住院期间不需要特殊处理也不影响第一诊断的临床路径流程实施时，可以进入路径。

（六）术前准备（术前评估）3 天

1. 检验检查评估

（1）必须检查项目

1）血（尿、粪）常规、血生化、感染性疾病筛查、凝血功能、血型。

2）胸片、心电图、胸部 CT（平扫、增强扫描）、食管内镜、活检、上消化道造影、腹部 CT 或者超声。

（2）根据患者病情可选择：

1）食管超声内镜、肺功能、动脉血气分析、心脏超声。

2）有相关疾病者必要时请相关科室会诊。

（3）营养评估：由护士根据《解放军总医院新入院患者营养风险筛查表（NRS-2002）》为新入院患者进行营养评估，评分＞3 分的告知医师，必要时申请营养科会诊。

（4）心理评估：由心理科医生根据病情需要实施评估。

（5）疼痛评估：由医师对于病情危重患者，或术前 24 小时、麻醉前的患者根据《VAS 评分》

实施疼痛评估,评估结果及应用的特殊镇痛药物应当告知患者或其病情委托人,疼痛评估的结果应当记录在住院病历表格中。评分＞7 分、常规镇痛处理效果欠佳的顽固性疼痛患者应当及时请疼痛科医生会诊。

(6)康复评估:由护士根据《入院患者康复筛查和评估表》在新入院患者入院后 24 小时内进行康复筛查和评估。任何一项结果为"是",均应告知医师,申请康复医师会诊。

(7)深静脉血栓栓塞症风险评估:根据《下肢深静脉血栓形成及肺栓塞风险评估表》在新入院患者入院后 24 小时内进行风险筛查和评估。风险结果为"极高危"的,则申请血管外科或介入导管室医师会诊。

2. 术前准备

(1)术前评估:术前 24 小时内完成术前病情评估,完成必要的检查,做出术前小结、术前讨论。

(2)术前谈话:术者应在术前 1 天与患者及其家属谈话,告知手术方案、相关风险、用血计划、术后转归、手术费用,以及患者及亲属权益,并履行书面知情同意手续。告知高值耗材的使用及费用。

(3)通知手术室:准备手术间、手术药品、手术物品及特殊耗材。

(4)手术部位标识:术者、第一助手或经治医师在术前 1 天应对手术部位做体表标识,急诊手术由接诊医师或会诊外科医师标记,标记过程应有责任护士、患者及亲属共同参与,并记入手术安排表。

(5)术前一日麻醉医师访视:制订麻醉计划、完成评估、确定麻醉方式,并记入《麻醉术前访视记录》,告知患者及家属麻醉适应证、麻醉目的、风险、可能出现的情况及其处理原则、替代方案等,签署《麻醉知情同意书》并归入病历。

3. **主要护理工作** 入院宣教,交代注意事项(如防褥疮、防跌倒等),指导患者戒烟,并进行术前宣教,心理护理。

(七)药品选择及使用时机

按照《抗菌药物临床应用指导原则(2015 年版)》[国卫办医发(2015)43 号]执行。

1. 预防性抗菌药物应用。第一、二代头孢菌素。

2. 预防性用药给药时间为皮肤、黏膜切开前 0.5～1 小时或麻醉开始时,如手术时间超过 3 小时或超过所用药物半衰期的 2 倍以上,或出血量超过 1500ml,术中应追加一次。

3. 预防用药时间为 24 小时,污染手术必要时延长至 48 小时。

(八)手术日为入院第 4 天

1. 手术安全核对。患者入手术间后由手术医师、麻醉医师、巡回护士和患者本人共同核对患者身份、手术部位与标识、手术方式。手术医师、麻醉医师、巡回护士三方按《手术安全核对表》逐项核对,共同签字。

(1)手术方式:食管癌切除＋食管胃胸内吻合术。

(2)麻醉方式:全麻双腔气管插管。

(3)手术置入物:吻合钉。

(4)术中用药:麻醉常规用药,术中预防使用抗生素、术中镇痛等。

(5)输血及血液制品:根据术中情况选择。

2. 经治医师或手术医师应即刻完成术后首次病程记录,观察术后患者病情变化。

(九)术后住院恢复 10～14 天,必须复查的检查项目

1. 术后住院恢复

(1)术后给予持续心电、呼吸、血压、血氧饱和度监测至病情平稳。

(2)术后用药:预防使用抗菌药物,静脉营养药物,止咳药、止痛药等。

(3)术后换药:术后第一天及出院当日予以清洁换药;其他时间根据手术切口渗出情况予以清洁换药。

(4)术后护理:观察患者咳嗽、咳痰状况、肺复张情况、引流管引流情况、胃管引流情况、伤口敷料有无渗出,并在异常时立即通知医生处理,指导患者术后咳嗽、咳痰及功能锻炼、防跌倒护理、饮食护理等。

2. 必须复查的项目　血常规、血生化、胸片。

(十)出院标准

1. 生命体征平稳,体温正常。

2. 进食半流食顺畅。

3. 切口愈合良好。

4. 常规化验无明显异常;胸片示术侧肺膨胀良好,无明显感染征象。

5. 无与本病相关的其他并发症。

(十一)有无变异及原因分析

1. 医疗原因导致的变异　如改变诊疗方案、转科治疗、操作失误、误诊等。

2. 患者原因导致的变异　如不同意治疗方案、个人原因要求出(转)院、院外服用手术禁忌药、月经期、对诊疗计划不满要求出路径、相关检查检验院外(门诊)已做等。

3. 并发症原因导致的变异　如胸腔出血、肺部感染、呼吸衰竭、心脏功能衰竭、肺动脉栓塞、吻合口瘘、切口感染等造成住院日延长和费用增加。

4. 病情原因导致的变异　部分患者常常存在很多内科并发症,如脑血管或心血管病、糖尿病、血栓等,手术可能导致这些疾病加重而需要治疗,从而延长治疗时间和增加住院费用。

5. 辅诊科室原因导致的变异　如检查、检验、手术、病理等检查(不及时、结果错报、操作部位/方式错误、标本不合格)、报告(不及时、结果错报、标本不合格)等原因延长住院天数、增加费用等。

6. 管理原因导致的变异　如系统暂不支持、系统瘫痪、需要修订流程、需要修订制度等。

7. 节假日　术前患者如住院后赶上节假日,使手术推迟,延长住院时间,增加费用。

二、食管恶性肿瘤行食管癌切除＋食管胃胸内吻合术临床路径表单

适用对象	第一诊断为食管恶性肿瘤(ICD-10:C15)行食管癌切除＋食管胃胸内吻合术(ICD-9-CM-3:42.4 伴 42.52)	
患者基本信息	姓名:_____ 性别:____ 年龄:____ 门诊号:_____ 住院号:_____ 过敏史:_____ 住院日期:____年__月__日 出院日期:____年__月__日	标准住院日:17～18 天
时间	住院第 1 天	住院第 2 天	住院第 3 天(术前日)

		住院第 1 天	住院第 2 天	住院第 3 天(术前日)
主要诊疗工作	制度落实	□ 经治医生或值班医生在患者入院 2 小时内到床旁接诊 □ 主管医生或二线值班医生在患者入院后 24 小时内完成检诊 □ 初步的诊断和治疗方案 □ 开具相关检查、化验单	□ 三级医师查房 □ 完成必要的相关科室会诊	□ 手术医师查房 □ 术前准备 □ 麻醉医师查房
	病情评估	□ 经治医师询问病史与体格检查 □ 疼痛评估 □ 咳痰能力评估 □ 下肢静脉血栓风险评估 □ 上级医师进行治疗效果、预后评估 □ 心理评估 □ 营养评估 □ 康复评估	□ 出血评估 □ 临床分期与术前评估	□ 术前评估 □ 下肢静脉血栓风险评估
	病历书写	□ 入院 8 小时内完成首次病程记录 □ 入院 24 小时内完成入院记录 □ 完成主管医师查房记录	□ 住院医师完成上级医师查房记录、相关会诊记录	□ 完成术前手术医师查房记录、术前讨论、术前小结
	知情同意	□ 患者或家属入院记录签字 □ 签署授权委托书、自费用品协议书(必要时)、军人目录外耗材审批单(必要时)	□ 向患者家属交代病情	□ 术前谈话,告知患者及家属病情和围术期注意事项并签署手术知情同意书 □ 麻醉医师与患者和(或)家属交代麻醉注意事项并签署麻醉知情同意书

主要诊疗工作	手术治疗	□ 患者既往内科疾病的用药	□ 患者既往内科疾病的用药	□ 患者既往内科疾病的用药 □ 术前准备 □ 交叉配血 □ 术区备皮	
	其他	□ 及时通知上级医师检诊	□ 及时通知上级医师检诊	□ 经治医师检查整理病历资料	
重点医嘱	长期医嘱	护理医嘱	□ 按胸外科护理常规 □ 三级护理	□ 按胸外科护理常规 □ 三级护理	□ 按胸外科护理常规 □ 三级护理
		处置医嘱	□ 测血压（必要时） □ 快速血糖测定（必要时）	□ 测血压 □ 快速血糖测定（必要时）	□ 测血压 □ 快速血糖测定（必要时）
		膳食医嘱	□ 半流食		□ 术晨禁食水
		药物医嘱	□ 营养支持（必要时） □ 自带药（必要时）	□ 营养支持（必要时） □ 自带药（必要时）	□ 营养支持（必要时） □ 自带药（必要时）
	临时医嘱	检查检验	□ 血常规 □ 尿常规 □ 粪常规 □ 血型 □ 凝血四项 □ 普通生化 □ 血清术前八项 □ 胸部正侧位片 □ 心电图检查（多导） □ 胸部 CT □ 上消化道造影 □ 肝胆胰脾、肾上腺超声 □ 颈部淋巴结及锁骨上淋巴结超声 □ 头颅 MRI □ 全身骨扫描 □ 肺功能		
		药物医嘱			□ 预防使用抗生素 □ 镇静药 □ 肠道准备药
		手术医嘱			□ 常规明日在全麻下行贲门癌切除＋胸内食管胃吻合术
		处置医嘱	□ 静脉抽血 □ 动脉抽血		□ 抗生素皮试 □ 备皮 □ 交叉配血 □ 术中导尿 □ 术前下胃管

主要护理工作	健康宣教	☐ 入院宣教（住院环境、规章制度） ☐ 进行护理安全指导 ☐ 进行等级护理、活动范围指导 ☐ 进行饮食指导 ☐ 进行关于疾病知识的宣教 ☐ 检查、检验项目的目的和意义	☐ 进行饮食指导 ☐ 进行关于疾病知识的宣教 ☐ 检查、检验项目的目的和意义	☐ 术前宣教 ☐ 指导术后康复训练 ☐ 指导术后注意事项
	护理处置	☐ 患者身份核对 ☐ 佩戴腕带 ☐ 建立入院病历,通知医生 ☐ 入院介绍:介绍责任护士,病区环境、设施、规章制度、基础护理服务项目 ☐ 询问病史,填写护理记录单首页 ☐ 观察病情 ☐ 测量基本生命体征 ☐ 抽血、留取标本 ☐ 心理与生活护理 ☐ 根据评估结果采取相应措施 ☐ 通知检查项目及注意事项	☐ 观察病情 ☐ 测量基本生命体征 ☐ 心理与生活护理 ☐ 根据评估结果采取相应护理措施 ☐ 通知检查项目及注意事项	☐ 观察病情 ☐ 测量基本生命体征 ☐ 术前患者准备(手术前沐浴、更衣、备皮) ☐ 检查术前物品准备 ☐ 心理与生活护理 ☐ 根据评估结果采取相应护理措施 ☐ 完成护理记录
	护理评估	☐ 一般评估:生命体征、神志、皮肤、药物过敏史等 ☐ 专科评估:咳嗽、咳痰情况、一般活动情况 ☐ 风险评估:评估有无跌倒、坠床、褥疮风险 ☐ 心理评估 ☐ 营养评估 ☐ 疼痛评估 ☐ 康复评估	☐ 心理评估 ☐ 营养评估 ☐ 疼痛评估 ☐ 康复评估	☐ 心理评估 ☐ 营养评估 ☐ 疼痛评估 ☐ 康复评估
	专科护理	☐ 协助指导患者咳嗽、咳痰、术后床上活动等 ☐ 指导功能锻炼 ☐ 指导患者戒烟	☐ 协助指导患者咳嗽、咳痰、术后床上活动等 ☐ 指导功能锻炼 ☐ 指导患者戒烟	☐ 协助指导患者咳嗽、咳痰、术后床上活动等 ☐ 指导功能锻炼 ☐ 指导患者戒烟
	饮食指导	☐ 根据医嘱通知配餐员准备膳食 ☐ 协助进餐	☐ 根据医嘱通知配餐员准备膳食 ☐ 协助进餐	☐ 嘱患者清淡饮食 ☐ 协助进餐
	活动体位	☐ 根据护理等级指导活动	☐ 根据护理等级指导活动	☐ 根据护理等级指导活动
	洗浴要求	☐ 协助患者洗澡,更换病号服	☐ 协助患者洗澡,更换病号服	☐ 协助患者清洁备皮部位,更换病号服

（续　表）

病情变异记录	□ 无　　□ 有,原因： □ 患者　□ 疾病　□ 医疗 □ 护理　□ 保障　□ 管理		□ 无　　□ 有,原因： □ 患者　□ 疾病　□ 医疗 □ 护理　□ 保障　□ 管理		□ 无　　□ 有,原因： □ 患者　□ 疾病　□ 医疗 □ 护理　□ 保障　□ 管理	
护士签名	白班	小夜班　大夜班	白班	小夜班　大夜班	白班	小夜班　大夜班
医师签名						

	时间	住院第 4 天(手术日)	住院第 5—16 天(术后恢复)	住院第 17—18 天(出院日)
主要诊疗工作	制度落实	□ 手术 □ 上级医师查房 □ 麻醉医师查房 □ 观察有无并发症并做相应处理	□ 术后三天连续查房 □ 术后手术医师查房 □ 三级医师查房 □ 观察有无并发症并做相应处理	□ 上级医师查房,进行手术及伤口评估,确定有无手术并发症和伤口愈合不良情况,明确是否出院
	病情评估	□ 出血评估 □ 疼痛评估 □ 下肢静脉血栓风险评估	□ 咳痰能力评估 □ 出血评估 □ 疼痛评估 □ 下肢静脉血栓风险评估 □ 上级医师进行治疗效果、预后评估	□ 上级医师进行出院评估
	病历书写	□ 住院医师术后即刻完成术后病程 □ 术者或第一助手术后 24小时内完成手术记录(术者签字)	□ 上级医师查房记录	□ 出院当天病程记录 □ 出院后 24 小时内完成出院记录 □ 出院后 24 小时内完成病案首页
	知情同意	□ 向患者和(或)家属交代手术情况及术后注意事项	□ 告知患者及其家属术后恢复情况	□ 告知患者及家属出院后注意事项(指导出院后功能锻炼,复诊时间、地点,发生紧急情况时的处理方法等)
	手术治疗	□ 实施手术(手术安全核查记录、手术清点记录) □ 术后止痛、止血、止咳、止吐等对症治疗	□ 术后止痛、止血、止咳、止吐等对症治疗 □ 手术切口换药	□ 手术切口换药
	其他	□ 监测患者生命体征 □ 观察手术切口及周围情况 □ 观察胸腔闭式引流管引流情况	□ 观察患者咳嗽、咳痰情况 □ 观察手术切口及周围情况 □ 观察胸腔闭式引流管引流情况,情况允许时拔除 □ 定期复查血常规、血生化 □ 及时通知上级医师检诊	□ 通知出院 □ 开具出院介绍信 □ 开具诊断证明书 □ 出院带药 □ 预约门诊复诊时间

（续　表）

重点医嘱	长期医嘱	护理医嘱	☐ 按胸外科术后护理常规 ☐ 一级护理	☐ 二级护理	
		处置医嘱	☐ 持续吸氧 ☐ 留置导尿 ☐ 留置胃管,持续胃肠减压 ☐ 持续心电、血压、呼吸、血氧饱和度监测 ☐ 胸腔闭式引流管接无菌袋	☐ 饮水	
		膳食医嘱	☐ 禁食水	☐ 清流食 ☐ 流食 ☐ 半流食	
		药物医嘱	☐ 抗生素 ☐ 止痛、止吐、抑酸、化痰		
	临时医嘱	检查检验	☐ 血常规 ☐ 凝血四项、DIC 监测 ☐ 普通生化	☐ 血常规 ☐ 凝血四项、DIC 监测 ☐ 普通生化 ☐ 胸部正侧位片	
		药物医嘱	☐ 大静脉营养液	☐ 止痛、止咳、缓泻药	
		手术医嘱			
		处置医嘱	☐ 静脉抽血	☐ 静脉抽血 ☐ 大换药	☐ 大换药 ☐ 出院
主要护理工作		健康宣教	☐ 术后心理疏导 ☐ 指导术后康复训练 ☐ 指导术后注意事项	☐ 术后心理疏导 ☐ 指导术后康复训练 ☐ 指导术后注意事项	☐ 出院宣教（康复训练方法,用药指导,换药时间及注意事项,复查时间等）
		护理处置	☐ 检查术前物品准备 ☐ 与手术室护士交接 ☐ 术后观察病情 ☐ 测量基本生命体征 ☐ 遵医嘱用药 ☐ 抽血、留取标本 ☐ 心理与生活护理 ☐ 根据评估结果采取相应护理措施 ☐ 通知检查项目及注意事项	☐ 术后观察病情 ☐ 测量基本生命体征 ☐ 心理与生活护理 ☐ 指导并监督患者治疗与康复训练 ☐ 遵医嘱用药 ☐ 根据评估结果采取相应护理措施 ☐ 完成护理记录	☐ 观察患者情况 ☐ 核对患者医嘱费用 ☐ 协助患者办理出院手续 ☐ 指导并监督患者康复训练 ☐ 整理床单位
		护理评估	☐ 评估伤口疼痛情况 ☐ 风险评估:评估有无跌倒、坠床、褥疮、导管滑脱、液体外渗的风险 ☐ 心理评估 ☐ 营养评估	☐ 评估患者咳嗽、咳痰情况 ☐ 评估伤口疼痛情况 ☐ 风险评估:评估有无跌倒、坠床、褥疮、导管滑脱、液体外渗的风险 ☐ 心理评估 ☐ 营养评估	☐ 心理评估 ☐ 营养评估

（续　表）

主要护理工作	专科护理	□ 观察伤口敷料有无渗出 □ 指导患者咳嗽、咳痰、功能锻炼,协助患者床上活动 □ 术后心理与生活护理	□ 观察伤口敷料有无渗出 □ 指导患者咳嗽、咳痰、功能锻炼 □ 术后心理与生活护理	□ 告知患者出院后注意事项并附书面出院指导一份 □ 指导功能锻炼
	饮食指导	□ 禁食水	□ 根据医嘱通知配餐员准备膳食 □ 协助进餐	□ 指导出院后饮食:少食多餐,细嚼慢咽
	活动体位	□ 根据护理等级指导活动	□ 根据护理等级指导活动	
	洗浴要求	□ 协助患者晨晚间护理	□ 协助患者晨晚间护理	
病情变异记录		□ 无　　□ 有,原因: □ 患者　□ 疾病　□ 医疗 □ 护理　□ 保障　□ 管理	□ 无　　□ 有,原因: □ 患者　□ 疾病　□ 医疗 □ 护理　□ 保障　□ 管理	□ 无　　□ 有,原因: □ 患者　□ 疾病　□ 医疗 □ 护理　□ 保障　□ 管理
护士签名		白班　　小夜班　　大夜班	白班　　小夜班　　大夜班	白班　　小夜班　　大夜班
医师签名				

（杨　博　范开杰）

第八节　食管恶性肿瘤行食管癌切除＋食管胃颈部（胸内）吻合术临床路径

一、食管恶性肿瘤行食管癌切除＋食管胃颈部（胸内）吻合术临床路径标准住院流程

（一）适用对象

第一诊断为食管恶性肿瘤（ICD-10:C15）拟行食管癌切除＋食管胃颈部（胸内）吻合术（ICD-9-CM-3:42.4 伴 42.52）。

（二）诊断依据

根据《临床治疗指南——胸外科分册》（中华医学会编著,人民卫生出版社）:

1. 临床症状　进食性吞咽困难。

2. 辅助检查　上消化道钡餐造影、胸部 CT 和内镜检查及活检。

（三）治疗方案的选择及依据

根据《临床治疗指南——胸外科分册》（中华医学会编著,人民卫生出版社）:

1. 符合食管癌诊断。

2. 全身状况允许手术。

3. 征得患者及家属的同意。

（四）标准住院日为 17～18 天

(五)进入路径标准

1. 第一诊断必须符合食管恶性肿瘤(ICD-10:C15)。

2. 年龄,18－60 岁。

3. 心、肺、肝、肾等器官功能可以耐受全麻开胸手术。

4. 当患者同时具有其他疾病诊断,但在住院期间不需要特殊处理也不影响第一诊断的临床路径流程实施时,可以进入路径。

(六)术前准备(术前评估)3 天

1. 检验检查评估

(1)必须检查项目

1)血(尿、粪)常规、血生化、感染性疾病筛查、凝血功能、血型。

2)胸片、心电图、胸部 CT(平扫、增强扫描)、食管内镜、活检、上消化道造影、腹部 CT 或者超声。

(2)根据患者病情可选择

1)食管超声内镜、肺功能、动脉血气分析、心脏超声。

2)有相关疾病者必要时请相关科室会诊。

(3)营养评估:由护士根据《解放军总医院新入院患者营养风险筛查表(NRS-2002)》为新入院患者进行营养评估,评分＞3 分的告知医师,必要时申请营养科会诊。

(4)心理评估:由心理科医生根据病情需要实施评估。

(5)疼痛评估:由医师对于病情危重患者,或术前 24 小时、麻醉前的患者根据《VAS 评分》实施疼痛评估,评估结果及应用的特殊镇痛药物应当告知患者或其病情委托人,疼痛评估的结果应当记录在住院病历表格中。评分＞7 分、常规镇痛处理效果欠佳的顽固性疼痛患者应当及时请疼痛科医生会诊。

(6)康复评估:由护士根据《入院患者康复筛查和评估表》在新入院患者入院后 24 小时内进行康复筛查和评估。任何一项结果为"是",均应告知医师,申请康复医师会诊。

(7)深静脉血栓栓塞症风险评估:根据《下肢深静脉血栓形成及肺栓塞风险评估表》在新入院患者入院后 24 小时内进行风险筛查和评估。风险结果为"极高危"的,则申请血管外科或介入导管室医师会诊。

2. 术前准备

(1)术前评估:术前 24 小时内完成术前病情评估,完成必要的检查,做出术前小结、术前讨论。

(2)术前谈话:术者应在术前 1 天与患者及其家属谈话,告知手术方案、相关风险、用血计划、术后转归、手术费用,以及患者及亲属权益,并履行书面知情同意手续。告知高值耗材的使用及费用。

(3)通知手术室:准备手术间、手术药品、手术物品及特殊耗材。

(4)手术部位标识:术者、第一助手或经治医师在术前 1 天应对手术部位做体表标识,急诊手术由接诊医师或会诊外科医师标记,标记过程应有责任护士、患者及亲属共同参与,并记入手术安排表。

(5)术前一日麻醉医师访视:制订麻醉计划、完成评估、确定麻醉方式,并记入《麻醉术前访视记录》,告知患者及家属麻醉适应证、麻醉目的、风险、可能出现的情况及其处理原则、替代方案等,签署《麻醉知情同意书》并归入病历。

3. **主要护理工作** 入院宣教,交代注意事项(如防褥疮、防跌倒等),指导患者戒烟,并进行术前宣教,心理护理。

（七）药品选择及使用时机

按照《抗菌药物临床应用指导原则(2015年版)》[国卫办医发(2015)43号]执行。

1. 预防性抗菌药物应用。第一、二代头孢菌素。

2. 预防性用药给药时间为皮肤、黏膜切开前0.5～1小时麻醉开始时,如手术时间超过3小时或超过所用药物半衰期的2倍以上,或出血量超过1500ml,术中应追加一次。

3. 预防用药时间为24小时,污染手术必要时延长至48小时。

（八）手术日为入院第4天

1. 手术安全核对。患者入手术间后由手术医师、麻醉医师、巡回护士和患者本人共同核对患者身份、手术部位与标识、手术方式。手术医师、麻醉医师、巡回护士三方按《手术安全核对表》逐项核对,共同签字。

(1)手术方式:食管癌切除＋食管胃颈部(胸内)吻合术。

(2)麻醉方式:全麻双腔气管插管。

(3)手术置入物:吻合钉。

(4)术中用药:麻醉常规用药,术中预防使用抗生素、术中镇痛等。

(5)输血及血液制品:根据术中情况选择。

2. 经治医师或手术医师应即刻完成术后首次病程记录,观察术后患者病情变化。

（九）术后住院恢复12～14天,必须复查的检查项目

1. 术后住院恢复

(1)术后给予持续心电、呼吸、血压、血氧饱和度监测至病情平稳。

(2)术后用药:预防使用抗菌药物,静脉营养药物,止咳药、止痛药等。

(3)术后换药:术后第一天及出院当日予以清洁换药;其他时间根据手术切口渗出情况予以清洁换药。

(4)术后护理:观察患者咳嗽、咳痰状况、肺复张情况、引流管引流情况、胃管引流情况、伤口敷料有无渗出,并在异常时立即通知医生处理,指导患者术后咳嗽、咳痰及功能锻炼、防跌倒护理、饮食护理等。

2. 必须复查的项目 血常规、血生化、胸片。

（十）出院标准

1. 生命体征平稳,体温正常。

2. 进食半流食顺畅。

3. 切口愈合良好。

4. 常规化验无明显异常;胸片示术侧肺膨胀良好,无明显感染征象。

5. 无与本病相关的其他并发症。

（十一）有无变异及原因分析

1. 医疗原因导致的变异 如改变诊疗方案、转科治疗、操作失误、误诊等。

2. 患者原因导致的变异 如不同意治疗方案、个人原因要求出(转)院、院外服用手术禁忌药、月经期、对诊疗计划不满要求出路径、相关检查检验院外(门诊)已做等。

3. 并发症原因导致的变异 如胸腔出血、肺部感染、呼吸衰竭、心脏功能衰竭、肺动脉栓塞、吻合口瘘、切口感染等造成住院日延长和费用增加。

4. 病情原因导致的变异 部分患者常常存在很多内科并发症,如脑血管或心血管病、糖尿病、血栓等,手术可能导致这些疾病加重而需要治疗,从而延长治疗时间和增加住院费用。

5. 辅诊科室原因导致的变异 如检查、检验、手术、病理等检查(不及时、结果错报、操作部位/方式错误、标本不合格)、报告(不及时、结果错报、标本不合格)等原因延长住院天数、增加费用等。

6. 管理原因导致的变异 如系统暂不支持、系统瘫痪、需要修订流程、需要修订制度等。

7. 节假日 术前患者如住院后赶上节假日,使手术推迟,延长住院时间,增加费用。

二、食管恶性肿瘤行食管癌切除＋食管胃颈部(胸内)吻合术临床路径表单

适用对象	第一诊断为食管恶性肿瘤(ICD-10:C15)行食管癌切除＋食管胃颈部(胸内)吻合术(ICD-9-CM-3:42.4 伴 42.52)		
患者基本信息	姓名:_____ 性别:____ 年龄:____ 门诊号:_____ 住院号:_____ 过敏史:_____ 住院日期:____年__月__日 出院日期:____年__月__日		标准住院日:17～18 天
时间		住院第 1 天	住院第 2 天	住院第 3 天(术前日)
主要诊疗工作	制度落实	□ 经治医生或值班医生在患者入院 2 小时内到床旁接诊 □ 主管医生或二线值班医生在患者入院后 24 小时内完成检诊 □ 初步的诊断和治疗方案 □ 开具相关检查、化验单	□ 三级医师查房 □ 完成必要的相关科室会诊	□ 手术医师查房 □ 术前准备 □ 麻醉医师查房
	病情评估	□ 经治医师询问病史与体格检查 □ 疼痛评估 □ 咳痰能力评估 □ 下肢静脉血栓风险评估 □ 上级医师进行治疗效果、预后评估 □ 心理评估 □ 营养评估 □ 康复评估	□ 出血评估 □ 临床分期与术前评估	□ 术前评估 □ 下肢静脉血栓风险评估
	病历书写	□ 入院 8 小时内完成首次病程记录 □ 入院 24 小时内完成入院记录 □ 完成主管医师查房记录	□ 住院医师完成上级医师查房记录、相关会诊记录	□ 完成术前手术医师查房记录、术前讨论、术前小结

主要诊疗工作	知情同意	□ 患者或家属入院记录签字 □ 签署授权委托书、自费用品协议书（必要时）、军人目录外耗材审批单（必要时）	□ 向患者家属交代病情	□ 术前谈话，告知患者及家属病情和围术期注意事项并签署手术知情同意书 □ 麻醉医师与患者和（或）家属交代麻醉注意事项并签署麻醉知情同意书
	手术治疗	□ 患者既往内科疾病的用药	□ 患者既往内科疾病的用药	□ 患者既往内科疾病的用药 □ 术前准备 □ 交叉配血 □ 术区备皮
	其他	□ 及时通知上级医师检诊	□ 及时通知上级医师检诊	□ 经治医师检查整理病历资料
重点医嘱	长期医嘱 护理医嘱	□ 按胸外科护理常规 □ 三级护理	□ 按胸外科护理常规 □ 三级护理	□ 按胸外科护理常规 □ 三级护理
	处置医嘱	□ 测血压（必要时） □ 快速血糖测定（必要时）	□ 测血压 □ 快速血糖测定（必要时）	□ 测血压 □ 快速血糖测定（必要时）
	膳食医嘱	□ 半流食		□ 术晨禁食水
	药物医嘱	□ 营养支持（必要时） □ 自带药（必要时）	□ 营养支持（必要时） □ 自带药（必要时）	□ 营养支持（必要时） □ 自带药（必要时）
	临时医嘱 检查检验	□ 血常规 □ 尿常规 □ 粪常规 □ 血型 □ 凝血四项 □ 普通生化 □ 血清术前八项 □ 胸部正侧位片 □ 心电图检查（多导） □ 胸部CT □ 上消化道造影 □ 肝胆胰脾、肾上腺超声 □ 颈部淋巴结及锁骨上淋巴结超声 □ 头颅MRI □ 全身骨扫描 □ 肺功能		
	药物医嘱			□ 预防使用抗生素 □ 镇静药 □ 肠道准备药

（续　表）

重点医嘱	**临时医嘱**	手术医嘱			☐ 常规明日在全麻下行食管癌切除＋颈部/胸内食管胃吻合术
		处置医嘱	☐ 静脉抽血 ☐ 动脉抽血		☐ 抗生素皮试 ☐ 备皮 ☐ 交叉配血 ☐ 术中导尿 ☐ 术前下胃管
主要护理工作	健康宣教	☐ 入院宣教（住院环境、规章制度） ☐ 进行护理安全指导 ☐ 进行等级护理、活动范围指导 ☐ 进行饮食指导 ☐ 进行关于疾病知识的宣教 ☐ 检查、检验项目的目的和意义		☐ 进行饮食指导 ☐ 进行关于疾病知识的宣教 ☐ 检查、检验项目的目的和意义	☐ 术前宣教 ☐ 指导术后康复训练 ☐ 指导术后注意事项
	护理处置	☐ 患者身份核对 ☐ 佩戴腕带 ☐ 建立入院病历，通知医生 ☐ 入院介绍：介绍责任护士，病区环境、设施、规章制度、基础护理服务项目 ☐ 询问病史，填写护理记录单首页 ☐ 观察病情 ☐ 测量基本生命体征 ☐ 抽血、留取标本 ☐ 心理与生活护理 ☐ 根据评估结果采取相应措施 ☐ 通知检查项目及注意事项		☐ 观察病情 ☐ 测量基本生命体征 ☐ 心理与生活护理 ☐ 根据评估结果采取相应护理措施 ☐ 通知检查项目及注意事项	☐ 观察病情 ☐ 测量基本生命体征 ☐ 术前患者准备（手术前沐浴、更衣、备皮） ☐ 检查术前物品准备 ☐ 心理与生活护理 ☐ 根据评估结果采取相应护理措施 ☐ 完成护理记录
	护理评估	☐ 一般评估：生命体征、神志、皮肤、药物过敏史等 ☐ 专科评估：咳嗽、咳痰情况、一般活动情况 ☐ 风险评估：评估有无跌倒、坠床、褥疮风险 ☐ 心理评估 ☐ 营养评估 ☐ 疼痛评估 ☐ 康复评估		☐ 心理评估 ☐ 营养评估 ☐ 疼痛评估 ☐ 康复评估	☐ 心理评估 ☐ 营养评估 ☐ 疼痛评估 ☐ 康复评估

（续　表）

主要护理工作	专科护理	□ 协助指导患者咳嗽、咳痰、术后床上活动等 □ 指导功能锻炼 □ 指导患者戒烟	□ 协助指导患者咳嗽、咳痰、术后床上活动等 □ 指导功能锻炼 □ 指导患者戒烟	□ 协助指导患者咳嗽、咳痰、术后床上活动等 □ 指导功能锻炼 □ 指导患者戒烟
	饮食指导	□ 根据医嘱通知配餐员准备膳食 □ 协助进餐	□ 根据医嘱通知配餐员准备膳食 □ 协助进餐	□ 嘱患者清淡饮食 □ 协助进餐
	活动体位	□ 根据护理等级指导活动	□ 根据护理等级指导活动	□ 根据护理等级指导活动
	洗浴要求	□ 协助患者洗澡，更换病号服	□ 协助患者洗澡，更换病号服	□ 协助患者清洁备皮部位，更换病号服
病情变异记录		□ 无　　□ 有，原因： □ 患者　□ 疾病　□ 医疗 □ 护理　□ 保障　□ 管理	□ 无　　□ 有，原因： □ 患者　□ 疾病　□ 医疗 □ 护理　□ 保障　□ 管理	□ 无　　□ 有，原因： □ 患者　□ 疾病　□ 医疗 □ 护理　□ 保障　□ 管理
护士签名		白班　｜小夜班｜大夜班	白班　｜小夜班｜大夜班	白班　｜小夜班｜大夜班
医师签名				

	时间	住院第4天（手术日）	住院第5—16天（术后恢复）	住院第17—18天（出院日）
主要诊疗工作	制度落实	□ 手术 □ 上级医师查房 □ 麻醉医师查房 □ 观察有无并发症并做相应处理	□ 术后三天连续查房 □ 术后手术医师查房 □ 三级医师查房 □ 观察有无并发症并做相应处理	□ 上级医师查房，进行手术及伤口评估，确定有无手术并发症和伤口愈合不良情况，明确是否出院
	病情评估	□ 出血评估 □ 疼痛评估 □ 下肢静脉血栓风险评估	□ 咳痰能力评估 □ 出血评估 □ 疼痛评估 □ 下肢静脉血栓风险评估 □ 上级医师进行治疗效果、预后评估	□ 上级医师进行出院评估
	病历书写	□ 住院医师术后即刻完成术后病程 □ 术者或第一助手术后24小时内完成手术记录（术者签字）	□ 上级医师查房记录	□ 出院当天病程记录 □ 出院后24小时内完成出院记录 □ 出院后24小时内完成病案首页
	知情同意	□ 向患者和（或）家属交代手术情况及术后注意事项	□ 告知患者及其家属术后恢复情况	□ 告知患者及家属出院后注意事项（指导出院后功能锻炼，复诊时间、地点，发生紧急情况时的处理方法等）

（续　表）

主要诊疗工作	手术治疗	□ 实施手术（手术安全核查记录、手术清点记录） □ 术后止痛、止血、止咳、止吐等对症治疗	□ 术后止痛、止血、止咳、止吐等对症治疗 □ 手术切口换药	□ 手术切口换药
	其他	□ 监测患者生命体征 □ 观察手术切口及周围情况 □ 观察胸腔闭式引流管引流情况	□ 观察患者咳嗽、咳痰情况 □ 观察手术切口及周围情况 □ 观察胸腔闭式引流管引流情况，情况允许时拔除 □ 定期复查血常规、血生化 □ 及时通知上级医师检诊	□ 通知出院 □ 开具出院介绍信 □ 开具诊断证明书 □ 出院带药 □ 预约门诊复诊时间
重点医嘱	长期医嘱　护理医嘱	□ 按胸外科术后护理常规 □ 一级护理	□ 二级护理	
	长期医嘱　处置医嘱	□ 持续吸氧 □ 留置导尿 □ 留置胃管，持续胃肠减压 □ 持续心电、血压、呼吸、血氧饱和度监测 □ 胸腔闭式引流管接无菌袋	□ 饮水	
	长期医嘱　膳食医嘱	□ 禁食水	□ 清流食 □ 流食 □ 半流食	
	长期医嘱　药物医嘱	□ 抗生素 □ 止痛、止吐、抑酸、化痰		
	临时医嘱　检查检验	□ 血常规 □ 凝血四项、DIC 监测 □ 普通生化	□ 血常规 □ 凝血四项、DIC 监测 □ 普通生化 □ 胸部正侧位片	
	临时医嘱　药物医嘱	□ 大静脉营养液	□ 止痛、止咳、缓泻药	
	临时医嘱　手术医嘱			
	临时医嘱　处置医嘱	□ 静脉抽血	□ 静脉抽血 □ 大换药	□ 大换药 □ 出院
主要护理工作	健康宣教	□ 术后心理疏导 □ 指导术后康复训练 □ 指导术后注意事项	□ 术后心理疏导 □ 指导术后康复训练 □ 指导术后注意事项	□ 出院宣教（康复训练方法，用药指导，换药时间及注意事项，复查时间等）

（续 表）

主要护理工作	护理处置	□ 检查术前物品准备 □ 与手术室护士交接 □ 术后观察病情 □ 测量基本生命体征 □ 遵医嘱用药 □ 抽血、留取标本 □ 心理与生活护理 □ 根据评估结果采取相应护理措施 □ 通知检查项目及注意事项	□ 术后观察病情 □ 测量基本生命体征 □ 心理与生活护理 □ 指导并监督患者治疗与康复训练 □ 遵医嘱用药 □ 根据评估结果采取相应护理措施 □ 完成护理记录	□ 观察患者情况 □ 核对患者医嘱费用 □ 协助患者办理出院手续 □ 指导并监督患者康复训练 □ 整理床单位
	护理评估	□ 评估伤口疼痛情况 □ 风险评估：评估有无跌倒、坠床、褥疮、导管滑脱、液体外渗的风险 □ 心理评估 □ 营养评估	□ 评估患者咳嗽、咳痰情况 □ 评估伤口疼痛情况 □ 风险评估：评估有无跌倒、坠床、褥疮、导管滑脱、液体外渗的风险 □ 心理评估 □ 营养评估	□ 心理评估 □ 营养评估
	专科护理	□ 观察伤口敷料有无渗出 □ 指导患者咳嗽、咳痰、功能锻炼，协助患者床上活动 □ 术后心理与生活护理	□ 观察伤口敷料有无渗出 □ 指导患者咳嗽、咳痰、功能锻炼 □ 术后心理与生活护理	□ 告知患者出院后注意事项并附书面出院指导一份 □ 指导功能锻炼
	饮食指导	□ 禁食水	□ 根据医嘱通知配餐员准备膳食 □ 协助进餐	□ 指导出院后饮食：少食多餐，细嚼慢咽
	活动体位	□ 根据护理等级指导活动	□ 根据护理等级指导活动	
	洗浴要求	□ 协助患者晨晚间护理	□ 协助患者晨晚间护理	
病情变异记录		□ 无　　□ 有，原因： □ 患者　□ 疾病　□ 医疗 □ 护理　□ 保障　□ 管理	□ 无　　□ 有，原因： □ 患者　□ 疾病　□ 医疗 □ 护理　□ 保障　□ 管理	□ 无　　□ 有，原因： □ 患者　□ 疾病　□ 医疗 □ 护理　□ 保障　□ 管理
护士签名		白班　小夜班　大夜班	白班　小夜班　大夜班	白班　小夜班　大夜班
医师签名				

（杨　博　范开杰）

第九节　食管恶性肿瘤行胸腹腔镜联合食管癌切除＋食管胃颈部(胸内)吻合术临床路径

一、食管恶性肿瘤行胸腹腔镜联合食管癌切除＋食管胃颈部(胸内)吻合术临床路径标准住院流程

(一)适用对象

第一诊断为食管恶性肿瘤(ICD-10:C15)拟行胸腹腔镜联合食管癌切除＋食管胃颈部吻合术(ICD-9-CM-3:42.4106 伴 42.52)。

(二)诊断依据

根据《临床治疗指南——胸外科分册》(中华医学会编著,人民卫生出版社):

1. 临床症状　进食性吞咽困难。

2. 辅助检查　上消化道钡餐造影、胸部 CT 和内镜检查及活检。

(三)治疗方案的选择及依据

根据《临床治疗指南——胸外科分册》(中华医学会编著,人民卫生出版社):

1. 符合食管癌诊断。

2. 全身状况允许手术。

3. 征得患者及家属的同意。

(四)标准住院日为 17～18 天

(五)进入路径标准

1. 第一诊断必须符合食管恶性肿瘤(ICD-10:C15)。

2. 年龄,18—60 岁。

3. 心、肺、肝、肾等器官功能可以耐受全麻开胸手术。

4. 当患者同时具有其他疾病诊断,但在住院期间不需要特殊处理也不影响第一诊断的临床路径流程实施时,可以进入路径。

(六)术前准备(术前评估)3 天

1. 检验检查评估

(1)必须检查项目

1)血(尿、粪)常规、血生化、感染性疾病筛查、凝血功能、血型。

2)胸片、心电图、胸部 CT(平扫、增强扫描)、食管内镜、活检、上消化道造影、腹部 CT 或者超声。

(2)根据患者病情可选择

1)食管超声内镜、肺功能、动脉血气分析、心脏超声。

2)有相关疾病者必要时请相关科室会诊。

(3)营养评估:由护士根据《解放军总医院新入院患者营养风险筛查表(NRS-2002)》为新入院患者进行营养评估,评分＞3 分的告知医师,必要时申请营养科会诊。

(4)心理评估:由心理科医生根据病情需要实施评估。

(5)疼痛评估:由医师对于病情危重患者,或术前 24 小时、麻醉前的患者根据《VAS 评分》

实施疼痛评估,评估结果及应用的特殊镇痛药物应当告知患者或其病情委托人,疼痛评估的结果应当记录在住院病历表格中。评分＞7分、常规镇痛处理效果欠佳的顽固性疼痛患者应当及时请疼痛科医生会诊。

(6)康复评估:由护士根据《入院患者康复筛查和评估表》在新入院患者入院后24小时内进行康复筛查和评估。任何一项结果为"是",均应告知医师,申请康复医师会诊。

(7)深静脉血栓栓塞症风险评估:根据《下肢深静脉血栓形成及肺栓塞风险评估表》在新入院患者入院后24小时内进行风险筛查和评估。风险结果为"极高危"的,则申请血管外科或介入导管室医师会诊。

2. 术前准备

(1)术前评估:术前24小时内完成术前病情评估,完成必要的检查,做出术前小结、术前讨论。

(2)术前谈话:术者应在术前1天与患者及其家属谈话,告知手术方案、相关风险、用血计划、术后转归、手术费用,以及患者及亲属权益,并履行书面知情同意手续。告知高值耗材的使用及费用。

(3)通知手术室:准备手术间、手术药品、手术物品及特殊耗材。

(4)手术部位标识:术者、第一助手或经治医师在术前1天应对手术部位做体表标识,急诊手术由接诊医师或会诊外科医师标记,标记过程应有责任护士、患者及亲属共同参与,并记入手术安排表。

(5)术前一日麻醉医师访视:制订麻醉计划、完成评估、确定麻醉方式,并记入《麻醉术前访视记录》,告知患者及家属麻醉适应证、麻醉目的、风险、可能出现的情况及其处理原则、替代方案等,签署《麻醉知情同意书》并归入病历。

3. 主要护理工作　入院宣教,交代注意事项(如防褥疮、防跌倒等),指导患者戒烟,并进行术前宣教,心理护理。

(七)药品选择及使用时机

按照《抗菌药物临床应用指导原则(2015年版)》[国卫办医发(2015)43号]执行。

1. 预防性抗菌药物应用。第一、二代头孢菌素。

2. 预防性用药给药时间为皮肤、黏膜切开前0.5～1小时或麻醉开始时,如手术时间超过3小时或超过所用药物半衰期的2倍以上,或出血量超过1500ml,术中应追加一次。

3. 预防用药时间为24小时,污染手术必要时延长至48小时。

(八)手术日为入院第4天

1. 手术安全核对。患者入手术间后由手术医师、麻醉医师、巡回护士和患者本人共同核对患者身份、手术部位与标识、手术方式。手术医师、麻醉医师、巡回护士三方按《手术安全核对表》逐项核对,共同签字。

(1)手术方式:胸腹腔镜联合食管癌切除＋食管胃(胸内)吻合术。

(2)麻醉方式:全麻双腔气管插管。

(3)手术置入物:吻合钉。

(4)术中用药:麻醉常规用药,术中预防使用抗生素、术中镇痛等。

(5)输血及血液制品:根据术中情况选择。

2. 经治医师或手术医师应即刻完成术后首次病程记录,观察术后患者病情变化。

(九)术后住院恢复 12～14 天,必须复查的检查项目

1. 术后住院恢复

(1)术后给予持续心电、呼吸、血压、血氧饱和度监测至病情平稳。

(2)术后用药:预防使用抗菌药物,静脉营养药物,止咳药、止痛药等。

(3)术后换药:术后第一天及出院当日予以清洁换药;其他时间根据手术切口渗出情况予以清洁换药。

(4)术后护理:观察患者咳嗽、咳痰状况、肺复张情况、引流管引流情况、胃管引流情况、伤口敷料有无渗出,并在异常时立即通知医生处理,指导患者术后咳嗽、咳痰及功能锻炼、防跌倒护理、饮食护理等。

2. 必须复查的项目　血常规、血生化、胸片。

(十)出院标准

1. 生命体征平稳,体温正常。

2. 进食半流食顺畅。

3. 切口愈合良好。

4. 常规化验无明显异常;胸片示术侧肺膨胀良好,无明显感染征象。

5. 无与本病相关的其他并发症。

(十一)有无变异及原因分析

1. 医疗原因导致的变异　如改变诊疗方案、转科治疗、操作失误、误诊等。

2. 患者原因导致的变异　如不同意治疗方案、个人原因要求出(转)院、院外服用手术禁忌药、月经期、对诊疗计划不满要求出路径、相关检查检验院外(门诊)已做等。

3. 并发症原因导致的变异　如胸腔出血、肺部感染、呼吸衰竭、心脏功能衰竭、肺动脉栓塞、吻合口瘘、切口感染等造成住院日延长和费用增加。

4. 病情原因导致的变异　部分患者常常存在很多内科并发症,如脑血管或心血管病、糖尿病、血栓等,手术可能导致这些疾病加重而需要治疗,从而延长治疗时间和增加住院费用。

5. 辅诊科室原因导致的变异　如检查、检验、手术、病理等检查(不及时、结果错报、操作部位/方式错误、标本不合格)、报告(不及时、结果错报、标本不合格)等原因延长住院天数、增加费用等。

6. 管理原因导致的变异　如系统暂不支持、系统瘫痪、需要修订流程、需要修订制度等。

7. 节假日　术前患者如住院后赶上节假日,使手术推迟,延长住院时间,增加费用。

二、食管恶性肿瘤行胸腹腔镜联合食管癌切除＋食管胃颈部(胸内)吻合术临床路径表单

适用对象	第一诊断为食管恶性肿瘤(ICD-10:C15)行胸腹腔镜联合食管癌切除＋食管胃颈部(胸内)吻合术(ICD-9-CM-3:42.4106 伴 42.52)	
患者基本信息	姓名:_____ 性别:____ 年龄:____ 门诊号:_____ 住院号:_____ 过敏史:_____ 住院日期:____年__月__日 出院日期:____年__月__日	标准住院日:17～18 天

	时间	住院第 1 天	住院第 2 天	住院第 3 天(术前日)
主要诊疗工作	制度落实	□ 经治医生或值班医生在患者入院 2 小时内到床旁接诊 □ 主管医生或二线值班医生在患者入院后 24 小时内完成检诊 □ 初步的诊断和治疗方案 □ 开具相关检查、化验单	□ 三级医师查房 □ 完成必要的相关科室会诊	□ 手术医师查房 □ 术前准备 □ 麻醉医师查房
	病情评估	□ 经治医师询问病史与体格检查 □ 疼痛评估 □ 咳痰能力评估 □ 下肢静脉血栓风险评估 □ 上级医师进行治疗效果、预后评估 □ 心理评估 □ 营养评估 □ 康复评估	□ 出血评估 □ 临床分期与术前评估	□ 术前评估 □ 下肢静脉血栓风险评估
	病历书写	□ 入院 8 小时内完成首次病程记录 □ 入院 24 小时内完成入院记录 □ 完成主管医师查房记录	□ 住院医师完成上级医师查房记录、相关会诊记录	□ 完成术前手术医师查房记录、术前讨论、术前小结
	知情同意	□ 患者或家属入院记录签字 □ 签署授权委托书、自费用品协议书(必要时)、军人目录外耗材审批单(必要时)	□ 向患者家属交代病情	□ 术前谈话,告知患者及家属病情和围术期注意事项并签署手术知情同意书 □ 麻醉医师与患者和(或)家属交代麻醉注意事项并签署麻醉知情同意书

（续 表）

主要诊疗工作	手术治疗	□ 患者既往内科疾病的用药	□ 患者既往内科疾病的用药	□ 患者既往内科疾病的用药 □ 术前准备 □ 交叉配血 □ 术区备皮	
	其他	□ 及时通知上级医师检诊	□ 及时通知上级医师检诊	□ 经治医师检查整理病历资料	
重点医嘱	长期医嘱	护理医嘱	□ 按胸外科护理常规 □ 三级护理	□ 按胸外科护理常规 □ 三级护理	□ 按胸外科护理常规 □ 三级护理
		处置医嘱	□ 测血压（必要时） □ 快速血糖测定（必要时）	□ 测血压 □ 快速血糖测定（必要时）	□ 测血压 □ 快速血糖测定（必要时）
		膳食医嘱	□ 半流食		□ 术晨禁食水
		药物医嘱	□ 营养支持（必要时） □ 自带药（必要时）	□ 营养支持（必要时） □ 自带药（必要时）	□ 营养支持（必要时） □ 自带药（必要时）
	临时医嘱	检查检验	□ 血常规 □ 尿常规 □ 粪常规 □ 血型 □ 凝血四项 □ 普通生化 □ 血清术前八项 □ 胸部正侧位片 □ 心电图检查（多导） □ 胸部 CT □ 上消化道造影 □ 肝胆胰脾、肾上腺超声 □ 颈部淋巴结及锁骨上淋巴结超声 □ 头颅 MRI □ 全身骨扫描 □ 肺功能		
		药物医嘱			□ 预防使用抗生素 □ 镇静药 □ 肠道准备药
		手术医嘱			□ 常规明日在全麻下行食管癌切除＋颈部/胸内食管胃吻合术
		处置医嘱	□ 静脉抽血 □ 动脉抽血		□ 抗生素皮试 □ 备皮 □ 交叉配血 □ 术中导尿 □ 术前下胃管

主要护理工作	健康宣教	□ 入院宣教（住院环境、规章制度） □ 进行护理安全指导 □ 进行等级护理、活动范围指导 □ 进行饮食指导 □ 进行关于疾病知识的宣教 □ 检查、检验项目的目的和意义	□ 进行饮食指导 □ 进行关于疾病知识的宣教 □ 检查、检验项目的目的和意义	□ 术前宣教 □ 指导术后康复训练 □ 指导术后注意事项
	护理处置	□ 患者身份核对 □ 佩戴腕带 □ 建立入院病历，通知医生 □ 入院介绍：介绍责任护士，病区环境、设施、规章制度、基础护理服务项目 □ 询问病史，填写护理记录单首页 □ 观察病情 □ 测量基本生命体征 □ 抽血、留取标本 □ 心理与生活护理 □ 根据评估结果采取相应措施 □ 通知检查项目及注意事项	□ 观察病情 □ 测量基本生命体征 □ 心理与生活护理 □ 根据评估结果采取相应护理措施 □ 通知检查项目及注意事项	□ 观察病情 □ 测量基本生命体征 □ 术前患者准备（手术前沐浴、更衣、备皮） □ 检查术前物品准备 □ 心理与生活护理 □ 根据评估结果采取相应护理措施 □ 完成护理记录
	护理评估	□ 一般评估：生命体征、神志、皮肤、药物过敏史等 □ 专科评估：咳嗽、咳痰情况、一般活动情况 □ 风险评估：评估有无跌倒、坠床、褥疮风险 □ 心理评估 □ 营养评估 □ 疼痛评估 □ 康复评估	□ 心理评估 □ 营养评估 □ 疼痛评估 □ 康复评估	□ 心理评估 □ 营养评估 □ 疼痛评估 □ 康复评估
	专科护理	□ 协助指导患者咳嗽、咳痰、术后床上活动等 □ 指导功能锻炼 □ 指导患者戒烟	□ 协助指导患者咳嗽、咳痰、术后床上活动等 □ 指导功能锻炼 □ 指导患者戒烟	□ 协助指导患者咳嗽、咳痰、术后床上活动等 □ 指导功能锻炼 □ 指导患者戒烟
	饮食指导	□ 根据医嘱通知配餐员准备膳食 □ 协助进餐	□ 根据医嘱通知配餐员准备膳食 □ 协助进餐	□ 嘱患者清淡饮食 □ 协助进餐
	活动体位	□ 根据护理等级指导活动	□ 根据护理等级指导活动	□ 根据护理等级指导活动
	洗浴要求	□ 协助患者洗澡，更换病号服	□ 协助患者洗澡，更换病号服	□ 协助患者清洁备皮部位，更换病号服

（续 表）

病情变异记录	□ 无　　□ 有,原因: □ 患者　□ 疾病　□ 医疗 □ 护理　□ 保障　□ 管理		□ 无　　□ 有,原因: □ 患者　□ 疾病　□ 医疗 □ 护理　□ 保障　□ 管理		□ 无　　□ 有,原因: □ 患者　□ 疾病　□ 医疗 □ 护理　□ 保障　□ 管理	
护士签名	白班	小夜班	大夜班	白班	小夜班	大夜班
医师签名						

	时间	住院第 4 天(手术日)	住院第 5－16 天(术后恢复)	住院第 17－18 天(出院日)
主要诊疗工作	制度落实	□ 手术 □ 上级医师查房 □ 麻醉医师查房 □ 观察有无并发症并做相应处理	□ 术后三天连续查房 □ 术后手术医师查房 □ 三级医师查房 □ 观察有无并发症并做相应处理	□ 上级医师查房,进行手术及伤口评估,确定有无手术并发症和伤口愈合不良情况,明确是否出院
	病情评估	□ 出血评估 □ 疼痛评估 □ 下肢静脉血栓风险评估	□ 咳痰能力评估 □ 出血评估 □ 疼痛评估 □ 下肢静脉血栓风险评估 □ 上级医师进行治疗效果、预后评估	□ 上级医师进行出院评估
	病历书写	□ 住院医师术后即刻完成术后病程 □ 术者或第一助手术后 24 小时内完成手术记录(术者签字)	□ 上级医师查房记录	□ 出院当天病程记录 □ 出院后 24 小时内完成出院记录 □ 出院后 24 小时内完成病案首页
	知情同意	□ 向患者和(或)家属交代手术情况及术后注意事项	□ 告知患者及其家属术后恢复情况	□ 告知患者及家属出院后注意事项(指导出院后功能锻炼,复诊时间、地点,发生紧急情况时的处理方法等)
	手术治疗	□ 实施手术(手术安全核查记录、手术清点记录) □ 术后止痛、止血、止咳、止吐等对症治疗	□ 术后止痛、止血、止咳、止吐等对症治疗 □ 手术切口换药	□ 手术切口换药
	其他	□ 监测患者生命体征 □ 观察手术切口及周围情况 □ 观察胸腔闭式引流管引流情况	□ 观察患者咳嗽、咳痰情况 □ 观察手术切口及周围情况 □ 观察胸腔闭式引流管引流情况,情况允许时拔除 □ 定期复查血常规、血生化 □ 及时通知上级医师检诊	□ 通知出院 □ 开具出院介绍信 □ 开具诊断证明书 □ 出院带药 □ 预约门诊复诊时间

（续　表）

重点医嘱	长期医嘱	护理医嘱	□ 按胸外科术后护理常规 □ 一级护理	□ 二级护理	
		处置医嘱	□ 持续吸氧 □ 留置导尿 □ 留置胃管，持续胃肠减压 □ 持续心电、血压、呼吸、血氧饱和度监测 □ 胸腔闭式引流管接无菌袋	□ 饮水	
		膳食医嘱	□ 禁食水	□ 清流食 □ 流食 □ 半流食	
		药物医嘱	□ 抗生素 □ 止痛、止吐、抑酸、化痰		
	临时医嘱	检查检验	□ 血常规 □ 凝血四项、DIC 监测 □ 普通生化	□ 血常规 □ 凝血四项、DIC 监测 □ 普通生化 □ 胸部正侧位片	
		药物医嘱	□ 大静脉营养液	□ 止痛、止咳、缓泻药	
		手术医嘱			
		处置医嘱	□ 静脉抽血	□ 静脉抽血 □ 大换药	□ 大换药 □ 出院
主要护理工作		健康宣教	□ 术后心理疏导 □ 指导术后康复训练 □ 指导术后注意事项	□ 术后心理疏导 □ 指导术后康复训练 □ 指导术后注意事项	□ 出院宣教（康复训练方法，用药指导，换药时间及注意事项，复查时间等）
		护理处置	□ 检查术前物品准备 □ 与手术室护士交接 □ 术后观察病情 □ 测量基本生命体征 □ 遵医嘱用药 □ 抽血、留取标本 □ 心理与生活护理 □ 根据评估结果采取相应护理措施 □ 通知检查项目及注意事项	□ 术后观察病情 □ 测量基本生命体征 □ 心理与生活护理 □ 指导并监督患者治疗与康复训练 □ 遵医嘱用药 □ 根据评估结果采取相应护理措施 □ 完成护理记录	□ 观察患者情况 □ 核对患者医嘱费用 □ 协助患者办理出院手续 □ 指导并监督患者康复训练 □ 整理床单位
		护理评估	□ 评估伤口疼痛情况 □ 风险评估：评估有无跌倒、坠床、褥疮、导管滑脱、液体外渗的风险 □ 心理评估 □ 营养评估	□ 评估患者咳嗽、咳痰情况 □ 评估伤口疼痛情况 □ 风险评估：评估有无跌倒、坠床、褥疮、导管滑脱、液体外渗的风险 □ 心理评估 □ 营养评估	□ 心理评估 □ 营养评估

（续　表）

主要护理工作	专科护理	□ 观察伤口敷料有无渗出 □ 指导患者咳嗽、咳痰、功能锻炼,协助患者床上活动 □ 术后心理与生活护理	□ 观察伤口敷料有无渗出 □ 指导患者咳嗽、咳痰、功能锻炼 □ 术后心理与生活护理	□ 告知患者出院后注意事项并附书面出院指导一份 □ 指导功能锻炼
	饮食指导	□ 禁食水	□ 根据医嘱通知配餐员准备膳食 □ 协助进餐	□ 指导出院后饮食:少食多餐,细嚼慢咽
	活动体位	□ 根据护理等级指导活动	□ 根据护理等级指导活动	
	洗浴要求	□ 协助患者晨晚间护理	□ 协助患者晨晚间护理	
病情变异记录		□ 无　　□ 有,原因: □ 患者　□ 疾病　□ 医疗 □ 护理　□ 保障　□ 管理	□ 无　　□ 有,原因: □ 患者　□ 疾病　□ 医疗 □ 护理　□ 保障　□ 管理	□ 无　　□ 有,原因: □ 患者　□ 疾病　□ 医疗 □ 护理　□ 保障　□ 管理
护士签名		白班 / 小夜班 / 大夜班	白班 / 小夜班 / 大夜班	白班 / 小夜班 / 大夜班
医师签名				

（杨　博　范开杰）

第十节　贲门恶性肿瘤行胸腹腔镜联合贲门癌切除＋食管胃胸内吻合术临床路径

一、贲门恶性肿瘤行胸腹腔镜联合贲门癌切除＋食管胃胸内吻合术临床路径标准住院流程

(一)适用对象

第一诊断为贲门恶性肿瘤(ICD-10:C16.001)拟行胸腹腔镜联合贲门癌切除＋食管胃胸内吻合术(ICD-9-CM-3:42.4106 伴 42.52)。

(二)诊断依据

根据《临床治疗指南——胸外科分册》(中华医学会编著,人民卫生出版社):

1. 临床症状　进食性吞咽困难。

2. 辅助检查　上消化道钡餐造影、胸部 CT 和内镜检查及活检。

(三)治疗方案的选择及依据

根据《临床治疗指南——胸外科分册》(中华医学会编著,人民卫生出版社):

1. 符合贲门癌诊断。

2. 全身状况允许手术。

3. 征得患者及家属的同意。

(四)标准住院日为 17～18 天

(五)进入路径标准

1. 第一诊断必须符合贲门恶性肿瘤(ICD-10:C16.001)。

2. 年龄,18－60 岁。

3. 心、肺、肝、肾等器官功能可以耐受全麻开胸手术。

4. 当患者同时具有其他疾病诊断,但在住院期间不需要特殊处理也不影响第一诊断的临床路径流程实施时,可以进入路径。

(六)术前准备(术前评估)3 天

1. 检验检查评估

(1)必须检查项目

1)血(尿、粪)常规、血生化、感染性疾病筛查、凝血功能、血型。

2)胸片、心电图、胸部 CT(平扫、增强扫描)、食管内镜、活检、上消化道造影、腹部 CT 或者超声。

(2)根据患者病情可选择

1)食管超声内镜、肺功能、动脉血气分析、心脏超声。

2)有相关疾病者必要时请相关科室会诊。

(3)营养评估:由护士根据《解放军总医院新入院患者营养风险筛查表(NRS-2002)》为新入院患者进行营养评估,评分＞3 分的告知医师,必要时申请营养科会诊。

(4)心理评估:由心理科医生根据病情需要实施评估。

(5)疼痛评估:由医师对于病情危重患者,或术前 24 小时、麻醉前的患者根据《VAS 评分》实施疼痛评估,评估结果及应用的特殊镇痛药物应当告知患者或其病情委托人,疼痛评估的结果应当记录在住院病历表格中。评分＞7 分、常规镇痛处理效果欠佳的顽固性疼痛患者应当及时请疼痛科医生会诊。

(6)康复评估:由护士根据《入院患者康复筛查和评估表》在新入院患者入院后 24 小时内进行康复筛查和评估。任何一项结果为"是",均应告知医师,申请康复医师会诊。

(7)深静脉血栓栓塞症风险评估:根据《下肢深静脉血栓形成及肺栓塞风险评估表》在新入院患者入院后 24 小时内进行风险筛查和评估。风险结果为"极高危"的,则申请血管外科或介入导管室医师会诊。

2. 术前准备

(1)术前评估:术前 24 小时内完成术前病情评估,完成必要的检查,做出术前小结、术前讨论。

(2)术前谈话:术者应在术前 1 天与患者及其家属谈话,告知手术方案、相关风险、用血计划、术后转归、手术费用,以及患者及亲属权益,并履行书面知情同意手续。告知高值耗材的使用及费用。

(3)通知手术室:准备手术间、手术药品、手术物品及特殊耗材。

(4)手术部位标识:术者、第一助手或经治医师在术前 1 天应对手术部位做体表标识,急诊手术由接诊医师或会诊外科医师标记,标记过程应有责任护士、患者及亲属共同参与,并记入手术安排表。

(5)术前一日麻醉医师访视:制订麻醉计划、完成评估、确定麻醉方式,并记入《麻醉术前访视记录》,告知患者及家属麻醉适应证、麻醉目的、风险、可能出现的情况及其处理原则、替代方案等,签署《麻醉知情同意书》并归入病历。

3. 主要护理工作　入院宣教,交代注意事项(如防褥疮、防跌倒等),指导患者戒烟,并进行术前宣教,心理护理。

(七)药品选择及使用时机

按照《抗菌药物临床应用指导原则(2015 年版)》[国卫办医发(2015)43 号]执行。

1. 预防性抗菌药物应用。第一、二代头孢菌素。

2. 预防性用药给药时间为皮肤、黏膜切开前 0.5～1 小时或麻醉开始时,如手术时间超过 3 小时或超过所用药物半衰期的 2 倍以上,或出血量超过 1500ml,术中应追加一次。

3. 预防用药时间为 24 小时,污染手术必要时延长至 48 小时。

(八)手术日为入院第 4 天

1. 手术安全核对。患者入手术间后由手术医师、麻醉医师、巡回护士和患者本人共同核对患者身份、手术部位与标识、手术方式。手术医师、麻醉医师、巡回护士三方按《手术安全核对表》逐项核对,共同签字。

(1)手术方式:胸腹腔镜联合食管癌切除＋食管胃胸内吻合术。

(2)麻醉方式:全麻双腔气管插管。

(3)手术置入物:吻合钉。

(4)术中用药:麻醉常规用药,术中预防使用抗生素、术中镇痛等。

(5)输血及血液制品:根据术中情况选择。

2. 经治医师或手术医师应即刻完成术后首次病程记录,观察术后患者病情变化。

(九)术后住院恢复 8～12 天,必须复查的检查项目

1. 术后住院恢复

(1)术后给予持续心电、呼吸、血压、血氧饱和度监测至病情平稳。

(2)术后用药:预防使用抗菌药物,静脉营养药物,止咳药,止痛药等。

(3)术后换药:术后第一天及出院当日予以清洁换药;其他时间根据手术切口渗出情况予以清洁换药。

(4)术后护理:观察患者咳嗽、咳痰状况、肺复张情况、引流管引流情况、胃管引流情况、伤口敷料有无渗出,并在异常时立即通知医生处理,指导患者术后咳嗽、咳痰及功能锻炼、防跌倒护理、饮食护理等。

2. 必须复查的项目　血常规、血生化、胸片。

(十)出院标准

1. 生命体征平稳,体温正常。

2. 进食半流食顺畅。

3. 切口愈合良好。

4. 常规化验无明显异常;胸片示术侧肺膨胀良好,无明显感染征象。

5. 无与本病相关的其他并发症。

(十一)有无变异及原因分析

1. 医疗原因导致的变异　如改变诊疗方案、转科治疗、操作失误、误诊等。

2. 患者原因导致的变异　如不同意治疗方案、个人原因要求出(转)院、院外服用手术禁忌药、月经期、对诊疗计划不满要求出路径、相关检查检验院外(门诊)已做等。

3. 并发症原因导致的变异　如胸腔出血、肺部感染、呼吸衰竭、心脏功能衰竭、肺动脉栓塞、吻合口瘘、切口感染等造成住院日延长和费用增加。

4. 病情原因导致的变异　部分患者常常存在很多内科并发症,如脑血管或心血管病、糖尿病、血栓等,手术可能导致这些疾病加重而需要治疗,从而延长治疗时间和增加住院费用。

5. 辅诊科室原因导致的变异　如检查、检验、手术、病理等检查(不及时、结果错报、操作部位/方式错误、标本不合格)、报告(不及时、结果错报、标本不合格)等原因延长住院天数、增加费用等。

6. 管理原因导致的变异　如系统暂不支持、系统瘫痪、需要修订流程、需要修订制度等。

7. 节假日　术前患者如住院后赶上节假日,使手术推迟,延长住院时间,增加费用。

二、贲门恶性肿瘤行胸腹腔镜联合贲门癌切除＋食管胃胸内吻合术临床路径表单

适用对象	第一诊断为贲门恶性肿瘤(ICD-10:C16.001)行胸腹腔镜联合贲门癌切除＋食管胃胸内吻合术(ICD-9-CM-3:42.4106 伴 42.52)		
患者基本信息	姓名:_____　性别:____　年龄:____ 门诊号:_____　住院号:_____　过敏史:_____ 住院日期:____年__月__日　出院日期:____年__月__日		标准住院日:17～18 天
时间	住院第 1 天	住院第 2 天	住院第 3 天(术前日)
制度落实	□ 经治医生或值班医生在患者入院 2 小时内到床旁接诊 □ 主管医生或二线值班医生在患者入院后 24 小时内完成检诊 □ 初步的诊断和治疗方案 □ 开具相关检查、化验单	□ 三级医师查房 □ 完成必要的相关科室会诊	□ 手术医师查房 □ 术前准备 □ 麻醉医师查房
病情评估	□ 经治医师询问病史与体格检查 □ 疼痛评估 □ 咳痰能力评估 □ 下肢静脉血栓风险评估 □ 上级医师进行治疗效果、预后评估 □ 心理评估 □ 营养评估 □ 康复评估	□ 出血评估 □ 临床分期与术前评估	□ 术前评估 □ 下肢静脉血栓风险评估
病历书写	□ 入院 8 小时内完成首次病程记录 □ 入院 24 小时内完成入院记录 □ 完成主管医师查房记录	□ 住院医师完成上级医师查房记录、相关会诊记录	□ 完成术前手术医师查房记录、术前讨论、术前小结

(主要诊疗工作)

主要诊疗工作	知情同意	☐ 患者或家属入院记录签字 ☐ 签署授权委托书、自费用品协议书（必要时）、军人目录外耗材审批单（必要时）	☐ 向患者家属交代病情		☐ 术前谈话，告知患者及家属病情和围术期注意事项并签署手术知情同意书 ☐ 麻醉医师与患者和（或）家属交代麻醉注意事项并签署麻醉知情同意书
	手术治疗	☐ 患者既往内科疾病的用药	☐ 患者既往内科疾病的用药		☐ 患者既往内科疾病的用药 ☐ 术前准备 ☐ 交叉配血 ☐ 术区备皮
	其他	☐ 及时通知上级医师检诊	☐ 及时通知上级医师检诊		☐ 经治医师检查整理病历资料
重点医嘱	长期医嘱	护理医嘱	☐ 按胸外科护理常规 ☐ 三级护理	☐ 按胸外科护理常规 ☐ 三级护理	☐ 按胸外科护理常规 ☐ 三级护理
		处置医嘱	☐ 测血压（必要时） ☐ 快速血糖测定（必要时）	☐ 测血压 ☐ 快速血糖测定（必要时）	☐ 测血压 ☐ 快速血糖测定（必要时）
		膳食医嘱	☐ 半流食		☐ 术晨禁食水
		药物医嘱	☐ 营养支持（必要时） ☐ 自带药（必要时）	☐ 营养支持（必要时） ☐ 自带药（必要时）	☐ 营养支持（必要时） ☐ 自带药（必要时）
	临时医嘱	检查检验	☐ 血常规 ☐ 尿常规 ☐ 粪常规 ☐ 血型 ☐ 凝血四项 ☐ 普通生化 ☐ 血清术前八项 ☐ 胸部正侧位片 ☐ 心电图检查（多导） ☐ 胸部 CT ☐ 上消化道造影 ☐ 肝胆胰脾、肾上腺超声 ☐ 颈部淋巴结及锁骨上淋巴结超声 ☐ 头颅 MRI ☐ 全身骨扫描 ☐ 肺功能		

（续　表）

重点医嘱	临时医嘱	药物医嘱			☐ 预防使用抗生素 ☐ 镇静药 ☐ 肠道准备药
		手术医嘱			☐ 常规明日在全麻下行贲门癌切除＋胸内食管胃吻合术
		处置医嘱	☐ 静脉抽血 ☐ 动脉抽血		☐ 抗生素皮试 ☐ 备皮 ☐ 交叉配血 ☐ 术中导尿 ☐ 术前下胃管
主要护理工作		健康宣教	☐ 入院宣教（住院环境、规章制度） ☐ 进行护理安全指导 ☐ 进行等级护理、活动范围指导 ☐ 进行饮食指导 ☐ 进行关于疾病知识的宣教 ☐ 检查、检验项目的目的和意义	☐ 进行饮食指导 ☐ 进行关于疾病知识的宣教 ☐ 检查、检验项目的目的和意义	☐ 术前宣教 ☐ 指导术后康复训练 ☐ 指导术后注意事项
		护理处置	☐ 患者身份核对 ☐ 佩戴腕带 ☐ 建立入院病历，通知医生 ☐ 入院介绍：介绍责任护士，病区环境、设施、规章制度、基础护理服务项目 ☐ 询问病史，填写护理记录单首页 ☐ 观察病情 ☐ 测量基本生命体征 ☐ 抽血、留取标本 ☐ 心理与生活护理 ☐ 根据评估结果采取相应措施 ☐ 通知检查项目及注意事项	☐ 观察病情 ☐ 测量基本生命体征 ☐ 心理与生活护理 ☐ 根据评估结果采取相应护理措施 ☐ 通知检查项目及注意事项	☐ 观察病情 ☐ 测量基本生命体征 ☐ 术前患者准备（手术前沐浴、更衣、备皮） ☐ 检查术前物品准备 ☐ 心理与生活护理 ☐ 根据评估结果采取相应护理措施 ☐ 完成护理记录

<table>
<tr>
<td rowspan="7">主要护理工作</td>
<td rowspan="4">护理评估</td>
<td>□ 一般评估:生命体征、神志、皮肤、药物过敏史等
□ 专科评估:咳嗽、咳痰情况、一般活动情况
□ 风险评估:评估有无跌倒、坠床、褥疮风险
□ 心理评估
□ 营养评估
□ 疼痛评估
□ 康复评估</td>
<td>□ 心理评估
□ 营养评估
□ 疼痛评估
□ 康复评估</td>
<td>□ 心理评估
□ 营养评估
□ 疼痛评估
□ 康复评估</td>
</tr>
<tr>
<td>专科护理</td>
<td>□ 协助指导患者咳嗽、咳痰、术后床上活动等
□ 指导功能锻炼
□ 指导患者戒烟</td>
<td>□ 协助指导患者咳嗽、咳痰、术后床上活动等
□ 指导功能锻炼
□ 指导患者戒烟</td>
<td>□ 协助指导患者咳嗽、咳痰、术后床上活动等
□ 指导功能锻炼
□ 指导患者戒烟</td>
</tr>
<tr>
<td>饮食指导</td>
<td>□ 根据医嘱通知配餐员准备膳食
□ 协助进餐</td>
<td>□ 根据医嘱通知配餐员准备膳食
□ 协助进餐</td>
<td>□ 嘱患者清淡饮食
□ 协助进餐</td>
</tr>
<tr>
<td>活动体位</td>
<td>□ 根据护理等级指导活动</td>
<td>□ 根据护理等级指导活动</td>
<td>□ 根据护理等级指导活动</td>
</tr>
<tr>
<td>洗浴要求</td>
<td>□ 协助患者洗澡,更换病号服</td>
<td>□ 协助患者洗澡,更换病号服</td>
<td>□ 协助患者清洁备皮部位,更换病号服</td>
</tr>
<tr>
<td colspan="2">病情变异记录</td>
<td>□ 无　　□ 有,原因:
□ 患者　□ 疾病　□ 医疗
□ 护理　□ 保障　□ 管理</td>
<td>□ 无　　□ 有,原因:
□ 患者　□ 疾病　□ 医疗
□ 护理　□ 保障　□ 管理</td>
<td>□ 无　　□ 有,原因:
□ 患者　□ 疾病　□ 医疗
□ 护理　□ 保障　□ 管理</td>
</tr>
<tr>
<td colspan="2">护士签名</td>
<td>白班　小夜班　大夜班</td>
<td>白班　小夜班　大夜班</td>
<td>白班　小夜班　大夜班</td>
</tr>
<tr>
<td colspan="2">医师签名</td>
<td></td>
<td></td>
<td></td>
</tr>
</table>

<table>
<tr>
<td colspan="2">时间</td>
<td>住院第 4 天(手术日)</td>
<td>住院第 5—16 天(术后恢复)</td>
<td>住院第 17—18 天(出院日)</td>
</tr>
<tr>
<td rowspan="2">主要诊疗工作</td>
<td>制度落实</td>
<td>□ 手术
□ 上级医师查房
□ 麻醉医师查房
□ 观察有无并发症并做相应处理</td>
<td>□ 术后三天连续查房
□ 术后手术医师查房
□ 三级医师查房
□ 观察有无并发症并做相应处理</td>
<td>□ 上级医师查房,进行手术及伤口评估,确定有无手术并发症和伤口愈合不良情况,明确是否出院</td>
</tr>
<tr>
<td>病情评估</td>
<td>□ 出血评估
□ 疼痛评估
□ 下肢静脉血栓风险评估</td>
<td>□ 咳痰能力评估
□ 出血评估
□ 疼痛评估
□ 下肢静脉血栓风险评估
□ 上级医师进行治疗效果、预后评估</td>
<td>□ 上级医师进行出院评估</td>
</tr>
</table>

（续　表）

主要诊疗工作	病历书写	□ 住院医师术后即刻完成术后病程 □ 术者或第一助手术后24小时内完成手术记录（术者签字）	□ 上级医师查房记录	□ 出院当天病程记录 □ 出院后24小时内完成出院记录 □ 出院后24小时内完成病案首页
	知情同意	□ 向患者和（或）家属交代手术情况及术后注意事项	□ 告知患者及其家属术后恢复情况	□ 告知患者及家属出院后注意事项（指导出院后功能锻炼，复诊时间、地点，发生紧急情况时的处理方法等）
	手术治疗	□ 实施手术（手术安全核查记录，手术清点记录） □ 术后止痛、止血、止咳、止吐等对症治疗	□ 术后止痛、止血、止咳、止吐等对症治疗 □ 手术切口换药	□ 手术切口换药
	其他	□ 监测患者生命体征 □ 观察手术切口及周围情况 □ 观察胸腔闭式引流管引流情况	□ 观察患者咳嗽、咳痰情况 □ 观察手术切口及周围情况 □ 观察胸腔闭式引流管引流情况，情况允许时拔除 □ 定期复查血常规、血生化 □ 及时通知上级医师检诊	□ 通知出院 □ 开具出院介绍信 □ 开具诊断证明书 □ 出院带药 □ 预约门诊复诊时间
重点医嘱	长期医嘱 护理医嘱	□ 按胸外科术后护理常规 □ 一级护理	□ 二级护理	
	长期医嘱 处置医嘱	□ 持续吸氧 □ 留置导尿 □ 留置胃管，持续胃肠减压 □ 持续心电、血压、呼吸、血氧饱和度监测 □ 胸腔闭式引流管接无菌袋	□ 饮水	
	长期医嘱 膳食医嘱	□ 禁食水	□ 清流食 □ 流食 □ 半流食	
	长期医嘱 药物医嘱	□ 抗生素 □ 止痛、止吐、抑酸、化痰		
	临时医嘱 检查检验	□ 血常规 □ 凝血四项、DIC监测 □ 普通生化	□ 血常规 □ 凝血四项、DIC监测 □ 普通生化 □ 胸部正侧位片	
	临时医嘱 药物医嘱	□ 大静脉营养液	□ 止痛、止咳、缓泻药	
	临时医嘱 手术医嘱			
	临时医嘱 处置医嘱	□ 静脉抽血	□ 静脉抽血 □ 大换药	□ 大换药 □ 出院

（续　表）

主要护理工作	健康宣教	☐ 术后心理疏导 ☐ 指导术后康复训练 ☐ 指导术后注意事项	☐ 术后心理疏导 ☐ 指导术后康复训练 ☐ 指导术后注意事项	☐ 出院宣教（康复训练方法，用药指导，换药时间及注意事项，复查时间等）
	护理处置	☐ 检查术前物品准备 ☐ 与手术室护士交接 ☐ 术后观察病情 ☐ 测量基本生命体征 ☐ 遵医嘱用药 ☐ 抽血、留取标本 ☐ 心理与生活护理 ☐ 根据评估结果采取相应护理措施 ☐ 通知检查项目及注意事项	☐ 术后观察病情 ☐ 测量基本生命体征 ☐ 心理与生活护理 ☐ 指导并监督患者治疗与康复训练 ☐ 遵医嘱用药 ☐ 根据评估结果采取相应护理措施 ☐ 完成护理记录	☐ 观察患者情况 ☐ 核对患者医嘱费用 ☐ 协助患者办理出院手续 ☐ 指导并监督患者康复训练 ☐ 整理床单位
	护理评估	☐ 评估伤口疼痛情况 ☐ 风险评估：评估有无跌倒、坠床、褥疮、导管滑脱、液体外渗的风险 ☐ 心理评估 ☐ 营养评估	☐ 评估患者咳嗽、咳痰情况 ☐ 评估伤口疼痛情况 ☐ 风险评估：评估有无跌倒、坠床、褥疮、导管滑脱、液体外渗的风险 ☐ 心理评估 ☐ 营养评估	☐ 心理评估 ☐ 营养评估
	专科护理	☐ 观察伤口敷料有无渗出 ☐ 指导患者咳嗽、咳痰、功能锻炼，协助患者床上活动 ☐ 术后心理与生活护理	☐ 观察伤口敷料有无渗出 ☐ 指导患者咳嗽、咳痰、功能锻炼 ☐ 术后心理与生活护理	☐ 告知患者出院后注意事项并附书面出院指导一份 ☐ 指导功能锻炼
	饮食指导	☐ 禁食水	☐ 根据医嘱通知配餐员准备膳食 ☐ 协助进餐	☐ 指导出院后饮食：少食多餐，细嚼慢咽
	活动体位	☐ 根据护理等级指导活动	☐ 根据护理等级指导活动	
	洗浴要求	☐ 协助患者晨晚间护理	☐ 协助患者晨晚间护理	
病情变异记录		☐ 无　　☐ 有，原因： ☐ 患者　☐ 疾病　☐ 医疗 ☐ 护理　☐ 保障　☐ 管理	☐ 无　　☐ 有，原因： ☐ 患者　☐ 疾病　☐ 医疗 ☐ 护理　☐ 保障　☐ 管理	☐ 无　　☐ 有，原因： ☐ 患者　☐ 疾病　☐ 医疗 ☐ 护理　☐ 保障　☐ 管理
护士签名		白班　｜小夜班｜大夜班	白班　｜小夜班｜大夜班	白班　｜小夜班｜大夜班
医师签名				

（杨　博　范开杰）

第十一节　贲门恶性肿瘤行贲门癌切除＋食管胃胸内吻合术临床路径

一、贲门恶性肿瘤行贲门癌切除＋食管胃胸内吻合术临床路径标准住院流程

(一)适用对象

第一诊断为贲门恶性肿瘤(ICD-10:C16.001)拟行贲门癌切除＋食管胃胸内吻合术(ICD-9-CM-3:42.41 伴 42.52)。

(二)诊断依据

根据《临床治疗指南——胸外科分册》(中华医学会编著,人民卫生出版社):

1. 临床症状　进食性吞咽困难。

2. 辅助检查　上消化道钡餐造影、胸部 CT 和内镜检查及活检。

(三)治疗方案的选择及依据

根据《临床治疗指南——胸外科分册》(中华医学会编著,人民卫生出版社):

1. 符合贲门癌诊断。

2. 全身状况允许手术。

3. 征得患者及家属的同意。

(四)标准住院日为 17～18 天

(五)进入路径标准

1. 第一诊断符合贲门恶性肿瘤(ICD-10:C16.001),拟行贲门癌切除＋食管胃胸内吻合术(ICD-9-CM-3:42.41 伴 42.52)指征的患者。

2. 年龄,18－60 岁。

3. 心、肺、肝、肾等器官功能可以耐受全麻开胸手术。

4. 当患者同时具有其他疾病诊断,但在住院期间不需要特殊处理也不影响第一诊断的临床路径流程实施时,可以进入路径。

(六)术前准备(术前评估)3～5 天

1. 检验检查评估

(1)必须检查项目

1)血(尿、粪)常规、血生化、感染性疾病筛查、凝血功能、血型。

2)胸片、心电图、胸部 CT(平扫、增强扫描)、食管内镜、活检、上消化道造影、腹部 CT 或者超声。

(2)根据患者病情可选择

1)食管超声内镜、肺功能、动脉血气分析、心脏超声。

2)有相关疾病者必要时请相关科室会诊。

(3)营养评估:由护士根据《解放军总医院新入院患者营养风险筛查表(NRS-2002)》为新入院患者进行营养评估,评分＞3 分的告知医师,必要时申请营养科会诊。

(4)心理评估:由心理科医生根据病情需要实施评估。

(5)疼痛评估:由医师对于病情危重患者,或术前 24 小时、麻醉前的患者根据《VAS评分》实施疼痛评估,评估结果及应用的特殊镇痛药物应当告知患者或其病情委托人,疼痛评估的结果应当记录在住院病历表格中。评分>7 分、常规镇痛处理效果欠佳的顽固性疼痛患者应当及时请疼痛科医生会诊。

(6)康复评估:由护士根据《入院患者康复筛查和评估表》在新入院患者入院后 24 小时内进行康复筛查和评估。任何一项结果为"是",均应告知医师,申请康复医师会诊。

(7)深静脉血栓栓塞症风险评估:根据《下肢深静脉血栓形成及肺栓塞风险评估表》在新入院患者入院后 24 小时内进行风险筛查和评估。风险结果为"极高危"的,则申请血管外科或介入导管室医师会诊。

2. 术前准备

(1)术前评估:术前 24 小时内完成术前病情评估,完成必要的检查,做出术前小结、术前讨论。

(2)术前谈话:术者应在术前 1 天与患者及其家属谈话,告知手术方案、相关风险、用血计划、术后转归、手术费用,以及患者及亲属权益,并履行书面知情同意手续。告知高值耗材的使用及费用。

(3)通知手术室:准备手术间、手术药品、手术物品及特殊耗材。

(4)手术部位标识:术者、第一助手或经治医师在术前 1 天应对手术部位做体表标识,急诊手术由接诊医师或会诊外科医师标记,标记过程应有责任护士、患者及亲属共同参与,并记入手术安排表。

(5)术前一日麻醉医师访视:制订麻醉计划、完成评估、确定麻醉方式,并记入《麻醉术前访视记录》,告知患者及家属麻醉适应证、麻醉目的、风险、可能出现的情况及其处理原则、替代方案等,签署《麻醉知情同意书》并归入病历。

3. 主要护理工作 入院宣教,交代注意事项(如防褥疮、防跌倒等),指导患者戒烟,并进行术前宣教,心理护理。

(七)药品选择及使用时机

按照《抗菌药物临床应用指导原则(2015 年版)》[国卫办医发(2015)43 号]执行。

1. 预防性抗菌药物应用。第一、二代头孢菌素。

2. 预防性用药给药时间为皮肤、黏膜切开前 0.5~1 小时或麻醉开始时,如手术时间超过 3 小时或超过所用药物半衰期的 2 倍以上,或出血量超过 1500ml,术中应追加一次。

3. 预防用药时间为 24 小时,污染手术必要时延长至 48 小时。

(八)手术日为入院第 4-6 天

1. 手术安全核对。患者入手术间后由手术医师、麻醉医师、巡回护士和患者本人共同核对患者身份、手术部位与标识、手术方式。手术医师、麻醉医师、巡回护士三方按《手术安全核对表》逐项核对,共同签字。

(1)手术方式:贲门癌切除+食管胃胸内吻合术。

(2)麻醉方式:全麻双腔气管插管。

(3)手术置入物:吻合钉。

(4)术中用药:麻醉常规用药、术中预防使用抗生素、术中镇痛等。

(5)输血及血液制品:根据术中情况选择。

2. 经治医师或手术医师应即刻完成术后首次病程记录,观察术后患者病情变化。

(九)术后住院恢复 12～14 天,必须复查的检查项目

1. 术后住院恢复

(1)术后给予持续心电、呼吸、血压、血氧饱和度监测至病情平稳。

(2)术后用药:预防使用抗菌药物,静脉营养药物,止咳药、止痛药等。

(3)术后换药:术后第一天及出院当日予以清洁换药;其他时间根据手术切口渗出情况予以清洁换药。

(4)术后护理:观察患者咳嗽、咳痰状况、肺复张情况、引流管引流情况、胃管引流情况、伤口敷料有无渗出,并在异常时立即通知医生处理,指导患者术后咳嗽、咳痰及功能锻炼、防跌倒护理、饮食护理等。

2. 必须复查的项目　血常规、血生化、胸片。

(十)出院标准

1. 生命体征平稳,体温正常。

2. 进食半流食顺畅。

3. 切口愈合良好。

4. 常规化验无明显异常;胸片示术侧肺膨胀良好,无明显感染征象。

5. 无与本病相关的其他并发症。

(十一)有无变异及原因分析

1. 医疗原因导致的变异　如改变诊疗方案、转科治疗、操作失误、误诊等。

2. 患者原因导致的变异　如不同意治疗方案、个人原因要求出(转)院、院外服用手术禁忌药、月经期、对诊疗计划不满要求出路径、相关检查检验院外(门诊)已做等。

3. 并发症原因导致的变异　如胸腔出血、肺部感染、呼吸衰竭、心脏功能衰竭、肺动脉栓塞、吻合口瘘、切口感染等造成住院日延长和费用增加。

4. 病情原因导致的变异　部分患者常常存在很多内科并发症,如脑血管或心血管病、糖尿病、血栓等,手术可能导致这些疾病加重而需要治疗,从而延长治疗时间和增加住院费用。

5. 辅诊科室原因导致的变异　如检查、检验、手术、病理等检查(不及时、结果错报、操作部位/方式错误、标本不合格)、报告(不及时、结果错报、标本不合格)等原因延长住院天数、增加费用等。

6. 管理原因导致的变异　如系统暂不支持、系统瘫痪、需要修订流程、需要修订制度等。

7. 节假日　术前患者如住院后赶上节假日,使手术推迟,延长住院时间,增加费用。

二、贲门恶性肿瘤行贲门癌切除＋食管胃胸内吻合术临床路径表单

适用对象	第一诊断为贲门恶性肿瘤(ICD-10:C16.001)行贲门癌切除＋食管胃胸内吻合术(ICD-9-CM-3:42.41 伴 42.52)		
患者基本信息	姓名:_____ 性别:____ 年龄:___ 门诊号:_____ 住院号:_____ 过敏史:____ 住院日期:____年__月__日 出院日期:____年__月__日		标准住院日:17～18 天

	时间	住院第 1 天	住院第 2 天	住院第 3 天(术前日)
主要诊疗工作	制度落实	□ 经治医生或值班医生在患者入院 2 小时内到床旁接诊 □ 主管医生或二线值班医生在患者入院后 24 小时内完成检诊 □ 初步的诊断和治疗方案 □ 开具相关检查、化验单	□ 三级医师查房 □ 完成必要的相关科室会诊	□ 手术医师查房 □ 术前准备 □ 麻醉医师查房
	病情评估	□ 经治医师询问病史与体格检查 □ 疼痛评估 □ 咳痰能力评估 □ 下肢静脉血栓风险评估 □ 上级医师进行治疗效果、预后评估 □ 心理评估 □ 营养评估 □ 康复评估	□ 出血评估 □ 临床分期与术前评估	□ 术前评估 □ 下肢静脉血栓风险评估
	病历书写	□ 入院 8 小时内完成首次病程记录 □ 入院 24 小时内完成入院记录 □ 完成主管医师查房记录	□ 住院医师完成上级医师查房记录、相关会诊记录	□ 完成术前手术医师查房记录、术前讨论、术前小结
	知情同意	□ 患者或家属入院记录签字 □ 签署授权委托书、自费用品协议书(必要时)、军人目录外耗材审批单(必要时)	□ 向患者家属交代病情	□ 术前谈话,告知患者及家属病情和围术期注意事项并签署手术知情同意书 □ 麻醉医师与患者和(或)家属交代麻醉注意事项并签署麻醉知情同意书
	手术治疗	□ 患者既往内科疾病的用药	□ 患者既往内科疾病的用药	□ 患者既往内科疾病的用药 □ 术前准备 □ 交叉配血 □ 术区备皮
	其他	□ 及时通知上级医师检诊	□ 及时通知上级医师检诊	□ 经治医师检查整理病历资料

重点医嘱	长期医嘱	护理医嘱	□ 按胸外科护理常规 □ 三级护理	□ 按胸外科护理常规 □ 三级护理	□ 按胸外科护理常规 □ 三级护理
		处置医嘱	□ 测血压（必要时） □ 快速血糖测定（必要时）	□ 测血压 □ 快速血糖测定（必要时）	□ 测血压 □ 快速血糖测定（必要时）
		膳食医嘱	□ 半流食		□ 术晨禁食水
		药物医嘱	□ 营养支持（必要时） □ 自带药（必要时）	□ 营养支持（必要时） □ 自带药（必要时）	□ 营养支持（必要时） □ 自带药（必要时）
	临时医嘱	检查检验	□ 血常规 □ 尿常规 □ 粪常规 □ 血型 □ 凝血四项 □ 普通生化 □ 血清术前八项 □ 胸部正侧位片 □ 心电图检查（多导） □ 胸部 CT □ 上消化道造影 □ 肝胆胰脾、肾上腺超声 □ 颈部淋巴结及锁骨上淋 　巴结超声 □ 头颅 MRI □ 全身骨扫描 □ 肺功能		
		药物医嘱			□ 预防使用抗生素 □ 镇静药 □ 肠道准备药
		手术医嘱			□ 常规明日在全麻下行贲 　门癌切除＋胸内食管胃 　吻合术
		处置医嘱	□ 静脉抽血 □ 动脉抽血		□ 抗生素皮试 □ 备皮 □ 交叉配血 □ 术中导尿 □ 术前下胃管
主要护理工作		健康宣教	□ 入院宣教（住院环境、规 　章制度） □ 进行护理安全指导 □ 进行等级护理、活动范 　围指导 □ 进行饮食指导 □ 进行关于疾病知识的宣教 □ 检查、检验项目的目的 　和意义	□ 进行饮食指导 □ 进行关于疾病知识的宣 　教 □ 检查、检验项目的目的 　和意义	□ 术前宣教 □ 指导术后康复训练 □ 指导术后注意事项

（续　表）

主要护理工作	护理处置	□ 患者身份核对 □ 佩戴腕带 □ 建立入院病历,通知医生 □ 入院介绍:介绍责任护士,病区环境、设施、规章制度、基础护理服务项目 □ 询问病史,填写护理记录单首页 □ 观察病情 □ 测量基本生命体征 □ 抽血、留取标本 □ 心理与生活护理 □ 根据评估结果采取相应措施 □ 通知检查项目及注意事项	□ 观察病情 □ 测量基本生命体征 □ 心理与生活护理 □ 根据评估结果采取相应护理措施 □ 通知检查项目及注意事项	□ 观察病情 □ 测量基本生命体征 □ 术前患者准备(手术前沐浴、更衣、备皮) □ 检查术前物品准备 □ 心理与生活护理 □ 根据评估结果采取相应护理措施 □ 完成护理记录
	护理评估	□ 一般评估:生命体征、神志、皮肤、药物过敏史等 □ 专科评估:咳嗽、咳痰情况、一般活动情况 □ 风险评估:评估有无跌倒、坠床、褥疮风险 □ 心理评估 □ 营养评估 □ 疼痛评估 □ 康复评估	□ 心理评估 □ 营养评估 □ 疼痛评估 □ 康复评估	□ 心理评估 □ 营养评估 □ 疼痛评估 □ 康复评估
	专科护理	□ 协助指导患者咳嗽、咳痰、术后床上活动等 □ 指导功能锻炼 □ 指导患者戒烟	□ 协助指导患者咳嗽、咳痰、术后床上活动等 □ 指导功能锻炼 □ 指导患者戒烟	□ 协助指导患者咳嗽、咳痰、术后床上活动等 □ 指导功能锻炼 □ 指导患者戒烟
	饮食指导	□ 根据医嘱通知配餐员准备膳食 □ 协助进餐	□ 根据医嘱通知配餐员准备膳食 □ 协助进餐	□ 嘱患者清淡饮食 □ 协助进餐
	活动体位	□ 根据护理等级指导活动	□ 根据护理等级指导活动	□ 根据护理等级指导活动
	洗浴要求	□ 协助患者洗澡,更换病号服	□ 协助患者洗澡,更换病号服	□ 协助患者清洁备皮部位,更换病号服
病情变异记录		□ 无　　□ 有,原因: □ 患者　□ 疾病　□ 医疗 □ 护理　□ 保障　□ 管理	□ 无　　□ 有,原因: □ 患者　□ 疾病　□ 医疗 □ 护理　□ 保障　□ 管理	□ 无　　□ 有,原因: □ 患者　□ 疾病　□ 医疗 □ 护理　□ 保障　□ 管理
护士签名		白班　小夜班　大夜班	白班　小夜班　大夜班	白班　小夜班　大夜班
医师签名				

时间		住院第4天（手术日）	住院第5—16天（术后恢复）	住院第17—18天（出院日）
主要诊疗工作	制度落实	□ 手术 □ 上级医师查房 □ 麻醉医师查房 □ 观察有无并发症并做相应处理	□ 术后三天连续查房 □ 术后手术医师查房 □ 三级医师查房 □ 观察有无并发症并做相应处理	□ 上级医师查房，进行手术及伤口评估，确定有无手术并发症和伤口愈合不良情况，明确是否出院
	病情评估	□ 出血评估 □ 疼痛评估 □ 下肢静脉血栓风险评估	□ 咳痰能力评估 □ 出血评估 □ 疼痛评估 □ 下肢静脉血栓风险评估 □ 上级医师进行治疗效果、预后评估	□ 上级医师进行出院评估
	病历书写	□ 住院医师术后即刻完成术后病程 □ 术者或第一助手术后24小时内完成手术记录（术者签字）	上级医师查房记录	□ 出院当天病程记录 □ 出院后24小时内完成出院记录 □ 出院后24小时内完成病案首页
	知情同意	□ 向患者和（或）家属交代手术情况及术后注意事项	□ 告知患者及其家属术后恢复情况	□ 告知患者及家属出院后注意事项（指导出院后功能锻炼，复诊时间、地点，发生紧急情况时的处理方法等）
	手术治疗	□ 实施手术（手术安全核查记录、手术清点记录） □ 术后止痛、止血、止咳、止吐等对症治疗	□ 术后止痛、止血、止咳、止吐等对症治疗 □ 手术切口换药	□ 手术切口换药
	其他	□ 监测患者生命体征 □ 观察手术切口及周围情况 □ 观察胸腔闭式引流管引流情况	□ 观察患者咳嗽、咳痰情况 □ 观察手术切口及周围情况 □ 观察胸腔闭式引流管引流情况，情况允许时拔除 □ 定期复查血常规、血生化 □ 及时通知上级医师检诊	□ 通知出院 □ 开具出院介绍信 □ 开具诊断证明书 □ 出院带药 □ 预约门诊复诊时间
重点医嘱	长期医嘱 护理医嘱	□ 按胸外科术后护理常规 □ 一级护理	□ 二级护理	
	长期医嘱 处置医嘱	□ 持续吸氧 □ 留置导尿 □ 留置胃管，持续胃肠减压 □ 持续心电、血压、呼吸、血氧饱和度监测 □ 胸腔闭式引流管接无菌袋	□ 饮水	

（续　表）

重点医嘱	长期医嘱	膳食医嘱	□ 禁食水	□ 清流食 □ 流食 □ 半流食	
		药物医嘱	□ 抗生素 □ 止痛、止吐、抑酸、化痰		
	临时医嘱	检查检验	□ 血常规 □ 凝血四项、DIC 监测 □ 普通生化	□ 血常规 □ 凝血四项、DIC 监测 □ 普通生化 □ 胸部正侧位片	
		药物医嘱	□ 大静脉营养液	□ 止痛、止咳、缓泻药	
		手术医嘱			
		处置医嘱	□ 静脉抽血	□ 静脉抽血 □ 大换药	□ 大换药 □ 出院
主要护理工作		健康宣教	□ 术后心理疏导 □ 指导术后康复训练 □ 指导术后注意事项	□ 术后心理疏导 □ 指导术后康复训练 □ 指导术后注意事项	□ 出院宣教（康复训练方法，用药指导，换药时间及注意事项，复查时间等）
		护理处置	□ 检查术前物品准备 □ 与手术室护士交接 □ 术后观察病情 □ 测量基本生命体征 □ 遵医嘱用药 □ 抽血、留取标本 □ 心理与生活护理 □ 根据评估结果采取相应护理措施 □ 通知检查项目及注意事项	□ 术后观察病情 □ 测量基本生命体征 □ 心理与生活护理 □ 指导并监督患者治疗与康复训练 □ 遵医嘱用药 □ 根据评估结果采取相应护理措施 □ 完成护理记录	□ 观察患者情况 □ 核对患者医嘱费用 □ 协助患者办理出院手续 □ 指导并监督患者康复训练 □ 整理床单位
		护理评估	□ 评估伤口疼痛情况 □ 风险评估：评估有无跌倒、坠床、褥疮、导管滑脱、液体外渗的风险 □ 心理评估 □ 营养评估	□ 评估患者咳嗽、咳痰情况 □ 评估伤口疼痛情况 □ 风险评估：评估有无跌倒、坠床、褥疮、导管滑脱、液体外渗的风险 □ 心理评估 □ 营养评估	□ 心理评估 □ 营养评估
		专科护理	□ 观察伤口敷料有无渗出 □ 指导患者咳嗽、咳痰、功能锻炼，协助患者床上活动 □ 术后心理与生活护理	□ 观察伤口敷料有无渗出 □ 指导患者咳嗽、咳痰、功能锻炼 □ 术后心理与生活护理	□ 告知患者出院后注意事项并附书面出院指导一份 □ 指导功能锻炼

（续　表）

主要护理工作	饮食指导	□ 禁食水	□ 根据医嘱通知配餐员准备膳食 □ 协助进餐	□ 指导出院后饮食:少食多餐,细嚼慢咽
	活动体位	□ 根据护理等级指导活动	□ 根据护理等级指导活动	
	洗浴要求	□ 协助患者晨晚间护理	□ 协助患者晨晚间护理	
病情变异记录		□ 无　　□ 有,原因: □ 患者　□ 疾病　□ 医疗 □ 护理　□ 保障　□ 管理	□ 无　　□ 有,原因: □ 患者　□ 疾病　□ 医疗 □ 护理　□ 保障　□ 管理	□ 无　　□ 有,原因: □ 患者　□ 疾病　□ 医疗 □ 护理　□ 保障　□ 管理
护士签名		白班　小夜班　大夜班	白班　小夜班　大夜班	白班　小夜班　大夜班
医师签名				

（杨　博　范开杰）

第5章 膈肌疾病

第一节 膈疝行膈疝经胸修补术临床路径

一、膈疝行膈疝经胸修补术临床路径标准住院流程

(一)适用对象

第一诊断为膈疝(ICD-10:K44.902)拟行膈疝经胸修补术(ICD-9-CM-3:53.8001)。

(二)诊断依据

根据《临床技术操作规范——胸外科学分册》(中华医学会)、《临床诊疗指南——胸外科分册》(中华医学会编著,人民卫生出版社):

1. 病史　可在查体时发现,症状明显时可出现吞咽食物或空气时发绀、呼吸困难和心动过速。

2. 辅助检查　胸片、钡餐造影、胸部 CT 可诊断。

(三)治疗方案的选择及依据

根据《临床诊疗指南——胸外科分册》(中华医学会编著,人民卫生出版社):

1. 符合膈疝诊断。

2. 全身状况允许手术。明确诊断需尽早行开胸探查/侧开胸膈疝修补术;症状较轻或病情稳定时可择期手术。

3. 征得患者及家属的同意。

(四)标准住院日为 13～14 天

(五)进入路径标准

1. 第一诊断必须符合膈疝(ICD-10:K44.902)。

2. 年龄,18—60 岁。

3. 明确诊断:可在查体时发现,症状明显时可出现吞咽食物或空气时发绀、呼吸困难和心动过速。

4. 心、肺、肝、肾等器官功能可以耐受全麻开胸手术。

5. 当患者同时具有其他疾病诊断,但在住院期间不需要特殊处理也不影响第一诊断的临床路径流程实施时,可以进入路径。

(六)术前准备(术前评估)1～3 天

1. 检验检查评估

(1)必须检查项目

1)血(尿、粪)常规、血生化、血气分析、凝血功能、血型、血清四项筛查。

2)胸片、心电图、超声心动图、胸部 CT 平扫＋增强扫描、腹部超声、肺功能等。

(2)根据患者病情可选择

1)24 小时动态心电图。

2)有相关疾病者必要时请相关科室会诊。

(3)营养评估:由护士根据《解放军总医院新入院患者营养风险筛查表(NRS-2002)》为新入院患者进行营养评估,评分＞3 分的告知医师,必要时申请营养科会诊。

(4)心理评估:由心理科医生根据病情需要实施评估。

(5)疼痛评估:由医师对于病情危重患者,或术前 24 小时、麻醉前的患者根据《VAS 评分》实施疼痛评估,评估结果及应用的特殊镇痛药物应当告知患者或其病情委托人,疼痛评估的结果应当记录在住院病历表格中。评分＞7 分、常规镇痛处理效果欠佳的顽固性疼痛患者应当及时请疼痛科医生会诊。

(6)康复评估:由护士根据《入院患者康复筛查和评估表》在新入院患者入院后 24 小时内进行康复筛查和评估。任何一项结果为"是",均应告知医师,申请康复医师会诊。

(7)深静脉血栓栓塞症风险评估:根据《下肢深静脉血栓形成及肺栓塞风险评估表》在新入院患者入院后 24 小时内进行风险筛查和评估。风险结果为"极高危"的,则申请血管外科或介入导管室医师会诊。

2. 术前准备

(1)术前评估:术前 24 小时内完成术前病情评估,完成必要的检查,做出术前小结、术前讨论。

(2)术前谈话:术者应在术前 1 天与患者及其家属谈话,告知手术方案、相关风险、用血计划、术后转归、手术费用,以及患者及亲属权益,并履行书面知情同意手续。告知高值耗材的使用及费用。

(3)通知手术室:准备手术间、手术药品、手术物品及特殊耗材。

(4)手术部位标识:术者、第一助手或经治医师在术前 1 天应对手术部位做体表标识,急诊手术由接诊医师或会诊外科医师标记,标记过程应有责任护士、患者及亲属共同参与,并记入手术安排表。

(5)术前一日麻醉医师访视:制订麻醉计划、完成评估、确定麻醉方式,并记入《麻醉术前访视记录》,告知患者及家属麻醉适应证、麻醉目的、风险、可能出现的情况及其处理原则、替代方案等,签署《麻醉知情同意书》并归入病历。

3. 主要护理工作　入院宣教,交代注意事项(如防褥疮、防跌倒等),指导患者戒烟,并进行术前宣教,心理护理。

(七)药品选择及使用时机

按照《抗菌药物临床应用指导原则(2015 年版)》[国卫办医发(2015)43 号]执行。

1. 预防性抗菌药物应用。第一、二代头孢菌素。

2. 预防性用药给药时间为皮肤、黏膜切开前 0.5～1 小时或麻醉开始时,如手术时间超过 3 小时或超过所用药物半衰期的 2 倍以上,或出血量超过 1500ml,术中应追加一次。

3. 预防用药时间为 24 小时。

(八)手术日为入院第 4 天

1. 手术安全核对。患者入手术间后由手术医师、麻醉医师、巡回护士和患者本人共同核对患者身份、手术部位与标识、手术方式。手术医师、麻醉医师、巡回护士三方按《手术安全核对表》逐项核对,共同签字。

(1)手术方式:膈疝经胸修补术。

(2)麻醉方式:全麻双腔气管插管。

(3)术中用药:麻醉常规用药,术中预防使用抗生素、术中镇痛等。

(4)输血及血液制品:根据术中情况选择。

2. 经治医师或手术医师应即刻完成术后首次病程记录,观察术后患者病情变化。

(九)术后住院恢复第 5−14 天,必须复查的检查项目

1. 术后住院恢复

(1)术后给予持续心电、呼吸、血压、血氧饱和度监测至病情平稳。

(2)术后用药:预防使用抗菌药物;止咳药、止痛药等。

(3)术后换药:术后第一天及出院当日予以清洁换药;其他时间根据手术切口渗出情况予以清洁换药。

(4)术后护理:观察患者咳嗽、咳痰状况、肺复张情况、引流管引流情况、伤口敷料有无渗出,并在异常时立即通知医生处理,指导并辅助患者术后咳嗽、咳痰及功能锻炼,给予防跌倒护理等。

2. 必须复查的项目　血常规、血生化、胸片。

(十)出院标准

1. 生命体征平稳,体温正常。

2. 正常进食普食。

3. 切口愈合良好。

4. 常规化验无明显异常;胸片示术侧肺膨胀良好,无明显感染征象。

5. 无与本病相关的其他并发症。

(十一)有无变异及原因分析

1. 医疗原因导致的变异　如改变诊疗方案、转科治疗、操作失误、误诊等。

2. 患者原因导致的变异　如不同意治疗方案、个人原因要求出(转)院、院外服用手术禁忌药、月经期、对诊疗计划不满要求出路径、相关检查检验院外(门诊)已做等。

3. 并发症原因导致的变异　如胸腔出血、肺部感染、呼吸衰竭、肺漏气延长、肺动脉栓塞、支气管胸膜瘘、切口感染等造成住院日延长和费用增加。

4. 病情原因导致的变异　部分患者常常存在很多内科并发症,如脑血管或心血管病、糖尿病、血栓等,手术可能导致这些疾病加重而需要治疗,从而延长治疗时间和增加住院费用。

5. 辅诊科室原因导致的变异　如检查、检验、手术、病理等检查(不及时、结果错报、操作部位/方式错误、标本不合格)、报告(不及时、结果错报、标本不合格)等原因延长住院天数、增加费用等。

6. 管理原因导致的变异　如系统暂不支持、系统瘫痪、需要修订流程、需要修订制度等。

7. 节假日　术前患者如住院后赶上节假日,使手术推迟,延长住院时间,增加费用。

二、膈疝行膈疝经胸修补术临床路径表单

适用对象	第一诊断为膈疝(ICD-10:K44.902)行膈疝经胸修补术(ICD-9-CM-3:53.8001)		
患者基本信息	姓名:_____ 性别:____ 年龄:____ 门诊号:_____ 住院号:_____ 过敏史:_____ 住院日期:____年__月__日 出院日期:____年__月__日		标准住院日:13-14 天

时间		住院第 1 天	住院第 2 天	住院第 3 日(术前日)
主要诊疗工作	制度落实	□ 经治医生或值班医生在患者入院 2 小时内到床旁接诊 □ 主管医生在患者入院后 24 小时内完成检诊 □ 初步的诊断和治疗方案 □ 开具相关检查、化验单	□ 三级医师查房 □ 完成必要的相关科室会诊	□ 手术医师查房 □ 术前准备 □ 麻醉医师查房
	病情评估	□ 经治医师询问病史与体格检查 □ 心理评估 □ 营养评估 □ 疼痛评估 □ 康复评估 □ 深静脉血栓栓塞症评估	□ 临床分期与术前评估	□ 术前评估 □ 深静脉血栓栓塞症评估
	病历书写	□ 入院 8 小时内完成首次病程记录 □ 入院 24 小时内完成入院记录 □ 完成主管医师查房记录	□ 住院医师完成上级医师查房记录、相关会诊记录	□ 完成术前手术医师查房记录、术前讨论、术前小结
	知情同意	□ 患者或家属入院记录签字 □ 签署授权委托书、自费用品协议书(必要时)、军人目录外耗材审批单(必要时)	□ 向患者家属交代病情	□ 告知患者及家属病情和围术期注意事项并签署手术知情同意书 □ 麻醉医师与患者和(或)家属交代麻醉注意事项并签署麻醉知情同意书
	手术治疗	□ 患者既往内科疾病的用药	□ 患者既往内科疾病的用药	□ 患者既往内科疾病的用药 □ 术前准备 □ 交叉配血 □ 术区备皮
	其他	□ 及时通知上级医师检诊	□ 及时通知上级医师检诊	□ 经治医师检查整理病历资料

（续　表）

重点医嘱	长期医嘱	护理医嘱	□ 按胸外科护理常规 □ 三级护理	□ 按胸外科护理常规 □ 三级护理	□ 按胸外科护理常规 □ 三级护理
		处置医嘱	□ 测血压（必要时） □ 快速血糖测定（必要时）	□ 测血压 □ 快速血糖测定（必要时）	□ 测血压 □ 快速血糖测定（必要时）
		膳食医嘱	□ 普食		□ 术晨禁食水
		药物医嘱	□ 止咳药、止血药、自带药 （必要时）	□ 止咳药、止血药、自带药 （必要时）	□ 止咳药、止血药、自带药 （必要时）
	临时医嘱	检查检验	□ 血常规 □ 尿常规 □ 粪常规 □ 血型 □ 凝血四项 □ 普通生化 □ 血气分析 □ 血清术前八项 □ 胸部正侧位片 □ 心电图检查（多导） □ 胸部 CT □ 肝胆胰脾＋肾上腺超声 □ 肺功能		
		药物医嘱			□ 预防使用抗生素 □ 镇静药 □ 肠道准备药
		手术医嘱			□ 常规明日在全麻下行膈疝经胸修补术
		处置医嘱	□ 静脉抽血 □ 动脉抽血		□ 抗生素皮试 □ 备皮 □ 交叉配血 □ 术中导尿
主要护理工作		健康宣教	□ 入院宣教（住院环境、规章制度） □ 进行护理安全指导 □ 进行等级护理、活动范围指导 □ 进行饮食指导 □ 进行关于疾病知识的宣教 □ 检查、检验项目的目的和意义	□ 进行饮食指导 □ 进行关于疾病知识的宣教 □ 检查、检验项目的目的和意义	□ 术前宣教 □ 指导术后康复训练 □ 指导术后注意事项

(续　表)

主要护理工作	护理处置	□ 患者身份核对 □ 佩戴腕带 □ 建立入院病历,通知医生 □ 入院介绍:介绍责任护士,病区环境、设施、规章制度、基础护理服务项目 □ 询问病史,填写护理记录单首页 □ 观察病情 □ 测量基本生命体征 □ 抽血、留取标本 □ 心理与生活护理 □ 根据评估结果采取相应护理措施 □ 通知检查项目及注意事项	□ 观察病情 □ 测量基本生命体征 □ 心理与生活护理 □ 根据评估结果采取相应护理措施 □ 通知检查项目及注意事项	□ 观察病情 □ 测量基本生命体征 □ 术前患者准备(手术前沐浴、更衣、备皮) □ 检查术前物品准备 □ 心理与生活护理 □ 根据评估结果采取相应护理措施 □ 完成护理记录
	护理评估	□ 一般评估:生命体征、神志、皮肤、药物过敏史等 □ 专科评估:咳嗽、咳痰情况、一般活动情况 □ 风险评估:评估有无跌倒、坠床、褥疮风险 □ 心理评估 □ 营养评估 □ 疼痛评估 □ 康复评估	□ 心理评估 □ 营养评估 □ 疼痛评估 □ 康复评估	□ 心理评估 □ 营养评估 □ 疼痛评估 □ 康复评估
	专科护理	□ 协助指导患者咳嗽、咳痰、术后床上活动等 □ 指导功能锻炼 □ 指导患者戒烟	□ 协助指导患者咳嗽、咳痰、术后床上活动等 □ 指导功能锻炼 □ 指导患者戒烟	□ 协助指导患者咳嗽、咳痰、术后床上活动等 □ 指导功能锻炼 □ 指导患者戒烟
	饮食指导	□ 根据医嘱通知配餐员准备膳食 □ 协助进餐	□ 根据医嘱通知配餐员准备膳食 □ 协助进餐	□ 嘱患者清淡饮食 □ 协助进餐
	活动体位	□ 根据护理等级指导活动	□ 根据护理等级指导活动	□ 根据护理等级指导活动
	洗浴要求	□ 协助患者洗澡,更换病号服	□ 协助患者洗澡,更换病号服	□ 协助患者清洁备皮部位,更换病号服
病情变异记录		□ 无　　□ 有,原因: □ 患者　□ 疾病　□ 医疗 □ 护理　□ 保障　□ 管理	□ 无　　□ 有,原因: □ 患者　□ 疾病　□ 医疗 □ 护理　□ 保障　□ 管理	□ 无　　□ 有,原因: □ 患者　□ 疾病　□ 医疗 □ 护理　□ 保障　□ 管理

护士签名	白班	小夜班	大夜班	白班	小夜班	大夜班	白班	小夜班	大夜班

医师签名			

时间		住院第 4 天(手术日)	住院第 5—12 天(术后恢复)	住院第 13—14 天(出院日)
主要诊疗工作	制度落实	□ 手术 □ 上级医师查房 □ 麻醉医师查房 □ 观察有无术后并发症,并做相应处理	□ 术后三天连续查房 □ 术后手术医师查房 □ 三级医师查房 □ 观察有无术后并发症,并做相应处理	□ 上级医师查房,进行手术及伤口评估,确定有无手术并发症和伤口愈合不良情况,明确是否出院
	病情评估	□ 出血评估 □ 疼痛评估 □ 深静脉血栓栓塞症评估	□ 咳痰能力评估 □ 出血评估 □ 疼痛评估 □ 深静脉血栓栓塞症评估 □ 上级医师进行治疗效果、预后评估	□ 上级医师进行出院评估
	病历书写	□ 住院医师术后即刻完成术后病程 □ 术者或第一助手术后 24 小时内完成手术记录(术者签字)	□ 上级医师查房记录	□ 出院当天病程记录(由上级医师指示出院) □ 出院后 24 小时内完成出院记录 □ 出院后 24 小时内完成病案首页
	知情同意	□ 向患者和(或)家属交代手术情况及术后注意事项	□ 告知患者及其家属术后恢复情况	□ 告知患者及家属出院后注意事项(指导出院后功能锻炼,复诊时间、地点,发生紧急情况时的处理方法等)
	手术治疗	□ 实施手术(手术安全核查记录、手术清点记录) □ 术后止痛、止血、止咳、止吐等对症治疗	□ 术后止痛、止血、止咳、止吐等对症治疗 □ 手术切口换药	□ 手术切口换药
	其他	□ 监测患者生命体征 □ 观察手术切口及周围情况 □ 观察胸腔闭式引流管引流情况	□ 观察患者咳嗽、咳痰情况 □ 观察手术切口及周围情况 □ 观察胸腔闭式引流管引流情况,情况允许时拔除 □ 定期复查血常规、血生化 □ 及时通知上级医师检诊	□ 通知出院 □ 开具出院介绍信 □ 开具诊断证明书 □ 出院带药 □ 预约门诊复诊时间
重点医嘱	长期医嘱 — 护理医嘱	□ 按胸外科术后护理常规 □ 一级护理	□ 二级护理	
	长期医嘱 — 处置医嘱	□ 持续吸氧 □ 留置导尿 □ 持续心电、血压、呼吸、血氧饱和度监测 □ 胸腔闭式引流管接无菌袋		

（续　表）

重点医嘱	长期医嘱	膳食医嘱	☐ 禁食水	☐ 半流食 ☐ 普食	
		药物医嘱	☐ 抗生素 ☐ 止痛、止吐、抑酸、化痰		
	临时医嘱	检查检验	☐ 血常规 ☐ 凝血四项＋DIC 监测 ☐ 普通生化	☐ 血常规 ☐ 凝血四项＋DIC 监测 ☐ 普通生化	
		药物医嘱	☐ 大静脉营养液	☐ 止痛、止咳、缓泻药	
		手术医嘱			
		处置医嘱	☐ 静脉抽血	☐ 静脉抽血 ☐ 大换药	☐ 大换药 ☐ 出院
主要护理工作		健康宣教	☐ 术后心理疏导 ☐ 指导术后康复训练 ☐ 指导术后注意事项	☐ 术后心理疏导 ☐ 指导术后康复训练 ☐ 指导术后注意事项	☐ 出院宣教（康复训练方法，用药指导，换药时间及注意事项，复查时间等）
		护理处置	☐ 检查术前物品准备 ☐ 与手术室护士交接 ☐ 术后观察病情 ☐ 测量基本生命体征 ☐ 遵医嘱用药 ☐ 抽血、留取标本 ☐ 心理与生活护理 ☐ 根据评估结果采取相应护理措施 ☐ 通知检查项目及注意事项	☐ 术后观察病情 ☐ 测量基本生命体征 ☐ 心理与生活护理 ☐ 指导并监督患者治疗与康复训练 ☐ 遵医嘱用药 ☐ 根据评估结果采取相应护理措施 ☐ 完成护理记录	☐ 观察患者情况 ☐ 核对患者医嘱费用 ☐ 协助患者办理出院手续 ☐ 指导并监督患者康复训练 ☐ 整理床单位
		护理评估	☐ 评估伤口疼痛情况 ☐ 风险评估：评估有无跌倒、坠床、褥疮、导管滑脱、液体外渗的风险 ☐ 心理评估 ☐ 营养评估	☐ 评估患者咳嗽、咳痰情况 ☐ 评估伤口疼痛情况 ☐ 风险评估：评估有无跌倒、坠床、褥疮、导管滑脱、液体外渗的风险 ☐ 心理评估 ☐ 营养评估	☐ 心理评估 ☐ 营养评估
		专科护理	☐ 观察伤口敷料有无渗出 ☐ 指导患者咳嗽、咳痰、功能锻炼，协助患者床上活动 ☐ 术后心理与生活护理	☐ 观察伤口敷料有无渗出 ☐ 指导患者咳嗽、咳痰、功能锻炼 ☐ 术后心理与生活护理	☐ 告知患者出院后注意事项并附书面出院指导一份 ☐ 指导功能锻炼

（续　表）

主要护理工作	饮食指导	□ 禁食水	□ 根据医嘱通知配餐员准备膳食 □ 协助进餐		
	活动体位	□ 根据护理等级指导活动	□ 根据护理等级指导活动		
	洗浴要求	□ 协助患者晨晚间护理	□ 协助患者晨晚间护理		
病情变异记录		□ 无　　□ 有,原因: □ 患者　□ 疾病　□ 医疗 □ 护理　□ 保障　□ 管理	□ 无　　□ 有,原因: □ 患者　□ 疾病　□ 医疗 □ 护理　□ 保障　□ 管理	□ 无　　□ 有,原因: □ 患者　□ 疾病　□ 医疗 □ 护理　□ 保障　□ 管理	
护士签名		白班　小夜班　大夜班	白班　小夜班　大夜班	白班　小夜班　大夜班	
医师签名					

（柳　曦　张　涛　陈　雷）

第二节　膈肌膨出行膈肌折叠缝合术临床路径

一、膈肌膨出行膈肌折叠缝合术临床路径标准住院流程

(一)适用对象

第一诊断为膈肌膨出(ICD-10:J98.601)拟行膈肌折叠缝合术(ICD-9-CM-3:53.8101)。

(二)诊断依据

根据《临床技术操作规范——胸外科学分册》(中华医学会)、《临床诊疗指南——胸外科分册》(中华医学会编著,人民卫生出版社):

1. 病史　胸闷、气短,进食后症状显著。

2. 辅助检查　胸片,以及呼吸运动时膈肌表现可诊断。

(三)治疗方案的选择及依据

根据《临床诊疗指南——胸外科分册》(中华医学会编著,人民卫生出版社):

1. 符合膈肌膨出诊断。

2. 全身状况允许手术。明确诊断后如症状明显需尽早手术,症状较轻或病情稳定时可择期手术。

3. 征得患者及家属的同意。

(四)标准住院日为 13～14 天

(五)进入路径标准

1. 第一诊断必须符合膈肌膨出(ICD-10:J98.601)。

2. 年龄,18—60 岁。

3. 明确诊断。胸闷、气短,进食后症状显著,胸片及呼吸运动时膈肌表现可诊断。

4. 心、肺、肝、肾等器官功能可以耐受全麻开胸手术。

5. 当患者同时具有其他疾病诊断,但在住院期间不需要特殊处理也不影响第一诊断的临床路径流程实施时,可以进入路径。

(六)术前准备(术前评估)1～3 天

1. 术前评估　术前 24 小时内完成术前病情评估,完成必要的检查,做出术前小结、术前讨论。

(1)必须检查项目

1)血(尿、粪)常规、血生化、血气分析、凝血功能、血型、血清四项筛查。

2)胸片、心电图、超声心动图、胸部 CT 平扫＋增强扫描、腹部超声、肺功能等。

(2)根据患者病情可选

1)24 小时动态心电图。

2)有相关疾病者必要时请相关科室会诊。

(3)营养评估:由护士根据《解放军总医院新入院患者营养风险筛查表(NRS-2002)》为新入院患者进行营养评估,评分＞3 分的告知医师,必要时申请营养科会诊。

(4)心理评估:由心理科医生根据病情需要实施评估。

(5)疼痛评估:由医师对于病情危重患者,或术前 24 小时、麻醉前的患者根据《VAS 评分》实施疼痛评估,评估结果及应用的特殊镇痛药物应当告知患者或其病情委托人,疼痛评估的结果应当记录在住院病历表格中。评分＞7 分、常规镇痛处理效果欠佳的顽固性疼痛患者应当及时请疼痛科医生会诊。

(6)康复评估:由护士根据《入院患者康复筛查和评估表》在新入院患者入院后 24 小时内进行康复筛查和评估。任何一项结果为"是",均应告知医师,申请康复医师会诊。

(7)深静脉血栓栓塞症风险评估:根据《下肢深静脉血栓形成及肺栓塞风险评估表》在新入院患者入院后 24 小时内进行风险筛查和评估。风险结果为"极高危"的,则申请血管外科或介入导管室医师会诊。

2. 术前准备

(1)术前评估:术前 24 小时内完成术前病情评估,完成必要的检查,做出术前小结、术前讨论。

(2)术前谈话:术者应在术前 1 天与患者及其家属谈话,告知手术方案、相关风险、用血计划、术后转归、手术费用,以及患者及亲属权益,并履行书面知情同意手续。告知高值耗材的使用及费用。

(3)通知手术室:准备手术间、手术药品、手术物品及特殊耗材。

(4)手术部位标识:术者、第一助手或经治医师在术前 1 天应对手术部位做体表标识,急诊手术由接诊医师或会诊外科医师标记,标记过程应有责任护士、患者及亲属共同参与,并记入手术安排表。

(5)术前一日麻醉医师访视:制订麻醉计划、完成评估、确定麻醉方式,并记入《麻醉术前访视记录》,告知患者及家属麻醉适应证、麻醉目的、风险、可能出现的情况及其处理原则、替代方案等,签署《麻醉知情同意书》并归入病历。

3. 主要护理工作　入院宣教,交代注意事项(如防褥疮、防跌倒等),指导患者戒烟,并进行术前宣教,心理护理。

(七)药品选择及使用时机

按照《抗菌药物临床应用指导原则(2015 年版)》[国卫办医发(2015)43 号]执行。

1. 预防性抗菌药物应用。第一、二代头孢菌素。

2.预防性用药给药时间为皮肤、黏膜切开前 0.5～1 小时或麻醉开始时,如手术时间超过 3 小时或超过所用药物半衰期的 2 倍以上,或出血量超过 1500ml,术中应追加一次。

3.预防用药时间为 24 小时。

(八)手术日为入院第 4 天

1.手术安全核对。患者入手术间后由手术医师、麻醉医师、巡回护士和患者本人共同核对患者身份、手术部位与标识、手术方式。手术医师、麻醉医师、巡回护士三方按《手术安全核对表》逐项核对,共同签字。

(1)手术方式:膈肌折叠缝合术。

(2)麻醉方式:全麻双腔气管插管。

(3)术中用药:麻醉常规用药,术中预防使用抗生素、术中镇痛等。

(4)输血及血液制品:根据术中情况选择。

2.经治医师或手术医师应即刻完成术后首次病程记录,观察术后患者病情变化。

(九)术后住院恢复第 5－10 天,必须复查的检查项目

1.术后住院恢复

(1)术后给予持续心电、呼吸、血压、血氧饱和度监测至病情平稳。

(2)术后用药:预防使用抗菌药物、止咳药、止痛药等。

(3)术后换药:术后第一天及出院当日予以清洁换药;其他时间根据手术切口渗出情况予以清洁换药。

(4)术后护理:观察患者咳嗽咳痰状况、肺复张情况、引流管引流情况、伤口敷料有无渗出,并在异常时立即通知医生处理,指导并辅助患者术后咳嗽咳痰及功能锻炼,给予防跌倒护理等。

2.必须复查的项目　血常规、血生化、胸片。

(十)出院标准

1.生命体征平稳,体温正常。

2.正常进食普食。

3.切口愈合良好。

4.常规化验无明显异常;胸片示术侧肺膨胀良好,无明显感染征象。

5.无与本病相关的其他并发症。

(十一)有无变异及原因分析

1.医疗原因导致的变异　如改变诊疗方案、转科治疗、操作失误、误诊等。

2.患者原因导致的变异　如不同意治疗方案、个人原因要求出(转)院、院外服用手术禁忌药、月经期、对诊疗计划不满要求出路径、相关检查检验院外(门诊)已做等。

3.并发症原因导致的变异　如胸腔出血、肺部感染、呼吸衰竭、肺漏气延长、肺动脉栓塞、支气管胸膜瘘、切口感染等造成住院日延长和费用增加。

4.病情原因导致的变异　部分患者常常存在很多内科并发症,如脑血管或心血管病、糖尿病、血栓等,手术可能导致这些疾病加重而需要治疗,从而延长治疗时间和增加住院费用。

5.辅诊科室原因导致的变异　如检查、检验、手术、病理等检查(不及时、结果错报、操作部位/方式错误、标本不合格)、报告(不及时、结果错报、标本不合格)等原因延长住院天数、增加费用等。

6.管理原因导致的变异　如系统暂不支持、系统瘫痪、需要修订流程、需要修订制度等。

7. 节假日 术前患者如住院后赶上节假日,使手术推迟,延长住院时间,增加费用。

二、膈肌膨出行膈肌折叠缝合术临床路径表单

适用对象	第一诊断为膈肌膨出(ICD-10:J98.601)行膈肌折叠缝合术(ICD-9-CM-3:53.8101)		
患者基本信息	姓名:_____ 性别:___ 年龄:___ 门诊号:_____ 住院号:_____ 过敏史:_____ 住院日期:___年__月__日 出院日期:___年__月__日		标准住院日:13~14 天

	时间	住院第 1 天	住院第 2 天	住院第 3 天(术前日)
主要诊疗工作	制度落实	□ 经治医生或值班医生在患者入院 2 小时内到床旁接诊 □ 主管医生在患者入院后 24 小时内完成检诊 □ 初步的诊断和治疗方案 □ 开具相关检查、化验单	□ 三级医师查房 □ 完成必要的相关科室会诊	□ 手术医师查房 □ 术前准备 □ 麻醉医师查房
	病情评估	□ 经治医师询问病史与体格检查 □ 心理评估 □ 营养评估 □ 疼痛评估 □ 康复评估 □ 深静脉血栓栓塞症评估	□ 临床分期与术前评估	□ 术前评估 □ 下肢静脉血栓风险评估
	病历书写	□ 入院 8 小时内完成首次病程记录 □ 入院 24 小时内完成入院记录 □ 完成主管医师查房记录	□ 住院医师完成上级医师查房记录、相关会诊记录	□ 完成术前手术医师查房记录、术前讨论、术前小结
	知情同意	□ 患者或家属入院记录签字 □ 签署授权委托书、自费用品协议书(必要时)、军人目录外耗材审批单(必要时)	□ 向患者家属交代病情	□ 告知患者及家属病情和围术期注意事项并签署手术知情同意书 □ 麻醉医师与患者和(或)家属交代麻醉注意事项并签署麻醉知情同意书
	手术治疗	□ 患者既往内科疾病的用药	□ 患者既往内科疾病的用药	□ 患者既往内科疾病的用药 □ 术前准备 □ 交叉配血 □ 术区备皮
	其他	□ 及时通知上级医师检诊	□ 及时通知上级医师检诊	□ 经治医师检查整理病历资料

长期医嘱	护理医嘱	□ 按胸外科护理常规 □ 三级护理	□ 按胸外科护理常规 □ 三级护理	□ 按胸外科护理常规 □ 三级护理
	处置医嘱	□ 测血压（必要时） □ 快速血糖测定（必要时）	□ 测血压 □ 快速血糖测定（必要时）	□ 测血压 □ 快速血糖测定（必要时）
	膳食医嘱	□ 普食		□ 术晨禁食水
	药物医嘱	□ 止咳药、止血药、自带药 （必要时）	□ 止咳药、止血药、自带药 （必要时）	□ 止咳药、止血药、自带药 （必要时）
重点医嘱（临时医嘱）	检查检验	□ 血常规 □ 尿常规 □ 粪常规 □ 血型 □ 凝血四项 □ 普通生化 □ 血气分析 □ 血清术前八项 □ 胸部正侧位片 □ 心电图检查（多导） □ 胸部 CT □ 肝胆胰脾＋肾上腺超声 □ 肺功能		
	药物医嘱			□ 预防使用抗生素 □ 镇静药 □ 肠道准备药
	手术医嘱			□ 常规明日在全麻下行膈肌折叠缝合术
	处置医嘱	□ 静脉抽血 □ 动脉抽血		□ 抗生素皮试 □ 备皮 □ 交叉配血 □ 术中导尿
主要护理工作	健康宣教	□ 入院宣教（住院环境、规章制度） □ 进行护理安全指导 □ 进行等级护理、活动范围指导 □ 进行饮食指导 □ 进行关于疾病知识的宣教 □ 检查、检验项目的目的和意义	□ 进行饮食指导 □ 进行关于疾病知识的宣教 □ 检查、检验项目的目的和意义	□ 术前宣教 □ 指导术后康复训练 □ 指导术后注意事项

（续　表）

主要护理工作	护理处置	□ 患者身份核对 □ 佩戴腕带 □ 建立入院病历,通知医生 □ 入院介绍:介绍责任护士,病区环境、设施、规章制度、基础护理服务项目 □ 询问病史,填写护理记录单首页 □ 观察病情 □ 测量基本生命体征 □ 抽血、留取标本 □ 心理与生活护理 □ 根据评估结果采取相应护理措施 □ 通知检查项目及注意事项	□ 观察病情 □ 测量基本生命体征 □ 心理与生活护理 □ 根据评估结果采取相应护理措施 □ 通知检查项目及注意事项	□ 观察病情 □ 测量基本生命体征 □ 术前患者准备(手术前沐浴、更衣、备皮) □ 检查术前物品准备 □ 心理与生活护理 □ 根据评估结果采取相应护理措施 □ 完成护理记录
	护理评估	□ 一般评估:生命体征、神志、皮肤、药物过敏史等 □ 专科评估:咳嗽、咳痰情况、一般活动情况 □ 风险评估:评估有无跌倒、坠床、褥疮风险 □ 心理评估 □ 营养评估 □ 疼痛评估 □ 康复评估	□ 心理评估 □ 营养评估 □ 疼痛评估 □ 康复评估	□ 心理评估 □ 营养评估 □ 疼痛评估 □ 康复评估
	专科护理	□ 协助指导患者咳嗽、咳痰、术后床上活动等 □ 指导功能锻炼 □ 指导患者戒烟	□ 协助指导患者咳嗽、咳痰、术后床上活动等 □ 指导功能锻炼 □ 指导患者戒烟	□ 协助指导患者咳嗽、咳痰、术后床上活动等 □ 指导功能锻炼 □ 指导患者戒烟
	饮食指导	□ 根据医嘱通知配餐员准备膳食 □ 协助进餐	□ 根据医嘱通知配餐员准备膳食 □ 协助进餐	□ 嘱患者清淡饮食 □ 协助进餐
	活动体位	□ 根据护理等级指导活动	□ 根据护理等级指导活动	□ 根据护理等级指导活动
	洗浴要求	□ 协助患者洗澡,更换病号服	□ 协助患者洗澡,更换病号服	□ 协助患者清洁备皮部位,更换病号服
病情变异记录		□ 无　　□ 有,原因: □ 患者　□ 疾病　□ 医疗 □ 护理　□ 保障　□ 管理	□ 无　　□ 有,原因: □ 患者　□ 疾病　□ 医疗 □ 护理　□ 保障　□ 管理	□ 无　　□ 有,原因: □ 患者　□ 疾病　□ 医疗 □ 护理　□ 保障　□ 管理
护士签名		白班　小夜班　大夜班	白班　小夜班　大夜班	白班　小夜班　大夜班
医师签名				

时间		住院第 4—6 天(手术日)	住院第 5—12 天(术后恢复)	住院第 13—14 天(出院日)
主要诊疗工作	制度落实	□ 手术 □ 上级医师查房 □ 麻醉医师查房 □ 观察有无术后并发症,并做相应处理	□ 术后三天连续查房 □ 术后手术医师查房 □ 三级医师查房 □ 观察有无术后并发症,并做相应处理	□ 上级医师查房,进行手术及伤口评估,确定有无手术并发症和伤口愈合不良情况,明确是否出院
	病情评估	□ 出血评估 □ 疼痛评估 □ 下肢静脉血栓风险评估	□ 咳痰能力评估 □ 出血评估 □ 疼痛评估 □ 下肢静脉血栓风险评估 □ 上级医师进行治疗效果、预后评估	□ 上级医师进行出院评估
	病历书写	□ 住院医师术后即刻完成术后病程 □ 术者或第一助手术后 24 小时内完成手术记录(术者签字)	□ 上级医师查房记录	□ 出院当天病程记录(由上级医师指示出院) □ 出院后 24 小时内完成出院记录 □ 出院后 24 小时内完成病案首页
	知情同意	□ 向患者和(或)家属交代手术情况及术后注意事项	□ 告知患者及其家属术后恢复情况	□ 告知患者及家属出院后注意事项(指导出院后功能锻炼,复诊时间、地点,发生紧急情况时的处理方法等)
	手术治疗	□ 实施手术(手术安全核查记录、手术清点记录) □ 术后止痛、止血、止咳、止吐等对症治疗	□ 术后止痛、止血、止咳、止吐等对症治疗 □ 手术切口换药	□ 手术切口换药
	其他	□ 监测患者生命体征 □ 观察手术切口及周围情况 □ 观察胸腔闭式引流管引流情况	□ 观察患者咳嗽、咳痰情况 □ 观察手术切口及周围情况 □ 观察胸腔闭式引流管引流情况,情况允许时拔除 □ 定期复查血常规、血生化 □ 及时通知上级医师检诊	□ 通知出院 □ 开具出院介绍信 □ 开具诊断证明书 □ 出院带药 □ 预约门诊复诊时间
重点医嘱	长期医嘱 护理医嘱	□ 按胸外科术后护理常规 □ 一级护理	□ 二级护理	
	长期医嘱 处置医嘱	□ 持续吸氧 □ 留置导尿 □ 持续心电、血压、呼吸、血氧饱和度监测 □ 胸腔闭式引流管接无菌袋		

（续　表）

重点医嘱	长期医嘱	膳食医嘱	□ 禁食水	□ 半流食 □ 普食	
		药物医嘱	□ 抗生素 □ 止痛、止吐、抑酸、化痰		
	临时医嘱	检查检验	□ 血常规 □ 凝血四项＋DIC 监测 □ 普通生化	□ 血常规 □ 凝血四项＋DIC 监测 □ 普通生化	
		药物医嘱	□ 大静脉营养液	□ 止痛、止咳、缓泻药	
		手术医嘱			
		处置医嘱	□ 静脉抽血	□ 静脉抽血 □ 大换药	□ 大换药 □ 出院
主要护理工作		健康宣教	□ 术后心理疏导 □ 指导术后康复训练 □ 指导术后注意事项	□ 术后心理疏导 □ 指导术后康复训练 □ 指导术后注意事项	□ 出院宣教（康复训练方法，用药指导，换药时间及注意事项，复查时间等）
		护理处置	□ 检查术前物品准备 □ 与手术室护士交接 □ 术后观察病情 □ 测量基本生命体征 □ 遵医嘱用药 □ 抽血、留取标本 □ 心理与生活护理 □ 根据评估结果采取相应护理措施 □ 通知检查项目及注意事项	□ 术后观察病情 □ 测量基本生命体征 □ 心理与生活护理 □ 指导并监督患者治疗与康复训练 □ 遵医嘱用药 □ 根据评估结果采取相应护理措施 □ 完成护理记录	□ 观察患者情况 □ 核对患者医嘱费用 □ 协助患者办理出院手续 □ 指导并监督患者康复训练 □ 整理床单位
		护理评估	□ 评估伤口疼痛情况 □ 风险评估：评估有无跌倒、坠床、褥疮、导管滑脱、液体外渗的风险 □ 心理评估 □ 营养评估	□ 评估患者咳嗽、咳痰情况 □ 评估伤口疼痛情况 □ 风险评估：评估有无跌倒、坠床、褥疮、导管滑脱、液体外渗的风险 □ 心理评估 □ 营养评估	□ 心理评估 □ 营养评估
		专科护理	□ 观察伤口敷料有无渗出 □ 指导患者咳嗽、咳痰、功能锻炼，协助患者床上活动 □ 术后心理与生活护理	□ 观察伤口敷料有无渗出 □ 指导患者咳嗽、咳痰、功能锻炼 □ 术后心理与生活护理	□ 告知患者出院后注意事项并附书面出院指导一份 □ 指导功能锻炼

（续　表）

主要护理工作	饮食指导	□ 禁食水	□ 根据医嘱通知配餐员准备膳食 □ 协助进餐	
	活动体位	□ 根据护理等级指导活动	□ 根据护理等级指导活动	
	洗浴要求	□ 协助患者晨晚间护理	□ 协助患者晨晚间护理	
病情变异记录		□ 无　　□ 有,原因: □ 患者　□ 疾病　□ 医疗 □ 护理　□ 保障　□ 管理	□ 无　　□ 有,原因: □ 患者　□ 疾病　□ 医疗 □ 护理　□ 保障　□ 管理	□ 无　　□ 有,原因: □ 患者　□ 疾病　□ 医疗 □ 护理　□ 保障　□ 管理

护士签名	白班	小夜班	大夜班	白班	小夜班	大夜班	白班	小夜班	大夜班
医师签名									

（柳　曦　张　涛　陈　雷）

第6章 纵隔疾病

第一节 胸腺瘤行纵劈胸骨胸腺瘤切除及胸腺扩大切除术临床路径

一、胸腺瘤行纵劈胸骨胸腺瘤切除及胸腺扩大切除术临床路径标准住院流程

(一)适用对象

第一诊断为胸腺瘤（ICD-10：M85800/0）拟行纵劈胸骨：胸腺瘤切除（ICD-9-CM-3：07.8102）、胸腺扩大切除术（ICD-9-CM-3：07.8201）。

(二)诊断依据

根据《美国国家癌症综合网胸腺肿瘤治疗指南（中国版）》《临床诊疗指南——胸外科分册》(中华医学会编著，人民卫生出版社)：

1. 病史　年龄大于40岁，胸部钝痛、气短和咳嗽等症状。

2. 辅助检查　胸部CT证实前纵隔阴影；经皮穿刺活检证实为胸腺肿瘤。

(三)治疗方案的选择及依据

根据《临床诊疗指南——胸外科分册》(中华医学会编著，人民卫生出版社)：

1. 符合胸腺瘤诊断。

2. 全身状况允许手术。

3. 征得患者及家属的同意。

(四)标准住院日为13～14天

(五)进入路径标准

1. 第一诊断必须符合胸腺瘤（ICD-10：M85800/0）。

2. 年龄，18-60岁。

3. 心、肺、肝、肾等器官功能可以耐受全麻手术。

4. 当患者同时具有其他疾病诊断，但在住院期间不需要特殊处理也不影响第一诊断的临床路径流程实施时，可以进入路径。

(六)术前准备(术前评估)3天

1. 检验检查评估

(1)必须检查项目

1)血(尿、粪)常规、血生化、凝血功能、血型、术前血清八项。

2)胸片、心电图、胸部 CT 平扫＋增强扫描、肺功能等。

（2）根据患者病情可选择

1)血气分析、超声心动图、经皮纵隔肿瘤穿刺活检。

2)24 小时动态心电图、PET-CT。

3)有相关疾病者必要时请相关科室会诊。

（3）营养评估：由护士根据《解放军总医院新入院患者营养风险筛查表（NRS-2002）》为新入院患者进行营养评估，评分＞3 分的告知医师，必要时申请营养科会诊。

（4）心理评估：由心理科医生根据病情需要实施评估。

（5）疼痛评估：由医师对于病情危重患者，或术前 24 小时、麻醉前的患者根据《VAS 评分》实施疼痛评估，评估结果及应用的特殊镇痛药物应当告知患者或其病情委托人，疼痛评估的结果应当记录在住院病历表格中。评分＞7 分、常规镇痛处理效果欠佳的顽固性疼痛患者应当及时请疼痛科医生会诊。

（6）康复评估：由护士根据《入院患者康复筛查和评估表》在新入院患者入院后 24 小时内进行康复筛查和评估。任何一项结果为"是"，均应告知医师，申请康复医师会诊。

（7）深静脉血栓栓塞症风险评估：根据《深静脉血栓栓塞症评估量表》在新入院患者入院后 24 小时内进行风险筛查和评估。风险结果为"高危"的，则申请血管外科或介入导管室医师会诊。

2. 术前准备

（1）术前评估：术前 24 小时内完成术前病情评估，完成必要的检查，做出术前小结、术前讨论。

（2）术前谈话：术者应在术前 1 天与患者及其家属谈话，告知手术方案、相关风险、用血计划、术后转归、手术费用，以及患者及亲属权益，并履行书面知情同意手续。告知高值耗材的使用及费用。

（3）通知手术室：准备手术间、手术药品、手术物品及特殊耗材。

（4）手术部位标识：术者、第一助手或经治医师在术前 1 天应对手术部位做体表标识，急诊手术由接诊医师或会诊外科医师标记，标记过程应有责任护士、患者及亲属共同参与，并记入手术安排表。

（5）术前一日麻醉医师访视：制订麻醉计划、完成评估、确定麻醉方式，并记入《麻醉术前访视记录》，告知患者及家属麻醉适应证、麻醉目的、风险、可能出现的情况及其处理原则、替代方案等，签署《麻醉知情同意书》并归入病历。

3. 主要护理工作　入院宣教，交代注意事项（如防褥疮、防跌倒等），指导患者戒烟，并进行术前宣教，心理护理。

（七）药品选择及使用时机

按照《抗菌药物临床应用指导原则（2015 年版）》[国卫办医发（2015）43]执行。

1. 预防性抗菌药物应用。第一、二代头孢菌素。

2. 预防性用药给药时间为皮肤、黏膜切开前 0.5～1 小时或麻醉开始时，如手术时间超过 3 小时或超过所用药物半衰期的 2 倍以上，或出血量超过 1500ml，术中应追加一次。

3. 预防用药时间为 24 小时。

(八)手术日为入院第 4 天

1. 手术安全核对。患者入手术间后由手术医师、麻醉医师、巡回护士和患者本人共同核对患者身份、手术部位与标识、手术方式。手术医师、麻醉医师、巡回护士三方按《手术安全核对表》逐项核对,共同签字。

(1)手术方式:纵劈胸骨,胸腺瘤及胸腺扩大切除术。

(2)麻醉方式:全麻双腔气管插管。

(3)术中用药:麻醉常规用药,术中预防使用抗生素、术中镇痛等。

(4)输血及血液制品:根据术中情况选择。

(5)术中病理:根据术中情况酌情行快速冰冻病理检查。

2. 经治医师或手术医师应即刻完成术后首次病程记录,观察术后患者病情变化。

(九)术后住院恢复 6～8 天,必须复查的检查项目

1. 术后住院恢复

(1)术后给予持续心电、呼吸、血压、血氧饱和度监测至病情平稳。

(2)术后用药:预防使用抗菌药物,止咳药,止痛药等。

(3)术后换药:术后第一天及出院当日予以清洁换药;其他时间根据手术切口渗出情况予以清洁换药。

(4)术后护理:观察患者咳嗽、咳痰状况、引流管引流情况、伤口敷料有无渗出,并在异常时立即通知医生处理,指导并辅助患者术后咳嗽、咳痰及功能锻炼,给予防跌倒护理等。

2. 必须复查的项目 血常规、血生化、胸片。

(十)出院标准

1. 体温正常、常规化验无明显异常、胸片示术侧肺膨胀良好,无明显感染征象。

2. 切口无异常。

3. 无与本病相关的其他并发症。

(十一)有无变异及原因分析

1. 医疗原因导致的变异 如改变诊疗方案、转科治疗、操作失误、误诊等。

2. 患者原因导致的变异 如不同意治疗方案、个人原因要求出(转)院、院外服用手术禁忌药、月经期、对诊疗计划不满要求出路径、相关检查检验院外(门诊)已做等。

3. 并发症原因导致的变异 如胸腔出血、肺部感染、呼吸衰竭、肺漏气延长、肺动脉栓塞、支气管胸膜瘘、切口感染等造成住院日延长和费用增加。

4. 病情原因导致的变异 部分患者常常存在很多内科并发症,如脑血管或心血管病、糖尿病、血栓等,手术可能导致这些疾病加重而需要治疗,从而延长治疗时间和增加住院费用。

5. 辅诊科室原因导致的变异 如检查、检验、手术、病理等检查(不及时、结果错报、操作部位/方式错误、标本不合格)、报告(不及时、结果错报、标本不合格)等原因延长住院天数、增加费用等。

6. 管理原因导致的变异 如系统暂不支持、系统瘫痪、需要修订流程、需要修订制度等。

7. 节假日 术前患者如住院后赶上节假日,使手术推迟,延长住院时间,增加费用。

二、胸腺瘤行纵劈胸骨胸腺瘤切除及胸腺扩大切除术临床路径表单

适用对象	第一诊断为胸腺瘤（ICD-10：M85800/0）拟行纵劈胸骨：胸腺瘤切除（ICD-9-CM-3：07.8102）、胸腺扩大切除术（ICD-9-CM-3：07.8201）	
患者基本信息	姓名：_____ 性别：___ 年龄：___ 门诊号：_____ 住院号：_____ 过敏史：_____ 住院日期：___年__月__日 出院日期：___年__月__日	标准住院日：13～14 天

时间		住院第 1 天	住院第 2 天	住院第 3 天（术前日）
主要诊疗工作	制度落实	□ 经治医生或值班医生在患者入院 2 小时内到床旁接诊 □ 主管医生或二线值班医生在患者入院后 24 小时内完成检诊 □ 初步的诊断和治疗方案 □ 开具相关检查、化验单	□ 三级医师查房 □ 完成必要的相关科室会诊	□ 手术医师查房 □ 术前准备 □ 麻醉医师查房
	病情评估	□ 经治医师询问病史与体格检查 □ 咳痰能力评估 □ 下肢静脉血栓风险评估 □ 上级医师进行治疗效果、预后评估 □ 心理评估 □ 营养评估 □ 康复评估	□ 出血评估 □ 疼痛评估 □ 临床分期与术前评估	□ 术前评估 □ 下肢静脉血栓风险评估
	病历书写	□ 入院 8 小时内完成首次病程记录 □ 入院 24 小时内完成入院记录 □ 完成主管医师查房记录	□ 住院医师完成上级医师查房记录、相关会诊记录	□ 完成术前手术医师查房记录、术前讨论、术前小结
	知情同意	□ 患者或家属入院记录签字 □ 签署授权委托书、自费用品协议书（必要时）、军人目录外耗材审批单（必要时）	□ 向患者家属交代病情	□ 术前谈话，告知患者及家属病情和围术期注意事项并签署手术知情同意书 □ 麻醉医师与患者和（或）家属交代麻醉注意事项并签署麻醉知情同意书
	手术治疗	□ 患者既往内科疾病的用药	□ 患者既往内科疾病的用药	□ 患者既往内科疾病的用药 □ 术前准备 □ 交叉配血 □ 术区备皮
	其他	□ 及时通知上级医师检诊	□ 及时通知上级医师检诊	□ 经治医师检查整理病历资料

（续　表）

		护理医嘱	□ 按胸外科护理常规 □ 三级护理	□ 按胸外科护理常规 □ 三级护理	□ 按胸外科护理常规 □ 三级护理
重点医嘱	长期医嘱	处置医嘱	□ 测血压（必要时） □ 快速血糖测定（必要时）	□ 测血压 □ 快速血糖测定（必要时）	□ 测血压 □ 快速血糖测定（必要时）
		膳食医嘱	□ 普食		□ 术晨禁食水
		药物医嘱	□ 止咳药、止血药、自带药 （必要时）	□ 止咳药、止血药、自带药 （必要时）	□ 止咳药、止血药、自带药 （必要时）
	临时医嘱	检查检验	□ 血常规 □ 尿常规 □ 粪常规 □ 血型 □ 凝血四项 □ 普通生化 □ 血清术前八项 □ 胸部正侧位片 □ 心电图检查（多导） □ 胸部CT □ 腹部超声 □ 肺功能		
		药物医嘱			□ 镇静药 □ 肠道准备药
		手术医嘱			□ 常规明日在全麻下行纵劈胸骨胸腺瘤及胸腺扩大切除术
		处置医嘱	□ 静脉抽血 □ 动脉抽血		□ 备皮 □ 交叉配血 □ 术中导尿
主要护理工作	健康宣教		□ 入院宣教（住院环境、规章制度） □ 进行护理安全指导 □ 进行等级护理、活动范围指导 □ 进行饮食指导 □ 进行关于疾病知识的宣教 □ 检查、检验项目的目的和意义	□ 进行饮食指导 □ 进行关于疾病知识的宣教 □ 检查、检验项目的目的和意义	□ 术前宣教 □ 指导术后康复训练 □ 指导术后注意事项

主要护理工作	护理处置	□ 患者身份核对 □ 佩戴腕带 □ 建立入院病历,通知医生 □ 入院介绍:介绍责任护士,病区环境、设施、规章制度、基础护理服务项目 □ 询问病史,填写护理记录单首页 □ 观察病情 □ 测量基本生命体征 □ 抽血、留取标本 □ 心理与生活护理 □ 根据评估结果采取相应护理措施 □ 通知检查项目及注意事项	□ 观察病情 □ 测量基本生命体征 □ 心理与生活护理 □ 根据评估结果采取相应护理措施 □ 通知检查项目及注意事项	□ 观察病情 □ 测量基本生命体征 □ 术前患者准备(手术前沐浴、更衣、备皮) □ 检查术前物品准备 □ 心理与生活护理 □ 根据评估结果采取相应护理措施 □ 完成护理记录
	护理评估	□ 一般评估:生命体征、神志、皮肤、药物过敏史等 □ 专科评估:咳嗽、咳痰情况、一般活动情况 □ 风险评估:评估有无跌倒、坠床、褥疮风险 □ 心理评估 □ 营养评估 □ 疼痛评估 □ 康复评估	□ 心理评估 □ 营养评估 □ 疼痛评估 □ 康复评估	□ 心理评估 □ 营养评估 □ 疼痛评估 □ 康复评估
	专科护理	□ 协助指导患者咳嗽、咳痰、术后床上活动等 □ 指导功能锻炼 □ 指导患者戒烟	□ 协助指导患者咳嗽、咳痰、术后床上活动等 □ 指导功能锻炼 □ 指导患者戒烟	□ 协助指导患者咳嗽、咳痰、术后床上活动等 □ 指导功能锻炼 □ 指导患者戒烟
	饮食指导	□ 根据医嘱通知配餐员准备膳食 □ 协助进餐	□ 根据医嘱通知配餐员准备膳食 □ 协助进餐	□ 嘱患者清淡饮食 □ 协助进餐
	活动体位	□ 根据护理等级指导活动	□ 根据护理等级指导活动	□ 根据护理等级指导活动
	洗浴要求	□ 协助患者洗澡,更换病号服	□ 协助患者洗澡,更换病号服	□ 协助患者清洁备皮部位,更换病号服
病情变异记录		□ 无　　□ 有,原因: □ 患者　□ 疾病　□ 医疗 □ 护理　□ 保障　□ 管理	□ 无　　□ 有,原因: □ 患者　□ 疾病　□ 医疗 □ 护理　□ 保障　□ 管理	□ 无　　□ 有,原因: □ 患者　□ 疾病　□ 医疗 □ 护理　□ 保障　□ 管理
护士签名		白班 / 小夜班 / 大夜班	白班 / 小夜班 / 大夜班	白班 / 小夜班 / 大夜班
医师签名				

时间		住院第 4 天(手术日)	住院第 5－12 天(术后恢复)	住院第 13－14 天(出院日)
主要诊疗工作	制度落实	□ 手术 □ 上级医师查房 □ 麻醉医师查房 □ 观察有无术后并发症,并做相应处理	□ 术后三天连续查房 □ 术后手术医师查房 □ 三级医师查房 □ 观察有无术后并发症,并做相应处理	□ 上级医师查房,进行手术及伤口评估,确定有无手术并发症和伤口愈合不良情况,明确是否出院
	病情评估	□ 出血评估 □ 疼痛评估 □ 下肢静脉血栓风险评估	□ 咳痰能力评估 □ 出血评估 □ 疼痛评估 □ 下肢静脉血栓风险评估 □ 上级医师进行治疗效果、预后评估	□ 上级医师进行出院评估
	病历书写	□ 住院医师术后即刻完成术后病程 □ 术者或第一助手术后 24 小时内完成手术记录(术者签字)	□ 上级医师查房记录	□ 出院当天病程记录(由上级医师指示出院) □ 出院后 24 小时内完成出院记录及病案首页
	知情同意	□ 向患者和(或)家属交代手术情况及术后注意事项	□ 告知患者及其家属术后恢复情况	□ 告知患者及家属出院后注意事项(指导出院后功能锻炼,复诊时间、地点,发生紧急情况时的处理方法等)
	手术治疗	□ 实施手术(手术安全核查记录、手术清点记录) □ 术后止痛、止血、止咳、止吐等对症治疗	□ 术后止痛、止血、止咳、止吐等对症治疗 □ 手术切口换药	□ 手术切口换药
	其他	□ 监测患者生命体征 □ 观察手术切口及周围情况 □ 观察胸腔闭式引流管引流情况	□ 观察患者咳嗽、咳痰情况 □ 观察手术切口及周围情况 □ 观察纵隔引流管引流情况,情况允许时拔除 □ 定期复查血常规、血生化 □ 及时通知上级医师检诊	□ 通知出院 □ 开具出院介绍信 □ 开具诊断证明书 □ 出院带药 □ 预约门诊复诊时间
重点医嘱	长期医嘱 护理医嘱	□ 按胸外科术后护理常规 □ 一级护理	□ 二级护理	
	长期医嘱 处置医嘱	□ 持续吸氧 □ 留置导尿 □ 持续心电、血压、呼吸、血氧饱和度监测 □ 胸腔闭式引流管接无菌袋		

（续 表）

重点医嘱	长期医嘱	膳食医嘱	□ 禁食水	□ 半流食 □ 普食	
		药物医嘱	□ 抗生素 □ 止痛、止吐、抑酸、化痰		
	临时医嘱	检查检验	□ 血常规 □ 凝血四项、DIC 监测 □ 普通生化	□ 血常规 □ 凝血四项、DIC 监测 □ 普通生化 □ 胸部正侧位片	
		药物医嘱		□ 止痛、止咳、缓泻药	
		手术医嘱			
		处置医嘱	□ 静脉抽血	□ 静脉抽血 □ 大换药	□ 大换药 □ 出院
主要护理工作		健康宣教	□ 术后心理疏导 □ 指导术后康复训练 □ 指导术后注意事项	□ 术后心理疏导 □ 指导术后康复训练 □ 指导术后注意事项	□ 出院宣教（康复训练方法，用药指导，换药时间及注意事项，复查时间等）
		护理处置	□ 检查术前物品准备 □ 与手术室护士交接 □ 术后观察病情 □ 测量基本生命体征 □ 遵医嘱用药 □ 抽血、留取标本 □ 心理与生活护理 □ 根据评估结果采取相应护理措施 □ 通知检查项目及注意事项	□ 术后观察病情 □ 测量基本生命体征 □ 心理与生活护理 □ 指导并监督者治疗与康复训练 □ 遵医嘱用药 □ 根据评估结果采取相应护理措施 □ 完成护理记录	□ 观察患者情况 □ 核对患者医嘱费用 □ 协助患者办理出院手续 □ 指导并监督患者康复训练 □ 整理床单位
		护理评估	□ 评估伤口疼痛情况 □ 风险评估：评估有无跌倒、坠床、褥疮、导管滑脱、液体外渗的风险 □ 心理评估 □ 营养评估	□ 评估患者咳嗽、咳痰情况 □ 评估伤口疼痛情况 □ 风险评估：评估有无跌倒、坠床、褥疮、导管滑脱、液体外渗的风险 □ 心理评估 □ 营养评估	□ 心理评估 □ 营养评估
		专科护理	□ 观察伤口敷料有无渗出 □ 指导患者咳嗽、咳痰、功能锻炼，协助患者床上活动 □ 术后心理与生活护理	□ 观察伤口敷料有无渗出 □ 指导患者咳嗽、咳痰、功能锻炼 □ 术后心理与生活护理	□ 告知患者出院后注意事项并附书面出院指导一份 □ 指导功能锻炼

（续 表）

主要护理工作	饮食指导	□ 禁食水	□ 根据医嘱通知配餐员准备膳食 □ 协助进餐	
	活动体位	□ 根据护理等级指导活动	□ 根据护理等级指导活动	
	洗浴要求	□ 协助患者晨晚间护理	□ 协助患者晨晚间护理	
病情变异记录		□ 无　　□ 有,原因: □ 患者　□ 疾病　□ 医疗 □ 护理　□ 保障　□ 管理	□ 无　　□ 有,原因: □ 患者　□ 疾病　□ 医疗 □ 护理　□ 保障　□ 管理	□ 无　　□ 有,原因: □ 患者　□ 疾病　□ 医疗 □ 护理　□ 保障　□ 管理

护士签名	白班	小夜班	大夜班	白班	小夜班	大夜班	白班	小夜班	大夜班
医师签名									

（侯晓彬　任志鹏）

第二节　胸腺瘤行胸腔镜下胸腺瘤切除术＋胸腺扩大切除术临床路径

一、胸腺瘤行胸腔镜下胸腺瘤切除术＋胸腺扩大切除术临床路径标准住院流程

(一)适用对象

第一诊断为胸腺瘤(ICD-10：M85800/0)拟行胸腔镜下胸腺瘤切除术(ICD-9-CM-3：07.8106)＋胸腺扩大切除术(ICD-9-CM-3：07.8203)。

(二)诊断依据

根据《美国国家癌症综合网胸腺肿瘤治疗指南 2009 年第一版(中国版)》、《临床诊疗指南——胸外科分册》(中华医学会编著,人民卫生出版社)：

1. 病史　多数患者无不适主诉,系查体发现;部分患者合并重症肌无力。

2. 辅助检查　胸部 CT 证实胸腺瘤。

(三)治疗方案的选择及依据

根据《临床诊疗指南——胸外科分册》(中华医学会编著,人民卫生出版社)：

1. 符合胸腺瘤诊断。

2. 全身状况允许手术。

3. 征得患者及家属的同意。

(四)标准住院日为 12～13 天

(五)进入路径标准

1. 第一诊断必须符合胸腺瘤(ICD-10：M85800/0)。

2. 年龄,18～60 岁。

3. 心、肺、肝、肾等器官功能可以耐受全麻手术。

4. 当患者同时具有其他疾病诊断,但在住院期间不需要特殊处理也不影响第一诊断的临床路径流程实施时,可以进入路径。

(六)术前准备(术前评估)3 天

1. 检验检查评估

(1)必须检查项目

1)血(尿、粪)常规、血生化、凝血功能、血型、术前血清八项。

2)胸片、心电图、胸部 CT 平扫+增强扫描、肺功能等。

(2)根据患者病情可选择

1)血气分析、超声心动图、经皮纵隔肿瘤穿刺活检。

2)24 小时动态心电图、PET-CT。

3)有相关疾病者必要时请相关科室会诊。

(3)营养评估:由护士根据《解放军总医院新入院患者营养风险筛查表(NRS-2002)》为新入院患者进行营养评估,评分>3 分的告知医师,必要时申请营养科会诊。

(4)心理评估:由心理科医生根据病情需要实施评估。

(5)疼痛评估:由医师对于病情危重患者,或术前 24 小时、麻醉前的患者根据《VAS 评分》实施疼痛评估,评估结果及应用的特殊镇痛药物应当告知患者或其病情委托人,疼痛评估的结果应当记录在住院病历表格中。评分>7 分、常规镇痛处理效果欠佳的顽固性疼痛患者应当及时请疼痛科医生会诊。

(6)康复评估:由护士根据《入院患者康复筛查和评估表》在新入院患者入院后 24 小时内进行康复筛查和评估。任何一项结果为“是”,均应告知医师,申请康复医师会诊。

(7)深静脉血栓栓塞症风险评估:根据《深静脉血栓栓塞症评估量表》在新入院患者入院后 24 小时内进行风险筛查和评估。风险结果为“高危”的,则申请血管外科或介入导管室医师会诊。

2. 术前准备

(1)术前评估:术前 24 小时内完成术前病情评估,完成必要的检查,做出术前小结、术前讨论。

(2)术前谈话:术者应在术前 1 天与患者及其家属谈话,告知手术方案、相关风险、用血计划、术后转归、手术费用,以及患者及亲属权益,并履行书面知情同意手续。告知高值耗材的使用及费用。

(3)通知手术室:准备手术间、手术药品、手术物品及特殊耗材。

(4)手术部位标识:术者、第一助手或经治医师在术前 1 天应对手术部位做体表标识,急诊手术由接诊医师或会诊外科医师标记,标记过程应有责任护士、患者及亲属共同参与,并记入手术安排表。

(5)术前一日麻醉医师访视:制订麻醉计划、完成评估、确定麻醉方式,并记入《麻醉术前访视记录》,告知患者及家属麻醉适应证、麻醉目的、风险、可能出现的情况及其处理原则、替代方案等,签署《麻醉知情同意书》并归入病历。

3. 主要护理工作　入院宣教,交代注意事项(如防褥疮、防跌倒等),指导患者戒烟,并进行术前宣教,心理护理。

（七）药品选择及使用时机

按照《抗菌药物临床应用指导原则（2015 年版）》[国卫办医发（2015）43 号]执行。

1. 预防性抗菌药物应用。第一、二代头孢菌素。

2. 预防性用药给药时间为皮肤、黏膜切开前 0.5～1 小时或麻醉开始时，如手术时间超过 3 小时或超过所用药物半衰期的 2 倍以上，或出血量超过 1500ml，术中应追加一次。

3. 预防用药时间为 24 小时。

（八）手术日为入院第 4 天

1. 手术安全核对。患者入手术间后由手术医师、麻醉医师、巡回护士和患者本人共同核对患者身份、手术部位与标识、手术方式。手术医师、麻醉医师、巡回护士三方按《手术安全核对表》逐项核对，共同签字。

(1) 手术方式：胸腔镜下胸腺瘤切除术＋胸腺扩大切除术。

(2) 麻醉方式：全麻双腔气管插管。

(3) 术中用药：麻醉常规用药，术中预防使用抗生素、术中镇痛等。

(4) 输血及血液制品：根据术中情况选择。

(5) 术中病理：根据术中情况酌情行快速冰冻病理检查。

2. 经治医师或手术医师应即刻完成术后首次病程记录，观察术后患者病情变化。

（九）术后住院恢复 6～10 天，必须复查的检查项目

1. 术后住院恢复

(1) 术后给予持续心电、呼吸、血压、血氧饱和度监测至病情平稳。

(2) 术后用药：预防使用抗菌药物，止咳药、止痛药等。

(3) 术后换药：术后第一天及出院当日予以清洁换药；其他时间根据手术切口渗出情况予以清洁换药。

(4) 术后护理：观察患者咳嗽、咳痰状况、肺复张情况、引流管引流情况、伤口敷料有无渗出，并在异常时立即通知医生处理，指导并辅助患者术后咳嗽、咳痰及功能锻炼，给予防跌倒护理等。

2. 必须复查的项目　血常规、血生化、胸片。

（十）出院标准

1. 生命体征平稳，体温正常。

2. 正常进食普食。

3. 切口愈合良好。

4. 常规化验无明显异常；胸片示术侧肺膨胀良好，无明显感染征象。

5. 无与本病相关的其他并发症。

（十一）有无变异及原因分析

1. 医疗原因导致的变异　如改变诊疗方案、转科治疗、操作失误、误诊等。

2. 患者原因导致的变异　如不同意治疗方案、个人原因要求出（转）院、院外服用手术禁忌药、月经期、对诊疗计划不满要求出路径、相关检查检验院外（门诊）已做等。

3. 并发症原因导致的变异　如胸腔出血、肺部感染、呼吸衰竭、肺漏气延长、肺动脉栓塞、支气管胸膜瘘、切口感染等造成住院日延长和费用增加。

4. 病情原因导致的变异　部分患者常常存在很多内科并发症，如脑血管或心血管病、糖尿病、血栓等,手术可能导致这些疾病加重而需要治疗,从而延长治疗时间和增加住院费用。

5. 辅诊科室原因导致的变异　如检查、检验、手术、病理等检查(不及时、结果错报、操作部位/方式错误、标本不合格)、报告(不及时、结果错报、标本不合格)等原因延长住院天数、增加费用等。

6. 管理原因导致的变异　如系统暂不支持、系统瘫痪、需要修订流程、需要修订制度等。

7. 节假日　术前患者如住院后赶上节假日,使手术推迟,延长住院时间,增加费用。

二、胸腺瘤行胸腔镜下胸腺瘤切除术＋胸腺
扩大切除术临床路径表单

适用对象	第一诊断为胸腺瘤(ICD-10:M85800/0)拟行胸腔镜下胸腺瘤切除术(ICD-9-CM-3:07.8106)＋胸腺扩大切除术(ICD-9-CM-3:07.8203)		
患者基本信息	姓名:_____　性别:____　年龄:____ 门诊号:_____　住院号:_____　过敏史:_____ 住院日期:____年__月__日　出院日期:____年__月__日		标准住院日:12～13 天
时间	住院第 1 天	住院第 2 天	住院第 3 天(术前日)
主要诊疗工作 制度落实	□ 经治医生或值班医生在患者入院 2 小时内到床旁接诊 □ 主管医生或二线值班医生在患者入院后 24 小时内完成检诊 □ 初步的诊断和治疗方案 □ 开具相关检查、化验单	□ 三级医师查房 □ 完成必要的相关科室会诊	□ 手术医师查房 □ 术前准备 □ 麻醉医师查房
病情评估	□ 经治医师询问病史与体格检查 □ 咳痰能力评估 □ 下肢静脉血栓风险评估 □ 上级医师进行治疗效果、预后评估 □ 心理评估 □ 营养评估 □ 康复评估	□ 临床分期与术前评估 □ 出血评估 □ 疼痛评估	□ 术前评估 □ 下肢静脉血栓风险评估
病历书写	□ 入院 8 小时内完成首次病程记录 □ 入院 24 小时内完成入院记录 □ 完成主管医师查房记录	□ 住院医师完成上级医师查房记录、相关会诊记录	□ 完成术前手术医师查房记录、术前讨论、术前小结

主要诊疗工作	知情同意	☐ 患者或家属入院记录签字 ☐ 签署授权委托书、自费用品协议书（必要时）、军人目录外耗材审批单（必要时）	☐ 向患者家属交代病情	☐ 术前谈话，告知患者及家属病情和围术期注意事项并签署手术知情同意书 ☐ 麻醉医师与患者和（或）家属交代麻醉注意事项并签署麻醉知情同意书
	手术治疗	☐ 患者既往内科疾病的用药	☐ 患者既往内科疾病的用药	☐ 患者既往内科疾病的用药 ☐ 术前准备 ☐ 交叉配血 ☐ 术区备皮
	其他	☐ 及时通知上级医师检诊	☐ 及时通知上级医师检诊	☐ 经治医师检查整理病历资料
重点医嘱	长期医嘱 护理医嘱	☐ 按胸外科护理常规 ☐ 三级护理	☐ 按胸外科护理常规 ☐ 三级护理	☐ 按胸外科护理常规 ☐ 三级护理
	处置医嘱	☐ 测血压（必要时） ☐ 快速血糖测定（必要时）	☐ 测血压 ☐ 快速血糖测定（必要时）	☐ 测血压 ☐ 快速血糖测定（必要时）
	膳食医嘱	☐ 普食		☐ 术晨禁食水
	药物医嘱	☐ 止咳药、止血药、自带药（必要时）	☐ 止咳药、止血药、自带药（必要时）	☐ 止咳药、止血药、自带药（必要时）
	临时医嘱 检查检验	☐ 血常规 ☐ 尿常规 ☐ 粪常规 ☐ 血型 ☐ 凝血四项 ☐ 普通生化 ☐ 血清术前八项 ☐ 胸部正侧位片 ☐ 心电图检查（多导） ☐ 胸部CT ☐ 腹部超声 ☐ 肺功能		
	药物医嘱			☐ 镇静药 ☐ 肠道准备药
	手术医嘱			☐ 常规明日在全麻下行胸腔镜下胸腺瘤切除术＋胸腺扩大切除术
	处置医嘱	☐ 静脉抽血 ☐ 动脉抽血		☐ 备皮 ☐ 交叉配血 ☐ 术中导尿

（续　表）

主要护理工作	健康宣教	☐ 入院宣教（住院环境、规章制度） ☐ 进行护理安全指导 ☐ 进行等级护理、活动范围指导 ☐ 进行饮食指导 ☐ 进行关于疾病知识的宣教 ☐ 检查、检验项目的目的和意义	☐ 进行饮食指导 ☐ 进行关于疾病知识的宣教 ☐ 检查、检验项目的目的和意义	☐ 术前宣教 ☐ 指导术后康复训练 ☐ 指导术后注意事项
	护理处置	☐ 患者身份核对 ☐ 佩戴腕带 ☐ 建立入院病历，通知医生 ☐ 入院介绍：介绍责任护士，病区环境、设施、规章制度、基础护理服务项目 ☐ 询问病史，填写护理记录单首页 ☐ 观察病情 ☐ 测量基本生命体征 ☐ 抽血、留取标本 ☐ 心理与生活护理 ☐ 根据评估结果采取相应护理措施 ☐ 通知检查项目及注意事项	☐ 观察病情 ☐ 测量基本生命体征 ☐ 心理与生活护理 ☐ 根据评估结果采取相应护理措施 ☐ 通知检查项目及注意事项	☐ 观察病情 ☐ 测量基本生命体征 ☐ 术前患者准备（手术前沐浴、更衣、备皮） ☐ 检查术前物品准备 ☐ 心理与生活护理 ☐ 根据评估结果采取相应护理措施 ☐ 完成护理记录
	护理评估	☐ 一般评估：生命体征、神志、皮肤、药物过敏史等 ☐ 专科评估：咳嗽、咳痰情况、一般活动情况 ☐ 风险评估：评估有无跌倒、坠床、褥疮风险 ☐ 心理评估 ☐ 营养评估 ☐ 疼痛评估 ☐ 康复评估	☐ 心理评估 ☐ 营养评估 ☐ 疼痛评估 ☐ 康复评估	☐ 心理评估 ☐ 营养评估 ☐ 疼痛评估 ☐ 康复评估
	专科护理	☐ 协助指导患者咳嗽、咳痰、术后床上活动等 ☐ 指导功能锻炼 ☐ 指导患者戒烟	☐ 协助指导患者咳嗽、咳痰、术后床上活动等 ☐ 指导功能锻炼 ☐ 指导患者戒烟	☐ 协助指导患者咳嗽、咳痰、术后床上活动等 ☐ 指导功能锻炼 ☐ 指导患者戒烟
	饮食指导	☐ 根据医嘱通知配餐员准备膳食 ☐ 协助进餐	☐ 根据医嘱通知配餐员准备膳食 ☐ 协助进餐	☐ 嘱患者清淡饮食 ☐ 协助进餐
	活动体位	☐ 根据护理等级指导活动	☐ 根据护理等级指导活动	☐ 根据护理等级指导活动
	洗浴要求	☐ 协助患者洗澡，更换病号服	☐ 协助患者洗澡，更换病号服	☐ 协助患者清洁备皮部位，更换病号服

（续　表）

病情变异记录	□ 无　　□ 有,原因： □ 患者　□ 疾病　□ 医疗 □ 护理　□ 保障　□ 管理	□ 无　　□ 有,原因： □ 患者　□ 疾病　□ 医疗 □ 护理　□ 保障　□ 管理	□ 无　　□ 有,原因： □ 患者　□ 疾病　□ 医疗 □ 护理　□ 保障　□ 管理

护士签名	白班	小夜班	大夜班	白班	小夜班	大夜班	白班	小夜班	大夜班

医师签名			

	时间	住院第 4 天(手术日)	住院第 5—12 天(术后恢复)	住院第 12—13 天(出院日)
主要诊疗工作	制度落实	□ 手术 □ 上级医师查房 □ 麻醉医师查房 □ 观察有无术后并发症,并做相应处理	□ 术后三天连续查房 □ 术后手术医师查房 □ 三级医师查房 □ 观察有无术后并发症,并做相应处理	□ 上级医师查房,进行手术及伤口评估,确定有无手术并发症和伤口愈合不良情况,明确是否出院
	病情评估	□ 出血评估 □ 疼痛评估 □ 下肢静脉血栓风险评估	□ 咳痰能力评估 □ 出血评估 □ 疼痛评估 □ 下肢静脉血栓风险评估 □ 上级医师进行治疗效果、预后评估	□ 上级医师进行出院评估
	病历书写	□ 住院医师术后即刻完成术后病程 □ 术者或第一助手术后 24 小时内完成手术记录(术者签字)	□ 上级医师查房记录	□ 出院当天病程记录(由上级医师指示出院) □ 出院后 24 小时内完成出院记录及病案首页
	知情同意	□ 向患者和(或)家属交代手术情况及术后注意事项	□ 告知患者及其家属术后恢复情况	□ 告知患者及家属出院后注意事项(指导出院后功能锻炼,复诊时间、地点,发生紧急情况时的处理方法等)
	手术治疗	□ 实施手术(手术安全核查记录、手术清点记录) □ 术后止痛、止血、止咳、止吐等对症治疗	□ 术后止痛、止血、止咳、止吐等对症治疗 □ 手术切口换药	□ 手术切口换药
	其他	□ 监测患者生命体征 □ 观察手术切口及周围情况 □ 观察胸腔闭式引流管引流情况	□ 观察患者咳嗽、咳痰情况 □ 观察手术切口及周围情况 □ 观察胸腔闭式引流管引流情况,情况允许时拔除 □ 定期复查血常规、血生化 □ 及时通知上级医师检诊	□ 通知出院 □ 开具出院介绍信 □ 开具诊断证明书 □ 出院带药 □ 预约门诊复诊时间

（续　表）

重点医嘱	**长期医嘱**	护理医嘱	□ 按胸外科术后护理常规 □ 一级护理	□ 二级护理	
		处置医嘱	□ 持续吸氧 □ 留置导尿 □ 持续心电、血压、呼吸、血氧饱和度监测 □ 胸腔闭式引流管接无菌袋		
		膳食医嘱	□ 禁食水	□ 半流食 □ 普食	
		药物医嘱	□ 抗生素 □ 止痛、止吐、抑酸、化痰		
	临时医嘱	检查检验	□ 血常规 □ 凝血四项、DIC 监测 □ 普通生化	□ 血常规 □ 凝血四项、DIC 监测 □ 普通生化 □ 胸部正侧位片	
		药物医嘱		□ 止痛、止咳、缓泻药	
		手术医嘱			
		处置医嘱	□ 静脉抽血	□ 静脉抽血 □ 大换药	□ 大换药 □ 出院
主要护理工作		健康宣教	□ 术后心理疏导 □ 指导术后康复训练 □ 指导术后注意事项	□ 术后心理疏导 □ 指导术后康复训练 □ 指导术后注意事项	□ 出院宣教（康复训练方法，用药指导，换药时间及注意事项，复查时间等）
		护理处置	□ 检查术前物品准备 □ 与手术室护士交接 □ 术后观察病情 □ 测量基本生命体征 □ 遵医嘱用药 □ 抽血、留取标本 □ 心理与生活护理 □ 根据评估结果采取相应护理措施 □ 通知检查项目及注意事项	□ 术后观察病情 □ 测量基本生命体征 □ 心理与生活护理 □ 指导并监督患者治疗与康复训练 □ 遵医嘱用药 □ 根据评估结果采取相应护理措施 □ 完成护理记录	□ 观察患者情况 □ 核对患者医嘱费用 □ 协助患者办理出院手续 □ 指导并监督患者康复训练 □ 整理床单位
		护理评估	□ 评估伤口疼痛情况 □ 风险评估：评估有无跌倒、坠床、褥疮、导管滑脱、液体外渗的风险 □ 心理评估 □ 营养评估	□ 评估患者咳嗽、咳痰情况 □ 评估伤口疼痛情况 □ 风险评估：评估有无跌倒、坠床、褥疮、导管滑脱、液体外渗的风险 □ 心理评估 □ 营养评估	□ 心理评估 □ 营养评估

（续 表）

主要护理工作	专科护理	□ 观察伤口敷料有无渗出 □ 指导患者咳嗽、咳痰、功能锻炼，协助患者床上活动 □ 术后心理与生活护理	□ 观察伤口敷料有无渗出 □ 指导患者咳嗽、咳痰、功能锻炼 □ 术后心理与生活护理	□ 告知患者出院后注意事项并附书面出院指导一份 □ 指导功能锻炼
	饮食指导	□ 禁食水	□ 根据医嘱通知配餐员准备膳食 □ 协助进餐	
	活动体位	□ 根据护理等级指导活动	□ 根据护理等级指导活动	
	洗浴要求	□ 协助患者晨晚间护理	□ 协助患者晨晚间护理	
病情变异记录		□ 无　　□ 有，原因： □ 患者　□ 疾病　□ 医疗 □ 护理　□ 保障　□ 管理	□ 无　　□ 有，原因： □ 患者　□ 疾病　□ 医疗 □ 护理　□ 保障　□ 管理	□ 无　　□ 有，原因： □ 患者　□ 疾病　□ 医疗 □ 护理　□ 保障　□ 管理
护士签名		白班　小夜班　大夜班	白班　小夜班　大夜班	白班　小夜班　大夜班
医师签名				

（侯晓彬　任志鹏）

第三节　胸腺瘤行机器人胸腺瘤切除术＋胸腺扩大切除术临床路径

一、胸腺瘤行机器人胸腺瘤切除术＋胸腺扩大切除术临床路径标准住院流程

（一）适用对象

第一诊断为胸腺瘤（ICD-10：M85800/0）拟行机器人胸腺瘤切除术（ICD-9-CM-3：07.8106 伴 00.3504）＋胸腺扩大切除术（ICD-9-CM-3：07.8203）。

（二）诊断依据

根据《美国国家癌症综合网胸腺肿瘤治疗指南 2009 年第一版（中国版）》《临床诊疗指南——胸外科分册》（中华医学会编著，人民卫生出版社）：

1. 病史　多数患者无不适主诉，系查体发现；部分患者合并重症肌无力。

2. 辅助检查　胸部 CT 证实胸腺瘤。

（三）治疗方案的选择及依据

根据《临床诊疗指南——胸外科分册》（中华医学会编著，人民卫生出版社）：

1. 符合胸腺瘤诊断。

2. 全身状况允许手术。

3. 征得患者及家属的同意。

（四）标准住院日为 11～13 天

（五）进入路径标准

1. 第一诊断必须符合胸腺瘤（ICD-10：M85800/0）。

2. 符合行机器人胸腺瘤切除术（ICD-9-CM-3：07.8106 伴 00.3504）＋胸腺扩大切除术（ICD-9-CM-3：07.8203）的手术指征。

3. 年龄，18－60 岁。

4. 心、肺、肝、肾等器官功能可以耐受全麻手术。

5. 当患者同时具有其他疾病诊断，但在住院期间不需要特殊处理也不影响第一诊断的临床路径流程实施时，可以进入路径。

（六）术前准备（术前评估）3 天

1. 检验检查评估

（1）必须检查项目

1）血（尿、粪）常规、血生化、凝血功能、血型、术前血清八项。

2）胸片、心电图、胸部 CT 平扫＋增强扫描、肺功能等。

（2）根据患者病情可选择

1）血气分析、超声心动图、经皮纵隔肿瘤穿刺活检。

2）24 小时动态心电图、PET-CT。

3）有相关疾病者必要时请相关科室会诊。

（3）营养评估：由护士根据《解放军总医院新入院患者营养风险筛查表（NRS-2002）》为新入院患者进行营养评估，评分＞3 分的告知医师，必要时申请营养科会诊。

（4）心理评估：由心理科医生根据病情需要实施评估。

（5）疼痛评估：由医师对于病情危重患者，或术前 24 小时、麻醉前的患者根据《VAS 评分》实施疼痛评估，评估结果及应用的特殊镇痛药物应当告知患者或其病情委托人，疼痛评估的结果应当记录在住院病历表格中。评分＞7 分、常规镇痛处理效果欠佳的顽固性疼痛患者应当及时请疼痛科医生会诊。

（6）康复评估：由护士根据《入院患者康复筛查和评估表》在新入院患者入院后 24 小时内进行康复筛查和评估。任何一项结果为"是"，均应告知医师，申请康复医师会诊。

（7）深静脉血栓栓塞症风险评估：根据《深静脉血栓栓塞症评估量表》在新入院患者入院后 24 小时内进行风险筛查和评估。风险结果为"高危"的，则申请血管外科或介入导管室医师会诊。

2. 术前准备

（1）术前评估：术前 24 小时内完成术前病情评估，完成必要的检查，做出术前小结、术前讨论。

（2）术前谈话：术者应在术前 1 天与患者及其家属谈话，告知手术方案、相关风险、用血计划、术后转归、手术费用，以及患者及亲属权益，并履行书面知情同意手续。告知高值耗材的使用及费用。

（3）通知手术室：准备手术间、手术药品、手术物品及特殊耗材。

（4）手术部位标识：术者、第一助手或经治医师在术前 1 天应对手术部位做体表标识，急诊手术由接诊医师或会诊外科医师标记，标记过程应有责任护士、患者及亲属共同参与，并记入手术安排表。

(5)术前一日麻醉医师访视:制订麻醉计划、完成评估、确定麻醉方式,并记入《麻醉术前访视记录》,告知患者及家属麻醉适应证、麻醉目的、风险、可能出现的情况及其处理原则、替代方案等,签署《麻醉知情同意书》并归入病历。

3. **主要护理工作** 入院宣教,交代注意事项(如防褥疮、防跌倒等),指导患者戒烟,并进行术前宣教,心理护理。

(七)药品选择及使用时机

按照《抗菌药物临床应用指导原则(2015年版)》[国卫办医发(2015)43号]执行。

1. 预防性抗菌药物应用。第一、二代头孢菌素。

2. 预防性用药给药时间为皮肤、黏膜切开前0.5~1小时或麻醉开始时,如手术时间超过3小时或超过所用药物半衰期的2倍以上,或出血量超过1500ml,术中应追加一次。

3. 预防用药时间为24小时。

(八)手术日为入院第4天

1. 手术安全核对:患者入手术间后由手术医师、麻醉医师、巡回护士和患者本人共同核对患者身份、手术部位与标识、手术方式。手术医师、麻醉医师、巡回护士三方按《手术安全核对表》逐项核对,共同签字。

(1)手术方式:机器人胸腺瘤切除术+胸腺扩大切除术。

(2)麻醉方式:全麻双腔气管插管。

(3)术中用药:麻醉常规用药,术中预防使用抗生素、术中镇痛等。

(4)输血及血液制品:根据术中情况选择。

(5)术中病理:根据术中情况酌情行快速冰冻病理检查。

2. 经治医师或手术医师应即刻完成术后首次病程记录,观察术后患者病情变化。

(九)术后住院恢复6~10天,必须复查的检查项目

1. 术后住院恢复

(1)术后给予持续心电、呼吸、血压、血氧饱和度监测至病情平稳。

(2)术后用药:预防使用抗菌药物,止咳药、止痛药等。

(3)术后换药:术后第一天及出院当日予以清洁换药;其他时间根据手术切口渗出情况予以清洁换药。

(4)术后护理:观察患者咳嗽咳痰状况、肺复张情况、引流管引流情况、伤口敷料有无渗出并在异常时立即通知医生处理,指导并辅助患者术后咳嗽咳痰及功能锻炼,给予防跌倒护理等。

2. 必须复查的项目 血常规、血生化、胸片。

(十)出院标准

1. 生命体征平稳,体温正常。

2. 正常进食普食。

3. 切口愈合良好。

4. 常规化验无明显异常;胸片示术侧肺膨胀良好,无明显感染征象。

5. 无与本病相关的其他并发症。

(十一)有无变异及原因分析

1. 医疗原因导致的变异 如改变诊疗方案、转科治疗、操作失误、误诊等。

2. 患者原因导致的变异 如不同意治疗方案、个人原因要求出(转)院、院外服用手术禁忌药、月经期、对诊疗计划不满要求出路径、相关检查检验院外(门诊)已做等。

3. 并发症原因导致的变异　如胸腔出血、肺部感染、呼吸衰竭、肺漏气延长、肺动脉栓塞、支气管胸膜瘘、切口感染等造成住院日延长和费用增加。

4. 病情原因导致的变异　部分患者常常存在很多内科并发症,如脑血管或心血管病、糖尿病、血栓等,手术可能导致这些疾病加重而需要治疗,从而延长治疗时间和增加住院费用。

5. 辅诊科室原因导致的变异　如检查、检验、手术、病理等检查(不及时、结果错报、操作部位/方式错误、标本不合格)、报告(不及时、结果错报、标本不合格)等原因延长住院天数、增加费用等。

6. 管理原因导致的变异　如系统暂不支持、系统瘫痪、需要修订流程、需要修订制度等。

7. 节假日　术前患者如住院后赶上节假日,使手术推迟,延长住院时间,增加费用。

二、胸腺瘤行机器人胸腺瘤切除术＋胸腺扩大切除术临床路径表单

适用对象	第一诊断为胸腺瘤(ICD-10:M85800/0)拟行机器人胸腺瘤切除术(ICD-9-CM-3:07.8106 伴 00.3504)＋胸腺扩大切除术(ICD-9-CM-3:07.8203)		
患者基本信息	姓名:_____　性别:____　年龄:____ 门诊号:_____　住院号:_____　过敏史:_____ 住院日期:____年__月__日　出院日期:____年__月__日		标准住院日:11～13 天

	时间	住院第 1 天	住院第 2 天	住院第 3 天(术前日)
主要诊疗工作	制度落实	□ 经治医生或值班医生在患者入院 2 小时内到床旁接诊 □ 主管医生或二线值班医生在患者入院后 24 小时内完成检诊 □ 初步的诊断和治疗方案 □ 开具相关检查、化验单	□ 三级医师查房 □ 完成必要的相关科室会诊	□ 手术医师查房 □ 术前准备 □ 麻醉医师查房
	病情评估	□ 经治医师询问病史与体格检查 □ 咳痰能力评估 □ 下肢静脉血栓风险评估 □ 上级医师进行治疗效果、预后评估 □ 心理评估 □ 营养评估 □ 康复评估	□ 临床分期与术前评估 □ 出血评估 □ 疼痛评估	□ 术前评估 □ 下肢静脉血栓风险评估
	病历书写	□ 入院 8 小时内完成首次病程记录 □ 入院 24 小时内完成入院记录 □ 完成主管医师查房记录	□ 住院医师完成上级医师查房记录、相关会诊记录	□ 完成术前手术医师查房记录、术前讨论、术前小结

（续　表）

主要诊疗工作	知情同意	□ 患者或家属入院记录签字 □ 签署授权委托书、自费用品协议书（必要时）、军人目录外耗材审批单（必要时）	□ 向患者家属交代病情	□ 术前谈话，告知患者及家属病情和围术期注意事项并签署手术知情同意书 □ 麻醉医师与患者和（或）家属交代麻醉注意事项并签署麻醉知情同意书
	手术治疗	□ 患者既往内科疾病的用药	□ 患者既往内科疾病的用药	□ 患者既往内科疾病的用药 □ 术前准备 □ 交叉配血 □ 术区备皮
	其他	□ 及时通知上级医师检诊	□ 及时通知上级医师检诊	经治医师检查整理病历资料
重点医嘱	长期医嘱 护理医嘱	□ 按胸外科护理常规 □ 三级护理	□ 按胸外科护理常规 □ 三级护理	□ 按胸外科护理常规 □ 三级护理
	处置医嘱	□ 测血压（必要时） □ 快速血糖测定（必要时）	□ 测血压 □ 快速血糖测定（必要时）	□ 测血压 □ 快速血糖测定（必要时）
	膳食医嘱	□ 普食		□ 术晨禁食水
	药物医嘱	□ 止咳药、止血药、自带药（必要时）	□ 止咳药、止血药、自带药（必要时）	□ 止咳药、止血药、自带药（必要时）
	临时医嘱 检查检验	□ 血常规 □ 尿常规 □ 粪常规 □ 血型 □ 凝血四项 □ 普通生化 □ 血清术前八项 □ 胸部正侧位片 □ 心电图检查（多导） □ 胸部CT □ 腹部超声 □ 肺功能		
	药物医嘱			□ 镇静药 □ 肠道准备药
	手术医嘱			□ 常规明日在全麻下行胸腔镜下胸腺瘤及胸腺扩大切除术
	处置医嘱	□ 静脉抽血 □ 动脉抽血		□ 备皮 □ 交叉配血 □ 术中导尿

(续　表)

主要护理工作	健康宣教	☐ 入院宣教（住院环境、规章制度） ☐ 进行护理安全指导 ☐ 进行等级护理、活动范围指导 ☐ 进行饮食指导 ☐ 进行关于疾病知识的宣教 ☐ 检查、检验项目的目的和意义	☐ 进行饮食指导 ☐ 进行关于疾病知识的宣教 ☐ 检查、检验项目的目的和意义	☐ 术前宣教 ☐ 指导术后康复训练 ☐ 指导术后注意事项
	护理处置	☐ 患者身份核对 ☐ 佩戴腕带 ☐ 建立入院病历，通知医生 ☐ 入院介绍：介绍责任护士，病区环境、设施、规章制度、基础护理服务项目 ☐ 询问病史，填写护理记录单首页 ☐ 观察病情 ☐ 测量基本生命体征 ☐ 抽血、留取标本 ☐ 心理与生活护理 ☐ 根据评估结果采取相应护理措施 ☐ 通知检查项目及注意事项	☐ 观察病情 ☐ 测量基本生命体征 ☐ 心理与生活护理 ☐ 根据评估结果采取相应护理措施 ☐ 通知检查项目及注意事项	☐ 观察病情 ☐ 测量基本生命体征 ☐ 术前患者准备（手术前沐浴、更衣、备皮） ☐ 检查术前物品准备 ☐ 心理与生活护理 ☐ 根据评估结果采取相应护理措施 ☐ 完成护理记录
	护理评估	☐ 一般评估：生命体征、神志、皮肤、药物过敏史等 ☐ 专科评估：咳嗽、咳痰情况、一般活动情况 ☐ 风险评估：评估有无跌倒、坠床、褥疮风险 ☐ 心理评估 ☐ 营养评估 ☐ 疼痛评估 ☐ 康复评估	☐ 心理评估 ☐ 营养评估 ☐ 疼痛评估 ☐ 康复评估	☐ 心理评估 ☐ 营养评估 ☐ 疼痛评估 ☐ 康复评估
	专科护理	☐ 协助指导患者咳嗽、咳痰、术后床上活动等 ☐ 指导功能锻炼 ☐ 指导患者戒烟	☐ 协助指导患者咳嗽、咳痰、术后床上活动等 ☐ 指导功能锻炼 ☐ 指导患者戒烟	☐ 协助指导患者咳嗽、咳痰、术后床上活动等 ☐ 指导功能锻炼 ☐ 指导患者戒烟
	饮食指导	☐ 根据医嘱通知配餐员准备膳食 ☐ 协助进餐	☐ 根据医嘱通知配餐员准备膳食 ☐ 协助进餐	☐ 嘱患者清淡饮食 ☐ 协助进餐
	活动体位	☐ 根据护理等级指导活动	☐ 根据护理等级指导活动	☐ 根据护理等级指导活动
	洗浴要求	☐ 协助患者洗澡，更换病号服	☐ 协助患者洗澡，更换病号服	☐ 协助患者清洁备皮部位，更换病号服

（续　表）

病情变异记录	□ 无　　□ 有,原因: □ 患者　□ 疾病　□ 医疗 □ 护理　□ 保障　□ 管理		□ 无　　□ 有,原因: □ 患者　□ 疾病　□ 医疗 □ 护理　□ 保障　□ 管理		□ 无　　□ 有,原因: □ 患者　□ 疾病　□ 医疗 □ 护理　□ 保障　□ 管理	
护士签名	白班　小夜班　大夜班		白班　小夜班　大夜班		白班　小夜班　大夜班	
医师签名						

	时间	住院第4天(手术日)	住院第5—10天(术后恢复)	住院第11—13天(出院日)
主要诊疗工作	制度落实	□ 手术 □ 上级医师查房 □ 麻醉医师查房 □ 观察有无术后并发症,并做相应处理	□ 术后三天连续查房 □ 术后手术医师查房 □ 三级医师查房 □ 观察有无术后并发症,并做相应处理	□ 上级医师查房,进行手术及伤口评估,确定有无手术并发症和伤口愈合不良情况,明确是否出院
	病情评估	□ 出血评估 □ 疼痛评估 □ 下肢静脉血栓风险评估	□ 咳痰能力评估 □ 出血评估 □ 疼痛评估 □ 下肢静脉血栓风险评估 □ 上级医师进行治疗效果、预后评估	□ 上级医师进行出院评估
	病历书写	□ 住院医师术后即刻完成术后病程 □ 术者或第一助手术后24小时内完成手术记录(术者签字)	□ 上级医师查房记录	□ 出院当天病程记录(由上级医师指示出院) □ 出院后24小时内完成出院记录及病案首页
	知情同意	□ 向患者和(或)家属交代手术情况及术后注意事项	□ 告知患者及其家属术后恢复情况	□ 告知患者及家属出院后注意事项(指导出院后功能锻炼,复诊时间、地点,发生紧急情况时的处理方法等)
	手术治疗	□ 实施手术(手术安全核查记录、手术清点记录) □ 术后止痛、止血、止咳、止吐等对症治疗	□ 术后止痛、止血、止咳、止吐等对症治疗 □ 手术切口换药	□ 手术切口换药
	其他	□ 监测患者生命体征 □ 观察手术切口及周围情况 □ 观察胸腔闭式引流管引流情况	□ 观察患者咳嗽、咳痰情况 □ 观察手术切口及周围情况 □ 观察胸腔闭式引流管引流情况,情况允许时拔除 □ 定期复查血常规、血生化 □ 及时通知上级医师检诊	□ 通知出院 □ 开具出院介绍信 □ 开具诊断证明书 □ 出院带药 □ 预约门诊复诊时间

（续　表）

重点医嘱	长期医嘱	护理医嘱	□ 按胸外科术后护理常规 □ 一级护理	□ 二级护理	
		处置医嘱	□ 持续吸氧 □ 留置导尿 □ 持续心电、血压、呼吸、血氧饱和度监测 □ 胸腔闭式引流管接无菌袋		
		膳食医嘱	□ 禁食水	□ 半流食 □ 普食	
		药物医嘱	□ 抗生素 □ 止痛、止吐、抑酸、化痰		
	临时医嘱	检查检验	□ 血常规 □ 凝血四项、DIC 监测 □ 普通生化	□ 血常规 □ 凝血四项、DIC 监测 □ 普通生化 □ 胸部正侧位片	
		药物医嘱		□ 止痛、止咳、缓泻药	
		手术医嘱			
		处置医嘱	□ 静脉抽血	□ 静脉抽血 □ 大换药	□ 大换药 □ 出院
主要护理工作		健康宣教	□ 术后心理疏导 □ 指导术后康复训练 □ 指导术后注意事项	□ 术后心理疏导 □ 指导术后康复训练 □ 指导术后注意事项	□ 出院宣教（康复训练方法,用药指导,换药时间及注意事项,复查时间等）
		护理处置	□ 检查术前物品准备 □ 与手术室护士交接 □ 术后观察病情 □ 测量基本生命体征 □ 遵医嘱用药 □ 抽血、留取标本 □ 心理与生活护理 □ 根据评估结果采取相应护理措施 □ 通知检查项目及注意事项	□ 术后观察病情 □ 测量基本生命体征 □ 心理与生活护理 □ 指导并监督患者治疗与康复训练 □ 遵医嘱用药 □ 根据评估结果采取相应护理措施 □ 完成护理记录	□ 观察患者情况 □ 核对患者医嘱费用 □ 协助患者办理出院手续 □ 指导并监督患者康复训练 □ 整理床单位
		护理评估	□ 评估伤口疼痛情况 □ 风险评估:评估有无跌倒、坠床、褥疮、导管滑脱、液体外渗的风险 □ 心理评估 □ 营养评估	□ 评估患者咳嗽、咳痰情况 □ 评估伤口疼痛情况 □ 风险评估:评估有无跌倒、坠床、褥疮、导管滑脱、液体外渗的风险 □ 心理评估 □ 营养评估	□ 心理评估 □ 营养评估

（续 表）

主要护理工作	专科护理	□ 观察伤口敷料有无渗出 □ 指导患者咳嗽、咳痰、功能锻炼，协助患者床上活动 □ 术后心理与生活护理	□ 观察伤口敷料有无渗出 □ 指导患者咳嗽、咳痰、功能锻炼 □ 术后心理与生活护理	□ 告知患者出院后注意事项并附书面出院指导一份 □ 指导功能锻炼
	饮食指导	□ 禁食水	□ 根据医嘱通知配餐员准备膳食 □ 协助进餐	
	活动体位	□ 根据护理等级指导活动	□ 根据护理等级指导活动	
	洗浴要求	□ 协助患者晨晚间护理	□ 协助患者晨晚间护理	
病情变异记录		□ 无　　□ 有,原因： □ 患者　□ 疾病　□ 医疗 □ 护理　□ 保障　□ 管理	□ 无　　□ 有,原因： □ 患者　□ 疾病　□ 医疗 □ 护理　□ 保障　□ 管理	□ 无　　□ 有,原因： □ 患者　□ 疾病　□ 医疗 □ 护理　□ 保障　□ 管理
护士签名		白班　　小夜班　　大夜班	白班　　小夜班　　大夜班	白班　　小夜班　　大夜班
医师签名				

（侯晓彬　任志鹏）

第四节　纵隔生殖细胞肿瘤行纵隔肿瘤切除术临床路径

一、纵隔生殖细胞肿瘤行纵隔肿瘤切除术临床路径标准住院流程

（一）适用对象

第一诊断为纵隔生殖细胞肿瘤（ICD-10：C38.301,M90640/3）拟行纵隔肿瘤切除术（ICD-9-CM-3：34.3）。

（二）诊断依据

根据《临床诊疗指南——胸外科分册》（中华医学会编著，人民卫生出版社）：

1. 病史　可在查体时发现前纵隔肿物,症状明显时可出现胸痛、胸闷、咳嗽、气促、发热等症状。

2. 辅助检查　胸片、胸部 CT、MRI 可诊断。

（三）治疗方案的选择及依据

根据《临床诊疗指南——胸外科分册》（中华医学会编著，人民卫生出版社）：

1. 符合肺恶性肿瘤诊断。

2. 全身状况允许手术。

3. 征得患者及家属的同意。

（四）标准住院日为 12～13 天

(五)进入路径标准

1. 第一诊断必须符合生殖细胞肿瘤(ICD-10:C38.301,M90640/3)。

2. 年龄,18—60 岁。

3. 心、肺、肝、肾等器官功能可以耐受全麻开胸手术。

4. 当患者同时具有其他疾病诊断,但在住院期间不需要特殊处理也不影响第一诊断的临床路径流程实施时,可以进入路径。

(六)术前准备(术前评估)3 天

1. 检验检查评估

(1)必须检查项目

1)血(尿、粪)常规、血生化、凝血功能、血型、术前血清八项。

2)胸片、心电图、胸部 CT 平扫+增强扫描、肺功能等。

(2)根据患者病情可选择

1)血气分析、超声心动图、经皮纵隔肿瘤穿刺活检。

2)24 小时动态心电图、胸部 MRI、PET-CT。

3)有相关疾病者必要时请相关科室会诊。

(3)营养评估:由护士根据《解放军总医院新入院患者营养风险筛查表(NRS-2002)》为新入院患者进行营养评估,评分>3 分的告知医师,必要时申请营养科会诊。

(4)心理评估:由心理科医生根据病情需要实施评估。

(5)疼痛评估:由医师对于病情危重患者,或术前 24 小时、麻醉前的患者根据《VAS 评分》实施疼痛评估,评估结果及应用的特殊镇痛药物应当告知患者或其病情委托人,疼痛评估的结果应当记录在住院病历表格中。评分>7 分、常规镇痛处理效果欠佳的顽固性疼痛患者应当及时请疼痛科医生会诊。

(6)康复评估:由护士根据《入院患者康复筛查和评估表》在新入院患者入院后 24 小时内进行康复筛查和评估。任何一项结果为"是",均应告知医师,申请康复医师会诊。

(7)深静脉血栓栓塞症风险评估:根据《深静脉血栓栓塞症评估量表》在新入院患者入院后 24 小时内进行风险筛查和评估。风险结果为"高危"的,则申请血管外科或介入导管室医师会诊。

2. 术前准备

(1)术前评估:术前 24 小时内完成术前病情评估,完成必要的检查,做出术前小结、术前讨论。

(2)术前谈话:术者应在术前 1 天与患者及其家属谈话,告知手术方案、相关风险、用血计划、术后转归、手术费用,以及患者及亲属权益,并履行书面知情同意手续。告知高值耗材的使用及费用。

(3)通知手术室:准备手术间、手术药品、手术物品及特殊耗材。

(4)手术部位标识:术者、第一助手或经治医师在术前 1 天应对手术部位做体表标识,急诊手术由接诊医师或会诊外科医师标记,标记过程应有责任护士、患者及亲属共同参与,并记入手术安排表。

(5)术前一日麻醉医师访视:制订麻醉计划、完成评估、确定麻醉方式,并记入《麻醉术前访视记录》,告知患者及家属麻醉适应证、麻醉目的、风险、可能出现的情况及其处理原则、替代方案等,签署《麻醉知情同意书》并归入病历。

3. 主要护理工作 入院宣教,交代注意事项(如防褥疮、防跌倒等),指导患者戒烟,并进行术前宣教,心理护理。

(七)药品选择及使用时机

按照《抗菌药物临床应用指导原则(2015 年版)》[国卫办医发(2015)43 号]执行。

1. 预防性抗菌药物应用。第一、二代头孢菌素。

2. 预防性用药给药时间为皮肤、黏膜切开前 0.5~1 小时或麻醉开始时,如手术时间超过 3 小时或超过所用药物半衰期的 2 倍以上,或出血量超过 1500ml,术中应追加一次。

3. 预防用药时间为 24 小时。

(八)手术日为入院第 4 天

1. 手术安全核对。患者入手术间后由手术医师、麻醉医师、巡回护士和患者本人共同核对患者身份、手术部位与标识、手术方式。手术医师、麻醉医师、巡回护士三方按《手术安全核对表》逐项核对,共同签字。

(1)手术方式:纵隔肿瘤切除术。

(2)麻醉方式:全麻双腔气管插管。

(3)术中用药:麻醉常规用药,术中预防使用抗生素、术中镇痛等。

(4)输血及血液制品:根据术中情况选择。

(5)术中病理:根据术中情况酌情行快速冰冻病理检查。

2. 经治医师或手术医师应即刻完成术后首次病程记录,观察术后患者病情变化。

(九)术后住院恢复 7~9 天,必须复查的检查项目

1. 术后住院恢复

(1)术后给予持续心电、呼吸、血压、血氧饱和度监测至病情平稳。

(2)术后用药:预防使用抗菌药物,止咳药、止痛药等。

(3)术后换药:术后第一天及出院当日予以清洁换药;其他时间根据手术切口渗出情况予以清洁换药。

(4)术后护理:观察患者咳嗽咳痰状况、肺复张情况、引流管引流情况、伤口敷料有无渗出,并在异常时立即通知医生处理,指导并辅助患者术后咳嗽、咳痰及功能锻炼,给予防跌倒护理等。

2. 必须复查的项目 血常规、血生化、胸片。

(十)出院标准

1. 生命体征平稳,体温正常。

2. 正常进食普食。

3. 切口愈合良好。

4. 常规化验无明显异常;胸片示术侧肺膨胀良好,无明显感染征象。

5. 无与本病相关的其他并发症。

(十一)有无变异及原因分析

1. 医疗原因导致的变异 如改变诊疗方案、转科治疗、操作失误、误诊等。

2. 患者原因导致的变异 如不同意治疗方案、个人原因要求出(转)院、院外服用手术禁忌药、月经期、对诊疗计划不满要求出路径、相关检查检验院外(门诊)已做等。

3. 并发症原因导致的变异 如胸腔出血、肺部感染、呼吸衰竭、肺漏气延长、肺动脉栓塞、支气管胸膜瘘、切口感染等造成住院日延长和费用增加。

4. 病情原因导致的变异 部分患者常常存在很多内科并发症,如脑血管或心血管病、糖

尿病、血栓等,手术可能导致这些疾病加重而需要治疗,从而延长治疗时间和增加住院费用。

5. 辅诊科室原因导致的变异 如检查、检验、手术、病理等检查(不及时、结果错报、操作部位/方式错误、标本不合格)、报告(不及时、结果错报、标本不合格)等原因延长住院天数、增加费用等。

6. 管理原因导致的变异 如系统暂不支持、系统瘫痪、需要修订流程、需要修订制度等。

7. 节假日 术前患者如住院后赶上节假日,使手术推迟,延长住院时间,增加费用。

二、纵隔生殖细胞肿瘤行纵隔肿瘤切除术临床路径表单

适用对象	第一诊断为纵隔生殖细胞肿瘤(ICD10:C38.301,M90640/3)行纵隔肿瘤切除术(ICD-9-CM-3:34.3)		
患者基本信息	姓名:_____ 性别:_____ 年龄:_____ 门诊号:_____ 住院号:_____ 过敏史:_____ 住院日期:___年__月__日 出院日期:___年__月__日		标准住院日:12～13 天
时间	住院第 1 天	住院第 2 天	住院第 3 天(术前日)
主要诊疗工作 / 制度落实	□ 经治医生或值班医生在患者入院 2 小时内到床旁接诊 □ 主管医生或二线值班医生在患者入院后 24 小时内完成检诊 □ 初步的诊断和治疗方案 □ 开具相关检查、化验单	□ 三级医师查房 □ 完成必要的相关科室会诊	□ 手术医生查房 □ 术前准备 □ 麻醉医师查房
病情评估	□ 经治医师询问病史与体格检查 □ 术前评估 □ 下肢静脉血栓风险评估 □ 心理评估 □ 营养评估 □ 康复评估	□ 临床分期与术前评估	□ 术前评估 □ 下肢静脉血栓风险评估
病历书写	□ 入院 8 小时内完成首次病程记录 □ 入院 24 小时内完成入院记录 □ 完成主管医师查房记录	□ 住院医师完成上级医师查房记录、相关会诊记录	□ 完成术前手术医师查房记录、术前讨论、术前小结
知情同意	□ 患者或家属入院记录签字 □ 签署授权委托书、自费用品协议书(必要时)、军人目录外耗材审批单(必要时)	□ 向患者家属交代病情	□ 术前谈话,告知患者及家属病情和围术期注意事项并签署手术知情同意书 □ 麻醉医师与患者和(或)家属交代麻醉注意事项并签署麻醉知情同意书

（续　表）

主要诊疗工作	手术治疗	□ 患者既往内科疾病的用药	□ 患者既往内科疾病的用药	□ 患者既往内科疾病的用药 □ 术前准备 □ 交叉配血 □ 术区备皮	
	其他	□ 及时通知上级医师检诊	□ 及时通知上级医师检诊	经治医师检查整理病历资料	
重点医嘱	长期医嘱	护理医嘱	□ 按胸外科护理常规 □ 三级护理	□ 按胸外科护理常规 □ 三级护理	□ 按胸外科护理常规 □ 三级护理
		处置医嘱	□ 测血压（必要时） □ 快速血糖测定（必要时）	□ 测血压 □ 快速血糖测定（必要时）	□ 测血压 □ 快速血糖测定（必要时）
		膳食医嘱	□ 普食		□ 术晨禁食水
		药物医嘱	□ 止咳药、止血药、自带药（必要时）	□ 止咳药、止血药、自带药（必要时）	□ 止咳药、止血药、自带药（必要时）
	临时医嘱	检查检验	□ 血常规 □ 尿常规 □ 粪常规 □ 血型 □ 凝血四项 □ 普通生化 □ 血清术前八项 □ 胸部正侧位片 □ 心电图检查（多导） □ 胸部CT □ 腹部超声 □ 肺功能		
		药物医嘱			□ 镇静药 □ 肠道准备药
		手术医嘱			□ 常规明日在全麻下行纵隔肿瘤切除术
		处置医嘱	□ 静脉抽血 □ 动脉抽血		□ 备皮 □ 交叉配血 □ 术中导尿
主要护理工作	健康宣教		□ 入院宣教（住院环境、规章制度） □ 进行护理安全指导 □ 进行等级护理、活动范围指导 □ 进行饮食指导 □ 进行关于疾病知识的宣教 □ 检查、检验项目的目的和意义	□ 进行饮食指导 □ 进行关于疾病知识的宣教 □ 检查、检验项目的目的和意义	□ 术前宣教 □ 指导术后康复训练 □ 指导术后注意事项

主要护理工作	护理处置	□ 患者身份核对 □ 佩戴腕带 □ 建立入院病历,通知医生 □ 入院介绍:介绍责任护士,病区环境、设施、规章制度、基础护理服务项目 □ 询问病史,填写护理记录单首页 □ 观察病情 □ 测量基本生命体征 □ 抽血、留取标本 □ 心理与生活护理 □ 根据评估结果采取相应护理措施 □ 通知检查项目及注意事项	□ 观察病情 □ 测量基本生命体征 □ 心理与生活护理 □ 根据评估结果采取相应护理措施 □ 通知检查项目及注意事项	□ 观察病情 □ 测量基本生命体征 □ 术前患者准备（手术前沐浴、更衣、备皮） □ 检查术前物品准备 □ 心理与生活护理 □ 根据评估结果采取相应护理措施 □ 完成护理记录
	护理评估	□ 一般评估:生命体征、神志、皮肤、药物过敏史等 □ 专科评估:咳嗽、咳痰情况、一般活动情况 □ 风险评估:评估有无跌倒、坠床、褥疮风险 □ 心理评估 □ 营养评估 □ 疼痛评估 □ 康复评估	□ 心理评估 □ 营养评估 □ 疼痛评估 □ 康复评估	□ 心理评估 □ 营养评估 □ 疼痛评估 □ 康复评估
	专科护理	□ 协助指导患者咳嗽、咳痰、术后床上活动等 □ 指导功能锻炼 □ 指导患者戒烟	□ 协助指导患者咳嗽、咳痰、术后床上活动等 □ 指导功能锻炼 □ 指导患者戒烟	□ 协助指导患者咳嗽、咳痰、术后床上活动等 □ 指导功能锻炼 □ 指导患者戒烟
	饮食指导	□ 根据医嘱通知配餐员准备膳食 □ 协助进餐	□ 根据医嘱通知配餐员准备膳食 □ 协助进餐	□ 嘱患者清淡饮食 □ 协助进餐
	活动体位	□ 根据护理等级指导活动	□ 根据护理等级指导活动	□ 根据护理等级指导活动
	洗浴要求	□ 协助患者洗澡,更换病号服	□ 协助患者洗澡,更换病号服	□ 协助患者清洁备皮部位,更换病号服
病情变异记录		□ 无　　□ 有,原因: □ 患者　□ 疾病　□ 医疗 □ 护理　□ 保障　□ 管理	□ 无　　□ 有,原因: □ 患者　□ 疾病　□ 医疗 □ 护理　□ 保障　□ 管理	□ 无　　□ 有,原因: □ 患者　□ 疾病　□ 医疗 □ 护理　□ 保障　□ 管理
护士签名		白班　小夜班　大夜班	白班　小夜班　大夜班	白班　小夜班　大夜班
医师签名				

时间		住院第 4 天（手术日）	住院第 5—11 天（术后恢复）	住院第 12—13 天（出院日）
主要诊疗工作	制度落实	□ 手术 □ 上级医师查房 □ 麻醉医师查房 □ 观察有无术后并发症，并做相应处理	□ 术后三天连续查房 □ 术后手术医师查房 □ 三级医师查房 □ 观察有无术后并发症，并做相应处理	□ 上级医师查房，进行手术及伤口评估，确定有无手术并发症和伤口愈合不良情况，明确是否出院
	病情评估	□ 出血评估 □ 疼痛评估 □ 下肢静脉血栓风险评估	□ 咳痰能力评估 □ 出血评估 □ 疼痛评估 □ 下肢静脉血栓风险评估 □ 上级医师进行治疗效果、预后评估	□ 上级医师进行出院评估
	病历书写	□ 住院医师术后即刻完成术后病程 □ 术者或第一助手术后 24 小时内完成手术记录（术者签字）	□ 上级医师查房记录	□ 出院当天病程记录（由上级医师指示出院） □ 出院后 24 小时内完成出院记录 □ 出院后 24 小时内完成病案首页
	知情同意	□ 向患者和（或）家属交代手术情况及术后注意事项	□ 告知患者及其家属术后恢复情况	□ 告知患者及家属出院后注意事项（指导出院后功能锻炼，复诊时间、地点，发生紧急情况时的处理方法等）
	手术治疗	□ 实施手术（手术安全核查记录、手术清点记录） □ 术后止痛、止血、止咳、止吐等对症治疗	□ 术后止痛、止血、止咳、止吐等对症治疗 □ 手术切口换药	□ 手术切口换药
	其他	□ 监测患者生命体征 □ 观察手术切口及周围情况 □ 观察胸腔闭式引流管引流情况	□ 观察患者咳嗽、咳痰情况 □ 观察手术切口及周围情况 □ 观察纵隔引流管引流情况，情况允许时拔除 □ 定期复查血常规、血生化 □ 及时通知上级医师检诊	□ 通知出院 □ 开具出院介绍信 □ 开具诊断证明书 □ 出院带药 □ 预约门诊复诊时间
重点医嘱	长期医嘱 护理医嘱	□ 按胸外科术后护理常规 □ 一级护理	□ 二级护理	
	长期医嘱 处置医嘱	□ 持续吸氧 □ 留置导尿 □ 持续心电、血压、呼吸、血氧饱和度监测 □ 胸腔闭式引流管接无菌袋		

(续 表)

重点医嘱	长期医嘱	膳食医嘱	□ 禁食水	□ 半流食 □ 普食	
		药物医嘱	□ 抗生素 □ 止痛、止吐、抑酸、化痰		
	临时医嘱	检查检验	□ 血常规 □ 凝血四项＋DIC 监测 □ 普通生化	□ 血常规 □ 凝血四项＋DIC 监测 □ 普通生化 □ 胸部正侧位片	
		药物医嘱		□ 止痛、止咳、缓泻药	
		手术医嘱			
		处置医嘱	□ 静脉抽血	□ 静脉抽血 □ 大换药	□ 大换药 □ 出院
主要护理工作		健康宣教	□ 术后心理疏导 □ 指导术后康复训练 □ 指导术后注意事项	□ 术后心理疏导 □ 指导术后康复训练 □ 指导术后注意事项	□ 出院宣教（康复训练方法，用药指导，换药时间及注意事项，复查时间等）
		护理处置	□ 检查术前物品准备 □ 与手术室护士交接 □ 术后观察病情 □ 测量基本生命体征 □ 遵医嘱用药 □ 抽血、留取标本 □ 心理与生活护理 □ 根据评估结果采取相应护理措施 □ 通知检查项目及注意事项	□ 术后观察病情 □ 测量基本生命体征 □ 心理与生活护理 □ 指导并监督患者治疗与康复训练 □ 遵医嘱用药 □ 根据评估结果采取相应护理措施 □ 完成护理记录	□ 观察患者情况 □ 核对患者医嘱费用 □ 协助患者办理出院手续 □ 指导并监督患者康复训练 □ 整理床单位
		护理评估	□ 评估伤口疼痛情况 □ 风险评估：评估有无跌倒、坠床、褥疮、导管滑脱、液体外渗的风险 □ 心理评估 □ 营养评估	□ 评估患者咳嗽、咳痰情况 □ 评估伤口疼痛情况 □ 风险评估：评估有无跌倒、坠床、褥疮、导管滑脱、液体外渗的风险 □ 心理评估 □ 营养评估	□ 心理评估 □ 营养评估
		专科护理	□ 观察伤口敷料有无渗出 □ 指导患者咳嗽、咳痰、功能锻炼，协助患者床上活动 □ 术后心理与生活护理	□ 观察伤口敷料有无渗出 □ 指导患者咳嗽、咳痰、功能锻炼 □ 术后心理与生活护理	□ 告知患者出院后注意事项并附书面出院指导一份 □ 指导功能锻炼

（续　表）

主要护理工作	饮食指导	☐ 禁食水	☐ 根据医嘱通知配餐员准备膳食 ☐ 协助进餐	
	活动体位	☐ 根据护理等级指导活动	☐ 根据护理等级指导活动	
	洗浴要求	☐ 协助患者晨晚间护理	☐ 协助患者晨晚间护理	
病情变异记录		☐ 无　　☐ 有,原因: ☐ 患者　☐ 疾病　☐ 医疗 ☐ 护理　☐ 保障　☐ 管理	☐ 无　　☐ 有,原因: ☐ 患者　☐ 疾病　☐ 医疗 ☐ 护理　☐ 保障　☐ 管理	☐ 无　　☐ 有,原因: ☐ 患者　☐ 疾病　☐ 医疗 ☐ 护理　☐ 保障　☐ 管理
护士签名		白班　　小夜班　　大夜班	白班　　小夜班　　大夜班	白班　　小夜班　　大夜班
医师签名				

（薛志强　温佳新）

第五节　食管囊肿行胸腔镜下食管囊肿切除术临床路径

一、食管囊肿行胸腔镜下食管囊肿切除术临床路径标准住院流程

（一）适用对象

第一诊断为食管囊肿（ICD-10:K22.806）拟行胸腔镜下食管囊肿切除术（ICD-9-CM-3:42.3314）。

（二）诊断依据

根据《临床诊疗指南——胸外科分册》（中华医学会编著,人民卫生出版社）：

1. 病史　绝大多数无症状。

2. 辅助检查　胸部 X 线片表现为食管旁圆形或椭圆形阴影,边缘锐利。直立检查时囊肿呈泪滴状,有的囊肿可见囊壁钙化。CT:CT 值较低或者中等,边缘光滑的圆形或类圆形占位。MRI:境界清楚,边缘光整的 T_1 加权低信号,T_2 加权高信号的病变。

（三）治疗方案的选择及依据

根据《临床诊疗指南——胸外科分册》（中华医学会编著,人民卫生出版社）：

1. 符合食管囊肿诊断。

2. 全身状况允许手术。

3. 征得患者及家属的同意。

（四）标准住院日为 12～13 天

（五）进入路径标准

1. 第一诊断必须符合食管囊肿（ICD-10:K22.806）。

2. 年龄,18－80 岁。

3. 心、肺、肝、肾等器官功能可以耐受全麻手术。

4. 当患者同时具有其他疾病诊断,但在住院期间不需要特殊处理也不影响第一诊断的临床路径流程实施时,可以进入路径。

(六)术前准备(术前评估)3 天

1. 检验检查评估

(1)必须检查项目

1)血(尿、粪)常规、血生化、凝血功能、血型、术前血清八项。

2)胸片、心电图、胸部 CT 平扫+增强扫描、肺功能等。

(2)根据患者病情可选择

1)血气分析、超声心动图。

2)24 小时动态心电图、PET-CT。

3)有相关疾病者必要时请相关科室会诊。

(3)营养评估:由护士根据《解放军总医院新入院患者营养风险筛查表(NRS-2002)》为新入院患者进行营养评估,评分>3 分的告知医师,必要时申请营养科会诊。

(4)心理评估:由心理科医生根据病情需要实施评估。

(5)疼痛评估:由医师对于病情危重患者,或术前 24 小时、麻醉前的患者根据《VAS 评分》实施疼痛评估,评估结果及应用的特殊镇痛药物应当告知患者或其病情委托人,疼痛评估的结果应当记录在住院病历表格中。评分>7 分、常规镇痛处理效果欠佳的顽固性疼痛患者应当及时请疼痛科医生会诊。

(6)康复评估:由护士根据《入院患者康复筛查和评估表》在新入院患者入院后 24 小时内进行康复筛查和评估。任何一项结果为"是",均应告知医师,申请康复医师会诊。

(7)深静脉血栓栓塞症风险评估:根据《下肢深静脉血栓形成及肺栓塞风险评估表》在新入院患者入院后 24 小时内进行风险筛查和评估。风险结果为"极高危"的,则申请血管外科或介入导管室医师会诊。

2. 术前准备

(1)术前评估:术前 24 小时内完成术前病情评估,完成必要的检查,做出术前小结、术前讨论。

(2)术前谈话:术者应在术前 1 天与患者及其家属谈话,告知手术方案、相关风险、用血计划、术后转归、手术费用,以及患者及亲属权益,并履行书面知情同意手续。告知高值耗材的使用及费用。

(3)通知手术室:准备手术间、手术药品、手术物品及特殊耗材。

(4)手术部位标识:术者、第一助手或经治医师在术前 1 天应对手术部位做体表标识,急诊手术由接诊医师或会诊外科医师标记,标记过程应有责任护士、患者及亲属共同参与,并记入手术安排表。

(5)术前一日麻醉医师访视:制订麻醉计划、完成评估、确定麻醉方式,并记入《麻醉术前访视记录》,告知患者及家属麻醉适应证、麻醉目的、风险、可能出现的情况及其处理原则、替代方案等,签署《麻醉知情同意书》并归入病历。

3. 主要护理工作　入院宣教,交代注意事项(如防褥疮、防跌倒等),指导患者戒烟,并进行术前宣教,心理护理。

(七)药品选择及使用时机

按照《抗菌药物临床应用指导原则(2015年版)》[国卫办医发(2015)43号]执行。

1. 预防性抗菌药物应用。第一、二代头孢菌素。

2. 预防性用药给药时间为皮肤、黏膜切开前0.5～1小时或麻醉开始时,如手术时间超过3小时或超过所用药物半衰期的2倍以上,或出血量超过1500ml,术中应追加一次。

3. 预防用药时间为24小时。

(八)手术日为入院第4天

1. 手术安全核对。患者入手术间后由手术医师、麻醉医师、巡回护士和患者本人共同核对患者身份、手术部位与标识、手术方式。手术医师、麻醉医师、巡回护士三方按《手术安全核对表》逐项核对,共同签字。

(1)手术方式:胸腔镜下食管囊肿切除术。

(2)麻醉方式:全麻双腔气管插管。

(3)术中用药:麻醉常规用药,术中预防使用抗生素、术中镇痛等。

(4)输血及血液制品:根据术中情况选择。

(5)术中病理:根据术中情况酌情行快速冰冻病理检查。

2. 经治医师或手术医师应即刻完成术后首次病程记录,观察术后患者病情变化。

(九)术后住院恢复7～9天,必须复查的检查项目

1. 术后住院恢复

(1)术后给予持续心电、呼吸、血压、血氧饱和度监测至病情平稳。

(2)术后用药:预防使用抗菌药物、止咳药、止痛药等。

(3)术后换药:术后第一天及出院当日予以清洁换药;其他时间根据手术切口渗出情况予以清洁换药。

(4)术后护理:观察患者咳嗽、咳痰状况、肺复张情况、引流管引流情况、胃管引流情况、伤口敷料有无渗出并在异常时立即通知医生处理,指导患者术后咳嗽、咳痰及功能锻炼、防跌倒护理、饮食护理等。

2. 必须复查的项目 血常规、血生化、胸片。

(十)出院标准

1. 生命体征平稳,体温正常。

2. 正常进食普食或半流食。

3. 切口愈合良好。

4. 常规化验无明显异常;胸片示术侧肺膨胀良好,无明显感染征象。

5. 无与本病相关的其他并发症。

(十一)有无变异及原因分析

1. 医疗原因导致的变异 如改变诊疗方案、转科治疗、操作失误、误诊等。

2. 患者原因导致的变异 如不同意治疗方案、个人原因要求出(转)院、院外服用手术禁忌药、月经期、对诊疗计划不满意要求出路径、相关检查检验院外(门诊)已做等。

3. 并发症原因导致的变异 如胸腔出血、肺部感染、呼吸衰竭、心脏功能衰竭、肺动脉栓塞、食管瘘、切口感染等造成住院日延长和费用增加。

4. 病情原因导致的变异 部分患者常常存在很多内科并发症,如脑血管或心血管病、糖

尿病、血栓等,手术可能导致这些疾病加重而需要治疗,从而延长治疗时间和增加住院费用。

5. 辅诊科室原因导致的变异　如检查、检验、手术、病理等检查(不及时、结果错报、操作部位/方式错误、标本不合格)、报告(不及时、结果错报、标本不合格)等原因延长住院天数、增加费用等。

6. 管理原因导致的变异　如系统暂不支持、系统瘫痪、需要修订流程、需要修订制度等。

7. 节假日　术前患者如住院后赶上节假日,使手术推迟,延长住院时间,增加费用。

二、食管囊肿行胸腔镜下食管囊肿切除术临床路径表单

适用对象	第一诊断为食管囊肿(ICD-10:K22.806)行胸腔镜下食管囊肿切除术(ICD-9-CM-3:42.3314)		
患者基本信息	姓名:_____ 性别:____ 年龄:____ 门诊号:_____ 住院号:_____ 过敏史:_____ 住院日期:____年__月__日 出院日期:____年__月__日		标准住院日:12~13 天
时间	住院第 1 天	住院第 2 天	住院第 3 天(术前日)
主要诊疗工作 制度落实	□ 经治医生或值班医生在患者入院 2 小时内到床旁接诊 □ 主管医生或二线值班医生在患者入院后 24 小时内完成检诊 □ 初步的诊断和治疗方案 □ 开具相关检查、化验单	□ 三级医师查房 □ 完成必要的相关科室会诊	□ 手术医师查房 □ 术前准备 □ 麻醉医师查房
病情评估	□ 经治医师询问病史与体格检查 □ 心理评估 □ 营养评估 □ 康复评估 □ 深静脉血栓栓塞症评估	□ 临床分期与术前评估 □ 疼痛评估 □ 食管出血评估	□ 术前评估 □ 下肢静脉血栓风险评估
病历书写	□ 入院 8 小时内完成首次病程记录 □ 入院 24 小时内完成入院记录 □ 完成主管医师查房记录	□ 住院医师完成上级医师查房记录、相关会诊记录	□ 完成术前手术医师查房记录、术前讨论、术前小结
知情同意	□ 患者或家属入院记录签字 □ 签署授权委托书、自费用品协议书(必要时)、军人目录外耗材审批单(必要时)	□ 向患者家属交代病情	□ 术前谈话,告知患者及家属病情和围术期注意事项并签署手术知情同意书 □ 麻醉医师与患者和(或)家属交代麻醉注意事项并签署麻醉知情同意书

（续　表）

主要诊疗工作	手术治疗	□ 患者既往内科疾病的用药	□ 患者既往内科疾病的用药	□ 患者既往内科疾病的用药 □ 术前准备 □ 交叉配血 □ 术区备皮
	其他	□ 及时通知上级医师检诊	□ 及时通知上级医师检诊	经治医师检查整理病历资料
重点医嘱	长期医嘱 护理医嘱	□ 按胸外科护理常规 □ 三级护理	□ 按胸外科护理常规 □ 三级护理	□ 按胸外科护理常规 □ 三级护理
	处置医嘱	□ 测血压（必要时） □ 快速血糖测定（必要时）	□ 测血压 □ 快速血糖测定（必要时）	□ 测血压 □ 快速血糖测定（必要时）
	膳食医嘱	□ 普食		□ 术晨禁食水
	药物医嘱	□ 止咳药、止血药、自带药（必要时）	□ 止咳药、止血药、自带药（必要时）	□ 止咳药、止血药、自带药（必要时）
	临时医嘱 检查检验	□ 血常规 □ 尿常规 □ 粪常规 □ 血型 □ 凝血四项 □ 普通生化 □ 血清术前八项 □ 胸部正侧位片 □ 心电图检查（多导） □ 胸部CT □ 腹部超声 □ 肺功能		
	药物医嘱			□ 镇静药 □ 肠道准备药
	手术医嘱			□ 常规明日在全麻下行胸腔镜下食管囊肿切除术
	处置医嘱	□ 静脉抽血 □ 动脉抽血		□ 备皮 □ 交叉配血 □ 术中导尿 □ 术前下胃管

（续　表）

主要护理工作	健康宣教	□ 入院宣教（住院环境、规章制度） □ 进行护理安全指导 □ 进行等级护理、活动范围指导 □ 进行饮食指导 □ 进行关于疾病知识的宣教 □ 检查、检验项目的目的和意义	□ 进行饮食指导 □ 进行关于疾病知识的宣教 □ 检查、检验项目的目的和意义	□ 术前宣教 □ 指导术后康复训练 □ 指导术后注意事项
	护理处置	□ 患者身份核对 □ 佩戴腕带 □ 建立入院病历，通知医生 □ 入院介绍：介绍责任护士、病区环境、设施、规章制度、基础护理服务项目 □ 询问病史，填写护理记录单首页 □ 观察病情 □ 测量基本生命体征 □ 抽血、留取标本 □ 心理与生活护理 □ 根据评估结果采取相应护理措施 □ 通知检查项目及注意事项	□ 观察病情 □ 测量基本生命体征 □ 心理与生活护理 □ 根据评估结果采取相应护理措施 □ 通知检查项目及注意事项	□ 观察病情 □ 测量基本生命体征 □ 术前患者准备（手术前沐浴、更衣、备皮） □ 检查术前物品准备 □ 心理与生活护理 □ 根据评估结果采取相应护理措施 □ 完成护理记录
	护理评估	□ 一般评估：生命体征、神志、皮肤、药物过敏史等 □ 专科评估：咳嗽、咳痰情况、一般活动情况 □ 风险评估：评估有无跌倒、坠床、褥疮风险 □ 心理评估 □ 营养评估 □ 疼痛评估 □ 康复评估	□ 心理评估 □ 营养评估 □ 疼痛评估 □ 康复评估	□ 心理评估 □ 营养评估 □ 疼痛评估 □ 康复评估
	专科护理	□ 协助指导患者咳嗽、咳痰、术后床上活动等 □ 指导功能锻炼 □ 指导患者戒烟	□ 协助指导患者咳嗽、咳痰、术后床上活动等 □ 指导功能锻炼 □ 指导患者戒烟	□ 协助指导患者咳嗽、咳痰、术后床上活动等 □ 指导功能锻炼 □ 指导患者戒烟
	饮食指导	□ 根据医嘱通知配餐员准备膳食 □ 协助进餐	□ 根据医嘱通知配餐员准备膳食 □ 协助进餐	□ 嘱患者清淡饮食 □ 协助进餐
	活动体位	□ 根据护理等级指导活动	□ 根据护理等级指导活动	□ 根据护理等级指导活动
	洗浴要求	□ 协助患者洗澡，更换病号服	□ 协助患者洗澡，更换病号服	□ 协助患者清洁备皮部位，更换病号服

（续　表）

病情变异记录	□ 无　　□ 有,原因: □ 患者　□ 疾病　□ 医疗 □ 护理　□ 保障　□ 管理			□ 无　　□ 有,原因: □ 患者　□ 疾病　□ 医疗 □ 护理　□ 保障　□ 管理			□ 无　　□ 有,原因: □ 患者　□ 疾病　□ 医疗 □ 护理　□ 保障　□ 管理		
护士签名	白班	小夜班	大夜班	白班	小夜班	大夜班	白班	小夜班	大夜班
医师签名									

	时间	住院第4天(手术日)	住院第5—11天(术后恢复)	住院第12—13天(出院日)
主要诊疗工作	制度落实	□ 手术 □ 上级医师查房 □ 麻醉医师查房 □ 观察有无术后并发症,并做相应处理	□ 术后三天连续查房 □ 术后手术医师查房 □ 三级医师查房 □ 观察有无术后并发症,并做相应处理	□ 上级医师查房,进行手术及伤口评估,确定有无手术并发症和伤口愈合不良情况,明确是否出院
	病情评估	□ 出血评估 □ 疼痛评估 □ 下肢静脉血栓风险评估	□ 咳痰能力评估 □ 出血评估 □ 疼痛评估 □ 下肢静脉血栓风险评估 □ 上级医师进行治疗效果、预后评估	□ 上级医师进行出院评估
	病历书写	□ 住院医师术后即刻完成术后病程 □ 术者或第一助手术后24小时内完成手术记录(术者签字)	□ 上级医师查房记录	□ 出院当天病程记录(由上级医师指示出院) □ 出院后24小时内完成出院记录 □ 出院后24小时内完成病案首页
	知情同意	□ 向患者和(或)家属交代手术情况及术后注意事项	□ 告知患者及其家属术后恢复情况	□ 告知患者及家属出院后注意事项(指导出院后功能锻炼,复诊时间、地点,发生紧急情况时的处理方法等)
	手术治疗	□ 实施手术(手术安全核查记录、手术清点记录) □ 术后止痛、止血、止咳、止吐等对症治疗	□ 术后止痛、止血、止咳、止吐等对症治疗 □ 手术切口换药	□ 手术切口换药
	其他	□ 监测患者生命体征 □ 观察手术切口及周围情况 □ 观察胸腔闭式引流管引流情况	□ 观察患者咳嗽、咳痰情况 □ 观察手术切口及周围情况 □ 观察胸腔闭式引流管引流情况,情况允许时拔除 □ 定期复查血常规、血生化 □ 及时通知上级医师检诊	□ 通知出院 □ 开具出院介绍信 □ 开具诊断证明书 □ 出院带药 □ 预约门诊复诊时间

（续　表）

重点医嘱	长期医嘱	护理医嘱	□ 按胸外科术后护理常规 □ 一级护理	□ 二级护理	
		处置医嘱	□ 持续吸氧 □ 留置导尿 □ 持续心电、血压、呼吸、血氧饱和度监测 □ 胸腔闭式引流管接无菌袋		
		膳食医嘱	□ 禁食水	□ 半流食 □ 普食	
		药物医嘱	□ 抗生素 □ 止痛、止吐、抑酸、化痰		
	临时医嘱	检查检验	□ 血常规 □ 凝血四项＋DIC 监测 □ 普通生化	□ 血常规 □ 凝血四项＋DIC 监测 □ 普通生化 □ 胸部正侧位片	
		药物医嘱		□ 止痛、止咳、缓泻药	
		手术医嘱			
		处置医嘱	□ 静脉抽血	□ 静脉抽血 □ 大换药	□ 大换药 □ 出院
主要护理工作		健康宣教	□ 术后心理疏导 □ 指导术后康复训练 □ 指导术后注意事项	□ 术后心理疏导 □ 指导术后康复训练 □ 指导术后注意事项	□ 出院宣教（康复训练方法，用药指导，换药时间及注意事项，复查时间等）
		护理处置	□ 检查术前物品准备 □ 与手术室护士交接 □ 术后观察病情 □ 测量基本生命体征 □ 遵医嘱用药 □ 抽血、留取标本 □ 心理与生活护理 □ 根据评估结果采取相应护理措施 □ 通知检查项目及注意事项	□ 术后观察病情 □ 测量基本生命体征 □ 心理与生活护理 □ 指导并监督患者治疗与康复训练 □ 遵医嘱用药 □ 根据评估结果采取相应护理措施 □ 完成护理记录	□ 观察患者情况 □ 核对患者医嘱费用 □ 协助患者办理出院手续 □ 指导并监督患者康复训练 □ 整理床单位
		护理评估	□ 评估伤口疼痛情况 □ 风险评估：评估有无跌倒、坠床、褥疮、导管滑脱、液体外渗的风险 □ 心理评估 □ 营养评估	□ 评估患者咳嗽、咳痰情况 □ 评估伤口疼痛情况 □ 风险评估：评估有无跌倒、坠床、褥疮、导管滑脱、液体外渗的风险 □ 心理评估 □ 营养评估	□ 心理评估 □ 营养评估

（续　表）

主要护理工作	专科护理	□ 观察伤口敷料有无渗出 □ 指导患者咳嗽、咳痰、功能锻炼,协助患者床上活动 □ 术后心理与生活护理	□ 观察伤口敷料有无渗出 □ 指导患者咳嗽、咳痰、功能锻炼 □ 术后心理与生活护理	□ 告知患者出院后注意事项并附书面出院指导一份 □ 指导功能锻炼
	饮食指导	□ 禁食水	□ 根据医嘱通知配餐员准备膳食 □ 协助进餐	
	活动体位	□ 根据护理等级指导活动	□ 根据护理等级指导活动	
	洗浴要求	□ 协助患者晨晚间护理	□ 协助患者晨晚间护理	
病情变异记录		□ 无　　□ 有,原因： □ 患者　□ 疾病　□ 医疗 □ 护理　□ 保障　□ 管理	□ 无　　□ 有,原因： □ 患者　□ 疾病　□ 医疗 □ 护理　□ 保障　□ 管理	□ 无　　□ 有,原因： □ 患者　□ 疾病　□ 医疗 □ 护理　□ 保障　□ 管理

护士签名	白班	小夜班	大夜班	白班	小夜班	大夜班	白班	小夜班	大夜班
医师签名									

（薛志强　温佳新）

第六节　心包囊肿行胸腔镜下心包囊肿切除术临床路径

一、心包囊肿行胸腔镜下心包囊肿切除术临床路径标准住院流程

(一)适用对象

第一诊断为心包囊肿(ICD-10：Q24.804)拟行胸腔镜下心包囊肿切除术(ICD-9-CM-3：37.3106)。

(二)诊断依据

根据《临床诊疗指南——胸外科分册》(中华医学会编著,人民卫生出版社)：

1. 病史　绝大多数无症状。

2. 辅助检查　胸部 X 线片表现为心包一侧圆形或椭圆形阴影,边缘锐利。直立检查时囊肿呈泪滴状,有的囊肿可见囊壁钙化。CT：CT 值较低或者中等,边缘光滑的圆形或类圆形占位。MRI：境界清楚,边缘光整的 T_1 加权低信号,T_2 加权高信号的病变。

(三)治疗方案的选择及依据

根据《临床诊疗指南——胸外科分册》(中华医学会编著,人民卫生出版社)：

1. 符合心包囊肿诊断。

2. 全身状况允许手术。

3. 征得患者及家属的同意。

(四)标准住院日为 11～12 天

(五)进入路径标准

1. 第一诊断必须符合心包囊肿(ICD-10:Q24.804)。

2. 年龄,18－80 岁。

3. 心、肺、肝、肾等器官功能可以耐受全麻手术。

4. 当患者同时具有其他疾病诊断,但在住院期间不需要特殊处理也不影响第一诊断的临床路径流程实施时,可以进入路径。

(六)术前准备(术前评估)3 天

1. 检验检查评估

(1)必须检查项目

1)血(尿、粪)常规、血生化、凝血功能、血型、术前血清八项。

2)胸片、心电图、胸部 CT 平扫＋增强扫描、肺功能等。

(2)根据患者病情可选择

1)血气分析、超声心动图。

2)24 小时动态心电图、PET-CT。

3)有相关疾病者必要时请相关科室会诊。

(3)营养评估:由护士根据《解放军总医院新入院患者营养风险筛查表(NRS-2002)》为新入院患者进行营养评估,评分＞3 分的告知医师,必要时申请营养科会诊。

(4)心理评估:由心理科医生根据病情需要实施评估。

(5)疼痛评估:由医师对于病情危重患者,或术前 24 小时、麻醉前的患者根据《VAS 评分》实施疼痛评估,评估结果及应用的特殊镇痛药物应当告知患者或其病情委托人,疼痛评估的结果应当记录在住院病历表格中。评分＞7 分、常规镇痛处理效果欠佳的顽固性疼痛患者应当及时请疼痛科医生会诊。

(6)康复评估:由护士根据《入院患者康复筛查和评估表》在新入院患者入院后 24 小时内进行康复筛查和评估。任何一项结果为"是",均应告知医师,申请康复医师会诊。

(7)深静脉血栓栓塞症风险评估:根据《深静脉血栓栓塞症评估量表》在新入院患者入院后 24 小时内进行风险筛查和评估。风险结果为"高危"的,则申请血管外科或介入导管室医师会诊。

2. 术前准备

(1)术前评估:术前 24 小时内完成术前病情评估,完成必要的检查,做出术前小结、术前讨论。

(2)术前谈话:术者应在术前 1 天与患者及其家属谈话,告知手术方案、相关风险、用血计划、术后转归、手术费用,以及患者及亲属权益,并履行书面知情同意手续。告知高值耗材的使用及费用。

(3)通知手术室:准备手术间、手术药品、手术物品及特殊耗材。

(4)手术部位标识:术者、第一助手或经治医师在术前 1 天应对手术部位做体表标识,急诊手术由接诊医师或会诊外科医师标记,标记过程应有责任护士、患者及亲属共同参与,并记入手术安排表。

(5)术前一日麻醉医师访视:制订麻醉计划、完成评估、确定麻醉方式,并记入《麻醉术前访视记录》,告知患者及家属麻醉适应证、麻醉目的、风险、可能出现的情况及其处理原则、替代方案等,签署《麻醉知情同意书》并归入病历。

3. 主要护理工作　入院宣教,交代注意事项(如防褥疮、防跌倒等),指导患者戒烟,并进行术前宣教,心理护理。

(七)药品选择及使用时机

按照《抗菌药物临床应用指导原则(2015年版)》[国卫办医发(2015)43号]执行。

1. 预防性抗菌药物应用。第一、二代头孢菌素。

2. 预防性用药给药时间为皮肤、黏膜切开前0.5～1小时或麻醉开始时,如手术时间超过3小时或超过所用药物半衰期的2倍以上,或出血量超过1500ml,术中应追加一次。

3. 预防用药时间为24小时。

(八)手术日为入院第4天

1. 手术安全核对。患者入手术间后由手术医师、麻醉医师、巡回护士和患者本人共同核对患者身份、手术部位与标识、手术方式。手术医师、麻醉医师、巡回护士三方按《手术安全核对表》逐项核对,共同签字。

(1)手术方式:胸腔镜下心包囊肿切除术。

(2)麻醉方式:全麻双腔气管插管。

(3)术中用药:麻醉常规用药,术中预防使用抗生素、术中镇痛等。

(4)输血及血液制品:根据术中情况选择。

(5)术中病理:根据术中情况酌情行快速冰冻病理检查。

2. 经治医师或手术医师应即刻完成术后首次病程记录,观察术后患者病情变化。

(九)术后住院恢复5～8天,必须复查的检查项目

1. 术后住院恢复

(1)术后给予持续心电、呼吸、血压、血氧饱和度监测至病情平稳。

(2)术后用药:预防使用抗菌药物、止咳药、止痛药等。

(3)术后换药:术后第一天及出院当日予以清洁换药;其他时间根据手术切口渗出情况予以清洁换药。

(4)术后护理:观察患者咳嗽、咳痰状况、肺复张情况、引流管引流情况、伤口敷料有无渗出并在异常时立即通知医生处理,指导并辅助患者术后咳嗽咳痰及功能锻炼,给予防跌倒护理等。

2. 必须复查的项目　血常规、血生化、胸片。

(十)出院标准

1. 生命体征平稳,体温正常。

2. 正常进食普食。

3. 切口愈合良好。

4. 常规化验无明显异常;胸片示术侧肺膨胀良好,无明显感染征象。

5. 无与本病相关的其他并发症。

(十一)有无变异及原因分析

1. 医疗原因导致的变异　如改变诊疗方案、转科治疗、操作失误、误诊等。

2. 患者原因导致的变异　如不同意治疗方案、个人原因要求出(转)院、院外服用手术禁

忌药、月经期、对诊疗计划不满要求出路径、相关检查检验院外(门诊)已做等。

3. 并发症原因导致的变异　如胸腔出血、肺部感染、呼吸衰竭、肺漏气延长、肺动脉栓塞、支气管胸膜瘘、切口感染等造成住院日延长和费用增加。

4. 病情原因导致的变异　部分患者常常存在很多内科并发症,如脑血管或心血管病、糖尿病、血栓等,手术可能导致这些疾病加重而需要治疗,从而延长治疗时间和增加住院费用。

5. 辅诊科室原因导致的变异　如检查、检验、手术、病理等检查(不及时、结果错报、操作部位/方式错误、标本不合格)、报告(不及时、结果错报、标本不合格)等原因延长住院天数、增加费用等。

6. 管理原因导致的变异　如系统暂不支持、系统瘫痪、需要修订流程、需要修订制度等。

7. 节假日　术前患者如住院后赶上节假日,使手术推迟,延长住院时间,增加费用。

二、心包囊肿行胸腔镜下心包囊肿切除术临床路径表单

适用对象	第一诊断为心包囊肿(ICD-10:Q24.804)行胸腔镜下心包囊肿切除术(ICD-9-CM-3:37.3106)		
患者基本信息	姓名:_____　性别:____　年龄:____ 门诊号:_____　住院号:_____　过敏史:_____ 住院日期:____年__月__日　出院日期:____年__月__日		标准住院日:11~12 天
时间	住院第 1 天	住院第 2 天	住院第 3 天(术前日)
主要诊疗工作 制度落实	□ 经治医生或值班医生在患者入院 2 小时内到床旁接诊 □ 主管医生或二线值班医生在患者入院后 24 小时内完成检诊 □ 初步的诊断和治疗方案 □ 开具相关检查、化验单	□ 三级医师查房 □ 完成必要的相关科室会诊	□ 手术医师查房 □ 术前准备 □ 麻醉医师查房
病情评估	□ 经治医师询问病史与体格检查 □ 胸腔镜应用评估 □ 下肢静脉血栓风险评估 □ 上级医师进行治疗效果、预后评估 □ 心理评估 □ 营养评估 □ 康复评估	□ 临床分期与术前评估 □ 出血评估 □ 疼痛评估	□ 术前评估 □ 下肢静脉血栓风险评估
病历书写	□ 入院 8 小时内完成首次病程记录 □ 入院 24 小时内完成入院记录 □ 完成主管医师查房记录	□ 住院医师完成上级医师查房记录、相关会诊记录	□ 完成术前手术医师查房记录、术前讨论、术前小结

（续　表）

主要诊疗工作	知情同意	□ 患者或家属入院记录签字 □ 签署授权委托书、自费用品协议书（必要时）、军人目录外耗材审批单（必要时）	□ 向患者家属交代病情	□ 术前谈话，告知患者及家属病情和围术期注意事项并签署手术知情同意书 □ 麻醉医师与患者和（或）家属交代麻醉注意事项并签署麻醉知情同意书
	手术治疗	□ 患者既往内科疾病的用药	□ 患者既往内科疾病的用药	□ 患者既往内科疾病的用药 □ 术前准备 □ 交叉配血 □ 术区备皮
	其他	□ 及时通知上级医师检诊	□ 及时通知上级医师检诊	□ 经治医师检查整理病历资料
重点医嘱	长期医嘱	护理医嘱	□ 按胸外科护理常规 □ 三级护理	□ 按胸外科护理常规 □ 三级护理	□ 按胸外科护理常规 □ 三级护理
		处置医嘱	□ 测血压（必要时） □ 快速血糖测定（必要时）	□ 测血压 □ 快速血糖测定（必要时）	□ 测血压 □ 快速血糖测定（必要时）
		膳食医嘱	□ 普食		□ 术晨禁食水
		药物医嘱	□ 止咳药、止血药、自带药（必要时）	□ 止咳药、止血药、自带药（必要时）	□ 止咳药、止血药、自带药（必要时）
	临时医嘱	检查检验	□ 血常规 □ 尿常规 □ 粪常规 □ 血型 □ 凝血四项 □ 普通生化 □ 血清术前八项 □ 胸部正侧位片 □ 心电图检查（多导） □ 胸部 CT □ 腹部超声 □ 肺功能		
		药物医嘱			□ 镇静药 □ 肠道准备药
		手术医嘱			□ 常规明日在全麻下行胸腔镜下心包囊肿切除术
		处置医嘱	□ 静脉抽血 □ 动脉抽血		□ 备皮 □ 交叉配血 □ 术中导尿

（续　表）

主要护理工作	健康宣教	□ 入院宣教（住院环境、规章制度） □ 进行护理安全指导 □ 进行等级护理、活动范围指导 □ 进行饮食指导 □ 进行关于疾病知识的宣教 □ 检查、检验项目的目的和意义	□ 进行饮食指导 □ 进行关于疾病知识的宣教 □ 检查、检验项目的目的和意义	□ 术前宣教 □ 指导术后康复训练 □ 指导术后注意事项
	护理处置	□ 患者身份核对 □ 佩戴腕带 □ 建立入院病历，通知医生 □ 入院介绍：介绍责任护士，病区环境、设施、规章制度、基础护理服务项目 □ 询问病史，填写护理记录单首页 □ 观察病情 □ 测量基本生命体征 □ 抽血、留取标本 □ 心理与生活护理 □ 根据评估结果采取相应护理措施 □ 通知检查项目及注意事项	□ 观察病情 □ 测量基本生命体征 □ 心理与生活护理 □ 根据评估结果采取相应护理措施 □ 通知检查项目及注意事项	□ 观察病情 □ 测量基本生命体征 □ 术前患者准备（手术前沐浴、更衣、备皮） □ 检查术前物品准备 □ 心理与生活护理 □ 根据评估结果采取相应护理措施 □ 完成护理记录
	护理评估	□ 一般评估：生命体征、神志、皮肤、药物过敏史等 □ 专科评估：咳嗽、咳痰情况、一般活动情况 □ 风险评估：评估有无跌倒、坠床、褥疮风险 □ 心理评估 □ 营养评估 □ 疼痛评估 □ 康复评估	□ 心理评估 □ 营养评估 □ 疼痛评估 □ 康复评估	□ 心理评估 □ 营养评估 □ 疼痛评估 □ 康复评估
	专科护理	□ 协助指导患者咳嗽、咳痰、术后床上活动等 □ 指导功能锻炼 □ 指导患者戒烟	□ 协助指导患者咳嗽、咳痰、术后床上活动等 □ 指导功能锻炼 □ 指导患者戒烟	□ 协助指导患者咳嗽、咳痰、术后床上活动等 □ 指导功能锻炼 □ 指导患者戒烟
	饮食指导	□ 根据医嘱通知配餐员准备膳食 □ 协助进餐	□ 根据医嘱通知配餐员准备膳食 □ 协助进餐	□ 嘱患者清淡饮食 □ 协助进餐
	活动体位	□ 根据护理等级指导活动	□ 根据护理等级指导活动	□ 根据护理等级指导活动
	洗浴要求	□ 协助患者洗澡，更换病号服	□ 协助患者洗澡，更换病号服	□ 协助患者清洁备皮部位，更换病号服

（续 表）

病情变异记录	□ 无　　□ 有,原因： □ 患者　□ 疾病　□ 医疗 □ 护理　□ 保障　□ 管理	□ 无　　□ 有,原因： □ 患者　□ 疾病　□ 医疗 □ 护理　□ 保障　□ 管理	□ 无　　□ 有,原因： □ 患者　□ 疾病　□ 医疗 □ 护理　□ 保障　□ 管理
护士签名	白班　　小夜班　　大夜班	白班　　小夜班　　大夜班	白班　　小夜班　　大夜班
医师签名			

	时间	住院第4天(手术日)	住院第5—10天(术后恢复)	住院第11—12天(出院日)
主要诊疗工作	制度落实	□ 手术 □ 上级医师查房 □ 麻醉医师查房 □ 观察有无术后并发症,并做相应处理	□ 术后三天连续查房 □ 术后手术医师查房 □ 三级医师查房 □ 观察有无术后并发症,并做相应处理	□ 上级医师查房,进行手术及伤口评估,确定有无手术并发症和伤口愈合不良情况,明确是否出院
	病情评估	□ 出血评估 □ 疼痛评估 □ 下肢静脉血栓风险评估	□ 咳痰能力评估 □ 出血评估 □ 疼痛评估 □ 下肢静脉血栓风险评估 □ 上级医师进行治疗效果、预后评估	□ 上级医师进行出院评估
	病历书写	□ 住院医师术后即刻完成术后病程 □ 术者或第一助手术后24小时内完成手术记录(术者签字)	□ 上级医师查房记录	□ 出院当天病程记录(由上级医师指示出院) □ 出院后24小时内完成出院记录 □ 出院后24小时内完成病案首页
	知情同意	□ 向患者和(或)家属交代手术情况及术后注意事项	□ 告知患者及其家属术后恢复情况	□ 告知患者及家属出院后注意事项(指导出院后功能锻炼,复诊时间、地点,发生紧急情况时的处理方法等)
	手术治疗	□ 实施手术(手术安全核查记录、手术清点记录) □ 术后止痛、止血、止咳、止吐等对症治疗	□ 术后止痛、止血、止咳、止吐等对症治疗 □ 手术切口换药	□ 手术切口换药
	其他	□ 监测患者生命体征 □ 观察手术切口及周围情况 □ 观察胸腔闭式引流管引流情况	□ 观察患者咳嗽、咳痰情况 □ 观察手术切口及周围情况 □ 观察胸腔闭式引流管引流情况,情况允许时拔除 □ 定期复查血常规、血生化 □ 及时通知上级医师检诊	□ 通知出院 □ 开具出院介绍信 □ 开具诊断证明书 □ 出院带药 □ 预约门诊复诊时间

（续　表）

重点医嘱	长期医嘱	护理医嘱	☐ 按胸外科术后护理常规 ☐ 一级护理	☐ 二级护理	
		处置医嘱	☐ 持续吸氧 ☐ 留置导尿 ☐ 持续心电、血压、呼吸、血氧饱和度监测 ☐ 胸腔闭式引流管接无菌袋		
		膳食医嘱	☐ 禁食水	☐ 半流食 ☐ 普食	
		药物医嘱	☐ 抗生素 ☐ 止痛、止吐、抑酸、化痰		
	临时医嘱	检查检验	☐ 血常规 ☐ 凝血四项＋DIC 监测 ☐ 普通生化	☐ 血常规 ☐ 凝血四项＋DIC 监测 ☐ 普通生化 ☐ 胸部正侧位片	
		药物医嘱		☐ 止痛、止咳、缓泻药	
		手术医嘱			
		处置医嘱	☐ 静脉抽血	☐ 静脉抽血 ☐ 大换药	☐ 大换药 ☐ 出院
主要护理工作		健康宣教	☐ 术后心理疏导 ☐ 指导术后康复训练 ☐ 指导术后注意事项	☐ 术后心理疏导 ☐ 指导术后康复训练 ☐ 指导术后注意事项	☐ 出院宣教（康复训练方法，用药指导，换药时间及注意事项，复查时间等）
		护理处置	☐ 检查术前物品准备 ☐ 与手术室护士交接 ☐ 术后观察病情 ☐ 测量基本生命体征 ☐ 遵医嘱用药 ☐ 抽血、留取标本 ☐ 心理与生活护理 ☐ 根据评估结果采取相应护理措施 ☐ 通知检查项目及注意事项	☐ 术后观察病情 ☐ 测量基本生命体征 ☐ 心理与生活护理 ☐ 指导并监督患者治疗与康复训练 ☐ 遵医嘱用药 ☐ 根据评估结果采取相应护理措施 ☐ 完成护理记录	☐ 观察患者情况 ☐ 核对患者医嘱费用 ☐ 协助患者办理出院手续 ☐ 指导并监督患者康复训练 ☐ 整理床单位
		护理评估	☐ 评估伤口疼痛情况 ☐ 风险评估：评估有无跌倒、坠床、褥疮、导管滑脱、液体外渗的风险 ☐ 心理评估 ☐ 营养评估	☐ 评估患者咳嗽、咳痰情况 ☐ 评估伤口疼痛情况 ☐ 风险评估：评估有无跌倒、坠床、褥疮、导管滑脱、液体外渗的风险 ☐ 心理评估 ☐ 营养评估	☐ 心理评估 ☐ 营养评估

主要护理工作	专科护理	□ 观察伤口敷料有无渗出 □ 指导患者咳嗽、咳痰、功能锻炼，协助患者床上活动 □ 术后心理与生活护理	□ 观察伤口敷料有无渗出 □ 指导患者咳嗽、咳痰、功能锻炼 □ 术后心理与生活护理	□ 告知患者出院后注意事项并附书面出院指导一份 □ 指导功能锻炼
	饮食指导	□ 禁食水	□ 根据医嘱通知配餐员准备膳食 □ 协助进餐	
	活动体位	□ 根据护理等级指导活动	□ 根据护理等级指导活动	
	洗浴要求	□ 协助患者晨晚间护理	□ 协助患者晨晚间护理	
病情变异记录		□ 无　　□ 有，原因： □ 患者　□ 疾病　□ 医疗 □ 护理　□ 保障　□ 管理	□ 无　　□ 有，原因： □ 患者　□ 疾病　□ 医疗 □ 护理　□ 保障　□ 管理	□ 无　　□ 有，原因： □ 患者　□ 疾病　□ 医疗 □ 护理　□ 保障　□ 管理
护士签名		白班　小夜班　大夜班	白班　小夜班　大夜班	白班　小夜班　大夜班
医师签名				

（薛志强　温佳新）

第七节　纵隔良性肿瘤行纵隔肿瘤切除术临床路径

一、纵隔良性肿瘤行纵隔肿瘤切除术临床路径标准住院流程

（一）适用对象

第一诊断为纵隔良性肿瘤（ICD-10：D15.201）拟行纵隔肿瘤切除术（ICD-9-CM-3：34.3）。

（二）诊断依据

根据《临床诊疗指南——胸外科分册》（中华医学会编著，人民卫生出版社）：

1. 病史　多数患者无不适主诉，系查体发现；部分患者合并重症肌无力。

2. 辅助检查　胸部 CT 证实纵隔占位；CT 引导下穿刺活检证实为良性肿瘤。

（三）治疗方案的选择及依据

根据《临床诊疗指南——胸外科分册》（中华医学会编著，人民卫生出版社）：

1. 符合纵隔良性肿瘤诊断。

2. 全身状况允许手术。

3. 征得患者及家属的同意。

（四）标准住院日为 11～12 天

（五）进入路径标准

1. 第一诊断必须符合纵隔良性肿瘤（ICD-10：D15.201）。

2. 年龄，18－60 岁。

3. 心、肺、肝、肾等器官功能可以耐受全麻开胸手术。

4. 当患者同时具有其他疾病诊断,但在住院期间不需要特殊处理也不影响第一诊断的临床路径流程实施时,可以进入路径。

(六)术前准备(术前评估)3 天

1. 检验检查评估

(1)必须检查项目

1)血(尿、粪)常规、血生化、凝血功能、血型、术前血清八项。

2)胸片、心电图、胸部 CT 平扫+增强扫描、肺功能等。

(2)根据患者病情可选择

1)血气分析、超声心动图、经皮纵隔肿瘤穿刺活检。

2)24 小时动态心电图、PET-CT。

3)有相关疾病者必要时请相关科室会诊。

(3)营养评估:由护士根据《解放军总医院新入院患者营养风险筛查表(NRS-2002)》为新入院患者进行营养评估,评分>3 分的告知医师,必要时申请营养科会诊。

(4)心理评估:由心理科医生根据病情需要实施评估。

(5)疼痛评估:由医师对于病情危重患者,或术前 24 小时、麻醉前的患者根据《VAS 评分》实施疼痛评估,评估结果及应用的特殊镇痛药物应当告知患者或其病情委托人,疼痛评估的结果应当记录在住院病历表格中。评分>7 分、常规镇痛处理效果欠佳的顽固性疼痛患者应当及时请疼痛科医生会诊。

(6)康复评估:由护士根据《入院患者康复筛查和评估表》在新入院患者入院后 24 小时内进行康复筛查和评估。任何一项结果为"是",均应告知医师,申请康复医师会诊。

(7)深静脉血栓栓塞症风险评估:根据《深静脉血栓栓塞症评估量表》在新入院患者入院后 24 小时内进行风险筛查和评估。风险结果为"高危"的,则申请血管外科或介入导管室医师会诊。

2. 术前准备

(1)术前评估:术前 24 小时内完成术前病情评估,完成必要的检查,做出术前小结、术前讨论。

(2)术前谈话:术者应在术前 1 天与患者及其家属谈话,告知手术方案、相关风险、用血计划、术后转归、手术费用,以及患者及亲属权益,并履行书面知情同意手续。告知高值耗材的使用及费用。

(3)通知手术室:准备手术间、手术药品、手术物品及特殊耗材。

(4)手术部位标识:术者、第一助手或经治医师在术前 1 天应对手术部位做体表标识,急诊手术由接诊医师或会诊外科医师标记,标记过程应有责任护士、患者及亲属共同参与,并记入手术安排表。

(5)术前一日麻醉医师访视:制订麻醉计划、完成评估、确定麻醉方式,并记入《麻醉术前访视记录》,告知患者及家属麻醉适应证、麻醉目的、风险、可能出现的情况及其处理原则、替代方案等,签署《麻醉知情同意书》并归入病历。

3. 主要护理工作　入院宣教,交代注意事项(如防褥疮、防跌倒等),指导患者戒烟,并进行术前宣教,心理护理。

(七)药品选择及使用时机

按照《抗菌药物临床应用指导原则(2015 年版)》[国卫办医发(2015)43 号]执行。

1. 预防性抗菌药物应用。第一、二代头孢菌素。

2. 预防性用药给药时间为皮肤、黏膜切开前 0.5～1 小时或麻醉开始时,如手术时间超过 3 小时或超过所用药物半衰期的 2 倍以上,或出血量超过 1500ml,术中应追加一次。

3. 预防用药时间为 24 小时。

(八)手术日为入院第 4 天

1. 手术安全核对。患者入手术间后由手术医师、麻醉医师、巡回护士和患者本人共同核对患者身份、手术部位与标识、手术方式。手术医师、麻醉医师、巡回护士三方按《手术安全核对表》逐项核对,共同签字。

(1)手术方式:纵隔肿瘤切除术。

(2)麻醉方式:全麻双腔气管插管。

(3)术中用药:麻醉常规用药,术中预防使用抗生素、术中镇痛等。

(4)输血及血液制品:根据术中情况选择。

(5)术中病理:根据术中情况酌情行快速冰冻病理检查。

2. 经治医师或手术医师应即刻完成术后首次病程记录,观察术后患者病情变化。

(九)术后住院恢复 6～8 天,必须复查的检查项目

1. 术后住院恢复

(1)术后给予持续心电、呼吸、血压、血氧饱和度监测至病情平稳。

(2)术后用药:预防使用抗菌药物、止咳药、止痛药等。

(3)术后换药:术后第一天及出院当日予以清洁换药;其他时间根据手术切口渗出情况予以清洁换药。

(4)术后护理:观察患者咳嗽咳痰状况、肺复张情况、引流管引流情况、伤口敷料有无渗出,并在异常时立即通知医生处理,指导并辅助患者术后咳嗽、咳痰及功能锻炼,给予防跌倒护理等。

2. 必须复查的项目 血常规、血生化、胸片。

(十)出院标准

1. 生命体征平稳,体温正常。

2. 正常进食普食。

3. 切口愈合良好。

4. 常规化验无明显异常;胸片示术侧肺膨胀良好,无明显感染征象。

5. 无与本病相关的其他并发症。

(十一)有无变异及原因分析

1. 医疗原因导致的变异 如改变诊疗方案、转科治疗、操作失误、误诊等。

2. 患者原因导致的变异 如不同意治疗方案、个人原因要求出(转)院、院外服用手术禁忌药、月经期、对诊疗计划不满要求出路径、相关检查检验院外(门诊)已做等。

3. 并发症原因导致的变异 如胸腔出血、肺部感染、呼吸衰竭、肺漏气延长、肺动脉栓塞、支气管胸膜瘘、切口感染等造成住院日延长和费用增加。

4. 病情原因导致的变异 部分患者常常存在很多内科并发症,如脑血管或心血管病、糖尿病、血栓等,手术可能导致这些疾病加重而需要治疗,从而延长治疗时间和增加住院费用。

5. 辅诊科室原因导致的变异　如检查、检验、手术、病理等检查(不及时、结果错报、操作部位/方式错误、标本不合格)、报告(不及时、结果错报、标本不合格)等原因延长住院天数、增加费用等。

6. 管理原因导致的变异　如系统暂不支持、系统瘫痪、需要修订流程、需要修订制度等。

7. 节假日　术前患者如住院后赶上节假日,使手术推迟,延长住院时间,增加费用。

二、纵隔良性肿瘤行纵隔肿瘤切除术临床路径表单

适用对象	第一诊断为纵隔良性肿瘤(ICD-10:D15.201)拟行纵隔肿瘤切除术(ICD-9-CM-3:34.3)		
患者基本信息	姓名:_____　性别:____　年龄:___ 门诊号:_____　住院号:_____　过敏史:_____ 住院日期:___年__月__日　出院日期:___年__月__日		标准住院日:11～12 天
时间	住院第 1 天	住院第 2 天	住院第 3 天(术前日)
主要诊疗工作 制度落实	□ 经治医生或值班医生在患者入院 2 小时内到床旁接诊 □ 主管医生或二线值班医生在患者入院后 24 小时内完成检诊 □ 初步的诊断和治疗方案 □ 开具相关检查、化验单	□ 三级医师查房 □ 完成必要的相关科室会诊	□ 手术医师查房 □ 术前准备 □ 麻醉医师查房
病情评估	□ 经治医师询问病史与体格检查 □ 术前评估 □ 心理评估 □ 营养评估 □ 康复评估 □ 下肢静脉血栓风险评估	□ 临床分期与术前评估	□ 术前评估 □ 下肢静脉血栓风险评估
病历书写	□ 入院 8 小时内完成首次病程记录 □ 入院 24 小时内完成入院记录 □ 完成主管医师查房记录	□ 住院医师完成上级医师查房记录、相关会诊记录	□ 完成术前手术医师查房记录、术前讨论、术前小结
知情同意	□ 患者或家属入院记录签字 □ 签署授权委托书、自费用品协议书(必要时)、军人目录外耗材审批单(必要时)	□ 向患者家属交代病情	□ 术前谈话,告知患者及家属病情和围术期注意事项并签署手术知情同意书 □ 麻醉医师与患者和(或)家属交代麻醉注意事项并签署麻醉知情同意书

（续　表）

主要诊疗工作	手术治疗	□ 患者既往内科疾病的用药	□ 患者既往内科疾病的用药	□ 患者既往内科疾病的用药 □ 术前准备 □ 交叉配血 □ 术区备皮
	其他	□ 及时通知上级医师检诊	□ 及时通知上级医师检诊	□ 经治医师检查整理病历资料
重点医嘱	长期医嘱	护理医嘱	□ 按胸外科护理常规 □ 三级护理	□ 按胸外科护理常规 □ 三级护理	□ 按胸外科护理常规 □ 三级护理
		处置医嘱	□ 测血压（必要时） □ 快速血糖测定（必要时）	□ 测血压 □ 快速血糖测定（必要时）	□ 测血压 □ 快速血糖测定（必要时）
		膳食医嘱	□ 普食		□ 术晨禁食水
		药物医嘱	□ 止咳药、止血药、自带药（必要时）	□ 止咳药、止血药、自带药（必要时）	□ 止咳药、止血药、自带药（必要时）
	临时医嘱	检查检验	□ 血常规 □ 尿常规 □ 粪常规 □ 血型 □ 凝血四项 □ 普通生化 □ 血清术前八项 □ 胸部正侧位片 □ 心电图检查（多导） □ 胸部 CT □ 腹部超声 □ 肺功能		
		药物医嘱			□ 镇静药 □ 肠道准备药
		手术医嘱			□ 常规明日在全麻下行纵隔肿瘤切除术
		处置医嘱	□ 静脉抽血 □ 动脉抽血		□ 备皮 □ 交叉配血 □ 术中导尿
主要护理工作	健康宣教		□ 入院宣教（住院环境、规章制度） □ 进行护理安全指导 □ 进行等级护理、活动范围指导 □ 进行饮食指导 □ 进行关于疾病知识的宣教 □ 检查、检验项目的目的和意义	□ 进行饮食指导 □ 进行关于疾病知识的宣教 □ 检查、检验项目的目的和意义	□ 术前宣教 □ 指导术后康复训练 □ 指导术后注意事项

（续　表）

主要护理工作	护理处置	☐ 患者身份核对 ☐ 佩戴腕带 ☐ 建立入院病历,通知医生 ☐ 入院介绍:介绍责任护士,病区环境、设施、规章制度、基础护理服务项目 ☐ 询问病史,填写护理记录单首页 ☐ 观察病情 ☐ 测量基本生命体征 ☐ 抽血、留取标本 ☐ 心理与生活护理 ☐ 根据评估结果采取相应护理措施 ☐ 通知检查项目及注意事项	☐ 观察病情 ☐ 测量基本生命体征 ☐ 心理与生活护理 ☐ 根据评估结果采取相应护理措施 ☐ 通知检查项目及注意事项	☐ 观察病情 ☐ 测量基本生命体征 ☐ 术前患者准备(手术前沐浴、更衣、备皮) ☐ 检查术前物品准备 ☐ 心理与生活护理 ☐ 根据评估结果采取相应护理措施 ☐ 完成护理记录
	护理评估	☐ 一般评估:生命体征、神志、皮肤、药物过敏史等 ☐ 专科评估:咳嗽、咳痰情况、一般活动情况 ☐ 风险评估:评估有无跌倒、坠床、褥疮风险 ☐ 心理评估 ☐ 营养评估 ☐ 疼痛评估 ☐ 康复评估	☐ 心理评估 ☐ 营养评估 ☐ 疼痛评估 ☐ 康复评估	☐ 心理评估 ☐ 营养评估 ☐ 疼痛评估 ☐ 康复评估
	专科护理	☐ 协助指导患者咳嗽、咳痰、术后床上活动等 ☐ 指导功能锻炼 ☐ 指导患者戒烟	☐ 协助指导患者咳嗽、咳痰、术后床上活动等 ☐ 指导功能锻炼 ☐ 指导患者戒烟	☐ 协助指导患者咳嗽、咳痰、术后床上活动等 ☐ 指导功能锻炼 ☐ 指导患者戒烟
	饮食指导	☐ 根据医嘱通知配餐员准备膳食 ☐ 协助进餐	☐ 根据医嘱通知配餐员准备膳食 ☐ 协助进餐	☐ 嘱患者清淡饮食 ☐ 协助进餐
	活动体位	☐ 根据护理等级指导活动	☐ 根据护理等级指导活动	☐ 根据护理等级指导活动
	洗浴要求	☐ 协助患者洗澡,更换病号服	☐ 协助患者洗澡,更换病号服	☐ 协助患者清洁备皮部位,更换病号服
病情变异记录		☐ 无　☐ 有,原因: ☐ 患者　☐ 疾病　☐ 医疗 ☐ 护理　☐ 保障　☐ 管理	☐ 无　☐ 有,原因: ☐ 患者　☐ 疾病　☐ 医疗 ☐ 护理　☐ 保障　☐ 管理	☐ 无　☐ 有,原因: ☐ 患者　☐ 疾病　☐ 医疗 ☐ 护理　☐ 保障　☐ 管理
护士签名		白班　小夜班　大夜班	白班　小夜班　大夜班	白班　小夜班　大夜班
医师签名				

时间		住院第4天（手术日）	住院第5－10天（术后恢复）	住院第11－12天（出院日）
主要诊疗工作	制度落实	□ 手术 □ 上级医师查房 □ 麻醉医师查房 □ 观察有无术后并发症，并做相应处理	□ 术后三天连续查房 □ 术后手术医师查房 □ 三级医师查房 □ 观察有无术后并发症，并做相应处理	□ 上级医师查房，进行手术及伤口评估，确定有无手术并发症和伤口愈合不良情况，明确是否出院
	病情评估	□ 出血评估 □ 疼痛评估 □ 下肢静脉血栓风险评估	□ 咳痰能力评估 □ 出血评估 □ 疼痛评估 □ 下肢静脉血栓风险评估 □ 上级医师进行治疗效果、预后评估	□ 上级医师进行出院评估
	病历书写	□ 住院医师术后即刻完成术后病程 □ 术者或第一助手术后24小时内完成手术记录（术者签字）	□ 上级医师查房记录	□ 出院当天病程记录（由上级医师指示出院） □ 出院后24小时内完成出院记录 □ 出院后24小时内完成病案首页
	知情同意	□ 向患者和（或）家属交代手术情况及术后注意事项	□ 告知患者及其家属术后恢复情况	□ 告知患者及家属出院后注意事项（指导出院后功能锻炼，复诊时间、地点，发生紧急情况时的处理方法等）
	手术治疗	□ 实施手术（手术安全核查记录、手术清点记录） □ 术后止痛、止血、止咳、止吐等对症治疗	□ 术后止痛、止血、止咳、止吐等对症治疗 □ 手术切口换药	□ 手术切口换药
	其他	□ 监测患者生命体征 □ 观察手术切口及周围情况 □ 观察胸腔闭式引流管引流情况	□ 观察患者咳嗽、咳痰情况 □ 观察手术切口及周围情况 □ 观察胸腔闭式引流管引流情况，情况允许时拔除 □ 定期复查血常规、血生化 □ 及时通知上级医师检诊	□ 通知出院 □ 开具出院介绍信 □ 开具诊断证明书 □ 出院带药 □ 预约门诊复诊时间
重点医嘱	长期医嘱 护理医嘱	□ 按胸外科术后护理常规 □ 一级护理	□ 二级护理	
	长期医嘱 处置医嘱	□ 持续吸氧 □ 留置导尿 □ 持续心电、血压、呼吸、血氧饱和度监测 □ 胸腔闭式引流管接无菌袋		

（续　表）

重点医嘱	长期医嘱	膳食医嘱	□ 禁食水	□ 半流食 □ 普食	
		药物医嘱	□ 抗生素 □ 止痛、止吐、抑酸、化痰		
	临时医嘱	检查检验	□ 血常规 □ 凝血四项＋DIC 监测 □ 普通生化	□ 血常规 □ 凝血四项＋DIC 监测 □ 普通生化 □ 胸部正侧位片	
		药物医嘱		□ 止痛、止咳、缓泻药	
		手术医嘱			
		处置医嘱	□ 静脉抽血	□ 静脉抽血 □ 大换药	□ 大换药 □ 出院
主要护理工作	健康宣教		□ 术后心理疏导 □ 指导术后康复训练 □ 指导术后注意事项	□ 术后心理疏导 □ 指导术后康复训练 □ 指导术后注意事项	□ 出院宣教（康复训练方法，用药指导，换药时间及注意事项，复查时间等）
	护理处置		□ 检查术前物品准备 □ 与手术室护士交接 □ 术后观察病情 □ 测量基本生命体征 □ 遵医嘱用药 □ 抽血、留取标本 □ 心理与生活护理 □ 根据评估结果采取相应护理措施 □ 通知检查项目及注意事项	□ 术后观察病情 □ 测量基本生命体征 □ 心理与生活护理 □ 指导并监督患者治疗与康复训练 □ 遵医嘱用药 □ 根据评估结果采取相应护理措施 □ 完成护理记录	□ 观察患者情况 □ 核对患者医嘱费用 □ 协助患者办理出院手续 □ 指导并监督患者康复训练 □ 整理床单位
	护理评估		□ 评估伤口疼痛情况 □ 风险评估：评估有无跌倒、坠床、褥疮、导管滑脱、液体外渗的风险 □ 心理评估 □ 营养评估	□ 评估患者咳嗽、咳痰情况 □ 评估伤口疼痛情况 □ 风险评估：评估有无跌倒、坠床、褥疮、导管滑脱、液体外渗的风险 □ 心理评估 □ 营养评估	□ 心理评估 □ 营养评估
	专科护理		□ 观察伤口敷料有无渗出 □ 指导患者咳嗽、咳痰、功能锻炼，协助患者床上活动 □ 术后心理与生活护理	□ 观察伤口敷料有无渗出 □ 指导患者咳嗽、咳痰、功能锻炼 □ 术后心理与生活护理	□ 告知患者出院后注意事项并附书面出院指导一份 □ 指导功能锻炼

（续　表）

主要护理工作	饮食指导	□ 禁食水	□ 根据医嘱通知配餐员准备膳食 □ 协助进餐	
	活动体位	□ 根据护理等级指导活动	□ 根据护理等级指导活动	
	洗浴要求	□ 协助患者晨晚间护理	□ 协助患者晨晚间护理	
病情变异记录		□ 无　　□ 有,原因: □ 患者　□ 疾病　□ 医疗 □ 护理　□ 保障　□ 管理	□ 无　　□ 有,原因: □ 患者　□ 疾病　□ 医疗 □ 护理　□ 保障　□ 管理	□ 无　　□ 有,原因: □ 患者　□ 疾病　□ 医疗 □ 护理　□ 保障　□ 管理

护士签名	白班	小夜班	大夜班	白班	小夜班	大夜班	白班	小夜班	大夜班
医师签名									

（薛志强　温佳新）

第八节　纵隔良性肿瘤行胸腔镜下纵隔肿瘤切除术临床路径

一、纵隔良性肿瘤行胸腔镜下纵隔肿瘤切除术临床路径标准住院流程

(一)适用对象

第一诊断为纵隔良性肿瘤(ICD-10:D15.201)拟行胸腔镜下纵隔肿瘤切除术(ICD-9-CM-3:34.3 06)。

(二)诊断依据

根据《美国国家癌症综合网纵隔肿瘤治疗指南(中国版)》、《临床诊疗指南——胸外科分册》(中华医学会编著,人民卫生出版社):

1. 病史　多数患者无不适主诉,系查体发现;部分患者合并重症肌无力。

2. 辅助检查　胸部 CT 证实纵隔占位;CT 引导下穿刺活检证实为良性肿瘤。

(三)治疗方案的选择及依据

根据《临床诊疗指南——胸外科分册》(中华医学会编著,人民卫生出版社):

1. 符合纵隔良性肿瘤诊断。

2. 全身状况允许手术。

3. 征得患者及家属的同意。

(四)标准住院日为 11~12 天

(五)进入路径标准

1. 第一诊断必须符合纵隔良性肿瘤(ICD-10:D15.201)。

2. 年龄,18—80 岁。

3. 心、肺、肝、肾等器官功能可以耐受全麻开胸手术。

4. 当患者同时具有其他疾病诊断,但在住院期间不需要特殊处理也不影响第一诊断的临床路径流程实施时,可以进入路径。

(六)术前准备(术前评估)1~3 天

1. 检验检查评估

(1)必须检查项目

1)血(尿、粪)常规、血生化、凝血功能、血型、术前血清八项。

2)胸片、心电图、胸部 CT 平扫+增强扫描、肺功能等。

(2)根据患者病情可选择

1)血气分析、超声心动图、经皮纵隔肿瘤穿刺活检。

2)24 小时动态心电图、PET-CT。

3)有相关疾病者必要时请相关科室会诊。

(3)营养评估:由护士根据《解放军总医院新入院患者营养风险筛查表(NRS-2002)》为新入院患者进行营养评估,评分>3 分的告知医师,必要时申请营养科会诊。

(4)心理评估:由心理科医生根据病情需要实施评估。

(5)疼痛评估:由医师对于病情危重患者,或术前 24 小时、麻醉前的患者根据《VAS 评分》实施疼痛评估,评估结果及应用的特殊镇痛药物应当告知患者或其病情委托人,疼痛评估的结果应当记录在住院病历表格中。评分>7 分、常规镇痛处理效果欠佳的顽固性疼痛患者应当及时请疼痛科医生会诊。

(6)康复评估:由护士根据《入院患者康复筛查和评估表》在新入院患者入院后 24 小时内进行康复筛查和评估。任何一项结果为"是",均应告知医师,申请康复医师会诊。

(7)深静脉血栓栓塞症风险评估:根据《深静脉血栓栓塞症评估量表》在新入院患者入院后 24 小时内进行风险筛查和评估。风险结果为"高危"的,则申请血管外科或介入导管室医师会诊。

2. 术前准备

(1)术前评估:术前 24 小时内完成术前病情评估,完成必要的检查,做出术前小结、术前讨论。

(2)术前谈话:术者应在术前 1 天与患者及其家属谈话,告知手术方案、相关风险、用血计划、术后转归、手术费用,以及患者及亲属权益,并履行书面知情同意手续。告知高值耗材的使用及费用。

(3)通知手术室:准备手术间、手术药品、手术物品及特殊耗材。

(4)手术部位标识:术者、第一助手或经治医师在术前 1 天应对手术部位做体表标识,急诊手术由接诊医师或会诊外科医师标记,标记过程应有责任护士、患者及亲属共同参与,并记入手术安排表。

(5)术前一日麻醉医师访视:制订麻醉计划、完成评估、确定麻醉方式,并记入《麻醉术前访视记录》,告知患者及家属麻醉适应证、麻醉目的、风险、可能出现的情况及其处理原则、替代方案等,签署《麻醉知情同意书》并归入病历。

3. 主要护理工作　入院宣教,交代注意事项(如防褥疮、防跌倒等),指导患者戒烟,并进行术前宣教,心理护理。

(七)药品选择及使用时机

按照《抗菌药物临床应用指导原则(2015年版)》[国卫办医发(2015)43号]执行。

1. 预防性抗菌药物应用。第一、二代头孢菌素。

2. 预防性用药给药时间为皮肤、黏膜切开前0.5~1小时或麻醉开始时,如手术时间超过3小时或超过所用药物半衰期的2倍以上,或出血量超过1500ml,术中应追加一次。

3. 预防用药时间为24小时。

(八)手术日为入院第4天

1. 手术安全核对。患者入手术间后由手术医师、麻醉医师、巡回护士和患者本人共同核对患者身份、手术部位与标识、手术方式。手术医师、麻醉医师、巡回护士三方按《手术安全核对表》逐项核对,共同签字。

(1)手术方式:胸腔镜下纵隔肿瘤切除术。

(2)麻醉方式:全麻双腔气管插管。

(3)术中用药:麻醉常规用药,术中预防使用抗生素、术中镇痛等。

(4)输血及血液制品:根据术中情况选择。

(5)术中病理:根据术中情况酌情行快速冰冻病理检查。

2. 经治医师或手术医师应即刻完成术后首次病程记录,观察术后患者病情变化。

(九)术后住院恢复5~8天,必须复查的检查项目

1. 术后住院恢复

(1)术后给予持续心电、呼吸、血压、血氧饱和度监测至病情平稳。

(2)术后用药:预防使用抗菌药物,止咳药,止痛药等。

(3)术后换药:术后第一天及出院当日予以清洁换药;其他时间根据手术切口渗出情况予以清洁换药。

(4)术后护理:观察患者咳嗽咳痰状况、肺复张情况、引流管引流情况、伤口敷料有无渗出,并在异常时立即通知医生处理,指导并辅助患者术后咳嗽、咳痰及功能锻炼,给予防跌倒护理等。

2. 必须复查的项目 血常规、血生化、胸片。

(十)出院标准

1. 生命体征平稳,体温正常。

2. 正常进食普食。

3. 切口愈合良好。

4. 常规化验无明显异常;胸片示术侧肺膨胀良好,无明显感染征象。

5. 无与本病相关的其他并发症。

(十一)有无变异及原因分析

1. 医疗原因导致的变异 如改变诊疗方案、转科治疗、操作失误、误诊等。

2. 患者原因导致的变异 如不同意治疗方案、个人原因要求出(转)院、院外服用手术禁忌药、月经期、对诊疗计划不满要求出路径、相关检查检验院外(门诊)已做等。

3. 并发症原因导致的变异 如胸腔出血、肺部感染、呼吸衰竭、肺漏气延长、肺动脉栓塞、支气管胸膜瘘、切口感染等造成住院日延长和费用增加。

4. 病情原因导致的变异 部分患者常常存在很多内科并发症,如脑血管或心血管病、糖尿病、血栓等,手术可能导致这些疾病加重而需要治疗,从而延长治疗时间和增加住院费用。

5. 辅诊科室原因导致的变异　如检查、检验、手术、病理等检查(不及时、结果错报、操作部位/方式错误、标本不合格)、报告(不及时、结果错报、标本不合格)等原因延长住院天数、增加费用等。

6. 管理原因导致的变异　如系统暂不支持、系统瘫痪、需要修订流程、需要修订制度等。

7. 节假日　术前患者如住院后赶上节假日,使手术推迟,延长住院时间,增加费用。

二、纵隔良性肿瘤行胸腔镜下纵隔肿瘤切除术临床路径表单

适用对象	第一诊断为纵隔良性肿瘤(ICD-10:D15.201)拟行胸腔镜下纵隔肿瘤切除术(ICD-9-CM-3:34.3 06)		
患者基本信息	姓名:_____　性别:____　年龄:____ 门诊号:_____　住院号:_____　过敏史:_____ 住院日期:____年__月__日　出院日期:____年__月__日		标准住院日:11～12 天
时间	住院第 1 天	住院第 2 天	住院第 3 天(术前日)
主要诊疗工作　制度落实	□ 经治医生或值班医生在患者入院 2 小时内到床旁接诊 □ 主管医生或二线值班医生在患者入院后 24 小时内完成检诊 □ 初步的诊断和治疗方案 □ 开具相关检查、化验单	□ 三级医师查房 □ 完成必要的相关科室会诊	□ 手术医师查房 □ 术前准备 □ 麻醉医师查房
病情评估	□ 经治医师询问病史与体格检查 □ 术前评估 □ 心理评估 □ 营养评估 □ 康复评估 □ 下肢静脉血栓风险评估	□ 临床分期与术前评估	□ 术前评估 □ 下肢静脉血栓风险评估
病历书写	□ 入院 8 小时内完成首次病程记录 □ 入院 24 小时内完成入院记录 □ 完成主管医师查房记录	□ 住院医师完成上级医师查房记录、相关会诊记录	□ 完成术前手术医师查房记录、术前讨论、术前小结
知情同意	□ 患者或家属入院记录签字 □ 签署授权委托书、自费用品协议书(必要时)、军人目录外耗材审批单(必要时)	□ 向患者家属交代病情	□ 术前谈话,告知患者及家属病情和围术期注意事项并签署手术知情同意书 □ 麻醉医师向患者和(或)家属交代麻醉注意事项并签署麻醉知情同意书

（续　表）

主要诊疗工作	手术治疗	□ 患者既往内科疾病的用药	□ 患者既往内科疾病的用药	□ 患者既往内科疾病的用药 □ 术前准备 □ 交叉配血 □ 术区备皮
	其他	□ 及时通知上级医师检诊	□ 及时通知上级医师检诊	□ 经治医师检查整理病历资料
重点医嘱	长期医嘱	护理医嘱	□ 按胸外科护理常规 □ 三级护理	□ 按胸外科护理常规 □ 三级护理	□ 按胸外科护理常规 □ 三级护理
		处置医嘱	□ 测血压（必要时） □ 快速血糖测定（必要时）	□ 测血压 □ 快速血糖测定（必要时）	□ 测血压 □ 快速血糖测定（必要时）
		膳食医嘱	□ 普食		□ 术晨禁食水
		药物医嘱	□ 止咳药、止血药、自带药（必要时）	□ 止咳药、止血药、自带药（必要时）	□ 止咳药、止血药、自带药（必要时）
	临时医嘱	检查检验	□ 血常规 □ 尿常规 □ 粪常规 □ 血型 □ 凝血四项 □ 普通生化 □ 血清术前八项 □ 胸部正侧位片 □ 心电图检查（多导） □ 胸部 CT □ 腹部超声 □ 肺功能		
		药物医嘱			□ 镇静药 □ 肠道准备药
		手术医嘱			□ 常规明日在全麻下行胸腔镜下纵隔肿瘤切除术
		处置医嘱	□ 静脉抽血 □ 动脉抽血		□ 备皮 □ 交叉配血 □ 术中导尿
主要护理工作	健康宣教		□ 入院宣教（住院环境、规章制度） □ 进行护理安全指导 □ 进行等级护理、活动范围指导 □ 进行饮食指导 □ 进行关于疾病知识的宣教 □ 检查、检验项目的目的和意义	□ 进行饮食指导 □ 进行关于疾病知识的宣教 □ 检查、检验项目的目的和意义	□ 术前宣教 □ 指导术后康复训练 □ 指导术后注意事项

（续　表）

主要护理工作	护理处置	□ 患者身份核对 □ 佩戴腕带 □ 建立入院病历,通知医生 □ 入院介绍:介绍责任护士,病区环境、设施、规章制度、基础护理服务项目 □ 询问病史,填写护理记录单首页 □ 观察病情 □ 测量基本生命体征 □ 抽血、留取标本 □ 心理与生活护理 □ 根据评估结果采取相应护理措施 □ 通知检查项目及注意事项	□ 观察病情 □ 测量基本生命体征 □ 心理与生活护理 □ 根据评估结果采取相应护理措施 □ 通知检查项目及注意事项	□ 观察病情 □ 测量基本生命体征 □ 术前患者准备(手术前沐浴、更衣、备皮) □ 检查术前物品准备 □ 心理与生活护理 □ 根据评估结果采取相应护理措施 □ 完成护理记录
	护理评估	□ 一般评估:生命体征、神志、皮肤、药物过敏史等 □ 专科评估:咳嗽、咳痰情况、一般活动情况 □ 风险评估:评估有无跌倒、坠床、褥疮风险 □ 心理评估 □ 营养评估 □ 疼痛评估 □ 康复评估	□ 心理评估 □ 营养评估 □ 疼痛评估 □ 康复评估	□ 心理评估 □ 营养评估 □ 疼痛评估 □ 康复评估
	专科护理	□ 协助指导患者咳嗽、咳痰、术后床上活动等 □ 指导功能锻炼 □ 指导患者戒烟	□ 协助指导患者咳嗽、咳痰、术后床上活动等 □ 指导功能锻炼 □ 指导患者戒烟	□ 协助指导患者咳嗽、咳痰、术后床上活动等 □ 指导功能锻炼 □ 指导患者戒烟
	饮食指导	□ 根据医嘱通知配餐员准备膳食 □ 协助进餐	□ 根据医嘱通知配餐员准备膳食 □ 协助进餐	□ 嘱患者清淡饮食 □ 协助进餐
	活动体位	□ 根据护理等级指导活动	□ 根据护理等级指导活动	□ 根据护理等级指导活动
	洗浴要求	□ 协助患者洗澡,更换病号服	□ 协助患者洗澡,更换病号服	□ 协助患者清洁备皮部位,更换病号服
病情变异记录		□ 无　　□ 有,原因: □ 患者　□ 疾病　□ 医疗 □ 护理　□ 保障　□ 管理	□ 无　　□ 有,原因: □ 患者　□ 疾病　□ 医疗 □ 护理　□ 保障　□ 管理	□ 无　　□ 有,原因: □ 患者　□ 疾病　□ 医疗 □ 护理　□ 保障　□ 管理
护士签名		白班｜小夜班｜大夜班	白班｜小夜班｜大夜班	白班｜小夜班｜大夜班
医师签名				

时间		住院第4天(手术日)	住院第5-10天(术后恢复)	住院第11-12天(出院日)
主要诊疗工作	制度落实	□ 手术 □ 上级医师查房 □ 麻醉医师查房 □ 观察有无术后并发症,并做相应处理	□ 术后三天连续查房 □ 术后手术医师查房 □ 三级医师查房 □ 观察有无术后并发症,并做相应处理	□ 上级医师查房,进行手术及伤口评估,确定有无手术并发症和伤口愈合不良情况,明确是否出院
	病情评估	□ 出血评估 □ 疼痛评估 □ 下肢静脉血栓风险评估	□ 咳痰能力评估 □ 出血评估 □ 疼痛评估 □ 下肢静脉血栓风险评估 □ 上级医师进行治疗效果、预后评估	□ 上级医师进行出院评估
	病历书写	□ 住院医师术后即刻完成术后病程 □ 术者或第一助手术后24小时内完成手术记录(术者签字)	□ 上级医师查房记录	□ 出院当天病程记录(由上级医师指示出院) □ 出院后24小时内完成出院记录及病案首页
	知情同意	□ 向患者和(或)家属交代手术情况及术后注意事项	□ 告知患者及其家属术后恢复情况	□ 告知患者及家属出院后注意事项(指导出院后功能锻炼,复诊时间、地点,发生紧急情况时的处理方法等)
	手术治疗	□ 实施手术(手术安全核查记录、手术清点记录) □ 术后止痛、止血、止咳、止吐等对症治疗	□ 术后止痛、止血、止咳、止吐等对症治疗 □ 手术切口换药	□ 手术切口换药
	其他	□ 监测患者生命体征 □ 观察手术切口及周围情况 □ 观察胸腔闭式引流管引流情况	□ 观察患者咳嗽、咳痰情况 □ 观察手术切口及周围情况 □ 观察胸腔闭式引流管引流情况,情况允许时拔除 □ 定期复查血常规、血生化 □ 及时通知上级医师检诊	□ 通知出院 □ 开具出院介绍信 □ 开具诊断证明书 □ 出院带药 □ 预约门诊复诊时间
重点医嘱	长期医嘱 护理医嘱	□ 按胸外科术后护理常规 □ 一级护理	□ 二级护理	
	长期医嘱 处置医嘱	□ 持续吸氧 □ 留置导尿 □ 持续心电、血压、呼吸、血氧饱和度监测 □ 胸腔闭式引流管接无菌袋		

（续　表）

重点医嘱	长期医嘱	膳食医嘱	□ 禁食水	□ 半流食 □ 普食	
		药物医嘱	□ 抗生素 □ 止痛、止吐、抑酸、化痰		
	临时医嘱	检查检验	□ 血常规 □ 凝血四项＋DIC 监测 □ 普通生化	□ 血常规 □ 凝血四项＋DIC 监测 □ 普通生化 □ 胸部正侧位片	
		药物医嘱		□ 止痛、止咳、缓泻药	
		手术医嘱			
		处置医嘱	□ 静脉抽血	□ 静脉抽血 □ 大换药	□ 大换药 □ 出院
主要护理工作		健康宣教	□ 术后心理疏导 □ 指导术后康复训练 □ 指导术后注意事项	□ 术后心理疏导 □ 指导术后康复训练 □ 指导术后注意事项	□ 出院宣教（康复训练方法，用药指导，换药时间及注意事项，复查时间等）
		护理处置	□ 检查术前物品准备 □ 与手术室护士交接 □ 术后观察病情 □ 测量基本生命体征 □ 遵医嘱用药 □ 抽血、留取标本 □ 心理与生活护理 □ 根据评估结果采取相应护理措施 □ 通知检查项目及注意事项	□ 术后观察病情 □ 测量基本生命体征 □ 心理与生活护理 □ 指导并监督患者治疗与康复训练 □ 遵医嘱用药 □ 根据评估结果采取相应护理措施 □ 完成护理记录	□ 观察患者情况 □ 核对患者医嘱费用 □ 协助患者办理出院手续 □ 指导并监督患者康复训练 □ 整理床单位
		护理评估	□ 评估伤口疼痛情况 □ 风险评估：评估有无跌倒、坠床、褥疮、导管滑脱、液体外渗的风险 □ 心理评估 □ 营养评估	□ 评估患者咳嗽、咳痰情况 □ 评估伤口疼痛情况 □ 风险评估：评估有无跌倒、坠床、褥疮、导管滑脱、液体外渗的风险 □ 心理评估 □ 营养评估	□ 心理评估 □ 营养评估
		专科护理	□ 观察伤口敷料有无渗出 □ 指导患者咳嗽、咳痰、功能锻炼，协助患者床上活动 □ 术后心理与生活护理	□ 观察伤口敷料有无渗出 □ 指导患者咳嗽、咳痰、功能锻炼 □ 术后心理与生活护理	□ 告知患者出院后注意事项并附书面出院指导一份 □ 指导功能锻炼

（续　表）

主要护理工作	饮食指导	□ 禁食水	□ 根据医嘱通知配餐员准备膳食 □ 协助进餐	
	活动体位	□ 根据护理等级指导活动	□ 根据护理等级指导活动	
	洗浴要求	□ 协助患者晨晚间护理	□ 协助患者晨晚间护理	
病情变异记录		□ 无　　□ 有,原因: □ 患者　□ 疾病　□ 医疗 □ 护理　□ 保障　□ 管理	□ 无　　□ 有,原因: □ 患者　□ 疾病　□ 医疗 □ 护理　□ 保障　□ 管理	□ 无　　□ 有,原因: □ 患者　□ 疾病　□ 医疗 □ 护理　□ 保障　□ 管理
护士签名		白班　小夜班　大夜班	白班　小夜班　大夜班	白班　小夜班　大夜班
医师签名				

（薛志强　温佳新）

第九节　胸骨后甲状腺肿行胸骨后甲状腺切除术临床路径

一、胸骨后甲状腺肿行胸骨后甲状腺切除术临床路径标准住院流程

（一）适用对象

第一诊断为胸骨后甲状腺肿（ICD-10：E04.902）拟行胸骨后甲状腺切除术（ICD-9-CM-3：06.5001）。

（二）诊断依据

根据《美国国家癌症综合网胸腺瘤治疗指南（中国版）》、《临床诊疗指南——胸外科分册》（中华医学会编著,人民卫生出版社）：

1. 病史　多数患者无不适主诉,系查体发现;部分患者合并甲状腺功能异常,因甲亢或甲减症状就诊。

2. 辅助检查　胸部 CT 证实胸骨后甲状腺肿。

（三）治疗方案的选择及依据

根据《临床诊疗指南——胸外科分册》（中华医学会编著,人民卫生出版社）：

1. 符合胸骨后甲状腺肿诊断。

2. 全身状况允许手术。

3. 征得患者及家属的同意。

（四）标准住院日为 11～12 天

（五）进入路径标准

1. 第一诊断必须符合胸骨后甲状腺肿（ICD-10：E04.902）。

2. 年龄,18－60 岁。

3. 心、肺、肝、肾等器官功能可以耐受全麻开胸手术。

4. 当患者同时具有其他疾病诊断,但在住院期间不需要特殊处理也不影响第一诊断的临床路径流程实施时,可以进入路径。

(六)术前准备(术前评估)3 天

1. 检验检查评估

(1)必须检查项目

1)血(尿、粪)常规、甲功五项、血生化、凝血功能、血型、术前血清八项。

2)胸片、心电图,胸部 CT 平扫＋增强扫描,肺功能等。

(2)根据患者病情可选择

1)血气分析、超声心动图、CT/超声引导下经皮纵隔肿瘤穿刺活检。

2)24 小时动态心电图、PET-CT。

3)有相关疾病者必要时请相关科室会诊。

(3)营养评估:由护士根据《解放军总医院新入院患者营养风险筛查表(NRS-2002)》为新入院患者进行营养评估,评分＞3 分的告知医师,必要时申请营养科会诊。

(4)心理评估:由心理科医生根据病情需要实施评估。

(5)疼痛评估:由医师对于病情危重患者,或术前 24 小时、麻醉前的患者根据《VAS 评分》实施疼痛评估,评估结果及应用的特殊镇痛药物应当告知患者或其病情委托人,疼痛评估的结果应当记录在住院病历表格中。评分＞7 分、常规镇痛处理效果欠佳的顽固性疼痛患者应当及时请疼痛科医生会诊。

(6)康复评估:由护士根据《入院患者康复筛查和评估表》在新入院患者入院后 24 小时内进行康复筛查和评估。任何一项结果为“是”,均应告知医师,申请康复医师会诊。

(7)深静脉血栓栓塞症风险评估:根据《深静脉血栓栓塞症评估量表》在新入院患者入院后 24 小时内进行风险筛查和评估。风险结果为“高危”的,则申请血管外科或介入导管室医师会诊。

2. 术前准备

(1)术前评估:术前 24 小时内完成术前病情评估,完成必要的检查,做出术前小结、术前讨论。

(2)术前谈话:术者应在术前 1 天与患者及其家属谈话,告知手术方案、相关风险、用血计划、术后转归、手术费用,以及患者及亲属权益,并履行书面知情同意手续。告知高值耗材的使用及费用。

(3)通知手术室:准备手术间、手术药品、手术物品及特殊耗材。

(4)手术部位标识:术者、第一助手或经治医师在术前 1 天应对手术部位做体表标识,急诊手术由接诊医师或会诊外科医师标记,标记过程应有责任护士、患者及亲属共同参与,并记入手术安排表。

(5)术前一日麻醉医师访视:制订麻醉计划、完成评估、确定麻醉方式,并记入《麻醉术前访视记录》,告知患者及家属麻醉适应证、麻醉目的、风险、可能出现的情况及其处理原则、替代方案等,签署《麻醉知情同意书》并归入病历。

3. 主要护理工作　入院宣教,交代注意事项(如防褥疮、防跌倒等),指导患者戒烟,并进行术前宣教,心理护理。

(七)药品选择及使用时机

按照《抗菌药物临床应用指导原则(2015 年版)》[国卫办医发(2015)43 号]执行。

1. 预防性抗菌药物应用。第一、二代头孢菌素。

2. 预防性用药给药时间为皮肤、黏膜切开前 0.5～1 小时或麻醉开始时,如手术时间超过 3 小时或超过所用药物半衰期的 2 倍以上,或出血量超过 1500ml,术中应追加一次。

3. 预防用药时间为 24 小时。

(八)手术日为入院第 4 天

1. 手术安全核对。患者入手术间后由手术医师、麻醉医师、巡回护士和患者本人共同核对患者身份、手术部位与标识、手术方式。手术医师、麻醉医师、巡回护士三方按《手术安全核对表》逐项核对,共同签字。

(1)手术方式:胸骨后甲状腺切除术。

(2)麻醉方式:全麻双腔气管插管。

(3)术中用药:麻醉常规用药,术中预防使用抗生素、术中镇痛等。

(4)输血及血液制品:根据术中情况选择。

(5)术中病理:根据术中情况酌情行快速冰冻病理检查。

2. 经治医师或手术医师应即刻完成术后首次病程记录,观察术后患者病情变化。

(九)术后住院恢复 5～6 天,必须复查的检查项目

1. 术后住院恢复

(1)术后给予持续心电、呼吸、血压、血氧饱和度监测至病情平稳。

(2)术后用药:预防使用抗菌药物、止咳药、止痛药等。

(3)术后换药:术后第一天及出院当日予以清洁换药;其他时间根据手术切口渗出情况予以清洁换药。

(4)术后护理:观察患者咳嗽、咳痰状况、引流管引流情况、伤口敷料有无渗出,并在异常时立即通知医生处理,指导并辅助患者术后咳嗽、咳痰及功能锻炼,给予防跌倒护理等。

2. 必须复查的项目 血常规、血生化、甲功五项、胸片。

(十)出院标准

1. 生命体征平稳,体温正常。

2. 正常进食普食。

3. 切口愈合良好。

4. 常规化验无明显异常;胸片示术侧肺膨胀良好,无明显感染征象。

5. 无与本病相关的其他并发症。

(十一)有无变异及原因分析

1. 医疗原因导致的变异 如改变诊疗方案、转科治疗、操作失误、误诊等。

2. 患者原因导致的变异 如不同意治疗方案、个人原因要求出(转)院、院外服用手术禁忌药、月经期、对诊疗计划不满要求出路径、相关检查检验院外(门诊)已做等。

3. 并发症原因导致的变异 如胸腔出血、肺部感染、呼吸衰竭、肺漏气延长、肺动脉栓塞、支气管胸膜瘘、切口感染等造成住院日延长和费用增加。

4. 病情原因导致的变异 部分患者常常存在很多内科并发症,如脑血管或心血管病、糖尿病、血栓等,手术可能导致这些疾病加重而需要治疗,从而延长治疗时间和增加住院费用。

5. 辅诊科室原因导致的变异 如检查、检验、手术、病理等检查(不及时、结果错报、操作部位/方式错误、标本不合格)、报告(不及时、结果错报、标本不合格)等原因延长住院天数、增加费用等。

6. 管理原因导致的变异　如系统暂不支持、系统瘫痪、需要修订流程、需要修订制度等。

7. 节假日　术前患者如住院后赶上节假日,使手术推迟,延长住院时间,增加费用。

二、胸骨后甲状腺肿行胸骨后甲状腺切除术临床路径表单

适用对象	第一诊断为胸骨后甲状腺肿(ICD-10:E04.902)行胸骨后甲状腺切除术(ICD-9-CM-3:06.5001)		
患者基本信息	姓名:_____　性别:____　年龄:____ 门诊号:_____　住院号:_____　过敏史:_____ 住院日期:____年__月__日　出院日期:____年__月__日		标准住院日:11～12 天

	时间	住院第 1 天	住院第 2 天	住院第 3 天(术前日)
主要诊疗工作	制度落实	□ 经治医生或值班医生在患者入院 2 小时内到床旁接诊 □ 主管医生或二线值班医生在患者入院后 24 小时内完成检诊 □ 初步的诊断和治疗方案 □ 开具相关检查、化验单	□ 三级医师查房 □ 完成必要的相关科室会诊	□ 手术医师查房 □ 术前准备 □ 麻醉医师查房
	病情评估	□ 经治医师询问病史与体格检查	□ 临床分期与术前评估	□ 术前评估 □ 下肢静脉血栓风险评估
	病历书写	□ 入院 8 小时内完成首次病程记录 □ 入院 24 小时内完成入院记录 □ 完成主管医师查房记录	□ 住院医师完成上级医师查房记录、相关会诊记录	□ 完成术前手术医师查房记录、术前讨论、术前小结
	知情同意	□ 患者或家属入院记录签字 □ 签署授权委托书、自费用品协议书(必要时)、军人目录外耗材审批单(必要时)	□ 向患者家属交代病情	□ 术前谈话,告知患者及家属病情和围术期注意事项并签署手术知情同意书 □ 麻醉医师向患者和(或)家属交代麻醉注意事项并签署麻醉知情同意书
	手术治疗	□ 患者既往内科疾病的用药	□ 患者既往内科疾病的用药	□ 患者既往内科疾病的用药 □ 术前准备 □ 交叉配血 □ 术区备皮
	其他	□ 及时通知上级医师检诊	□ 及时通知上级医师检诊	□ 经治医师检查整理病历资料

(续　表)

重点医嘱	长期医嘱	护理医嘱	□ 按胸外科护理常规 □ 三级护理	□ 按胸外科护理常规 □ 三级护理	□ 按胸外科护理常规 □ 三级护理
		处置医嘱	□ 测血压(必要时) □ 快速血糖测定(必要时)	□ 测血压 □ 快速血糖测定(必要时)	□ 测血压 □ 快速血糖测定(必要时)
		膳食医嘱	□ 普食		□ 术晨禁食水
		药物医嘱	□ 止咳药、止血药、自带药 　(必要时)	□ 止咳药、止血药、自带药 　(必要时)	□ 止咳药、止血药、自带药 　(必要时)
	临时医嘱	检查检验	□ 血常规 □ 尿常规 □ 粪常规 □ 血型 □ 甲功五项 □ 凝血四项 □ 普通生化 □ 血清术前八项 □ 胸部正侧位片 □ 心电图检查(多导) □ 胸部 CT □ 腹部超声 □ 肺功能		
		药物医嘱			□ 镇静药 □ 肠道准备药
		手术医嘱			□ 常规明日在全麻下行胸 　骨后甲状腺切除术
		处置医嘱	□ 静脉抽血 □ 动脉抽血		□ 备皮 □ 交叉配血 □ 术中导尿
主要护理工作		健康宣教	□ 入院宣教(住院环境、规 　章制度) □ 进行护理安全指导 □ 进行等级护理、活动范 　围指导 □ 进行饮食指导 □ 进行关于疾病知识的宣 　教 □ 检查、检验项目的目的 　和意义	□ 进行饮食指导 □ 进行关于疾病知识的宣 　教 □ 检查、检验项目的目的 　和意义	□ 术前宣教 □ 指导术后康复训练 □ 指导术后注意事项

（续　表）

主要护理工作	护理处置	☐ 患者身份核对 ☐ 佩戴腕带 ☐ 建立入院病历,通知医生 ☐ 入院介绍:介绍责任护士,病区环境、设施、规章制度、基础护理服务项目 ☐ 询问病史,填写护理记录单首页 ☐ 观察病情 ☐ 测量基本生命体征 ☐ 抽血、留取标本 ☐ 心理与生活护理 ☐ 根据评估结果采取相应护理措施 ☐ 通知检查项目及注意事项	☐ 观察病情 ☐ 测量基本生命体征 ☐ 心理与生活护理 ☐ 根据评估结果采取相应护理措施 ☐ 通知检查项目及注意事项	☐ 观察病情 ☐ 测量基本生命体征 ☐ 术前患者准备（手术前沐浴、更衣、备皮） ☐ 检查术前物品准备 ☐ 心理与生活护理 ☐ 根据评估结果采取相应护理措施 ☐ 完成护理记录
	护理评估	☐ 一般评估:生命体征、神志、皮肤、药物过敏史等 ☐ 专科评估:咳嗽、咳痰情况、一般活动情况 ☐ 风险评估:评估有无跌倒、坠床、褥疮风险 ☐ 心理评估 ☐ 营养评估 ☐ 疼痛评估 ☐ 康复评估	☐ 心理评估 ☐ 营养评估 ☐ 疼痛评估 ☐ 康复评估	☐ 心理评估 ☐ 营养评估 ☐ 疼痛评估 ☐ 康复评估
	专科护理	☐ 协助指导患者咳嗽、咳痰、术后床上活动等 ☐ 指导功能锻炼 ☐ 指导患者戒烟	☐ 协助指导患者咳嗽、咳痰、术后床上活动等 ☐ 指导功能锻炼 ☐ 指导患者戒烟	☐ 协助指导患者咳嗽、咳痰、术后床上活动等 ☐ 指导功能锻炼 ☐ 指导患者戒烟
	饮食指导	☐ 根据医嘱通知配餐员准备膳食 ☐ 协助进餐	☐ 根据医嘱通知配餐员准备膳食 ☐ 协助进餐	☐ 嘱患者清淡饮食 ☐ 协助进餐
	活动体位	☐ 根据护理等级指导活动	☐ 根据护理等级指导活动	☐ 根据护理等级指导活动
	洗浴要求	☐ 协助患者洗澡,更换病号服	☐ 协助患者洗澡,更换病号服	☐ 协助患者清洁备皮部位,更换病号服
病情变异记录		☐ 无　　☐ 有,原因: ☐ 患者　☐ 疾病　☐ 医疗 ☐ 护理　☐ 保障　☐ 管理	☐ 无　　☐ 有,原因: ☐ 患者　☐ 疾病　☐ 医疗 ☐ 护理　☐ 保障　☐ 管理	☐ 无　　☐ 有,原因: ☐ 患者　☐ 疾病　☐ 医疗 ☐ 护理　☐ 保障　☐ 管理
护士签名		白班　小夜班　大夜班	白班　小夜班　大夜班	白班　小夜班　大夜班
医师签名				

	时间	住院第4天(手术日)	住院第5-10天(术后恢复)	住院第11-12天(出院日)
主要诊疗工作	制度落实	□ 手术 □ 上级医师查房 □ 麻醉医师查房 □ 观察有无术后并发症,并做相应处理	□ 术后三天连续查房 □ 术后手术医师查房 □ 三级医师查房 □ 观察有无术后并发症,并做相应处理	□ 上级医师查房,进行手术及伤口评估,确定有无手术并发症和伤口愈合不良情况,明确是否出院
	病情评估	□ 出血评估 □ 疼痛评估 □ 下肢静脉血栓风险评估	□ 咳痰能力评估 □ 出血评估 □ 疼痛评估 □ 下肢静脉血栓风险评估 □ 上级医师进行治疗效果、预后评估	□ 上级医师进行出院评估
	病历书写	□ 住院医师术后即刻完成术后病程 □ 术者或第一助手术后24小时内完成手术记录(术者签字)	□ 上级医师查房记录	□ 出院当天病程记录(由上级医师指示出院) □ 出院后24小时内完成出院记录 □ 出院后24小时内完成病案首页
	知情同意	□ 向患者和(或)家属交代手术情况及术后注意事项	□ 告知患者及其家属术后恢复情况	□ 告知患者及家属出院后注意事项(指导出院后功能锻炼,复诊时间、地点,发生紧急情况时的处理方法等)
	手术治疗	□ 实施手术(手术安全核查记录、手术清点记录) □ 术后止痛、止血、止咳、止吐等对症治疗	□ 术后止痛、止血、止咳、止吐等对症治疗 □ 手术切口换药	□ 手术切口换药
	其他	□ 监测患者生命体征 □ 观察手术切口及周围情况 □ 观察胸腔闭式引流管引流情况	□ 观察患者咳嗽、咳痰情况 □ 观察手术切口及周围情况 □ 观察胸腔闭式引流管引流情况,情况允许时拔除 □ 定期复查血常规、血生化 □ 及时通知上级医师检诊	□ 通知出院 □ 开具出院介绍信 □ 开具诊断证明书 □ 出院带药 □ 预约门诊复诊时间
重点医嘱	长期医嘱 护理医嘱	□ 按胸外科术后护理常规 □ 一级护理	□ 二级护理	
	长期医嘱 处置医嘱	□ 持续吸氧 □ 留置导尿 □ 持续心电、血压、呼吸、血氧饱和度监测 □ 胸腔闭式引流管接无菌袋		

（续　表）

重点医嘱	长期医嘱	膳食医嘱	□ 禁食水	□ 半流食 □ 普食	
		药物医嘱	□ 抗生素 □ 止痛、止吐、抑酸、化痰		
	临时医嘱	检查检验	□ 血常规 □ 凝血四项＋DIC 监测 □ 普通生化	□ 血常规 □ 凝血四项＋DIC 监测 □ 普通生化 □ 胸部正侧位片	
		药物医嘱		□ 止痛、止咳、缓泻药	
		手术医嘱			
		处置医嘱	□ 静脉抽血	□ 静脉抽血 □ 大换药	□ 大换药 □ 出院
主要护理工作	健康宣教		□ 术后心理疏导 □ 指导术后康复训练 □ 指导术后注意事项	□ 术后心理疏导 □ 指导术后康复训练 □ 指导术后注意事项	□ 出院宣教（康复训练方法，用药指导，换药时间及注意事项，复查时间等）
	护理处置		□ 检查术前物品准备 □ 与手术室护士交接 □ 术后观察病情 □ 测量基本生命体征 □ 遵医嘱用药 □ 抽血、留取标本 □ 心理与生活护理 □ 根据评估结果采取相应护理措施 □ 通知检查项目及注意事项	□ 术后观察病情 □ 测量基本生命体征 □ 心理与生活护理 □ 指导并监督患者治疗与康复训练 □ 遵医嘱用药 □ 根据评估结果采取相应护理措施 □ 完成护理记录	□ 观察患者情况 □ 核对患者医嘱费用 □ 协助患者办理出院手续 □ 指导并监督患者康复训练 □ 整理床单位
	护理评估		□ 评估伤口疼痛情况 □ 风险评估：评估有无跌倒、坠床、褥疮、导管滑脱、液体外渗的风险 □ 心理评估 □ 营养评估	□ 评估患者咳嗽、咳痰情况 □ 评估伤口疼痛情况 □ 风险评估：评估有无跌倒、坠床、褥疮、导管滑脱、液体外渗的风险 □ 心理评估 □ 营养评估	□ 心理评估 □ 营养评估
	专科护理		□ 观察伤口敷料有无渗出 □ 指导患者咳嗽、咳痰、功能锻炼，协助患者床上活动 □ 术后心理与生活护理	□ 观察伤口敷料有无渗出 □ 指导患者咳嗽、咳痰、功能锻炼 □ 术后心理与生活护理	□ 告知患者出院后注意事项并附书面出院指导一份 □ 指导功能锻炼

（续　表）

主要护理工作	饮食指导	□ 禁食水	□ 根据医嘱通知配餐员准备膳食 □ 协助进餐	
	活动体位	□ 根据护理等级指导活动	□ 根据护理等级指导活动	
	洗浴要求	□ 协助患者晨晚间护理	□ 协助患者晨晚间护理	
病情变异记录		□ 无　　□ 有,原因: □ 患者　□ 疾病　□ 医疗 □ 护理　□ 保障　□ 管理	□ 无　　□ 有,原因: □ 患者　□ 疾病　□ 医疗 □ 护理　□ 保障　□ 管理	□ 无　　□ 有,原因: □ 患者　□ 疾病　□ 医疗 □ 护理　□ 保障　□ 管理
护士签名		白班　｜　小夜班　｜　大夜班	白班　｜　小夜班　｜　大夜班	白班　｜　小夜班　｜　大夜班
医师签名				

（侯晓彬　任志鹏）

第7章　胸部创伤

第一节　肋骨骨折行开放性肋骨骨折清创术临床路径

一、肋骨骨折行开放性肋骨骨折清创术临床路径标准住院流程

(一)适用对象

第一诊断为肋骨骨折(ICD-10:S22.3/S22.4)拟行开放性肋骨骨折清创术(ICD-9-CM-3:79.6102)。

(二)诊断依据

根据《临床诊疗指南——胸外科分册》(中华医学会编著,人民卫生出版社):

1. 病史及临床症状　有明确的外伤史,胸痛为主要表现。严重时伴有呼吸困难。

2. 临床体征　骨折处压痛。有时可听到骨擦音。可伴有皮下气肿、气胸、血胸。多根多处肋骨骨折可出现浮动胸壁、反常呼吸。

(三)治疗方案的选择及依据

根据《临床诊疗指南——胸外科分册》(中华医学会编著,人民卫生出版社):

1. 开放性肋骨骨折诊断明确。

2. 全身状况允许手术。

3. 征得患者及家属的同意。

(四)标准住院日为 11～12 天

(五)进入路径标准

1. 第一诊断必须符合肋骨骨折(ICD-10:S22.3/S22.4)。

2. 年龄,18－60 岁。

3. 无严重血气胸及肺挫裂伤。

4. 无其他部位多发伤。

5. 心、肺、肝、肾等器官功能可以耐受全麻开胸手术。

6. 当患者同时具有其他疾病诊断,但在住院期间不需要特殊处理也不影响第一诊断的临床路径流程实施时,可以进入路径。

(六)术前准备(术前评估)1 天

1. 检验检查评估

(1)必须检查项目

1)血(尿、粪)常规、血生化、凝血功能、血型、血清四项筛查。

2）胸片、心电图，胸部 CT 平扫＋增强扫描，肺功能等。

3）有相关疾病者必要时请相关科室会诊。

（2）营养评估：由护士根据《解放军总医院新入院患者营养风险筛查表（NRS-2002）》为新入院患者进行营养评估，评分＞3 分的告知医师，必要时申请营养科会诊。

（3）心理评估：医生根据新入院患者情况申请心理科会诊评估。

（4）疼痛评估：由医师对于病情危重患者，或术前 24 小时、麻醉前的患者根据《VAS 评分》实施疼痛评估，评估结果及应用的特殊镇痛药物应当告知患者或其病情委托人，疼痛评估的结果应当记录在住院病历表格中。评分＞7 分、常规镇痛处理效果欠佳的顽固性疼痛患者应当及时请疼痛科医生会诊。

（5）康复评估：由护士根据《入院患者康复筛查和评估表》在新入院患者入院后 24 小时内进行康复筛查和评估。任何一项结果为"是"，均应告知医师，申请康复医师会诊。

（6）深静脉血栓栓塞症风险评估：根据《下肢深静脉血栓形成及肺栓塞风险评估表》在新入院患者入院后 24 小时内进行风险筛查和评估。风险结果为"极高危"的，则申请血管外科或介入导管室医师会诊。

2. 术前准备

（1）术前评估：术前 24 小时内完成术前病情评估，完成必要的检查，做出术前小结、术前讨论。

（2）术前谈话：术者应在术前 1 天与患者及其家属谈话，告知手术方案、相关风险、用血计划、术后转归、手术费用，以及患者及亲属权益，并履行书面知情同意手续。告知高值耗材的使用及费用。

（3）通知手术室：准备手术间、手术药品、手术物品及特殊耗材。

（4）手术部位标识：术者、第一助手或经治医师在术前 1 天应对手术部位做体表标识，急诊手术由接诊医师或会诊外科医师标记，标记过程应有责任护士、患者及亲属共同参与，并记入手术安排表。

（5）术前一日麻醉医师访视：制订麻醉计划、完成评估、确定麻醉方式，并记入《麻醉术前访视记录》，告知患者及家属麻醉适应证、麻醉目的、风险、可能出现的情况及其处理原则、替代方案等，签署《麻醉知情同意书》并归入病历。

3. 主要护理工作　入院宣教，交代注意事项（如防褥疮、防跌倒等），指导患者戒烟，并进行术前宣教，心理护理。

（七）药品选择及使用时机

按照《抗菌药物临床应用指导原则（2015 年版）》[国卫办医发（2015）43 号]执行。

1. 预防性抗菌药物应用。第一、二代头孢菌素。

2. 预防性用药给药时间为皮肤、黏膜切开前 0.5～1 小时或麻醉开始时，如手术时间超过 3 小时或超过所用药物半衰期的 2 倍以上，或出血量超过 1500ml，术中应追加一次。

3. 预防用药时间为 24 小时，污染手术必要时延长至 48 小时。

（八）手术日为入院第 2 天

1. 手术安全核对。患者入手术间后由手术医师、麻醉医师、巡回护士和患者本人共同核对患者身份、手术部位与标识、手术方式。手术医师、麻醉医师、巡回护士三方按《手术安全核对表》逐项核对，共同签字。

（1）手术方式：开放性肋骨骨折清创术。

（2）麻醉方式：全麻双腔气管插管。

（3）术中用药：麻醉常规用药，术中预防使用抗生素、术中镇痛等。

（4）输血及血液制品：根据术中情况选择。

2. 经治医师或手术医师应即刻完成术后首次病程记录，观察术后患者病情变化。

（九）术后住院恢复 3～12 天，必须复查的检查项目

1. 术后住院恢复

（1）术后给予持续心电、呼吸、血压、血氧饱和度监测至病情平稳。

（2）术后用药：预防使用抗菌药物，止咳药、止痛药等。

（3）术后换药：术后第一天及出院当日予以清洁换药；其他时间根据手术切口渗出情况予以清洁换药。

（4）术后护理：观察患者咳嗽、咳痰状况、肺复张情况、引流管引流情况、伤口敷料有无渗出，并在异常时立即通知医生处理，指导并辅助患者术后咳嗽、咳痰及功能锻炼，给予防跌倒护理等。

2. 必须复查的项目　血常规、血生化、胸片。

（十）出院标准

1. 生命体征平稳，体温正常。

2. 正常进食普食。

3. 切口愈合良好。

4. 常规化验无明显异常；胸片示术侧肺膨胀良好，无明显感染征象。

5. 无与本病相关的其他并发症。

（十一）有无变异及原因分析

1. 医疗原因导致的变异　如改变诊疗方案、转科治疗、操作失误、误诊等。

2. 患者原因导致的变异　如不同意治疗方案、个人原因要求出（转）院、院外服用手术禁忌药、月经期、对诊疗计划不满要求出路径、相关检查检验院外（门诊）已做等。

3. 并发症原因导致的变异　如胸腔出血、肺部感染、呼吸衰竭、肺漏气延长、肺动脉栓塞、支气管胸膜瘘、切口感染等造成住院日延长和费用增加。

4. 病情原因导致的变异　部分患者常常存在很多内科并发症，如脑血管或心血管病、糖尿病、血栓等，手术可能导致这些疾病加重而需要治疗，从而延长治疗时间和增加住院费用。

5. 辅诊科室原因导致的变异　如检查、检验、手术、病理等检查（不及时、结果错报、操作部位/方式错误、标本不合格）、报告（不及时、结果错报、标本不合格）等原因延长住院天数、增加费用等。

6. 管理原因导致的变异　如系统暂不支持、系统瘫痪、需要修订流程、需要修订制度等。

7. 节假日　术前患者如住院后赶上节假日，使手术推迟，延长住院时间，增加费用。

二、肋骨骨折行开放性肋骨骨折清创术临床路径表单

适用对象	第一诊断为肋骨骨折(ICD-10:S22.3/S22.4)拟行开放性肋骨骨折清创术(ICD-9-CM-3:79.6102)	
患者基本信息	姓名:_____ 性别:___ 年龄:___ 门诊号:_____ 住院号:_____ 过敏史:_____ 住院日期:___年__月__日 出院日期:___年__月__日	标准住院日:11~12 天

	时间	住院第 1 天(术前日)	住院第 2 天(手术日)
主要诊疗工作	制度落实	□ 经治医生或值班医生在患者入院 2 小时内到床旁接诊 □ 主管医生或二线值班医生在患者入院后 24 小时内完成检诊 □ 初步的诊断和治疗方案 □ 开具相关检查、化验单 □ 三级医师查房 □ 完成必要的相关科室会诊 □ 手术医师查房 □ 术前准备 □ 麻醉医师查房	□ 手术 □ 上级医师查房 □ 麻醉医师查房 □ 观察有无并发症并做相应处理
	病情评估	□ 经治医师询问病史与体格检查 □ 术前评估 □ 心理评估 □ 营养评估 □ 康复评估 □ 下肢静脉血栓风险评估	□ 出血评估 □ 疼痛评估 □ 下肢静脉血栓风险评估
	病历书写	□ 入院 8 小时内完成首次病程记录 □ 入院 24 小时内完成入院记录 □ 完成主管医师查房记录 □ 完成术前手术医师查房记录、术前讨论、术前小结	□ 住院医师术后即刻完成术后病程 □ 术者或第一助手术后 24 小时内完成手术记录(术者签字)
	知情同意	□ 患者或家属入院记录签字 □ 签署授权委托书、自费用品协议书(必要时)、军人目录外耗材审批单(必要时) □ 术前谈话,告知患者及家属病情和围手术期注意事项并签署手术知情同意书 □ 麻醉医师向患者和(或)家属交代麻醉注意事项并签署麻醉知情同意书	□ 向患者和(或)家属交代手术情况及术后注意事项

（续　表）

主要诊疗工作	手术治疗	□ 患者既往内科疾病的用药 □ 术前准备 □ 交叉配血 □ 术区备皮	□ 实施手术（手术安全核查记录、手术清点记录） □ 术后止痛、止血、止咳、止吐等对症治疗
	其他	□ 及时通知上级医师检诊 □ 经治医师检查整理病历资料	□ 监测患者生命体征 □ 观察手术切口及周围情况 □ 观察胸腔闭式引流管引流情况
重点医嘱	长期医嘱 护理医嘱	□ 按胸外科护理常规 □ 二级护理	□ 按胸外科术后护理常规 □ 一级护理
	处置医嘱	□ 测血压（必要时） □ 快速血糖测定（必要时）	□ 持续吸氧 □ 留置导尿 □ 持续心电、血压、呼吸、血氧饱和度监测 □ 胸腔闭式引流管接无菌袋
	膳食医嘱	□ 普食 □ 术晨禁食水	□ 禁食水
	药物医嘱		□ 抗生素 □ 营养、止痛、止吐、抑酸、化痰
	临时医嘱 检查检验	□ 血常规 □ 尿常规 □ 粪常规 □ 血型 □ 凝血四项 □ 普通生化 □ 血清术前八项 □ 胸部正侧位片 □ 心电图检查（多导） □ 胸部 CT	□ 血常规 □ 凝血四项＋DIC 监测 □ 普通生化
	药物医嘱	□ 预防使用抗生素 □ 镇静药 □ 肠道准备药	
	手术医嘱	□ 常规明日在全麻下行开放性肋骨骨折清创术	
	处置医嘱	□ 抗生素皮试 □ 备皮 □ 交叉配血 □ 术中导尿 □ 静脉抽血	□ 静脉抽血

主要护理工作	健康宣教	□ 入院宣教（住院环境、规章制度） □ 进行护理安全指导 □ 进行等级护理、活动范围指导 □ 进行饮食指导 □ 进行关于疾病知识的宣教 □ 检查、检验项目的目的和意义 □ 术前宣教 □ 指导术后康复训练 □ 指导术后注意事项	□ 术后心理疏导 □ 指导术后康复训练 □ 指导术后注意事项
	护理处置	□ 患者身份核对 □ 佩戴腕带 □ 建立入院病历，通知医生 □ 入院介绍：介绍责任护士，病区环境、设施、规章制度、基础护理服务项目 □ 询问病史，填写护理记录单首页 □ 观察病情 □ 测量基本生命体征 □ 抽血、留取标本 □ 心理与生活护理 □ 根据评估结果采取相应措施 □ 通知检查项目及注意事项 □ 术前患者准备（手术前沐浴、更衣、备皮） □ 检查术前物品准备 □ 心理与生活护理 □ 根据评估结果采取相应护理措施 □ 完成护理记录	□ 检查术前物品准备 □ 与手术室护士交接 □ 术后观察病情 □ 测量基本生命体征 □ 遵医嘱用药 □ 抽血、留取标本 □ 心理与生活护理 □ 根据评估结果采取相应护理措施 □ 通知检查项目及注意事项
	护理评估	□ 一般评估：生命体征、神志、皮肤、药物过敏史等 □ 专科评估：咳嗽、咳痰情况、一般活动情况 □ 风险评估：评估有无跌倒、坠床、褥疮风险 □ 心理评估 □ 营养评估 □ 疼痛评估 □ 康复评估	□ 评估伤口疼痛情况 □ 风险评估：评估有无跌倒、坠床、褥疮、导管滑脱、液体外渗的风险 □ 心理评估 □ 营养评估
	专科护理	□ 协助指导患者咳嗽、咳痰、术后床上活动等 □ 指导功能锻炼 □ 指导患者戒烟	□ 观察伤口敷料有无渗出 □ 指导患者咳嗽、咳痰、功能锻炼，协助患者床上活动 □ 术后心理与生活护理
	饮食指导	□ 嘱患者术晨禁食水	□ 禁食水
	活动体位	□ 根据护理等级指导活动	□ 根据护理等级指导活动
	洗浴要求	□ 协助患者清洁备皮部位，更换病号服	□ 协助患者晨晚间护理

（续　表）

病情变异记录	□ 无　　□ 有,原因: □ 患者　□ 疾病　□ 医疗 □ 护理　□ 保障　□ 管理		□ 无　　□ 有,原因: □ 患者　□ 疾病　□ 医疗 □ 护理　□ 保障　□ 管理	
护士签名	白班　　小夜班　　大夜班		白班　　小夜班　　大夜班	
医师签名				

	时间	住院第 3－10 天(术后恢复)	住院第 11－12 天(出院日)
主要诊疗工作	制度落实	□ 术后三天连续查房 □ 术后手术医师查房 □ 三级医师查房 □ 观察有无并发症并做相应处理	□ 上级医师查房,进行手术及伤口评估,确定有无手术并发症和伤口愈合不良情况,明确是否出院
	病情评估	□ 咳痰能力评估 □ 出血评估 □ 疼痛评估 □ 下肢静脉血栓风险评估 □ 上级医师进行治疗效果、预后评估 □ 心理评估 □ 营养评估 □ 康复评估	□ 上级医师进行出院评估
	病历书写	□ 上级医师查房记录	□ 出院当天病程记录 □ 出院后 24 小时内完成出院记录 □ 出院后 24 小时内完成病案首页
	知情同意	□ 告知患者及其家属术后恢复情况	□ 告知患者及家属出院后注意事项(指导出院后功能锻炼、复诊时间地点,发生紧急情况时处理方法等)
	手术治疗	□ 术后止痛、止血、止咳、止吐等对症治疗 □ 手术切口换药	□ 手术切口换药
	其他	□ 观察患者咳嗽、咳痰情况 □ 观察手术切口及周围情况 □ 观察胸腔闭式引流管引流情况,情况允许时拔除 □ 定期复查血常规、血生化 □ 及时通知上级医师检诊	□ 通知出院 □ 开具出院介绍信 □ 开具诊断证明书 □ 出院带药 □ 预约门诊复诊时间

（续　表）

重点医嘱	**长期医嘱**	护理医嘱	☐ 二级护理	
		处置医嘱	☐ 持续吸氧 ☐ 留置导尿 ☐ 持续心电、血压、呼吸、血氧饱和度监测 ☐ 胸腔闭式引流管接无菌袋	
		膳食医嘱	☐ 半流食	
		药物医嘱	☐ 抗生素 ☐ 止痛、止吐、抑酸、化痰	
	临时医嘱	检查检验	☐ 血常规 ☐ 凝血四项＋DIC 监测 ☐ 普通生化 ☐ 胸部正侧位片	
		药物医嘱	☐ 止痛、止咳、缓泻药	
		手术医嘱		
		处置医嘱	☐ 静脉抽血 ☐ 大换药	☐ 大换药 ☐ 出院
主要护理工作		健康宣教	☐ 术后心理疏导 ☐ 指导术后康复训练 ☐ 指导术后注意事项	☐ 出院宣教（康复训练方法，用药指导，换药时间及注意事项，复查时间等）
		护理处置	☐ 术后观察病情 ☐ 测量基本生命体征 ☐ 心理与生活护理 ☐ 指导并监督患者治疗与康复训练 ☐ 遵医嘱用药 ☐ 根据评估结果采取相应护理措施 ☐ 完成护理记录	☐ 观察患者情况 ☐ 核对患者医嘱费用 ☐ 协助患者办理出院手续 ☐ 指导并监督患者康复训练 ☐ 整理床单位
		护理评估	☐ 评估患者咳嗽、咳痰情况 ☐ 评估伤口疼痛情况 ☐ 风险评估：评估有无跌倒、坠床、褥疮、导管滑脱、液体外渗的风险 ☐ 心理评估 ☐ 营养评估	☐ 心理评估 ☐ 营养评估
		专科护理	☐ 观察伤口敷料有无渗出 ☐ 指导患者咳嗽、咳痰、功能锻炼 ☐ 术后心理与生活护理	☐ 告知患者出院后注意事项并附书面出院指导一份 ☐ 指导功能锻炼
		饮食指导	☐ 根据医嘱通知配餐员准备膳食 ☐ 协助进餐	☐ 指导出院后饮食：少食多餐，细嚼慢咽
		活动体位	☐ 根据护理等级指导活动	
		洗浴要求	☐ 协助患者晨晚间护理	

（续　表）

病情变异记录	□ 无　　□ 有,原因: □ 患者　□ 疾病　□ 医疗 □ 护理　□ 保障　□ 管理			□ 无　　□ 有,原因: □ 患者　□ 疾病　□ 医疗 □ 护理　□ 保障　□ 管理		
护士签名	白班	小夜班	大夜班	白班	小夜班	大夜班
医师签名						

（王钰琦　赵　明）

第二节　肋骨骨折行胸壁固定术临床路径

一、肋骨骨折行胸壁固定术临床路径标准住院流程

(一)适用对象

第一诊断为肋骨骨折(ICD-10:S22.3/S22.4)拟行胸壁固定术(ICD-9-CM-3:79.3917/79.3918/79.3919)。

(二)诊断依据

根据《临床诊疗指南——胸外科分册》(中华医学会编著,人民卫生出版社):

1. 病史及临床症状　有明确的外伤史,胸痛为主要表现。严重时伴有呼吸困难。

2. 临床体征　骨折处压痛。有时可听到骨擦音。可伴有皮下气肿、气胸、血胸。多根多处肋骨骨折可出现浮动胸壁、反常呼吸。

(三)治疗方案的选择及依据

根据《临床诊疗指南——胸外科分册》(中华医学会编著,人民卫生出版社):

1. 开放性肋骨骨折;多根多发肋骨骨折;伴有活动性血胸。

2. 全身状况允许手术。

3. 征得患者及家属的同意。

(四)标准住院日为 9～10 天

(五)进入路径标准

1. 第一诊断必须符合肋骨骨折(ICD-10:S22.3/S22.4)。

2. 年龄,18—60 岁。

3. 无严重血气胸及肺挫裂伤。

4. 无其他部位多发伤。

5. 心、肺、肝、肾等器官功能可以耐受全麻开胸手术。

6. 当患者同时具有其他疾病诊断,但在住院期间不需要特殊处理也不影响第一诊断的临床路径流程实施时,可以进入路径。

(六)术前准备(术前评估)1 天

1. 检验检查评估

（1）必须检查项目

1）血（尿、粪）常规、血生化、凝血功能、血型、血清四项筛查。

2）胸片、心电图、胸部 CT 平扫＋增强扫描、肺功能等。

3）有相关疾病者必要时请相关科室会诊。

（2）营养评估：由护士根据《解放军总医院新入院患者营养风险筛查表（NRS-2002）》为新入院患者进行营养评估，评分＞3 分的告知医师，必要时申请营养科会诊。

（3）心理评估：医生根据新入院患者情况申请心理科会诊评估。

（4）疼痛评估：由医师对于病情危重患者，或术前 24 小时、麻醉前的患者根据《VAS 评分》实施疼痛评估，评估结果及应用的特殊镇痛药物应当告知患者或其病情委托人，疼痛评估的结果应当记录在住院病历表格中。评分＞7 分、常规镇痛处理效果欠佳的顽固性疼痛患者应当及时请疼痛科医生会诊。

（5）康复评估：由护士根据《入院患者康复筛查和评估表》在新入院患者入院后 24 小时内进行康复筛查和评估。任何一项结果为"是"，均应告知医师，申请康复医师会诊。

（6）深静脉血栓栓塞症风险评估：根据《下肢深静脉血栓形成及肺栓塞风险评估表》在新入院患者入院后 24 小时内进行风险筛查和评估。风险结果为"极高危"的，则申请血管外科或介入导管室医师会诊。

2．术前准备

（1）术前评估：术前 24 小时内完成术前病情评估，完成必要的检查，做出术前小结、术前讨论。

（2）术前谈话：术者应在术前 1 天与患者及其家属谈话，告知手术方案、相关风险、用血计划、术后转归、手术费用，以及患者及亲属权益，并履行书面知情同意手续。告知高值耗材的使用及费用。

（3）通知手术室：准备手术间、手术药品、手术物品及特殊耗材。

（4）手术部位标识：术者、第一助手或经治医师在术前 1 天应对手术部位做体表标识，急诊手术由接诊医师或会诊外科医师标记，标记过程应有责任护士、患者及亲属共同参与，并记入手术安排表。

（5）术前一日麻醉医师访视：制订麻醉计划、完成评估、确定麻醉方式，并记入《麻醉术前访视记录》，告知患者及家属麻醉适应证、麻醉目的、风险、可能出现的情况及其处理原则、替代方案等，签署《麻醉知情同意书》并归入病历。

3．**主要护理工作**　入院宣教，交代注意事项（如防褥疮、防跌倒等），指导患者戒烟，并进行术前宣教，心理护理。

（七）药品选择及使用时机

按照《抗菌药物临床应用指导原则（2015 年版）》［国卫办医发（2015）43 号］执行。

1．预防性抗菌药物应用。第一、二代头孢菌素。

2．预防性用药给药时间为皮肤、黏膜切开前 0.5～1 小时或麻醉开始时，如手术时间超过 3 小时或超过所用药物半衰期的 2 倍以上，或出血量超过 1500ml，术中应追加一次。

3．预防用药时间为 24 小时，污染手术必要时延长至 48 小时。

（八）手术日为入院第 2 天

1．手术安全核对。患者入手术间后由手术医师、麻醉医师、巡回护士和患者本人共同核对患者身份、手术部位与标识、手术方式。手术医师、麻醉医师、巡回护士三方按《手术安全核对表》逐项核对,共同签字。

(1)手术方式:胸壁固定术。

(2)麻醉方式:全麻双腔气管插管。

(3)手术植入物:肋骨固定架、钢板。

(4)术中用药:麻醉常规用药,术中预防使用抗生素、术中镇痛等。

(5)输血及血液制品:根据术中情况选择。

2. 经治医师或手术医师应即刻完成术后首次病程记录,观察术后患者病情变化。

(九)术后住院恢复 8～10 天,必须复查的检查项目

1. 术后住院恢复

(1)术后给予持续心电、呼吸、血压、血氧饱和度监测至病情平稳。

(2)术后用药:预防使用抗菌药物、止咳药、止痛药等。

(3)术后换药:术后第一天及出院当日予以清洁换药;其他时间根据手术切口渗出情况予以清洁换药。

(4)术后护理:观察患者咳嗽、咳痰状况、肺复张情况、引流管引流情况、伤口敷料有无渗出,并在异常时立即通知医生处理,指导并辅助患者术后咳嗽、咳痰及功能锻炼,给予防跌倒护理等。

2. 必须复查的项目 血常规、血生化、胸片。

(十)出院标准

1. 生命体征平稳,体温正常。

2. 正常进食普食。

3. 切口愈合良好。

4. 常规化验无明显异常;胸片示术侧肺膨胀良好,无明显感染征象。

5. 无与本病相关的其他并发症。

(十一)有无变异及原因分析

1. 医疗原因导致的变异 如改变诊疗方案、转科治疗、操作失误、误诊等。

2. 患者原因导致的变异 如不同意治疗方案、个人原因要求出(转)院、院外服用手术禁忌药、月经期、对诊疗计划不满要求出路径、相关检查检验院外(门诊)已做等。

3. 并发症原因导致的变异 如胸腔出血、肺部感染、呼吸衰竭、肺漏气延长、肺动脉栓塞、支气管胸膜瘘、切口感染等造成住院日延长和费用增加。

4. 病情原因导致的变异 部分患者常常存在很多内科并发症,如脑血管或心血管病、糖尿病、血栓等,手术可能导致这些疾病加重而需要治疗,从而延长治疗时间和增加住院费用。

5. 辅诊科室原因导致的变异 如检查、检验、手术、病理等检查(不及时、结果错报、操作部位/方式错误、标本不合格)、报告(不及时、结果错报、标本不合格)等原因延长住院天数、增加费用等。

6. 管理原因导致的变异 如系统暂不支持、系统瘫痪、需要修订流程、需要修订制度等。

7. 节假日 术前患者如住院后赶上节假日,使手术推迟,延长住院时间,增加费用。

二、肋骨骨折行胸壁固定术临床路径表单

适用对象	第一诊断为肋骨骨折（ICD-10：S22.3/S22.4）拟行胸壁固定术（ICD-9-CM-3：79.3917/79.3918/79.3919）	
患者基本信息	姓名：_____ 性别：____ 年龄：___ 门诊号：_____ 住院号：_____ 过敏史：_____ 住院日期：___年__月__日 出院日期：___年__月__日	标准住院日：9～10 天

	时间	住院第 1 天（术前日）	住院第 2 天（手术日）
主要诊疗工作	制度落实	□ 经治医生或值班医生在患者入院 2 小时内到床旁接诊 □ 主管医生或二线值班医生在患者入院后 24 小时内完成检诊 □ 初步的诊断和治疗方案 □ 开具相关检查、化验单 □ 三级医师查房 □ 完成必要的相关科室会诊 □ 手术医师查房 □ 术前准备 □ 麻醉医师查房	□ 手术 □ 上级医师查房 □ 麻醉医师查房 □ 观察有无并发症并做相应处理
	病情评估	□ 经治医师询问病史与体格检查 □ 术前评估 □ 下肢静脉血栓风险评估 □ 心理评估 □ 营养评估 □ 康复评估	□ 出血评估 □ 疼痛评估 □ 下肢静脉血栓风险评估
	病历书写	□ 入院 8 小时内完成首次病程记录 □ 入院 24 小时内完成入院记录 □ 完成主管医师查房记录 □ 完成术前手术医师查房记录、术前讨论、术前小结	□ 住院医师术后即刻完成术后病程 □ 术者或第一助手术后 24 小时内完成手术记录（术者签字）
	知情同意	□ 患者或家属入院记录签字 □ 签署授权委托书、自费用品协议书（必要时）、军人目录外耗材审批单（必要时） □ 术前谈话，告知患者及家属病情和围术期注意事项并签署手术知情同意书 □ 麻醉医师向患者和（或）家属交代麻醉注意事项并签署麻醉知情同意书	□ 向患者和（或）家属交代手术情况及术后注意事项
	手术治疗	□ 患者既往内科疾病的用药 □ 术前准备 □ 交叉配血 □ 术区备皮	□ 实施手术（手术安全核查记录、手术清点记录） □ 术后止痛、止血、止咳、止吐等对症治疗
	其他	□ 及时通知上级医师检诊 □ 经治医师检查整理病历资料	□ 监测患者生命体征 □ 观察手术切口及周围情况 □ 观察胸腔闭式引流管引流情况

（续　表）

长期医嘱	护理医嘱	□ 按胸外科护理常规 □ 二级护理	□ 按胸外科术后护理常规 □ 一级护理	
	处置医嘱	□ 测血压（必要时） □ 快速血糖测定（必要时）	□ 持续吸氧 □ 留置导尿 □ 持续心电、血压、呼吸、血氧饱和度监测 □ 胸腔闭式引流管接无菌袋	
	膳食医嘱	□ 普食 □ 术晨禁食水	□ 禁食水	
	药物医嘱		□ 抗生素 □ 营养、止痛、止吐、抑酸、化痰	
重点医嘱	检查检验	□ 血常规 □ 尿常规 □ 粪常规 □ 血型 □ 凝血四项 □ 普通生化 □ 血清术前八项 □ 胸部正侧位片 □ 心电图检查（多导） □ 胸部 CT	□ 血常规 □ 凝血四项＋DIC 监测 □ 普通生化	
	药物医嘱	□ 预防使用抗生素 □ 镇静药 □ 肠道准备药		
	手术医嘱	□ 常规明日在全麻下行胸壁固定术		
	处置医嘱	□ 抗生素皮试 □ 备皮 □ 交叉配血 □ 术中导尿 □ 静脉抽血	□ 静脉抽血	
主要护理工作	健康宣教	□ 入院宣教（住院环境、规章制度） □ 进行护理安全指导 □ 进行等级护理、活动范围指导 □ 进行饮食指导 □ 进行关于疾病知识的宣教 □ 检查、检验项目的目的和意义 □ 术前宣教 □ 指导术后康复训练 □ 指导术后注意事项	□ 术后心理疏导 □ 指导术后康复训练 □ 指导术后注意事项	

（续　表）

主要护理工作	护理处置	□ 患者身份核对 □ 佩戴腕带 □ 建立入院病历,通知医生 □ 入院介绍:介绍责任护士、病区环境、设施、规章制度、基础护理服务项目 □ 询问病史,填写护理记录单首页 □ 观察病情 □ 测量基本生命体征 □ 抽血、留取标本 □ 心理与生活护理 □ 根据评估结果采取相应措施 □ 通知检查项目及注意事项 □ 术前患者准备(手术前沐浴、更衣、备皮) □ 检查术前物品准备 □ 心理与生活护理 □ 根据评估结果采取相应护理措施 □ 完成护理记录	□ 检查术前物品准备 □ 与手术室护士交接 □ 术后观察病情 □ 测量基本生命体征 □ 遵医嘱用药 □ 抽血、留取标本 □ 心理与生活护理 □ 根据评估结果采取相应护理措施 □ 通知检查项目及注意事项
	护理评估	□ 一般评估:生命体征、神志、皮肤、药物过敏史等 □ 专科评估:咳嗽、咳痰情况、一般活动情况 □ 风险评估:评估有无跌倒、坠床、褥疮风险 □ 心理评估 □ 营养评估 □ 疼痛评估 □ 康复评估	□ 评估伤口疼痛情况 □ 风险评估:评估有无跌倒、坠床、褥疮、导管滑脱、液体外渗的风险 □ 心理评估 □ 营养评估
	专科护理	□ 协助指导患者咳嗽、咳痰、术后床上活动等 □ 指导功能锻炼 □ 指导患者戒烟	□ 观察伤口敷料有无渗出 □ 指导患者咳嗽、咳痰、功能锻炼,协助患者床上活动 □ 术后心理与生活护理
	饮食指导	□ 嘱患者术晨禁食水	□ 禁食水
	活动体位	□ 根据护理等级指导活动	□ 根据护理等级指导活动
	洗浴要求	□ 协助患者清洁备皮部位,更换病号服	□ 协助患者晨晚间护理
病情变异记录		□ 无　　□ 有,原因: □ 患者　□ 疾病　□ 医疗 □ 护理　□ 保障　□ 管理	□ 无　　□ 有,原因: □ 患者　□ 疾病　□ 医疗 □ 护理　□ 保障　□ 管理
护士签名		白班　｜　小夜班　｜　大夜班	白班　｜　小夜班　｜　大夜班
医师签名			

	时间	住院第3-8天（术后恢复）	住院第9-10天（出院日）
主要诊疗工作	制度落实	☐ 术后三天连续查房 ☐ 术后手术医师查房 ☐ 三级医师查房 ☐ 观察有无并发症并做相应处理	☐ 上级医师查房，进行手术及伤口评估，确定有无手术并发症和伤口愈合不良情况，明确是否出院
	病情评估	☐ 咳痰能力评估 ☐ 出血评估 ☐ 疼痛评估 ☐ 下肢静脉血栓风险评估 ☐ 上级医师进行治疗效果、预后评估	☐ 上级医师进行出院评估
	病历书写	☐ 上级医师查房记录	☐ 出院当天病程记录 ☐ 出院后24小时内完成出院记录 ☐ 出院后24小时内完成病案首页
	知情同意	☐ 告知患者及其家属术后恢复情况	☐ 告知患者及家属出院后注意事项（指导出院后功能锻炼，复诊时间、地点，发生紧急情况时的处理方法等）
	手术治疗	☐ 术后止痛、止血、止咳、止吐等对症治疗 ☐ 手术切口换药	☐ 手术切口换药
	其他	☐ 观察患者咳嗽、咳痰情况 ☐ 观察手术切口及周围情况 ☐ 观察胸腔闭式引流管引流情况，情况允许时拔除 ☐ 定期复查血常规、血生化 ☐ 及时通知上级医师检诊	☐ 通知出院 ☐ 列出康复计划，或转康复医院（必要时） ☐ 开具出院介绍信 ☐ 开具诊断证明书 ☐ 出院带药 ☐ 预约门诊复诊时间
重点医嘱	长期医嘱 — 护理医嘱	☐ 二级护理	
	长期医嘱 — 处置医嘱	☐ 测血压（必要时） ☐ 快速血糖测定（必要时）	
	长期医嘱 — 膳食医嘱	☐ 半流食	
	长期医嘱 — 药物医嘱	☐ 抗生素（必要时） ☐ 营养、止痛、止吐、抑酸、化痰	
	临时医嘱 — 检查检验	☐ 血常规 ☐ 凝血四项＋DIC监测 ☐ 普通生化 ☐ 胸部正侧位片	
	临时医嘱 — 药物医嘱	☐ 止痛、止咳、缓泻药	
	临时医嘱 — 手术医嘱		
	临时医嘱 — 处置医嘱	☐ 静脉抽血 ☐ 大换药	☐ 大换药 ☐ 出院

（续　表）

主要护理工作	健康宣教	□ 术后心理疏导 □ 指导术后康复训练 □ 指导术后注意事项	□ 出院宣教(康复训练方法,用药指导, 　换药时间及注意事项,复查时间等)
	护理处置	□ 术后观察病情 □ 测量基本生命体征 □ 心理与生活护理 □ 指导并监督患者治疗与康复训练 □ 遵医嘱用药 □ 根据评估结果采取相应护理措施 □ 完成护理记录	□ 观察患者情况 □ 核对患者医嘱费用 □ 协助患者办理出院手续 □ 指导并监督患者康复训练 □ 整理床单位
	护理评估	□ 评估患者咳嗽、咳痰情况 □ 评估伤口疼痛情况 □ 风险评估:评估有无跌倒、坠床、褥疮、 　导管滑脱、液体外渗的风险 □ 心理评估 □ 营养评估	□ 心理评估 □ 营养评估
	专科护理	□ 观察伤口敷料有无渗出 □ 指导患者咳嗽、咳痰、功能锻炼 □ 术后心理与生活护理	□ 告知患者出院后注意事项并附书面出 　院指导一份 □ 指导功能锻炼
	饮食指导	□ 根据医嘱通知配餐员准备膳食 □ 协助进餐	□ 指导出院后饮食:少食多餐,细嚼慢咽
	活动体位	□ 根据护理等级指导活动	
	洗浴要求	□ 协助患者晨晚间护理	
病情变异记录		□ 无　　　□ 有,原因: □ 患者　□ 疾病　□ 医疗 □ 护理　□ 保障　□ 管理	□ 无　　　□ 有,原因: □ 患者　□ 疾病　□ 医疗 □ 护理　□ 保障　□ 管理
护士签名		白班　　小夜班　　大夜班	白班　　小夜班　　大夜班
医师签名			

（王钰琦　赵　明）

第三节　创伤性血气胸行开胸探查止血术临床路径

一、创伤性血气胸行开胸探查止血术临床路径标准住院流程

(一)适用对象

第一诊断为创伤性血气胸(ICD-10:S27.201)拟行开胸探查止血术(ICD-9-CM-3:34.0902)。

（二）诊断依据

根据《临床诊疗指南——胸外科分册》（中华医学会编著，人民卫生出版社）：

1. 病史及临床症状　有明确外伤史，少量血胸可无症状。中到大量血胸可出现憋气、呼吸困难，烦躁不安、出冷汗等失血症状。

2. 临床体征　少量血胸时体征不明显；中等量以上血胸者，心率增快，血压下降，脉搏细弱。气管移向健侧，可以出现患侧胸部稍饱满，呼吸动度减小，胸部叩诊实音。听诊发现患侧呼吸音低或消失。

（三）治疗方案的选择及依据

根据《临床诊疗指南——胸外科分册》（中华医学会编著，人民卫生出版社）：

1. 手术治疗适用于以下情况。胸腔活动性出血；凝固性血胸；开放性血气胸。

2. 无严重的心、肺功能障碍。

（四）标准住院日为 11～12 天

（五）进入路径标准

1. 第一诊断必须符合创伤性血气胸（ICD-10：S27.201）。

2. 年龄，18－60 岁。

3. 有手术适应证，无明确禁忌证。

4. 当患者同时具有其他疾病诊断，但在住院期间不需要特殊处理也不影响第一诊断的临床路径流程实施时，可以进入路径。

（六）术前准备（术前评估）1 天

1. 检验检查评估

（1）必须检查项目

1）血（尿、粪）常规、血生化、凝血功能、血型、血清四项筛查。

2）胸片、心电图、胸部 CT 平扫＋增强扫描等。

（2）根据患者病情可选择：如有其他合并症必要时请相关科室会诊。

2. 术前准备

（1）术前评估：术前 24 小时内完成术前病情评估，完成必要的检查，做出术前小结、术前讨论。

（2）术前谈话：术者应在术前 1 天与患者及其家属谈话，告知手术方案、相关风险、用血计划、术后转归、手术费用，以及患者及亲属权益，并履行书面知情同意手续。告知高值耗材的使用及费用。

（3）通知手术室：准备手术间、手术药品、手术物品及特殊耗材。

（4）手术部位标识：术者、第一助手或经治医师在术前 1 天应对手术部位做体表标识，急诊手术由接诊医师或会诊外科医师标记，标记过程应有责任护士、患者及亲属共同参与，并记入手术安排表。

（5）术前一日麻醉医师访视：制订麻醉计划、完成评估、确定麻醉方式，并记入《麻醉术前访视记录》，告知患者及家属麻醉适应证、麻醉目的、风险、可能出现的情况及其处理原则、替代方案等，签署《麻醉知情同意书》并归入病历。

3. 主要护理工作　入院宣教，交代注意事项（如防褥疮、防跌倒等），指导患者戒烟，并进行术前宣教，心理护理。

(七)药品选择及使用时机

按照《抗菌药物临床应用指导原则(2015 年版)》[国卫办医发(2015)43 号]执行。

1. 预防性抗菌药物应用。第一、二代头孢菌素。

2. 预防性用药给药时间为皮肤、黏膜切开前 0.5～1 小时或麻醉开始时,如手术时间超过 3 小时或超过所用药物半衰期的 2 倍以上,或出血量超过 1500ml,术中应追加一次。

3. 预防用药时间为 24 小时,污染手术必要时延长至 48 小时。

(八)手术日为入院第 2 天

1. 手术安全核对。患者入手术间后由手术医师、麻醉医师、巡回护士和患者本人共同核对患者身份、手术部位与标识、手术方式。手术医师、麻醉医师、巡回护士三方按《手术安全核对表》逐项核对,共同签字。

(1)手术方式:开胸探查止血术。

(2)麻醉方式:全麻双腔气管插管。

(3)术中用药:麻醉常规用药,术中预防使用抗生素、术中镇痛等。

(4)输血及血液制品:根据术中情况选择。

2. 经治医师或手术医师应即刻完成术后首次病程记录,观察术后患者病情变化。

(九)术后住院恢复 8～10 天,必须复查的检查项目

1. 术后住院恢复

(1)术后给予持续心电、呼吸、血压、血氧饱和度监测至病情平稳。

(2)术后用药:预防使用抗菌药物,静脉营养药物,止咳药、止痛药等。

(3)术后换药:术后第一天及出院当日予以清洁换药;其他时间根据手术切口渗出情况予以清洁换药。

(4)术后护理:观察患者咳嗽、咳痰状况、肺复张情况、引流管引流情况、伤口敷料有无渗出并在异常时立即通知医生处理,指导患者术后咳嗽、咳痰及功能锻炼、防跌倒护理、饮食护理等。

2. 必须复查的项目　血常规、血生化、胸片。

(十)出院标准

1. 生命体征平稳,体温正常。

2. 进食普食顺畅。

3. 切口愈合良好。

4. 常规化验无明显异常;胸片示术侧肺膨胀良好,无明显感染征象。

5. 无与本病相关的其他并发症。

(十一)有无变异及原因分析

1. 医疗原因导致的变异　如改变诊疗方案、转科治疗、操作失误、误诊等。

2. 患者原因导致的变异　如不同意治疗方案、个人原因要求出(转)院、院外服用手术禁忌药、月经期、对诊疗计划不满要求出路径、相关检查检验院外(门诊)已做等。

3. 并发症原因导致的变异　如胸腔出血、肺部感染、呼吸衰竭、心脏功能衰竭、肺动脉栓塞、切口感染等造成住院日延长和费用增加。

4. 病情原因导致的变异　部分患者常常存在很多内科并发症,如脑血管或心血管病、糖尿病、血栓等,手术可能导致这些疾病加重而需要治疗,从而延长治疗时间和增加住院费用。

5.辅诊科室原因导致的变异　如检查、检验、手术、病理等检查(不及时、结果错报、操作部位/方式错误、标本不合格)、报告(不及时、结果错报、标本不合格)等原因延长住院天数、增加费用等。

6.管理原因导致的变异　如系统暂不支持、系统瘫痪、需要修订流程、需要修订制度等。

7.节假日　术前患者如住院后赶上节假日,使手术推迟,延长住院时间,增加费用。

二、创伤性血气胸行开胸探查止血术临床路径表单

适用对象	第一诊断为创伤性血气胸(ICD-10:S27.201)拟行开胸探查止血术(ICD-9-CM-3:34.0902)	
患者基本信息	姓名:_____　性别:____　年龄:____ 门诊号:_____　住院号:_____　过敏史:_____ 住院日期:____年__月__日　出院日期:____年__月__日	标准住院日:11～12 天

时间		住院第 1－2 天(术前日)	住院第 3 天(手术日)
主要诊疗工作	制度落实	□ 经治医生或值班医生在患者入院 2 小时内到床旁接诊 □ 主管医生或二线值班医生在患者入院后 24 小时内完成检诊 □ 初步的诊断和治疗方案 □ 开具相关检查、化验单 □ 三级医师查房 □ 完成必要的相关科室会诊 □ 手术医师查房 □ 术前准备 □ 麻醉医师查房	□ 手术 □ 上级医师查房 □ 麻醉医师查房 □ 观察有无并发症并做相应处理
	病情评估	□ 经治医师询问病史与体格检查 □ 术前评估 □ 下肢静脉血栓风险评估	□ 出血评估 □ 疼痛评估 □ 下肢静脉血栓风险评估
	病历书写	□ 入院 8 小时内完成首次病程记录 □ 入院 24 小时内完成入院记录 □ 完成主管医师查房记录 □ 完成术前手术医师查房记录、术前讨论、术前小结	□ 住院医师术后即刻完成术后病程 □ 术者或第一助手术后 24 小时内完成手术记录(术者签字)
	知情同意	□ 患者或家属入院记录签字 □ 签署授权委托书、自费用品协议书(必要时)、军人目录外耗材审批单(必要时) □ 术前谈话,告知患者及家属病情和围术期注意事项并签署手术知情同意书 □ 麻醉医师向患者和(或)家属交代麻醉注意事项并签署麻醉知情同意书	□ 向患者和(或)家属交代手术情况及术后注意事项

主要诊疗工作	手术治疗	□ 患者既往内科疾病的用药 □ 术前准备 □ 交叉配血 □ 术区备皮	□ 实施手术(手术安全核查记录、手术清点记录) □ 术后止痛、止血、止咳、止吐等对症治疗
	其他	□ 及时通知上级医师检诊 □ 经治医师检查整理病历资料	□ 监测患者生命体征 □ 观察手术切口及周围情况 □ 观察胸腔闭式引流管引流情况
重点医嘱	长期医嘱	护理医嘱	□ 按胸外科护理常规 □ 二级护理	□ 按胸外科术后护理常规 □ 一级护理
		处置医嘱	□ 测血压(必要时) □ 快速血糖测定(必要时)	□ 持续吸氧 □ 留置导尿 □ 持续心电、血压、呼吸、血氧饱和度监测 □ 胸腔闭式引流管接无菌袋
		膳食医嘱	□ 普食 □ 术晨禁食水	□ 禁食水
		药物医嘱		□ 抗生素 □ 营养、止痛、止吐、抑酸、化痰
	临时医嘱	检查检验	□ 血常规 □ 尿常规 □ 粪常规 □ 血型 □ 凝血四项 □ 普通生化 □ 血清术前八项 □ 胸部正侧位片 □ 心电图检查(多导) □ 胸部CT、(必要时)增强	□ 血常规 □ 凝血四项＋DIC监测 □ 普通生化
		药物医嘱	□ 预防使用抗生素 □ 镇静药 □ 肠道准备药	
		手术医嘱	□ 常规明日在全麻下行开胸探查止血术	
		处置医嘱	□ 抗生素皮试 □ 备皮 □ 交叉配血 □ 术中导尿 □ 静脉抽血	□ 静脉抽血

主要护理工作	健康宣教	□ 入院宣教（住院环境、规章制度） □ 进行护理安全指导 □ 进行等级护理、活动范围指导 □ 进行饮食指导 □ 进行关于疾病知识的宣教 □ 检查、检验项目的目的和意义 □ 术前宣教 □ 指导术后康复训练 □ 指导术后注意事项	□ 术后心理疏导 □ 指导术后康复训练 □ 指导术后注意事项
	护理处置	□ 患者身份核对 □ 佩戴腕带 □ 建立入院病历，通知医生 □ 入院介绍：介绍责任护士、病区环境、设施、规章制度、基础护理服务项目 □ 询问病史，填写护理记录单首页 □ 观察病情 □ 测量基本生命体征 □ 抽血、留取标本 □ 心理与生活护理 □ 根据评估结果采取相应措施 □ 通知检查项目及注意事项 □ 术前患者准备（手术前沐浴、更衣、备皮） □ 检查术前物品准备 □ 心理与生活护理 □ 根据评估结果采取相应护理措施 □ 完成护理记录	□ 检查术前物品准备 □ 与手术室护士交接 □ 术后观察病情 □ 测量基本生命体征 □ 遵医嘱用药 □ 抽血、留取标本 □ 心理与生活护理 □ 根据评估结果采取相应护理措施 □ 通知检查项目及注意事项
	护理评估	□ 一般评估：生命体征、神志、皮肤、药物过敏史等 □ 专科评估：咳嗽、咳痰情况、一般活动情况 □ 风险评估：评估有无跌倒、坠床、褥疮风险 □ 心理评估 □ 营养评估 □ 疼痛评估 □ 康复评估	□ 评估伤口疼痛情况 □ 风险评估：评估有无跌倒、坠床、褥疮、导管滑脱、液体外渗的风险 □ 心理评估 □ 营养评估
	专科护理	□ 协助指导患者咳嗽、咳痰、术后床上活动等 □ 指导功能锻炼 □ 指导患者戒烟	□ 观察伤口敷料有无渗出 □ 指导患者咳嗽、咳痰、功能锻炼，协助患者床上活动 □ 术后心理与生活护理
	饮食指导	□ 嘱患者术晨禁食水	□ 禁食水
	活动体位	□ 根据护理等级指导活动	□ 根据护理等级指导活动
	洗浴要求	□ 协助患者清洁备皮部位，更换病号服	□ 协助患者晨晚间护理

（续　表）

病情变异记录	☐ 无　　☐ 有,原因: ☐ 患者　☐ 疾病　☐ 医疗 ☐ 护理　☐ 保障　☐ 管理			☐ 无　　☐ 有,原因: ☐ 患者　☐ 疾病　☐ 医疗 ☐ 护理　☐ 保障　☐ 管理		
护士签名	白班	小夜班	大夜班	白班	小夜班	大夜班
医师签名						

	时间	住院第 4－10 天（术后恢复）	住院第 11－12 天（出院日）
主要诊疗工作	制度落实	☐ 术后三天连续查房 ☐ 术后手术医师查房 ☐ 三级医师查房 ☐ 观察有无并发症并做相应处理	☐ 上级医师查房,进行手术及伤口评估,确定有无手术并发症和伤口愈合不良情况,明确是否出院
	病情评估	☐ 咳痰能力评估 ☐ 出血评估 ☐ 疼痛评估 ☐ 下肢静脉血栓风险评估 ☐ 上级医师进行治疗效果、预后评估	☐ 上级医师进行出院评估
	病历书写	☐ 上级医师查房记录	☐ 出院当天病程记录 ☐ 出院后 24 小时内完成出院记录 ☐ 出院后 24 小时内完成病案首页
	知情同意	☐ 告知患者及其家属术后恢复情况	☐ 告知患者及家属出院后注意事项(指导出院后功能锻炼,复诊时间、地点,发生紧急情况时的处理方法等)
	手术治疗	☐ 术后止痛、止血、止咳、止吐等对症治疗 ☐ 手术切口换药	☐ 手术切口换药
	其他	☐ 观察患者咳嗽、咳痰情况 ☐ 观察手术切口及周围情况 ☐ 观察胸腔闭式引流管引流情况,情况允许时拔除 ☐ 定期复查血常规、血生化 ☐ 及时通知上级医师检诊	☐ 通知出院 ☐ 开具出院介绍信 ☐ 开具诊断证明书 ☐ 出院带药 ☐ 预约门诊复诊时间
重点医嘱	护理医嘱	☐ 二级护理	
	长期医嘱　处置医嘱	☐ 持续吸氧 ☐ 留置导尿 ☐ 持续心电、血压、呼吸、血氧饱和度监测 ☐ 胸腔闭式引流管接无菌袋	
	膳食医嘱	☐ 半流食	
	药物医嘱	☐ 抗生素 ☐ 止痛、止吐、抑酸、化痰	

（续　表）

重点医嘱	临时医嘱	检查检验	□ 血常规 □ 凝血四项＋DIC 监测 □ 普通生化 □ 胸部正侧位片	
		药物医嘱	□ 止痛、止咳、缓泻药	
		手术医嘱		
		处置医嘱	□ 静脉抽血 □ 大换药	□ 大换药 □ 出院
主要护理工作		健康宣教	□ 术后心理疏导 □ 指导术后康复训练 □ 指导术后注意事项	□ 出院宣教（康复训练方法，用药指导，换药时间及注意事项，复查时间等）
		护理处置	□ 术后观察病情 □ 测量基本生命体征 □ 心理与生活护理 □ 指导并监督患者治疗与康复训练 □ 遵医嘱用药 □ 根据评估结果采取相应护理措施 □ 完成护理记录	□ 观察患者情况 □ 核对患者医嘱费用 □ 协助患者办理出院手续 □ 指导并监督患者康复训练 □ 整理床单位
		护理评估	□ 评估患者咳嗽、咳痰情况 □ 评估伤口疼痛情况 □ 风险评估：评估有无跌倒、坠床、褥疮、导管滑脱、液体外渗的风险 □ 心理评估 □ 营养评估	□ 心理评估 □ 营养评估
		专科护理	□ 观察伤口敷料有无渗出 □ 指导患者咳嗽、咳痰、功能锻炼 □ 术后心理与生活护理	□ 告知患者出院后注意事项并附书面出院指导一份 □ 指导功能锻炼
		饮食指导	□ 根据医嘱通知配餐员准备膳食 □ 协助进餐	□ 指导出院后饮食：少食多餐，细嚼慢咽
		活动体位	□ 根据护理等级指导活动	
		洗浴要求	□ 协助患者晨晚间护理	
病情变异记录			□ 无　　　□ 有，原因： □ 患者　□ 疾病　□ 医疗 □ 护理　□ 保障　□ 管理	□ 无　　　□ 有，原因： □ 患者　□ 疾病　□ 医疗 □ 护理　□ 保障　□ 管理
护士签名			白班　｜　小夜班　｜　大夜班	白班　｜　小夜班　｜　大夜班
医师签名				

（王钰琦　赵　明）

第四节　创伤性血气胸行胸腔镜下探查止血术临床路径

一、创伤性血气胸行胸腔镜下探查止血术临床路径标准住院流程

(一)适用对象

第一诊断为创伤性血气胸(ICD-10:S27.201)拟行胸腔镜下探查止血术(ICD-9-CM-3:34.0904)。

(二)诊断依据

根据《临床诊疗指南——胸外科分册》(中华医学会编著,人民卫生出版社):

1. 病史及临床症状　有明确外伤史,小量血胸可无症状。中到大量血胸可出现憋气、呼吸困难,烦躁不安、出冷汗等失血症状。

2. 临床体征　小量血胸时体征不明显;中等量以上血胸者,心率增快,血压下降,脉搏细弱。气管移向健侧,可以出现患侧胸部稍饱满,呼吸动度减小,胸部叩诊实音。听诊发现患侧呼吸音低或消失。

(三)治疗方案的选择及依据

根据《临床诊疗指南——胸外科分册》(中华医学会编著,人民卫生出版社):

1. 手术治疗适用于以下情况:胸腔活动性出血;凝固性血胸;开放性血气胸。

2. 无严重的心、肺功能障碍。

(四)标准住院日为 10～12 天

(五)进入路径标准

1. 第一诊断必须符合创伤性血气胸(ICD-10:S27.201)。

2. 年龄,18－60 岁。

3. 有手术适应证,无明确禁忌证。

4. 当患者同时具有其他疾病诊断,但在住院期间不需要特殊处理也不影响第一诊断的临床路径流程实施时,可以进入路径。

(六)术前准备(术前评估)1 天

1. 检验检查评估

(1)必须检查项目

1)血(尿、粪)常规、血生化、凝血功能、血型、血清四项筛查。

2)胸片、心电图、胸部 CT 平扫＋增强扫描等。

(2)根据患者病情可选择:如有其他并发症必要时请相关科室会诊。

2. 术前准备

(1)术前评估:术前 24 小时内完成术前病情评估,完成必要的检查,做出术前小结、术前讨论。

(2)术前谈话:术者应在术前 1 天与患者及其家属谈话,告知手术方案、相关风险、用血计划、术后转归、手术费用,以及患者及亲属权益,并履行书面知情同意手续。告知高值耗材的使用及费用。

(3)通知手术室:准备手术间、手术药品、手术物品及特殊耗材。

(4)手术部位标识:术者、第一助手或经治医师在术前 1 天应对手术部位做体表标识,急诊手术由接诊医师或会诊外科医师标记,标记过程应有责任护士、患者及亲属共同参与,并记入

手术安排表。

（5）术前一日麻醉医师访视：制订麻醉计划、完成评估、确定麻醉方式，并记入《麻醉术前访视记录》，告知患者及家属麻醉适应证、麻醉目的、风险、可能出现的情况及其处理原则、替代方案等，签署《麻醉知情同意书》并归入病历。

3. 主要护理工作　入院宣教，交代注意事项（如防褥疮、防跌倒等），指导患者戒烟，并进行术前宣教，心理护理。

（七）药品选择及使用时机

按照《抗菌药物临床应用指导原则（2015 年版）》[国卫办医发（2015）43 号]执行。

1. 预防性抗菌药物应用。第一、二代头孢菌素。

2. 预防性用药给药时间为皮肤、黏膜切开前 0.5～1 小时或麻醉开始时，如手术时间超过 3 小时或超过所用药物半衰期的 2 倍以上，或出血量超过 1500ml，术中应追加一次。

3. 预防用药时间为 24 小时，污染手术必要时延长至 48 小时。

（八）手术日为入院第 2 天

1. 手术安全核对。患者入手术间后由手术医师、麻醉医师、巡回护士和患者本人共同核对患者身份、手术部位与标识、手术方式。手术医师、麻醉医师、巡回护士三方按《手术安全核对表》逐项核对，共同签字。

（1）手术方式：胸腔镜下探查止血术。

（2）麻醉方式：全麻双腔气管插管。

（3）术中用药：麻醉常规用药，术中预防使用抗生素、术中镇痛等。

（4）输血及血液制品：根据术中情况选择。

2. 经治医师或手术医师应即刻完成术后首次病程记录，观察术后患者病情变化。

（九）术后住院恢复 8～10 天，必须复查的检查项目

1. 术后住院恢复

（1）术后给予持续心电、呼吸、血压、血氧饱和度监测至病情平稳。

（2）术后用药：预防使用抗菌药物，静脉营养药物，止咳药、止痛药等。

（3）术后换药：术后第一天及出院当日予以清洁换药；其他时间根据手术切口渗出情况予以清洁换药。

（4）术后护理：观察患者咳嗽、咳痰状况、肺复张情况、引流管引流情况、伤口敷料有无渗出并在异常时立即通知医生处理，指导患者术后咳嗽、咳痰及功能锻炼、防跌倒护理、饮食护理等。

2. 必须复查的项目　血常规、血生化、胸片。

（十）出院标准

1. 生命体征平稳，体温正常。

2. 进食普食顺畅。

3. 切口愈合良好。

4. 常规化验无明显异常；胸片示术侧肺膨胀良好，无明显感染征象。

5. 无与本病相关的其他并发症。

（十一）有无变异及原因分析

1. 医疗原因导致的变异　如改变诊疗方案、转科治疗、操作失误、误诊等。

2. 患者原因导致的变异 如不同意治疗方案、个人原因要求出（转）院、院外服用手术禁忌药、月经期、对诊疗计划不满要求出路径、相关检查检验院外（门诊）已做等。

3. 并发症原因导致的变异 如胸腔出血、肺部感染、呼吸衰竭、心脏功能衰竭、肺动脉栓塞、切口感染等造成住院日延长和费用增加。

4. 病情原因导致的变异 部分患者常常存在很多内科并发症，如脑血管或心血管病、糖尿病、血栓等，手术可能导致这些疾病加重而需要治疗，从而延长治疗时间和增加住院费用。

5. 辅诊科室原因导致的变异 如检查、检验、手术、病理等检查（不及时、结果错报、操作部位/方式错误、标本不合格）、报告（不及时、结果错报、标本不合格）等原因延长住院天数、增加费用等。

6. 管理原因导致的变异 如系统暂不支持、系统瘫痪、需要修订流程、需要修订制度等。

7. 节假日 术前患者如住院后赶上节假日，使手术推迟，延长住院时间，增加费用。

二、创伤性血气胸行胸腔镜下探查止血术临床路径表单

适用对象	第一诊断为创伤性血气胸（ICD-10：S27.201）拟行胸腔镜下探查止血术（ICD-9-CM-3：34.0904）	
患者基本信息	姓名：_____　性别：____　年龄：____ 门诊号：_____　住院号：_____　过敏史：_____ 住院日期：____年__月__日　出院日期：____年__月__日	标准住院日：10～12 天

时间		住院第 1—2 天（术前日）	住院第 3 天（手术日）
主要诊疗工作	制度落实	□ 经治医生或值班医生在患者入院 2 小时内到床旁接诊 □ 主管医生或二线值班医生在患者入院后 24 小时内完成检诊 □ 初步的诊断和治疗方案 □ 开具相关检查、化验单 □ 三级医师查房 □ 完成必要的相关科室会诊 □ 手术医师查房 □ 术前准备 □ 麻醉医师查房	□ 手术 □ 上级医师查房 □ 麻醉医师查房 □ 观察有无并发症并做相应处理
	病情评估	□ 经治医师询问病史与体格检查 □ 术前评估 □ 下肢静脉血栓风险评估	□ 出血评估 □ 疼痛评估 □ 下肢静脉血栓风险评估
	病历书写	□ 入院 8 小时内完成首次病程记录 □ 入院 24 小时内完成入院记录 □ 完成主管医师查房记录 □ 完成术前手术医师查房记录、术前讨论、术前小结	□ 住院医师术后即刻完成术后病程 □ 术者或第一助手术后 24 小时内完成手术记录（术者签字）

主要诊疗工作	知情同意	□ 患者或家属入院记录签字 □ 签署授权委托书、自费用品协议书（必要时）、军人目录外耗材审批单（必要时） □ 术前谈话，告知患者及家属病情和围手术期注意事项并签署手术知情同意书 □ 麻醉医师向患者和（或）家属交代麻醉注意事项并签署麻醉知情同意书		□ 向患者和（或）家属交代手术情况及术后注意事项
	手术治疗	□ 患者既往内科疾病的用药 □ 术前准备 □ 交叉配血 □ 术区备皮		□ 实施手术（手术安全核查记录、手术清点记录） □ 术后止痛、止血、止咳、止吐等对症治疗
	其他	□ 及时通知上级医师检诊 □ 经治医师检查整理病历资料		□ 监测患者生命体征 □ 观察手术切口及周围情况 □ 观察胸腔闭式引流管引流情况
重点医嘱	长期医嘱	护理医嘱	□ 按胸外科护理常规 □ 二级护理	□ 按胸外科术后护理常规 □ 一级护理
		处置医嘱	□ 测血压（必要时） □ 快速血糖测定（必要时）	□ 持续吸氧 □ 留置导尿 □ 持续心电、血压、呼吸、血氧饱和度监测 □ 胸腔闭式引流管接无菌袋
		膳食医嘱	□ 普食 □ 术晨禁食水	□ 禁食水
		药物医嘱		□ 抗生素 □ 营养、止痛、止吐、抑酸、化痰
	临时医嘱	检查检验	□ 血常规 □ 尿常规 □ 粪常规 □ 血型 □ 凝血四项 □ 普通生化 □ 血清术前八项 □ 胸部正侧位片 □ 心电图检查（多导） □ 胸部 CT、（必要时）增强	□ 血常规 □ 凝血四项＋DIC 监测 □ 普通生化
		药物医嘱	□ 预防使用抗生素 □ 镇静药 □ 肠道准备药	

（续　表）

重点医嘱	临时医嘱	手术医嘱	□ 常规明日在全麻下行开胸探查止血术	
		处置医嘱	□ 抗生素皮试 □ 备皮 □ 交叉配血 □ 术中导尿 □ 静脉抽血	□ 静脉抽血
主要护理工作		健康宣教	□ 入院宣教（住院环境、规章制度） □ 进行护理安全指导 □ 进行等级护理、活动范围指导 □ 进行饮食指导 □ 进行关于疾病知识的宣教 □ 检查、检验项目的目的和意义 □ 术前宣教 □ 指导术后康复训练 □ 指导术后注意事项	□ 术后心理疏导 □ 指导术后康复训练 □ 指导术后注意事项
		护理处置	□ 患者身份核对 □ 佩戴腕带 □ 建立入院病历，通知医生 □ 入院介绍：介绍责任护士，病区环境、设施、规章制度、基础护理服务项目 □ 询问病史，填写护理记录单首页 □ 观察病情 □ 测量基本生命体征 □ 抽血、留取标本 □ 心理与生活护理 □ 根据评估结果采取相应措施 □ 通知检查项目及注意事项 □ 术前患者准备（手术前沐浴、更衣、备皮） □ 检查术前物品准备 □ 心理与生活护理 □ 根据评估结果采取相应护理措施 □ 完成护理记录	□ 检查术前物品准备 □ 与手术室护士交接 □ 术后观察病情 □ 测量基本生命体征 □ 遵医嘱用药 □ 抽血、留取标本 □ 心理与生活护理 □ 根据评估结果采取相应护理措施 □ 通知检查项目及注意事项
		护理评估	□ 一般评估：生命体征、神志、皮肤、药物过敏史等 □ 专科评估：咳嗽、咳痰情况、一般活动情况 □ 风险评估：评估有无跌倒、坠床、褥疮风险 □ 心理评估 □ 营养评估 □ 疼痛评估 □ 康复评估	□ 评估伤口疼痛情况 □ 风险评估：评估有无跌倒、坠床、褥疮、导管滑脱、液体外渗的风险 □ 心理评估 □ 营养评估

主要护理工作	专科护理	□ 协助指导患者咳嗽、咳痰、术后床上活动等 □ 指导功能锻炼 □ 指导患者戒烟	□ 观察伤口敷料有无渗出 □ 指导患者咳嗽、咳痰、功能锻炼，协助患者床上活动 □ 术后心理与生活护理
	饮食指导	□ 嘱患者术晨禁食水	□ 禁食水
	活动体位	□ 根据护理等级指导活动	□ 根据护理等级指导活动
	洗浴要求	□ 协助患者清洁备皮部位，更换病号服	□ 协助患者晨晚间护理
病情变异记录		□ 无　　□ 有，原因： □ 患者　□ 疾病　□ 医疗 □ 护理　□ 保障　□ 管理	□ 无　　□ 有，原因： □ 患者　□ 疾病　□ 医疗 □ 护理　□ 保障　□ 管理
护士签名		白班 | 小夜班 | 大夜班	白班 | 小夜班 | 大夜班
医师签名			

	时间	住院第 4—10 天（术后恢复）	住院第 11—12 天（出院日）
主要诊疗工作	制度落实	□ 术后三天连续查房 □ 术后手术医师查房 □ 三级医师查房 □ 观察有无并发症并做相应处理	□ 上级医师查房，进行手术及伤口评估，确定有无手术并发症和伤口愈合不良情况，明确是否出院
	病情评估	□ 咳痰能力评估 □ 出血评估 □ 疼痛评估 □ 下肢静脉血栓风险评估 □ 上级医师进行治疗效果、预后评估	□ 上级医师进行出院评估
	病历书写	□ 上级医师查房记录	□ 出院当天病程记录 □ 出院后 24 小时内完成出院记录 □ 出院后 24 小时内完成病案首页
	知情同意	□ 告知患者及其家属术后恢复情况	□ 告知患者及家属出院后注意事项（指导出院后功能锻炼，复诊时间、地点，发生紧急情况时的处理方法等）
	手术治疗	□ 术后止痛、止血、止咳、止吐等对症治疗 □ 手术切口换药	□ 手术切口换药
	其他	□ 观察患者咳嗽、咳痰情况 □ 观察手术切口及周围情况 □ 观察胸腔闭式引流管引流情况，情况允许时拔除 □ 定期复查血常规、血生化 □ 及时通知上级医师检诊	□ 通知出院 □ 开具出院介绍信 □ 开具诊断证明书 □ 出院带药 □ 预约门诊复诊时间

（续　表）

重点医嘱	长期医嘱	护理医嘱	□ 二级护理	
		处置医嘱	□ 持续吸氧 □ 留置导尿 □ 持续心电、血压、呼吸、血氧饱和度监测 □ 胸腔闭式引流管接无菌袋	
		膳食医嘱	□ 半流食	
		药物医嘱	□ 抗生素 □ 止痛、止吐、抑酸、化痰	
	临时医嘱	检查检验	□ 血常规 □ 凝血四项＋DIC 监测 □ 普通生化 □ 胸部正侧位片	
		药物医嘱	□ 止痛、止咳、缓泻药	
		手术医嘱		
		处置医嘱	□ 静脉抽血 □ 大换药	□ 大换药 □ 出院
主要护理工作		健康宣教	□ 术后心理疏导 □ 指导术后康复训练 □ 指导术后注意事项	□ 出院宣教（康复训练方法，用药指导， 换药时间及注意事项，复查时间等）
		护理处置	□ 术后观察病情 □ 测量基本生命体征 □ 心理与生活护理 □ 指导并监督患者治疗与康复训练 □ 遵医嘱用药 □ 根据评估结果采取相应护理措施 □ 完成护理记录	□ 观察患者情况 □ 核对患者医嘱费用 □ 协助患者办理出院手续 □ 指导并监督患者康复训练 □ 整理床单位
		护理评估	□ 评估患者咳嗽、咳痰情况 □ 评估伤口疼痛情况 □ 风险评估：评估有无跌倒、坠床、褥疮、 导管滑脱、液体外渗的风险 □ 心理评估 □ 营养评估	□ 心理评估 □ 营养评估
		专科护理	□ 观察伤口敷料有无渗出 □ 指导患者咳嗽、咳痰、功能锻炼 □ 术后心理与生活护理	□ 告知患者出院后注意事项并附书面出 院指导一份 □ 指导功能锻炼
		饮食指导	□ 根据医嘱通知配餐员准备膳食 □ 协助进餐	□ 指导出院后饮食：少食多餐，细嚼慢咽
		活动体位	□ 根据护理等级指导活动	
		洗浴要求	□ 协助患者晨晚间护理	

（续　表）

病情变异记录	□ 无　　□ 有,原因: □ 患者　□ 疾病　□ 医疗 □ 护理　□ 保障　□ 管理			□ 无　　□ 有,原因: □ 患者　□ 疾病　□ 医疗 □ 护理　□ 保障　□ 管理		
护士签名	白班	小夜班	大夜班	白班	小夜班	大夜班
医师签名						

（王钰琦　赵　明）

第五节　创伤性膈疝行膈肌修补术临床路径

一、创伤性膈疝行膈肌修补术临床路径标准住院流程

(一)适用对象

第一诊断为创伤性膈疝(ICD-10:S27.802)拟行膈肌修补术(ICD-9-CM-3:34.8401)。

(二)诊断依据

根据《临床诊疗指南——胸外科分册》(中华医学会编著,人民卫生出版社):

1. 病史　穿透性损伤史或非穿透性顿挫伤史。

2. 临床表现　急性期主要表现为剧烈疼痛、呼吸困难、发绀和创伤性休克等。

3. 辅助检查　X线片见胸腔内有含气、液体的胃肠影像或实体器官影像。

(三)治疗方案的选择及依据

根据《临床诊疗指南——胸外科分册》(中华医学会编著,人民卫生出版社):

1. 符合创伤性膈疝诊断。

2. 全身状况允许手术。

3. 征得患者及家属的同意。

(四)标准住院日为 13～14 天

(五)进入路径标准

1. 第一诊断必须符合创伤性膈疝(ICD-10:S27.802)拟行膈肌修补术(ICD-9-CM-3:34.8401)。

2. 年龄,18—60 岁。

3. 有手术适应证,无手术禁忌证。

4. 心、肺、肝、肾等器官功能可以耐受全麻开胸手术。

5. 当患者同时具有其他疾病诊断,但在住院期间不需要特殊处理也不影响第一诊断的临床路径流程实施时,可以进入路径。

(六)术前准备(术前评估)1 天

1. 检验检查评估

(1)必须检查项目

1)血(尿、粪)常规、血生化、凝血功能、血型、血清四项筛查。

2)胸片、心电图、胸部 CT 平扫＋增强扫描等。

(2)根据患者病情可选择:上胃肠造影,肺功能和血气分析,心脏彩超。

2. 术前准备

(1)术前评估:术前 24 小时内完成术前病情评估,完成必要的检查,做出术前小结、术前讨论。

(2)术前谈话:术者应在术前 1 天与患者及其家属谈话,告知手术方案、相关风险、用血计划、术后转归、手术费用,以及患者及亲属权益,并履行书面知情同意手续。告知高值耗材的使用及费用。

(3)通知手术室:准备手术间、手术药品、手术物品及特殊耗材。

(4)手术部位标识:术者、第一助手或经治医师在术前 1 天应对手术部位做体表标识,急诊手术由接诊医师或会诊外科医师标记,标记过程应有责任护士、患者及亲属共同参与,并记入手术安排表。

(5)术前一日麻醉医师访视:制订麻醉计划、完成评估、确定麻醉方式,并记入《麻醉术前访视记录》,告知患者及家属麻醉适应证、麻醉目的、风险、可能出现的情况及其处理原则、替代方案等,签署《麻醉知情同意书》并归入病历。

3. 主要护理工作　入院宣教,交代注意事项(如防褥疮、防跌倒等),指导患者戒烟,并进行术前宣教,心理护理。

(七)药品选择及使用时机

按照《抗菌药物临床应用指导原则(2015 年版)》[国卫办医发(2015)43 号]执行。

1. 预防性抗菌药物应用。第一、二代头孢菌素。

2. 预防性用药给药时间为皮肤、黏膜切开前 0.5～1 小时或麻醉开始时,如手术时间超过 3 小时或超过所用药物半衰期的 2 倍以上,或出血量超过 1500ml,术中应追加一次。

3. 预防用药时间为 24 小时,污染手术必要时延长至 48 小时。

(八)手术日为入院第 2 天

1. 手术安全核对。患者入手术间后由手术医师、麻醉医师、巡回护士和患者本人共同核对患者身份、手术部位与标识、手术方式。手术医师、麻醉医师、巡回护士三方按《手术安全核对表》逐项核对,共同签字。

(1)手术方式:膈肌修补术。

(2)麻醉方式:全麻双腔气管插管。

(3)术中用药:麻醉常规用药,术中预防使用抗生素、术中镇痛等。

(4)输血及血液制品:根据术中情况选择。

2. 经治医师或手术医师应即刻完成术后首次病程记录,观察术后患者病情变化。

(九)术后住院恢复 8～10 天,必须复查的检查项目

1. 术后住院恢复

(1)术后给予持续心电、呼吸、血压、血氧饱和度监测至病情平稳。

(2)术后用药:预防使用抗菌药物,静脉营养药物,止咳药、止痛药等。

(3)术后换药:术后第一天及出院当日予以清洁换药;其他时间根据手术切口渗出情况予以清洁换药。

(4)术后护理:观察患者咳嗽、咳痰状况、肺复张情况、引流管引流情况、胃管引流情况、伤口敷料有无渗出并在异常时立即通知医生处理,指导患者术后咳嗽、咳痰及功能锻炼、防跌倒护理、饮食护理等。

2. 必须复查的项目 血常规、血生化、胸片。

(十)出院标准

1. 生命体征平稳,体温正常。

2. 进食顺畅。

3. 切口愈合良好。

4. 常规化验无明显异常;胸片示术侧肺膨胀良好,无明显感染征象。

5. 无与本病相关的其他并发症。

(十一)有无变异及原因分析

1. 医疗原因导致的变异 如改变诊疗方案、转科治疗、操作失误、误诊等。

2. 患者原因导致的变异 如不同意治疗方案、个人原因要求出(转)院、院外服用手术禁忌药、月经期、对诊疗计划不满要求出路径、相关检查检验院外(门诊)已做等。

3. 并发症原因导致的变异 如胸腔出血、肺部感染、呼吸衰竭、心脏功能衰竭、肺动脉栓塞、切口感染等造成住院日延长和费用增加。

4. 病情原因导致的变异 部分患者常常存在很多内科并发症,如脑血管或心血管病、糖尿病、血栓等,手术可能导致这些疾病加重而需要治疗,从而延长治疗时间和增加住院费用。

5. 辅诊科室原因导致的变异 如检查、检验、手术、病理等检查(不及时、结果错报、操作部位/方式错误、标本不合格)、报告(不及时、结果错报、标本不合格)等原因延长住院天数、增加费用等。

6. 管理原因导致的变异 如系统暂不支持、系统瘫痪、需要修订流程、需要修订制度等。

7. 节假日 术前患者如住院后赶上节假日,使手术推迟,延长住院时间,增加费用。

二、创伤性膈疝行膈肌修补术临床路径表单

适用对象	第一诊断为创伤性膈疝(ICD-10:S27.802)行膈肌修补术(ICD-9-CM-3:34.8401)	
患者基本信息	姓名:_____ 性别:____ 年龄:____ 门诊号:_____ 住院号:_____ 过敏史:_____ 住院日期:____年__月__日 出院日期:____年__月__日	标准住院日:13～14 天
时间		住院第 1 天(术前日)	住院第 2 天(手术日)
主要诊疗工作	制度落实	□ 经治医生或值班医生在患者入院 2 小时内到床旁接诊 □ 主管医生或二线值班医生在患者入院后 24 小时内完成检诊 □ 初步的诊断和治疗方案 □ 开具相关检查、化验单 □ 三级医师查房 □ 完成必要的相关科室会诊 □ 手术医师查房 □ 术前准备 □ 麻醉医师查房	□ 手术 □ 上级医师查房 □ 麻醉医师查房 □ 观察有无并发症并做相应处理

（续　表）

主要诊疗工作	病情评估	□ 经治医师询问病史与体格检查 □ 术前评估 □ 下肢静脉血栓风险评估	□ 出血评估 □ 疼痛评估 □ 下肢静脉血栓风险评估
	病历书写	□ 入院 8 小时内完成首次病程记录 □ 入院 24 小时内完成入院记录 □ 完成主管医师查房记录 □ 完成术前手术医师查房记录、术前讨论、术前小结	□ 住院医师术后即刻完成术后病程 □ 术者或第一助手术后 24 小时内完成手术记录（术者签字）
	知情同意	□ 患者或家属入院记录签字 □ 签署授权委托书、自费用品协议书（必要时）、军人目录外耗材审批单（必要时） □ 术前谈话，告知患者及家属病情和围术期注意事项并签署手术知情同意书 □ 麻醉医师向患者和（或）家属交代麻醉注意事项并签署麻醉知情同意书	□ 向患者和（或）家属交代手术情况及术后注意事项
	手术治疗	□ 患者既往内科疾病的用药 □ 术前准备 □ 交叉配血 □ 术区备皮	□ 实施手术（手术安全核查记录、手术清点记录） □ 术后止痛、止血、止咳、止吐等对症治疗
	其他	□ 及时通知上级医师检诊 □ 经治医师检查整理病历资料	□ 监测患者生命体征 □ 观察手术切口及周围情况 □ 观察胸腔闭式引流管引流情况
重点医嘱	长期医嘱 — 护理医嘱	□ 按胸外科护理常规 □ 二级护理	□ 按胸外科术后护理常规 □ 一级护理
	长期医嘱 — 处置医嘱	□ 测血压（必要时） □ 快速血糖测定（必要时）	□ 持续吸氧 □ 留置导尿 □ 留置胃管，持续胃肠减压 □ 持续心电、血压、呼吸、血氧饱和度监测 □ 胸腔闭式引流管接无菌袋
	长期医嘱 — 膳食医嘱	□ 普食 □ 术晨禁食水	□ 禁食水
	长期医嘱 — 药物医嘱		□ 抗生素 □ 营养、止痛、止吐、抑酸、化痰

（续　表）

重点医嘱	临时医嘱	检查检验	□ 血常规 □ 尿常规 □ 粪常规 □ 血型 □ 凝血四项 □ 普通生化 □ 血清术前八项 □ 胸部正侧位片 □ 心电图检查(多导) □ 胸部 CT □ 上胃肠造影(必要时) □ 肺功能和血气分析(必要时) □ 心脏彩超(必要时)	□ 血常规 □ 凝血四项＋DIC 监测 □ 普通生化
		药物医嘱	□ 预防使用抗生素 □ 镇静药 □ 肠道准备药	
		手术医嘱	□ 常规明日在全麻下行膈肌修补术	
		处置医嘱	□ 抗生素皮试 □ 备皮 □ 交叉配血 □ 术中导尿 □ 静脉抽血	□ 静脉抽血
主要护理工作		健康宣教	□ 入院宣教(住院环境、规章制度) □ 进行护理安全指导 □ 进行等级护理、活动范围指导 □ 进行饮食指导 □ 进行关于疾病知识的宣教 □ 检查、检验项目的目的和意义 □ 术前宣教 □ 指导术后康复训练 □ 指导术后注意事项	□ 术后心理疏导 □ 指导术后康复训练 □ 指导术后注意事项
		护理处置	□ 患者身份核对 □ 佩戴腕带 □ 建立入院病历,通知医生 □ 入院介绍:介绍责任护士,病区环境、设施、规章制度、基础护理服务项目 □ 询问病史,填写护理记录单首页 □ 观察病情 □ 测量基本生命体征 □ 抽血、留取标本	□ 检查术前物品准备 □ 与手术室护士交接 □ 术后观察病情 □ 测量基本生命体征 □ 遵医嘱用药 □ 抽血、留取标本 □ 心理与生活护理 □ 根据评估结果采取相应护理措施 □ 通知检查项目及注意事项

主要护理工作	护理处置	□ 心理与生活护理 □ 根据评估结果采取相应措施 □ 通知检查项目及注意事项 □ 术前患者准备(手术前沐浴、更衣、备皮) □ 检查术前物品准备 □ 心理与生活护理 □ 根据评估结果采取相应护理措施 □ 完成护理记录	
	护理评估	□ 一般评估:生命体征、神志、皮肤、药物过敏史等 □ 专科评估:咳嗽、咳痰情况、一般活动情况 □ 风险评估:评估有无跌倒、坠床、褥疮风险 □ 心理评估 □ 营养评估 □ 疼痛评估 □ 康复评估	□ 评估伤口疼痛情况 □ 风险评估:评估有无跌倒、坠床、褥疮、导管滑脱、液体外渗的风险 □ 心理评估 □ 营养评估
	专科护理	□ 协助指导患者咳嗽、咳痰、术后床上活动等 □ 指导功能锻炼 □ 指导患者戒烟	□ 观察伤口敷料有无渗出 □ 指导患者咳嗽、咳痰、功能锻炼,协助患者床上活动 □ 术后心理与生活护理
	饮食指导	□ 嘱患者术晨禁食水	□ 禁食水
	活动体位	□ 根据护理等级指导活动	□ 根据护理等级指导活动
	洗浴要求	□ 协助患者清洁备皮部位,更换病号服	□ 协助患者晨晚间护理
病情变异记录		□ 无　　□ 有,原因: □ 患者　□ 疾病　□ 医疗 □ 护理　□ 保障　□ 管理	□ 无　　□ 有,原因: □ 患者　□ 疾病　□ 医疗 □ 护理　□ 保障　□ 管理

护士签名	白班	小夜班	大夜班	白班	小夜班	大夜班

医师签名	

时间		住院第 3－12 天（术后恢复）	住院第 13－14 天（出院日）
主要诊疗工作	制度落实	□ 术后三天连续查房 □ 术后手术医师查房 □ 三级医师查房 □ 观察有无并发症并做相应处理	□ 上级医师查房，进行手术及伤口评估，确定有无手术并发症和伤口愈合不良情况，明确是否出院
	病情评估	□ 咳痰能力评估 □ 出血评估 □ 疼痛评估 □ 下肢静脉血栓风险评估 □ 上级医师进行治疗效果、预后评估	□ 上级医师进行出院评估
	病历书写	□ 上级医师查房记录	□ 出院当天病程记录 □ 出院后 24 小时内完成出院记录 □ 出院后 24 小时内完成病案首页
	知情同意	□ 告知患者及其家属术后恢复情况	□ 告知患者及家属出院后注意事项（指导出院后功能锻炼，复诊时间、地点，发生紧急情况时的处理方法等）
	手术治疗	□ 术后止痛、止血、止咳、止吐等对症治疗 □ 手术切口换药	□ 手术切口换药
	其他	□ 观察患者咳嗽、咳痰情况 □ 观察手术切口及周围情况 □ 观察胸腔闭式引流管引流情况，情况允许时拔除 □ 定期复查血常规、血生化 □ 及时通知上级医师检诊	□ 通知出院 □ 转康复医院（必要时） □ 开具出院介绍信 □ 开具诊断证明书 □ 出院带药 □ 预约门诊复诊时间
重点医嘱	长期医嘱 护理医嘱	□ 二级护理	
	长期医嘱 处置医嘱	□ 饮水	
	长期医嘱 膳食医嘱	□ 清流食 □ 流食 □ 半流食	
	长期医嘱 药物医嘱		
	临时医嘱 检查检验	□ 血常规 □ 凝血四项＋DIC 监测 □ 普通生化 □ 胸部正侧位片	
	临时医嘱 药物医嘱	□ 止痛、止咳、缓泻药	
	临时医嘱 手术医嘱		
	临时医嘱 处置医嘱	□ 静脉抽血 □ 大换药	□ 大换药 □ 出院

（续　表）

主要护理工作	健康宣教	□ 术后心理疏导 □ 指导术后康复训练 □ 指导术后注意事项	□ 出院宣教（康复训练方法，用药指导， 　换药时间及注意事项，复查时间等）
	护理处置	□ 术后观察病情 □ 测量基本生命体征 □ 心理与生活护理 □ 指导并监督患者治疗与康复训练 □ 遵医嘱用药 □ 根据评估结果采取相应护理措施 □ 完成护理记录	□ 观察患者情况 □ 核对患者医嘱费用 □ 协助患者办理出院手续 □ 指导并监督患者康复训练 □ 整理床单位
	护理评估	□ 评估患者咳嗽、咳痰情况 □ 评估伤口疼痛情况 □ 风险评估：评估有无跌倒、坠床、褥疮、 　导管滑脱、液体外渗的风险 □ 心理评估 □ 营养评估	□ 心理评估 □ 营养评估
	专科护理	□ 观察伤口敷料有无渗出 □ 指导患者咳嗽、咳痰、功能锻炼 □ 术后心理与生活护理	□ 告知患者出院后注意事项并附书面出 　院指导一份 □ 指导功能锻炼
	饮食指导	□ 根据医嘱通知配餐员准备膳食 □ 协助进餐	□ 指导出院后饮食：少食多餐，细嚼慢咽
	活动体位	□ 根据护理等级指导活动	
	洗浴要求	□ 协助患者晨晚间护理	
病情变异记录		□ 无　　　□ 有，原因： □ 患者　□ 疾病　□ 医疗 □ 护理　□ 保障　□ 管理	□ 无　　　□ 有，原因： □ 患者　□ 疾病　□ 医疗 □ 护理　□ 保障　□ 管理
护士签名		白班　　小夜班　　大夜班	白班　　小夜班　　大夜班
医师签名			

（王钰琦　赵　明）